中文翻译版　原书第2版

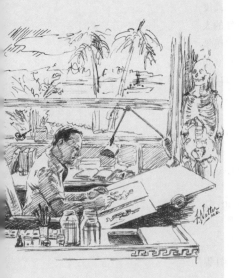

奈特绘图版医学全集

第4卷：皮肤系统

The Netter Collection of Medical Illustrations

Volume 4　Integumentary System

原著者　Bryan E. Anderson
绘　图　Frank H. Netter　Carlos A.G. Machado
主　审　晋红中
主　译　刘跃华

科学出版社
北　京

内 容 简 介

作者以通俗易懂的形式，简明扼要地介绍了人体皮肤系统的正常解剖、生理与异常状态下的相关改变，以及疾病的关键知识，并配以形象逼真、高度概括的插图，将深奥的基础科学与临床医学融会贯通，瞬间使人领悟奇妙的人体结构和机体功能，以及疾病发生机制和临床表现的原由。本书实现了"医学与艺术""理论与临床""专业与科普"的三大完美结合，是一部具有近70年沉淀和辉煌的经典著作，既可作为医学院校学生和中青年医务人员的教科书，也可作为医学爱好者、患者及青少年医学科普教育读物。

图书在版编目（CIP）数据

奈特绘图版医学全集：原书第2版.第4卷，皮肤系统／（美）安德森（Bryan E.Anderson）等主编；刘跃华主译.－北京：科学出版社，2017.9
书名原文：The Netter Collection of Medical Illustrations Volume 4：Integumentary System

ISBN 978-7-03-051447-9

Ⅰ.①奈⋯　Ⅱ.①安⋯②刘⋯　Ⅲ.①医学－图集②皮肤病学－图集　Ⅳ.①R64②R751-64

中国版本图书馆CIP数据核字（2017）第003519号

责任编辑：黄建松　董　林　戚东桂　／　责任校对：张小霞
责任印制：肖　兴　／　封面设计：吴朝洪

The Netter Collection of Medical Illustrations: Integumentary System, Volume 4, 2/E
Copyright © 2012 by Saunders, an imprint of Elsevier Inc.
ISBN-13: 978-1-4377-5654-8
本书由中国科技出版传媒股份有限公司（科学出版社）进行翻译，并根据中国科技出版传媒股份有限公司（科学出版社）与爱思唯尔（新加坡）私人有限公司的协议约定出版。
奈特绘图版医学全集—第4卷：皮肤系统（原书第2版）（刘跃华 主译）
ISBN: 978-7-03-051447-9
Copyright 2016 by Elsevier (Singapore) Pte Ltd. All rights reserved
3 Killiney Road
#08-01 Winsland House I
Singapore 239519
Tel: (65) 6349-0200
Fax: (65) 6733-1817

　Information on how to seek permission, further information about Elsevier's permissions policies and arrangements with organizations such as the Copyright Clearance Center and the Copyright Licensing Agency, can be found at the website: www.elsevier. com/permissions.
　Printed in China by China Science Publishing & Media Ltd. (Science Press) under special arrangement with Elsevier (Singapore) Pte Ltd. This edition is authorized for sale in the People's Republic of China only, excluding Hong Kong SAR, Macau SAR and Taiwan. Unauthorized export of this edition is a violation of the contract.

科 学 出 版 社 出版
北京东黄城根北街16号
邮政编码：100717
http://www.sciencep.com

北京利丰雅高长城印刷有限公司 印刷
科学出版社发行　各地新华书店经销

*

2017年9月第　一　版　开本：889×1194　1/16
2017年9月第一次印刷　印张：18 1/4
字数：600 000
定价：108.00元
（如有印装质量问题，我社负责调换）

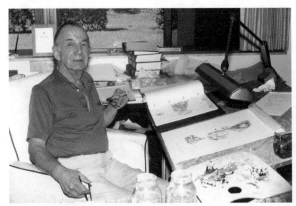

Frank Netter 博士工作照

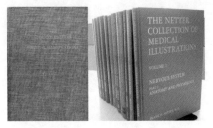

单行本被称为"蓝书",它为第 2 版《奈特绘图版医学全集》奠定了基础,后者又被昵称为"绿书"

Frank H. Netter 博士很好地诠释了医生、艺术家和教育家的区别,然而更为重要的是,他将这三者融为一体。Netter 图谱基于人体构造的精细研究,同时又被注入了 Netter 博士在医学认识方面独特而广博深入的理念。他总是说:"无论图片画得如何绚丽,但如果偏离了它的医学价值,那么这就是一个毫无意义的画册。"所以准确阐释是它的终极目标。Netter 博士面临的最大挑战,也是其最大的成就,就是他在艺术享受和结构明示两者间找到了很好的平衡。该系列图谱的第 1 版单行本于 1948 年面世,由 CIBA 医药出版公司出版发行,该图谱充分地显示了他辛勤工作的结果及因此获得的成就。因为该书的成功,在随后的 40 多年间,Netter 博士一共有多达 8 本图册相

继问世,从而构成了系列丛书,每一本介绍了人体的一个系统。

本系列丛书第 2 版修订时,仍然沿用伟大的 Netter 博士作品风格,并邀请了世界知名院校中从事出版技术和放射成像技术工作,且处于领导地位的医生及教育家参与新版的编写和绘制,同时也让之前参与编写绘制的一些艺术家为新版图谱补充绘制了图片。在经典的绿色封面内,读者将可以看到数以百计的原创人体结构作品,以及与之匹配的、翔实的、专业的、最新的医学信息。

诺华公司选择 Carlos Machado 博士作为 Netter 博士的继任者,他延续了 Netter 作品集的艺术风格。Carlos Machado 博士说:"16 年来,在为 Netter 博士的 *Atlas of Human Anatomy* 及其他 Netter 作品再版编辑过程中,我发现我所面对的任务是如何想方设法地延续他的传奇,理解他的理念,使用他所喜好的方法再版他的作品。"

尽管随着时代的发展,医学在专业词汇、临床应用、研究方法等方面有了很大的进步,但是也有很多仍然保留了原有的样子。患者仍是患者,教师也还是教师。半个世纪以来,Netter 博士自己所说的那些图片(他总是谦虚地称之为图片而非画作)也仍然以优美的、细致入微的方式向所有阅读它的医学生及医生们提供了医学知识的营养并引领医学实践的方向。

之前的版本是所有编辑、作者或以其他方式参与其中的人们(尤其是 Netter 博士)共同努力的结果。Netter 博士也因为他的工作而留在所有认识他的人们心中。在令人兴奋

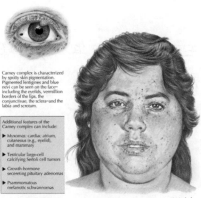

Carlos Machado 博士为第 2 版第 2 卷内分泌系统分册创作的全新插图

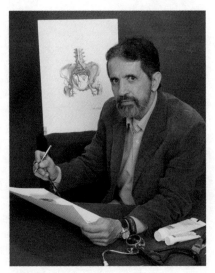

Carlos Machado 博士工作照

的第 2 版问世之前,我们特别向为本书修订付出大量心血的作者、编辑、顾问和艺术家们,以及 Elsevier 出版公司全体人员表示感谢,是你们的付出使得这本不朽的著作继续成为当今临床医生和医学生们的可靠读物。

(王 涛 译 刘跃华 校)

译者名单

（以姓氏笔画为序）

王 涛　刘跃华　李 峰　吴 超　何春霞
张 舒　张念慧　周细平　徐晨琛　薛姣龙

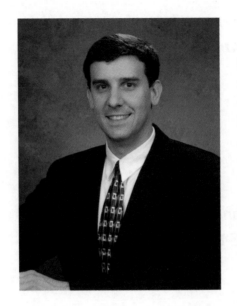

Bryan E. Anderson 博士，宾夕法尼亚州立大学医学院皮肤科副教授，本科及医学博士毕业于俄亥俄州立大学。 在宾夕法尼亚大学医学院完成实习和住院医师培训，并于2002年留任该院皮肤科，致力于临床、教学和科研。Anderson 博士现任皮肤科住院医师培训项目导师和多科会诊门诊主任，并参与 Hershey 医学中心癌症研究所的多科皮肤癌门诊工作。其兴趣和研究领域包括住院医师教育、皮肤恶性肿瘤，尤其是恶性黑色素瘤，活跃于该州医学会和美国皮肤科协会。发表、著有大量文章和书籍，并与他人在线合著皮肤科相关资料和内容。现居于 Hershey，有贤妻 Susan 相伴，爱女 Rachel 和 Sarah 绕膝；闲暇时光，木工制作，咏叹故里，乐享天伦。

（王 涛 译 刘跃华 校）

原著者名单

A compilation of paintings prepared by

FRANK H. NETTER, MD

Authored by

Bryan E. Anderson, MD
Associate Professor of Dermatology
Pennsylvania State University
College of Medicine
Hershey, Pennsylvania

Additional illustrations by Carlos A. G. Machado, MD

CONTRIBUTING ILLUSTRATORS
Tiffany S. DaVanzo, MA, CMI
John A. Craig, MD
James A. Perkins, MS, MFA
Anita Impagliazzo, MA, CMI

Advisory Board

Walter H. C. Burgdorf. MD
Clinical Lecturer
Department of Dermatology
Ludwig Maximilian University
Munich, Germany

William D. James, MD
Paul R. Gross Professor of Dermatology
Department of Dermatology
University of Pennsylvania
Philadelphia, Pennsylvania

Dott. Bianca Maria Piraccini, MD, PhD
Professor
Department of Internal Medicine, Aging and Nephrological Diseases, Dermatology
University of Bologna
Bologna, Italy

Eduardo Cotecchia Ribeiro, MD, PhD
Associate Professor
Morphology and Genetic Department
Federal University of Sao Paulo-School of Medicine
São Paulo, Brazil

能担任 Netter 系列中皮肤系统的作者，我深感荣幸，又倍感压力。Netter 丛书精益求精，致力于医学教育，能为本书尽绵薄之力，幸甚至哉！丛书系列从严从精，一以贯之，压力必然存在。我希望本书的宗旨是：老少皆宜——经验丰富者和刚踏上工作岗位的年轻人，都能通过本书的学习，在医学浩瀚的知识海洋里，学有所得。

我衷心感谢 Elsevier 公司的策划人员，尤其是 Marybeth Thiel，还有纤毫毕现的艺术家，他们对生命细微的刻画，使医生和患者获益匪浅。之前尚未有皮肤系统单卷，因此我尽量忠于 Frank Netter 的原著。然而，一些内容却无章可循，不过，我却也得到和 Carlos Machado 博士及 Tiffany S.DaVanzo 耳濡目染共同学习的机会，这两位天赋惊人，应隆重介绍。他们的天赋在皮肤系统这一卷里发挥得淋漓尽致，我永志不忘。

我还要特别感谢曾经影响、教育、指导过我的诸位，Jeffrey Miller 博士，Warren Heymann 博士，已故的 John Stang 博士和 James Marks 博士，他们对我职业生涯的影响无远弗届。我一路走来，良师益友无数，无法一一罗列。还要谢谢 Ruth Howe 和 Cheryl Hermanson，衷心感谢你们的帮助。最后，我还要感谢 Milton S.Hershey 医学中心的同事们，你们的鼓励和支持深植于我的内心。

最后，感谢我的家人——父母、姐妹、Lou 叔叔，还有我可爱的祖母 Ermandina，你们的鼓励和支持是我完成这一著作的动力。在我落笔的同时，我的妻子 Susan 逐字逐句地阅读着这卷著作，我无法用言语表达她对我的支持、耐心和爱，她是我生命中的瑰宝！最后，谢谢我的女儿 Rachel 和 Sarah，她们是我的骄傲，为了我能集中精力工作，她们牺牲了一年多的时间。

Bryan E. Anderson　MD
（王　涛　译　刘跃华　校）

第 1 版创作者介绍

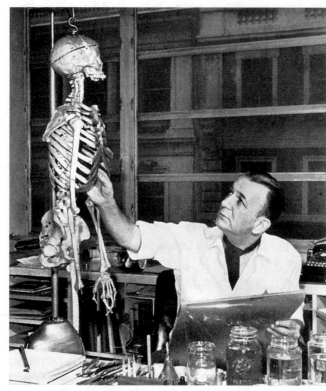

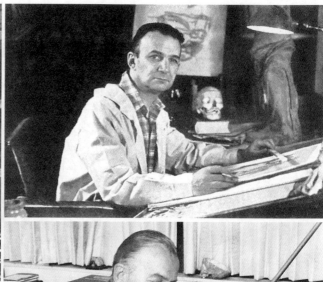

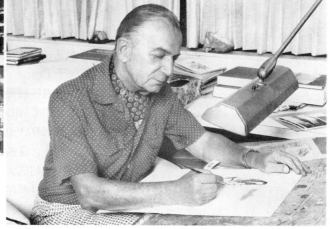

Frank H. Netter 博士
(1906—1991)
"医学世界中的米开朗琪罗"

Frank H.Netter 博士，久负盛名的医学人体和人体功能插图作者。适逢 20 世纪 30 年代，CIBA 医药出版公司邀请其操刀重要器官和病理的医学插图，便开始了他辉煌的生涯。Netter 博士的作品精细如发、栩栩如生，深受医学同道好评。CIBA 整理成书，1948 年首次发表的版本便以 Netter 名字命名——*The Netter Collection of Medical Illustrations*。虽仙逝多年，Netter 博士仍被尊为医学插图的鼻祖。他的解剖图谱是其他艺术家的范本。

"从我记事起，甚至还是小孩子时，我就开始学习绘画艺术，"Netter 博士 1986 年接受采访时说。当时他

被《纽约时代周刊》喻为"医学世界中的米开朗琪罗"。他说："我就想画画。"Netter 博士于 1906 年生于纽约，20 世纪 20 年代，他已经成为成功的商业艺术家。后受父母影响，弃艺从医。"家庭希望我不再从事艺术，"他说，"他们认为艺术家们生活放荡。当然，并不尽然"。

为了能从事一份更"可靠"的职业，Netter 博士进入纽约大学医学院。最初他的梦想是做一名外科医生，后来他发现记笔记时画画比文字要简单。"我的笔记本全是各种图形，只有这样我才能记住知识"。很快，学校老师发现了他的艺术天赋，便让其画讲义和教科书插图，以抵部分学费。

大萧条时期（1929—1933 年资本主义世界经济危机——译者注），Netter 博士刚开始做外科医生，他发现他对画医学插图比做外科手术更感兴趣。"最初我想，画到经济上能独立就不画了，"他回忆说，"可是后来我发现请我画画比请我做手术的还要多很多，无奈，最后只能彻底放弃医生职业"。

1938 年，Netter 博士受雇于 CIBA 医药出版公司，为心脏医学出版物做促销，他精心设计了一个心脏图案送给医生。令人惊讶的是，很多医生写信要更多的心脏模型，不要彩页。Netter 博士转而设计类似的器官广告，反响极好。这一项目结束后，

Netter 博士受命设计一些病理图谱，收录于第 1 版 *CIBA Collection of Medical Illustrations*。

努力换得硕果，Netter 博士开启了职业生涯，绘制的系列图谱，包括每一器官、系统，以及人体解剖学、组织胚胎学、病理生理学、病理学、每一系统的临床特征都条理清晰。以下均由其完成：神经系统、生殖系统、上下消化道、肝、胆道和胰腺、内分泌系统、肾、输尿管、膀胱、呼吸系统和肌肉骨骼系统。

Netter 博士系列丛书如今收录在美国每个医学图书馆，甚至全世界都有医生翻阅，他的著作影响了一代代的医生。1988 年《纽约时代周刊》评价 Netter 是"比全世界解剖学教授对医学教育所做贡献都多的艺术家"。

Netter 博士革命性地影响了半个世纪的医学教育史，如开心术、器官置换术和关节置换术的出现，他功不可没。为了亲自体会各种疾病对人体的影响，Netter 博士四处奔波。

20 世纪 80 年代早期，受 William Devries 博士邀请，Netter 博士参加了第一台心脏移植手术，并详细描绘了整个手术过程。Netter 博士还开拓了其他少见的医学艺术领域，如为圣弗兰西斯科金州展览馆设计 7 英尺大的《透明的女人》，形象展示了月经过程、孕育、分娩过程以及女性身体和性征的发育过程。

当被问及是否为放弃外科医生生涯而后悔时，Netter 博士认为自己是一个在整个医学领域都是专家的医生。他说："我的工作领域包罗万象，要求我必须在每个领域都是专家，我还需要和每个专家在各自领域交流沟通。可以说我比任何一位专家的研究都更深入"。

Netter 博士用铅笔画透视图，然后复制、转化，制作成整体解剖、显微镜下解剖、放射影像和患者画像。"无论何时，我都尽力描绘一位鲜活的患者，"他说，"归根结底，医生救治病人，而我们救治人类"。

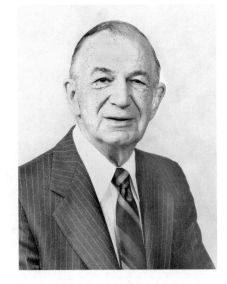

Netter 博士 80 岁高龄仍坚持创作，绘制了数以千计的医学插图，其职业生涯漫长而精彩，直至 1991 年溘然长逝。然而，他的作品长留于书籍和电子资料中，至今仍使世界万千医务工作者受益。

（王 涛 译 刘跃华 校）

目　录

第 1 章

皮肤解剖学、生理学和组织胚胎学

一、皮肤组织胚胎学

人类皮肤源于两个特殊的胚胎来源，即外胚层和中胚层。表皮组织来源于外胚层，真皮和皮下组织来源于中胚层。中胚层和外胚层在发育过程中相互作用，决定了人类皮肤的属性。有意思的是，神经系统和表皮组织均来源于外胚层，因此有学者认为，钙信号通道在外胚层分化为表皮组织和神经系统的过程中起决定性作用。

妊娠（受孕）后大概 4 周起，单层外胚层即出现，包绕一层较厚的中胚层。再过 2 周，外胚层开始分化为两种成分：外侧的周皮层和内侧的基底层，与其下中胚层相连。妊娠后 8 周，表皮发育为相互独立的 3 层：周皮层、中间层和基底细胞层。皮下组织开始发育，第 8 周末时便可见真皮皮下组织明显分界。妊娠后 10 ~ 15 周，皮肤附属器开始出现。

复杂的遗传机制决定毛囊发育，表皮细胞基底细胞向真皮聚集，形成初级毛囊。这一过程精密运行，从头皮开始，逐渐发展到下肢。同时，毛囊发育，且真皮乳头开始出现。毛囊在妊娠中期持续发育，妊娠后 20 周便可见胎毛，产前几乎都脱落。

妊娠后 14 周外胚层内陷入中胚层，形成指（趾）甲。第 5 个月，胎儿指（趾）甲发育完全。指甲稍早于趾甲发育完全。

黑色素细胞源于神经嵴的特殊细胞，沿神经管发育，妊娠早期过半即可在表皮内见到，此时尚无功能，至妊娠中期末才出现功能。胎儿期黑色素细胞密度很高，之后减少，一直到成年早期。妊娠后约 5 个月，黑色素细胞开始分泌黑色素小体，将黑色素运输到周围的角质形成细胞。直至出生，黑色素细胞才完全具备功能。朗格汉斯细胞是表皮内一种特殊的免疫监视细胞，妊娠后约 40d 出现。与黑色素细胞相反，朗格汉斯细胞数量与日俱增。

妊娠中期末，周皮脱落，脱落后形成白色、乳酪样的皮脂，包绕胎儿，

有学者认为其具有保护功能。妊娠晚期开始时，出现独立的表皮，包括基底层、颗粒层、棘层和角质层。妊娠中期开始出现角化，始于附属器，然后是表皮。新生儿表皮的厚度基本接近成人，主要的区别是胎儿屏障功能尚不如成人发育完全，容易被外界攻击和感染。

我们可以通过学习皮肤的胚胎学，认识一些遗传病的发病机制。比如，遗传性大疱性皮肤病，这是一组研究比较深入的遗传病，大疱性表皮松解症各亚型均是由角质形成细胞黏附分子基因缺陷所致。掌握皮肤胚胎发育，理解疾病的发病机制，对诊断和治疗至关重要。

折叠原肠胚的正矢状面

折叠原肠胚的横切面

4 周时脊椎动物体内构造

背面观

二、正常皮肤解剖学

从总体上看，皮肤是人体最大的器官。平均而言，皮肤重 4 ～ 5kg，对生命至关重要。皮肤由 3 层结构组成：表皮层、真皮层和皮下组织。一些解剖学家不认为皮下组织是皮肤的一部分，将其单独分类。这 3 层结构分别执行不同的功能，皮肤的主要功能是通过不同方式保护人体，避开外界伤害。对亲水和疏水性的物质具有半通透性；是抵御微生物入侵的第一道屏障；含有获得性和先天性免疫系统成分；还具有很多生理功能，如合成维生素 D。

表皮以角质形成细胞为主，还包括黑色素细胞、朗格汉斯细胞、Merkel 细胞。表皮无血管，通过真皮乳头浅表血管丛吸收营养。

黑色素细胞源于神经嵴，负责产生各种颜色的黑色素，后者储于黑色素小体。所有人黑色素细胞密度相同，肤色深者黑色素小体的密度较肤色浅者大，因此人类肤色各异。黑色素蛋白中主要的种类是真黑色素，它可使肤色表现为褐色和黑色。褐黑素是一种红头发人种才有的特殊色素类型。

皮肤与消化道的上皮层相连，包括口腔和肛门黏膜，这些连接处可见过渡带。皮肤还与球结膜及鼻腔黏膜相连。皮肤与相连的上皮组成一个完整的屏障，保护人体免受外界伤害。

皮肤还有很多附属器，其中最多的是毛囊。毛囊与皮脂腺和汗腺相连。绝大部分皮肤表面有毛。皮肤毛发绝大部分都是毳毛，头皮、眉毛、睫毛、腋毛和腹股沟区分布着较粗的终毛。无毛皮肤，没有毛囊分布，包括唇红、掌跖、阴茎头、小阴唇。

皮肤厚度各异。背部最厚，眼睑和阴囊最薄。虽然皮肤厚薄不同，却都具有同样的免疫功能和屏障作用。

一些皮肤附属器在特殊部位密度较大。皮脂腺主要分布于面部、前胸和背部，在寻常痤疮的发病机制中扮

演主要角色。皮脂腺与毛囊相连，因此，仅分布于有毛区域。与此相反，小汗腺无处不在，掌跖处密度最大。皮肤另一种主要的汗腺是顶泌汗腺，只分布于腋下和腹股沟区。顶泌汗腺与皮脂腺一样，与毛囊相连。

指甲由特殊的角蛋白组成。这些角蛋白聚集成坚硬的指甲，具有保护、

搔抓和防御的功能。指甲和趾甲是同样的角蛋白以相同的结构组成，不同之处是指甲比趾甲长得稍快，拇指平均要 6 个月更新完全，而跗趾却需要 8 ～ 12 个月时间。

皮肤在人际交往中不可或缺。触觉需要皮肤中特殊的受体。不可低估皮肤在建立人际关系中的功能。

Merkel 盘细微图

游离神经末梢细微图

三、正常皮肤组织学

皮肤系统包括多种亚单位，它们功能协作，有机结合。皮肤及其附属器组成了皮肤系统。皮肤主要由3层结构组成：表皮、真皮和皮下组织。表皮的主要构成是角质形成细胞、Merkel 细胞和朗格汉斯细胞。成纤维细胞是真皮的主要成分，合成胶原，后者是皮肤的有机保护成分。真皮内富含血管。皮下脂肪组织与真皮直接相连，含脂肪细胞。

不同部分的表皮厚薄差别很大，背部最厚，眼睑和阴囊最薄。透明层仅见于掌跖部位，表皮各层均有重要的解剖和生理功能。

基底层位于表皮最下方，由立方形的基底细胞组成，位于基底膜的上方。基底层包括不断分裂的角质形成细胞，通过新陈代谢使表皮更新换代。基底层的细胞约28d到达最外的角质层。基底层还包括黑色素细胞和 Merkel 细胞。黑色素细胞合成黑色素，供给周围的角质形成细胞。Merkel 细胞是变异的神经末梢，是机械感受的重要成分。

棘层由数层细胞构成，相邻细胞之间相互连接，显微镜下如同小梁。角质形成细胞从棘层底部至上部，逐渐变得扁平。

颗粒层细胞中富含嗜碱性透明角质颗粒，厚2～4层细胞。角质颗粒主要由丝聚蛋白原组成，直径为1～4μm，丝聚蛋白原是丝聚蛋白的前体，后者是保持皮肤完整性的重要蛋白。

透明层仅位于掌跖部位，由紧密相连的半透明的嗜酸性角质形成细胞组成。

角质层是皮肤的最外层，由无核的角质化细胞组成。角质层的角质化（角化）过程非常复杂，脱落后即为脱屑。

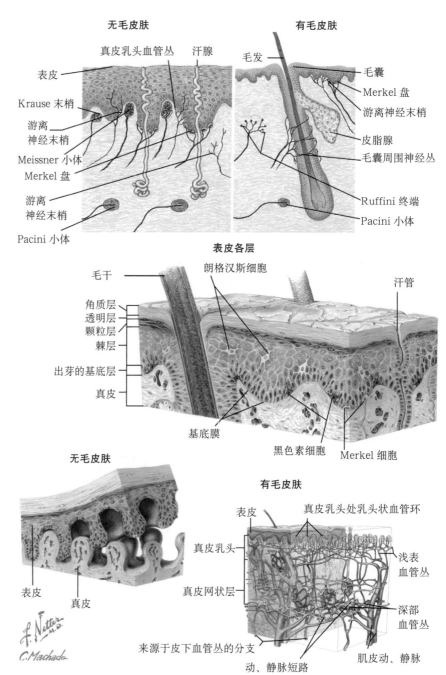

真皮层主要成分为胶原，由成纤维细胞合成。本层富含血管，包括深部血管丛和浅表血管丛，负责为皮肤提供营养和调节温度。浅表血管丛负责调节体温，遇冷收缩血管，遇热则扩张。真皮可分为网状层和乳头层，乳头层与表皮通过基底膜带相连，并与表皮皮突内陷而彼此相邻。基底膜带内一些特殊的蛋白，是自身免疫性疱病患者体内自身抗体的靶抗原。

皮下组织由脂肪细胞组成，主要的功能是储能、保暖和缓冲。脂肪细胞被由血管和神经末梢组成的结缔组织分隔成紧密结合的小叶。

皮肤附属器包括毛囊、皮脂腺、小汗腺和顶泌汗腺及多种神经末梢。

四、皮肤生理学：角化的过程

角化，又称角质化，是皮肤表皮细胞的特质。人类皮肤的角化至关重要，使得人类可以在干旱的环境中生存。角化的过程开始于表皮的基底层，逐渐向上，直至角质层全部角化。角化的功能和目的即为形成角质层。

角质层结构严密，相对来说比较能抵抗物理和化学的伤害。角质层抵御微生物入侵的功能至关重要；是抵抗紫外线的第一道防线；它的很多酶可以降解外界毒素。角质层是半透膜性结构，具有不同选择性的亲水或亲脂性分子通道。不过，角质层最重要也是目前研究最为深入的功能，它能防止水分和电解质的过度流失，正如一道屏障，外御化学毒物，内安水分和电解质。一旦角质层受损，经表皮水丢失（transepidermal water loss，TEWL）将增加。磷脂和鞘脂分子可以结合较多的水分子，是主要的防止水分丢失的脂类。

角质形成细胞从基底层开始的表皮之旅，历经形态和生物学特征的诸多改变：变得扁平、紧凑、多角，角质化细胞堆叠，如同砖墙，却仍通过桥粒紧密相连，此时，桥粒可称之为角化桥粒。

颗粒层之所以得名，源于这些角质形成细胞外观可见较多的嗜碱性透明角质颗粒。这些颗粒主要是聚合的丝聚蛋白原，经细胞内蛋白内切酶转化为丝聚蛋白。丝聚蛋白因其为长丝状聚合的蛋白而得名。很快，丝聚蛋白分解为天然保湿因子（natural moisturizing factor，NMF）和尿刊酸，NMF是丝聚蛋白的降解产物，减缓角质细胞水分蒸发。

脂类和水分分布于细胞之间。脂类由板层小体（lamellar bodies，Odland bodies）降解而来，磷脂绝大部分是由板层小体降解而来，其他成分包括自由脂肪酸、胆固醇酯和蛋白酶。板层小体分布在细胞表面，向细胞间释放组分，板层小体与细胞表面依靠谷氨酰胺转氨酶I结合。

与此同时，角质化细胞包膜（cornified cell envelope，CCE）形成了，CCE蛋白如包斑蛋白、兜甲蛋白、周斑蛋白、富含脯氨酸的小分子蛋白和内披蛋白通过谷氨酰胺转氨酶I和Ⅲ相互结合，在角质层细胞膜内表面形成稳固的支撑。随着角质形成细胞向上移行，细胞膜崩解，释放磷脂，磷脂与CCE结合。细胞继续上移至皮肤表层，丧失细胞核和细胞器。某些能迅速降解蛋白、DNA、RNA和核膜的蛋白酶主导了细胞器的崩解过程。

一旦到达角质层上部，细胞开始脱落。一般说来，一个角质形成细胞在角质层到皮肤表层的脱屑过程需要2周时间，破坏桥粒蛋白1的蛋白酶水解角化桥粒蛋白后，皮肤开始脱屑。

角质化在一些角化性疾病的发病过程中非常重要。角化过程中一个或数个重要蛋白受损，可引起一系列的皮肤病。比如板层状鱼鳞病，是由谷氨酰胺转氨酶I（transglutaminase I）缺陷所致；Vohwinkel综合征（keratoma hereditarium mutilans，遗传性残毁性角化病）由兜甲蛋白基因突变和CCE合成缺陷所致。

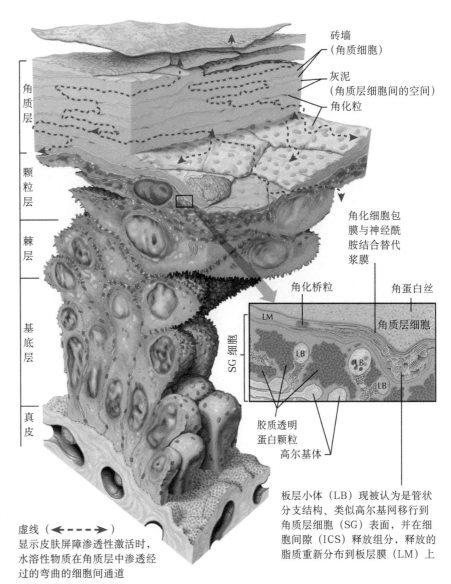

虚线（◄---►）显示皮肤屏障渗透性激活时，水溶性物质在角质层中渗透经过的弯曲的细胞间通道

板层小体（LB）现被认为是管状分支结构、类似高尔基网移行到角质层细胞（SG）表面，并在细胞间隙（ICS）释放组分，释放的脂质重新分布到板层膜（LM）上

五、皮肤正常菌群

每个人的皮肤都有正常的微生物群寄生。有学者估计，人体表面细菌数量比人体细胞数都多。正常皮肤细菌包括：表皮葡萄球菌、棒状杆菌属、痤疮丙酸杆菌、微球菌属和醋酸菌属。蠕形螨（毛囊虫）是正常微生物群中唯一的寄生虫。糠秕孢子菌属是正常微生物群中唯一的真菌。

皮肤正常菌群绝大部分情况下不会引发任何疾病，它们能够不断繁衍，并保持一定的数量，与宿主和谐共处。与之相反，暂住菌群只能在特殊的皮肤环境下生存。暂住菌群不能无限繁殖，数目不定，因此不能定居皮肤。暂住菌群如金黄色葡萄球菌（包括耐甲氧西林的金黄色葡萄球菌，MRSA）、肠杆菌属、铜绿假单胞菌、化脓性链球菌和一些芽孢杆菌属。正常和暂住菌群在环境适宜时，都可能成为致病菌。

自出生开始，正常菌群便开始定植。一旦新生儿暴露于外部环境，很快就被细菌定植。表皮葡萄球菌常捷足先登，成为新生儿皮肤上最常培养出来的菌种。

某种细菌若要定植于人类皮肤，取决于很多因素。营养、pH、水分、温度、紫外线暴露等，在细菌定植过程中都起作用。正常菌群依靠其生存优势，与人类皮肤形成共生关系，在与暂住菌群的竞争中占据优势。

某些情况下，皮肤正常菌群也可致病，诱发皮肤病。卵圆形糠秕孢子菌（糠秕马拉色菌）的过度增殖可引起花斑癣，这是种非常常见的浅表真菌感染，温暖、潮湿的环境可能是致病因素。花斑癣皮损较小，有鳞屑，可出现色素增加或色素减退。其他马拉色菌可引起新生儿头部脓疱病、糠秕孢子菌性毛囊炎和脂溢性皮炎。

表皮葡萄球菌是革兰阳性的皮肤正常细菌，某些条件下，也可致病。增加致病机会的条件有使用免疫抑制药、免疫缺陷者（比如，HIV 感染）、长期静脉置管。表皮葡萄球菌在免疫缺陷者的静脉置管上形成生物膜，引起一过性菌血症和败血症，免疫正常者偶尔也可出现上述情况。

痤疮丙酸杆菌为革兰阳性菌，见于毛囊皮脂腺单位。在面部、背部和胸部等脂肪丰富的部位，这种细菌分布较多，是寻常痤疮的主要致病细菌。免疫异常者，可引起脓肿。

在潮湿、温暖环境中，棒状杆菌属在腋下、腹股沟区等长毛区过度增殖，引起腋毛癣。这类细菌的不同菌种可引起体表沿长毛轴分布的红色、黄色或黑色结节。棒状杆菌也可引起足趾表皮外层浅表感染的窝状角质松解症。

蠕形螨（毛囊虫）是正常人体皮肤中唯一的寄生虫，生活在多个区域的毛囊皮脂腺单位中。皮脂腺蠕形螨寄生在皮脂腺导管处，毛囊蠕形螨寄生在毛囊漏斗部。蠕形螨可引起蠕形螨毛囊炎，一种毛囊感染，表现为浅表的毛囊性脓疱。

暂住菌群可致病，是皮肤最重要的微生物。其中最广为所知者当属金黄色葡萄球菌，此菌可引起毛囊炎、疖子、脓肿和细菌性败血症，是主要的发病和致死因素。

皮肤正常菌群包括糠秕孢子菌／糠秕马拉色菌，病理状态下可引起花斑癣

金黄色葡萄球菌是皮肤软组织感染常见病因

痤疮丙酸杆菌是正常皮肤菌群，在寻常痤疮的发病过程中起到一定的作用

窝状角质松解症可由棒状菌属过度增殖所致，正常状态下，棒状杆菌属是皮肤正常菌属

六、维生素 D 的代谢

皮肤在维生素 D 和钙、磷代谢中起着重要作用。表皮通过与紫外线 B(UVB)相互作用将原维生素 D_3(7-脱氢-胆固醇)转化为维生素 D_3(骨化醇)。表皮角质形成细胞的酶将维生素 D_3 转化为 25-羟基维生素 D_3。皮肤还能合成 1,25-双羟基维生素 D_3,又称骨化三醇。这种具有生物学活性的代谢产物在钙质代谢、骨质代谢和神经肌肉传导等方面至关重要,并且在紫外线诱发的 DNA 损伤的免疫调节系统中,很可能扮演重要角色。维生素 D_2(麦角骨化醇)和维生素 D_3 均通过胃肠道吸收,它们通常统称为维生素 D。

皮肤一旦暴露于日光,很快就开始合成维生素 D_3。紫外线,主要是 UVB(290～320nm),与角质形成细胞相互作用,将原维生素 D_3(也是胆固醇重要的前体)转化为前维生素 D_3。前维生素 D_3 通过自发的耗能反应,最终转化为维生素 D_3。皮肤合成的维生素 D_3 可作用于局部,也可通过循环吸收,提高胃肠道吸收维生素 D_3 的浓度。机体循环中维生素 D_3 浓度升高后,可促进胃肠道钙、磷的吸收,提高骨组织钙储藏的流动,并增加甲状旁腺素(PTH)的释放,降低血清中磷酸盐的含量。

维生素 D 缺乏最早期的症状是血清钙水平下降,常很轻微、短暂。钙水平下降后,引起垂体分泌 PTH,作用于肾,促进钙的重吸收,降低磷酸盐的含量,增加破骨细胞活性,也可增加血清中钙的含量。维生素 D 缺乏表现为血清钙水平正常,PTH 含量增加,而磷酸盐水平下降。

皮肤照射 UVB 后才能合成维生素 D_3,遮光剂、衣物和眼镜等能阻挡 UVB,降低皮肤合成维生素 D_3 的产量。

免疫学方面,目前已发现 1,25-维生素 D_3 能调节树突状细胞、单核细胞和 T 淋巴细胞的发育。维生素 D 与其同类能抑制肿瘤细胞增殖,诱导肿瘤细胞凋亡。维生素 D 受体(vitamin D receptor,VDR)可与

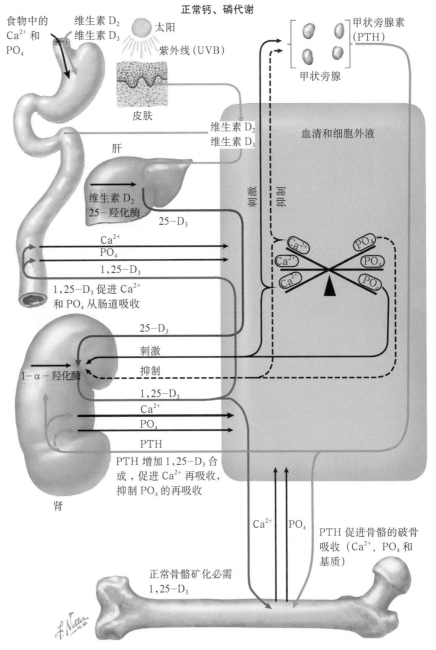

正常钙、磷代谢

食物中的 Ca^{2+} 和 PO_4

维生素 D_2 维生素 D_3

太阳

紫外线(UVB)

皮肤

维生素 D_2 维生素 D_3

肝

维生素 D_2 25-羟化酶

25-D_3

甲状旁腺素(PTH)

甲状旁腺

血清和细胞外液

刺激 抑制

Ca^{2+} PO_4

Ca^{2+} Ca^{2+} PO_4 PO_4

Ca^{2+}
PO_4
1,25-D_3

1,25-D_3 促进 Ca^{2+} 和 PO_4 从肠道吸收

25-D_3

刺激
抑制

1-α-羟化酶

1,25-D_3
Ca^{2+}
PO_4
PTH

PTH 增加 1,25-D_3 合成,促进 Ca^{2+} 再吸收,抑制 PO_4 的再吸收

肾

Ca^{2+} PO_4

PTH 促进骨骼的破骨吸收(Ca^{2+}、PO_4 和基质)

正常骨骼矿化必需 1,25-D_3

维 A 酸类 X 受体(RXR)及其他维 A 酸类受体形成异质二聚体,有研究发现维生素 D 和维生素 A 结合而成的异质二聚体具有免疫作用。

维生素 D 缺乏病(佝偻病)发生于儿童,由维生素 D 严重缺乏所致。在 20 世纪的美国罕见本病,发展中国家却并不少见。成人维生素 D 缺乏最常表现为骨软化症,全世界范围内均可发病。维生素 D 缺乏可降低骨钙化,引起骨质减少和骨质疏松。正常血清维生素 D 浓度在 35～200nmol/L。

1,25-维生素 D_3 通过与 VDR 结合后,同 DNA 相互作用,直接调节特定基因而发挥作用。VDR 是核

受体家族的一员,1,25-维生素 D_3 进入细胞后,与 VDR 在胞质内结合后进入细胞核,在细胞核内与细胞 DNA 多个调节位点相互作用。正因为如此,维生素 D_3 和 VDR 可调节基因转录。VDR 也与其他核受体家族成员,主要是 RXR,结合形成异质二聚体,大部分 VDR 信号通道均需异质二聚体形式。

维生素 D 是脂溶性维生素,见于很多食物,如鱼肝油、多种鱼类、蛋黄、动物肝脏。如日常饮食中常食用的牛奶、面包和谷物等,均含有维生素 D,口服补充维生素 D 易于吸收,并且具有良好的耐受性。

七、光生物学

皮肤每天都接触各种光，其中最多且具有生物学相关性的部分是紫外线部分（200～400nm）。臭氧层能阻挡所有的紫外线 C（UVC，200～280nm），使其不能到达地球表面。因此，具有生物学意义的光谱就只有紫外线 B（UVB，280～320nm）和紫外线 A（UVA，320～400nm）。UVB 强度千倍于 UVA，表皮吸收后，可引起晒伤。目前认为 300nm UVB 具有最强的诱导合成 DNA 光合产物的能力。照射 UVB 2～6h 后，即可出现红斑，照射后近 10h 红斑最严重。

UVA 可分为 UVA Ⅱ（320～340nm）和 UVA Ⅰ（340～400nm）。照射 UVA Ⅱ后很快出现一过性色素沉着，UVA Ⅱ促使黑色素细胞释放黑色素小体，可引起皮肤出现轻度的色素沉着，几天后即可消退。UVA Ⅰ引起的色素沉着稍微晚些，但比较持久。可见，光引起的皮肤改变还需研究和定义。

绝大部分紫外线是太阳产生的，但也有一些紫外线是人类人为制造的。病史记录应注意详细记录患者的职业和接触史。焊接工经常接触 UVC，如果保护不够，可引起皮肤和角膜的灼伤。

紫外线可多方面作用于皮肤，其中最重要的是紫外线（尤其是 UVB）对角质形成细胞中 DNA 的影响。UVB 仅限于穿过表皮，仅对角质形成细胞、黑色素细胞和朗格汉斯细胞起作用。紫外线的光子作用于细胞内 DNA，引起一系列特异性和非特异性反应，导致单链 DNA 上相邻的嘧啶核苷酸形成的光合产物增多。最常见的光合产物是环丁烷嘧啶二聚体和 6，4 嘧啶－嘧啶酮光合产物。常见的环丁烷嘧啶二聚体突变是紫外线伤害的特异性后果。光合产物可引起 DNA 复制减少、突变，并且最终致癌。

细胞核应对光合产物所致的 DNA 侵袭，可谓训练有素。一系列 DNA 修复蛋白始终巡视，一旦发现光合产物，DNA 修复机制便投入战斗。至少有 7 种蛋白帮助识别、消除伤害，修复 DNA 链。经研究证实存在于患有着色性干皮病（xeroderma pigmentosum，XP）这一光敏性疾病的很多患者。这 7 种蛋白分别被命名为 XPA 至 XPG，每种负责 DNA 修复的一部分。任何一种 XP 蛋白缺陷可引起相关亚型的着色性干皮病。着色性干皮病患者年轻时即可出现多种皮肤癌。

紫外线照射后细胞内的蛋白也容易受损。组氨酸和半胱氨酸经紫外线照射后容易发生氧化反应。黑色素也可吸收紫外线，并且这是皮肤抵御紫外线侵袭的手段之一。细胞膜、细胞器、RNA 和活细胞内的其他组分吸收紫外线后，可引起氧化应激和细胞损伤。

经紫外线照射后，皮肤合成色素增加，可反馈增加光保护。防晒霜中多种有机和无机的成分都能帮助中和紫外线对皮肤的作用，主要的保护机制是吸收、反射和物理遮盖。

不同波长的射线辐射进入皮肤的组分

接近红外线 750nm ~ 1mm
可见光 400 ~ 750nm
UVA320 ~ 400nm
UVB280 ~ 320nm
UVC200 ~ 290nm

表皮

真皮

皮下组织

红斑和晒黑开始与持续时间是由紫外线波长决定的，相比而言，UVA 照射引起暂时性红斑、而 UVB 引起的红斑在 6 ~ 24h 光照后出现，并持续时间较长

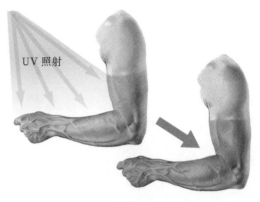

UV 照射

UVA 所致的即刻晒黑
（诱发黑色素细胞释放黑色素小体）
UVB 引起的晒黑需要 72h 后
出现（黑色素合成增加）

核苷酸切除修复 (nudeotide excision repair,NER) 是真核细胞最主要的 DNA 修复机制，用于清除不同原因所致的 DNA 损害，如最常见的环丁烷嘧啶二聚体，是 UV 诱发的嘧啶二聚体
NER 包括以下步骤：

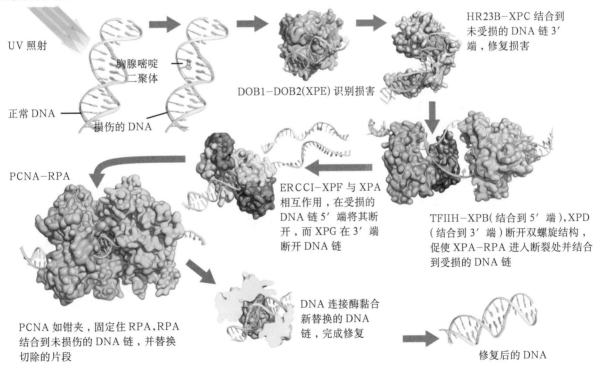

UV 照射

胸腺嘧啶二聚体

正常 DNA

损伤的 DNA

DOB1-DOB2(XPE) 识别损害

HR23B-XPC 结合到未受损的 DNA 链 3′端，修复损害

PCNA-RPA

ERCCI-XPF 与 XPA 相互作用，在受损的 DNA 链 5′端将其断开，而 XPG 在 3′端断开 DNA 链

TFIIH-XPB（结合到 5′端），XPD（结合到 3′端）断开双螺旋结构，促使 XPA-RPA 进入断裂处并结合到受损的 DNA 链

PCNA 如钳夹，固定住 RPA,RPA 结合到未损伤的 DNA 链，并替换切除的片段

DNA 连接酶黏合新替换的 DNA 链，完成修复

修复后的 DNA

XP(XPA、XPB、XPC) = 着色性干皮病 (A,B,C…),HR23B 或 hHRD23B = 人类酵母菌异构体 Rad23,
DDB = 受损 DNA 结合蛋白, TFIIH = 转录因子 iih,PCNA = 增殖性细胞核抗原，RPA = 复制蛋白 A,
ERCC = 切除修复交叉互补基因

八、伤口愈合

伤口愈合过程复杂，为多种细胞成分和组织结构之间紧密有序的相互合作。经典伤口愈合分为 3 期：炎症期、新组织生成期和基质形成重组期。每一期都有其特异性，不同期别均有特殊类型的细胞起关键作用。

皮肤屏障一旦受到破坏，一系列炎症介质释放，伤口愈合随即开始。真皮血管破裂后，血液渗透到组织中。破裂的血管立即收缩，血小板开始凝血过程，启动最早期的炎症反应。最早期血块形成，为将来细胞迁徙到伤口打下基础。初始期很多炎症介质释放，一旦达到初期的稳态，血小板将 α 颗粒释放到血管外的组织间隙中，α 颗粒含有纤维蛋白原、纤维连接蛋白原、von Willebrand 因子（一种凝血因子——译者注）、Ⅷ因子和很多其他的蛋白。纤维蛋白原转化为纤维蛋白，有助于形成纤维蛋白斑块。血小板还释放生长因子和蛋白水解酶，其中我们熟知的有血小板源性生长因子（platelet derivcd growth factor，PDGF），有助于形成早期的肉芽组织。

炎症期后期，白细胞初现。早期反应性白细胞绝大部分由中性粒细胞组成，多种趋化因子使中性粒细胞汇聚至炎症部位，黏附于活化的血管内皮细胞，渗出到血管外。先到的中性粒细胞募集更多的中性粒细胞，并通过其内部的髓过氧化物酶系统，开始杀伤细菌。中性粒细胞通过产生自由基，有效地杀伤大量细菌，其活动性持续数日，除非伤口被细菌污染。一旦中性粒细胞清除了伤口处的细菌，以及其他外来颗粒，单核细胞募集到伤口处，活化成巨噬细胞。巨噬细胞在清除伤口处的中性粒细胞、其他残留的细胞及细菌过程中起关键作用，能产生一氧化二氮，杀伤细菌，降低病毒复制。巨噬细胞还释放多种细胞因子，如 PDGF、白介素 -6、粒细胞集落刺激因子（G-CSF），并募集更多的单核细胞和成纤维细胞至伤口处。

皮肤手术、缝合伤口的愈合

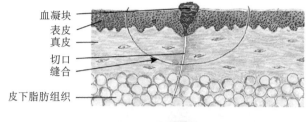

血凝块
表皮
真皮
切口
缝合
皮下脂肪组织

手术完成时伤口处形成血凝块和致密的纤维蛋白网，伤口边缘的表皮增厚

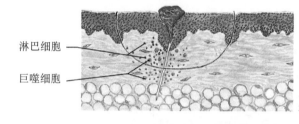

淋巴细胞
巨噬细胞

24～48h 表皮沿着伤口边缘和缝合口向下生长、白细胞浸润、伤口主要的炎症细胞（淋巴细胞）以及少量的巨噬细胞出现，并清除细菌和坏死组织

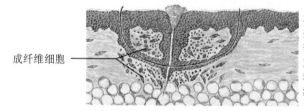

成纤维细胞

5～8d 表皮层继续向下生长、成纤维细胞从深部组织开始生长、并增加基质的胶原纤维前体和糖蛋白数量，炎症浸润过程继续

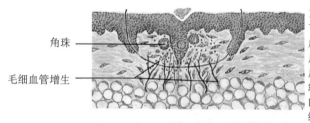

角珠
毛细血管增生

10～15d 毛细血管从皮下脂肪组织开始增生、形成肉芽组织、伤口中央表皮桥切除，向下增生的表皮逐渐消退，留有角珠、纤维化凝块（瘢痕）逐渐向外排、胶原形成继续和细胞浸润减少

3 周至 9 个月表皮变薄、接近正常。胶原纤维合成增多、交联，使得组织拉力增大，弹性纤维随后再次出现

此时，新生组织形成，伤口愈合的增生期开始。此期一般从受伤后第 3 天开始，第 14 天结束，特征是表皮再生和肉芽组织形成。表皮再生始于上皮细胞（角质形成细胞）从伤口残端缓慢移行覆盖住伤口，移行的细胞具有基底层角质形成细胞的特征，据悉伤口处低钙浓度使得角质形成细胞维持基底层细胞特性。PDGF 是角质形成细胞的一个重要刺激因子，并一定程度上在角质形成细胞移行覆盖伤口中发挥作用。移行的角质形成细胞含几对角蛋白如角蛋白 5，14 和角蛋白 6，16，并分泌血管内皮生长因子，促使真皮内血管生成。与角质形成细胞移行同步，下面的成纤维细胞也在合成主要基质，主要由Ⅲ型胶原和一些蛋白聚糖组成。部分成纤维细胞通过 PDGF 和肿瘤生长因子 -β1 转化成肌纤维母细胞，后者在其上方使得伤口收缩、缩小其表面积方面起着重要作用。

伤口愈合最后一期，包括瘢痕成熟和组织重塑。这一期有时与前两期重叠，始于首次出现肉芽组织，历经数月，大部分Ⅲ型胶原和纤维连接蛋白被成熟的Ⅰ型胶原代替后，此期结束。最终瘢痕成熟，其中的胶原纤维呈束状垂直于基底膜带，终末瘢痕仅具有未受伤皮肤 80% 的牵拉力。

九、形态学

皮肤科学生必须掌握的第一课是如何正确地描述皮肤病。多年来，皮肤形态学定义逐渐完善，是每次讨论皮肤疾病的基础。我们理应熟练描述皮损，以免误诊。比如，一旦认定一个皮疹是斑疹，其他水疱和结节为表现的鉴别诊断就可轻易排除。若想熟练掌握皮肤病学，我们必须能准确地描述并具有扎实的形态学基础。下文将讨论皮肤病学中最常见的术语。

皮损和皮疹分为原发和继发损害。原发皮损包括斑疹、丘疹、粉刺、斑片、结节、肿瘤、风团、水疱、大疱和脓疱。继发皮损常描述为鳞屑、结痂、糜烂、表皮剥脱、溃疡、皲裂、瘢痕、苔藓化和隧道。

为更具有特征性地描述皮损，帮助排除鉴别诊断，并最终明确诊断，描述原发和继发皮损时常用很多形容词。描述皮肤损害时，颜色最重要，也最为常用。举例说明，精确描述黑色素瘤应包括颜色、大小、对称性以及原发形态，诸如"边缘不规则的深黑色斑疹，中央有结节"。

还有其他词语用来描述皮损的形态，如线状或环形、弧形、多环形、钱币状、聚集的，这些词语使用也很普遍。一些皮疹常沿着皮肤的一些特殊纹路分布，常见的是 Langer 线（皮肤张力线）和 Blaschko 线（组织胚胎卵裂线）。

皮损的分布也很重要，因为一些皮肤病有其好发部位。最经典的例子就是痤疮，好发于面部、上背部和胸部。若手足长有皮疹，鉴别诊断考虑痤疮则有点不合时宜。

首先介绍原发的皮损。斑疹边界清楚、与皮肤平齐、颜色各异。斑疹边界规则与否均可，不突起，因此触摸不到，比如白癜风。

丘疹边界清楚，轻度凸起（直径 < 5mm），颜色各异，质实，勿与水疱

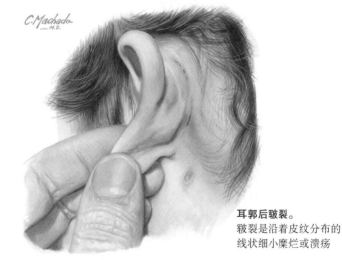

形态学：苔藓化，斑块和皲裂

荨麻疹（风团）。 快速消退的粉红色瘙痒性斑块

慢性单纯性苔藓。 距小腿关节（踝关节）部苔藓化表皮剥脱性斑块，皮纹加深

C. Machado M.D.

耳郭后皲裂。 皲裂是沿着皮纹分布的线状细小糜烂或溃疡

混淆。丘疹顶部可扁平或者有脐凹，质地柔软或坚硬，有脐凹的丘疹比如传染性软疣。

粉刺见于痤疮及其他不甚常见的疾病。本质上，粉刺分为开放型和闭合型粉刺，开放型粉刺又称黑头粉刺。粉刺都由氧化的角质堵塞扩张的毛囊漏斗部组成。闭合型粉刺常为较小的白色丘疹，由毛囊上皮合成，充斥其中，堵塞毛囊口。

形态学：斑疹，斑片和水疱 – 脓疱

"斑片"一词时常用来描述比较大的斑疹，其精确的定义是皮肤上一片非凸起的、表面有鳞屑或者痂皮的区域，比如体癣。根据来源和文献复习，"斑片"一词包括两层含义。

斑块指边界清楚，高原状凸起，直径 > 5mm。"斑块"一词还可用于描述多个丘疹融合成片，比如银屑病的皮损。

结节指真皮或皮下的占位性改变，宽度大于高度，其表面改变可有可无，多数学者认为结节直径 > 1cm，或者更大。

肿瘤泛指直径 > 2cm 的皮损，本词最好只用于描述恶性增生。"肿瘤"和"结节"两个词常替换使用，易引起混淆。肿瘤凸起于皮面，局限于表皮，或者位于真皮及皮下组织内，呈占位性改变。肿瘤因其恶性特质，一段时间后可出现坏死，皮肤肿瘤最典型的例子是蕈样肿瘤，即蕈样肉芽肿。

荨麻疹或风团，用于描述一过性粉红色瘙痒性的斑块，发生后 24h 内自动消退，常剧烈瘙痒。荨麻疹常见皮肤划痕症。

水疱常见于病理性疾病，可分为小疱和大疱，小疱内含有液体，凸起皮面，直径 < 1cm。大疱是腔内充满液体的皮损，直径 > 1cm。小疱内常含有浆液性液体，也可为脓性渗出物，或者血性渗出。大疱可描述为松弛的或实的和完整的。

脓疱是表皮内的小凸起，内含中性粒细胞碎片。脓疱内的浸润可为无菌或者感染所致。脓疱性银屑病即为无菌性脓疱，毛囊炎则为感染性脓疱。

皮肤科门诊常见到继发皮损，描述皮肤损害和皮疹时，非常重要。鳞屑常用于描述剥脱的角质形成细胞，皮肤体表病变严重时可大量出现。正常的角质形成细胞层每天都在变化，因此每个人的皮肤都会存在少量脱屑。大量出现脱屑时，我们才用"鳞屑"一词。鳞屑应与结痂相鉴别，后者是血液、血清或脓性渗出物所致。一般而言，结痂常写成结疤。

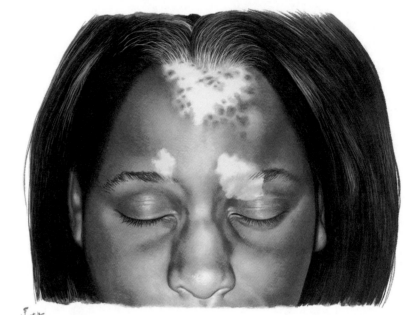

白癜风。色素脱失斑

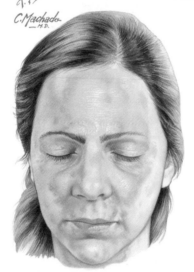

面癣。环形、鳞屑性斑片、边缘鳞屑

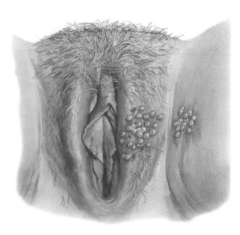

单纯疱疹病毒。红斑基础上的紧张性水疱 – 脓疱

表皮剥脱是反复搔抓后出现的继发改变，呈典型的线状分布，并且看起来形态怪异。

糜烂见于多种皮肤病，最常见于多种浅表性疱病，此类疾病表皮上层脱失，浅表凹陷，裸露出糜烂面。糜烂是表皮的破损，与溃疡不同，后者是深至真皮、皮下组织，甚至严重者为深达肌肉组织的皮肤破损。皲裂常见于手掌和足跖部位，是沿皮纹分布的皮肤全层破损，边缘非常清楚，一般仅有数厘米长。

结痂也是一种继发皮损，用于描述表皮和真皮愈合后的改变，常由一些创伤或终末期炎症所致，呈线状和几何形态分布。新鲜结痂一般呈粉红色或红色，一段时间后成熟，变平，褪色。

苔藓化见于慢性搔抓皮肤后的终末改变，慢性搔抓导致皮纹加深增厚。慢性单纯性苔藓是苔藓化的典型改变。

继发改变最后一个讨论的是隧道，隧道细小，边缘不规则，呈匐行性或线状分布，终点处常见一个小黑点。隧道是诊断疥疮的特异性体征，小黑点是疥螨。

（王　涛　译　刘跃华　校）

第 2 章

良性增生

一、软纤维瘤

软纤维瘤又称为纤维上皮息肉，它的"俗称"更加广为人知——皮赘。皮赘在人类非常普遍，几乎每个成人的皮肤上都至少存在一个皮赘。皮赘几乎没有什么临床意义，经常被忽略，仅和少数综合征有些许关联。

临床表现：皮赘可以发生在所有成人，无性别及种族差异。皮赘均为良性，无恶变可能。最为常见的发病部位是腋窝、颈部、腹股沟及眼睑，但亦可发生于其他部位。皮赘在儿童中极为罕见，如果在儿童身上发现皮赘则应行病理活检以除外基底细胞癌的可能。有很多文献报道儿童中可发生基底细胞癌综合征，此种情况下，基底细胞癌可呈与皮赘相似的外观形态。如果发现儿童出现皮赘，应行皮肤活检，确定其为基底细胞癌后，应立即评估其是否符合基底细胞癌综合征。

皮赘多数较小，长 1 ~ 5mm，颜色为肤色或有轻度色素沉着。为有蒂的皮肤凸起，形如囊袋。触之质软，无压痛。有时皮赘较大，蒂部增厚固定。这些较大皮赘长度可达 1 ~ 1.5cm，基底部宽可达 5mm。多数人都不只有一个皮赘，在有些人身上皮赘可以达到数以百计。

有时患者可因一个疼痛、坏死的皮赘就诊。最常见的原因是皮赘受到外伤或蒂部扭转使血供中断形成绞窄，并最终导致坏死。对于这样的病例，建议手术切除病灶。如果病灶外观或病史不典型，则应将切除标本送病理检查。

曾有过许多针对皮赘与其潜在疾病的研究，但结果互相矛盾，令人困惑。有报道说皮肤多发皮赘的患者可能存在更高的糖耐量异常风险。有些研究甚至指出多发皮赘的患者可能有更高的结肠息肉的风险，但此说法尚有争议。

发病机制：皮赘的发病机制是由于真皮内成纤维细胞的局限性过度增生。皮赘在孕妇及超重的患者中更为常见，因此一些学者认为胰岛素样生长因子 -1 可能会促进皮赘的形成。其始动因素仍不清楚。

病理学：表皮基本正常。皮赘表现为皮肤的外向生长。真皮正常，不存在或仅存在非常少量的炎性浸润。栓塞或绞窄的皮赘表现为真皮及表皮坏死以及表浅供血血管的栓塞。无细胞异型性。

治疗：本病极为常见，并非必须治疗。在常规皮肤检查中，医师多数情况下会忽略皮赘，甚至干脆不提及。罕见的绞窄或栓塞的皮赘可以在局部麻醉下用钳子及剪刀剪掉，操作很简便。如需行美容切除，则可用乙醇(酒精)或氯己定（洗必泰）清洁后用钳子及皮赘剪刀剪掉单个皮损。剪掉后外用氯化铝可对表浅出血起到止血作用。

是否需要对有皮赘的患者筛查血糖代谢异常或结肠息肉仍有争议。但如果患者既往存在相关病史或体征，则应行筛查。

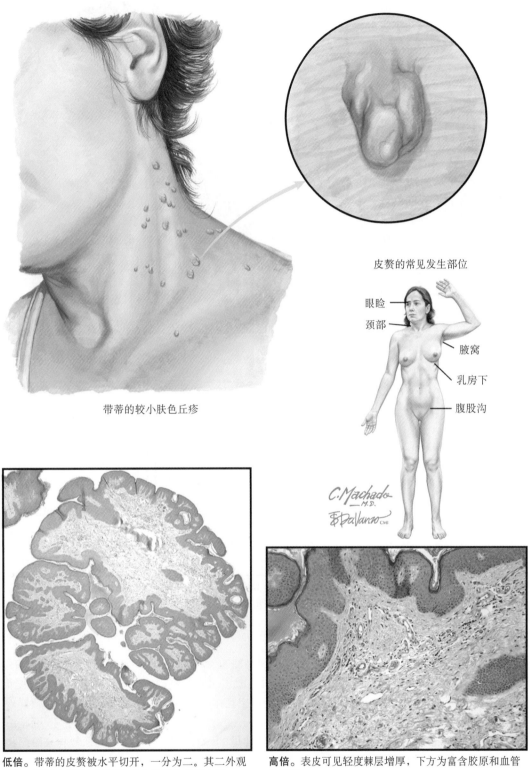

带蒂的较小肤色丘疹

皮赘的常见发生部位

眼睑
颈部
腋窝
乳房下
腹股沟

低倍。带蒂的皮赘被水平切开，一分为二。其二外观对称，胶原束背景下可见许多小的真皮毛细血管

高倍。表皮可见轻度棘层增厚，下方为富含胶原和血管的真皮

二、Becker 痣(平滑肌错构瘤)

Becker 痣最常见于青春期前男孩的肩膀或肩关节区域。此良性疾病较为常见，在男性中发病率可以达到 0.5%。Becker 痣为获得性痣，多数于 10 岁前出现。Becker 痣归类于平滑肌错构瘤，它并不包含痣细胞，因此它不是黑色素痣。Becker 痣的命名来源于第一个描述了该病的皮肤科医师。

临床表现：Becker 痣最初表现为肩关节区域的边界不清、轻度色素沉着的斑片。色素沉着区域随着时间（平均 1 年）延长逐渐变得多毛，从而使其呈现特征性外观。Becker 痣可以累及身体的任何部位，但目前为止最常见的发病部位为肩膀、上胸部和后背。多毛部位局限于色素沉着区域内。Becker 痣的临床意义是其需要与面积较大的先天性色素痣及牛奶咖啡斑相鉴别。Becker 痣并无发展为恶性黑色素瘤的风险，合并潜在其他异常情况极为罕见。最常见的潜在异常是单侧的乳房发育不良，但临床意义不大。极少数情况下，Becker 痣可同时存在皮损下方的骨和软组织发育不良，原因尚不明。鉴别诊断包括巨大先天性色素痣和牛奶咖啡斑。这两种情况应较容易与 Becker 痣鉴别，因为它们均在出生时或出生后不久即呈典型外观，而 Becker 痣通常在 10 岁时才出现。

通过皮损的典型临床表现即可诊断，但位于少见解剖部位的皮损有时需行皮肤活检来明确诊断。环钻活检是获取组织的首选方法。

病理学：活检病理表现为平滑肌错构瘤。真皮内可见较多平滑肌束。终毛与毳毛比例升高，无黑色素痣细胞。色素沉着是由于基底层黑色素细胞内色素形成增多，而黑色素细胞数目并不增多。可以见到不同程度的棘层肥厚和角化过度。

发病机制：Becker 痣的发病机制尚不清楚。通常认为是由于真皮层中存在平滑肌错构瘤组织。有研究表

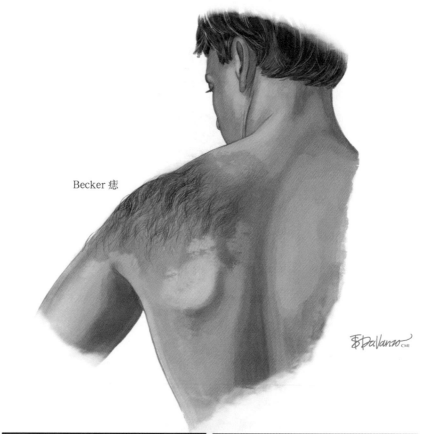

Becker 痣

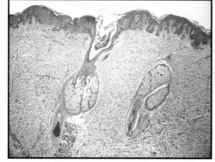

Becker 痣低倍。轻度棘层增厚。基底细胞层内色素增加。可见明显的皮脂腺

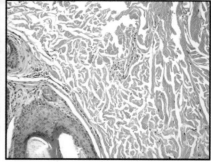

Becker 痣高倍。胶原束包绕着明显的附属器结构

明，Becker 痣组织中雄激素受体数量增加。青春期时雄激素水平升高，与过多的雄激素受体相互作用，引发临床症状。

Becker 痣是最常见的一种皮肤平滑肌错构瘤。而平滑肌错构瘤本身极少发生在皮肤上。非 Becker 痣平滑肌错构瘤常在出生时或出生后不久即出现，表现为较小的肤色斑块，可位于全身任何部位。所有平滑肌错构瘤均可出现假 Darier 征。轻轻摩擦

平滑肌错构瘤皮损，可以引出此征。皮损可由于平滑肌紧张而簇集变硬，或病变区域呈荨麻疹样外观。该征象与组胺释放无关，而是由神经介导的下方平滑肌错构瘤组织收缩引起的。

治疗：无须治疗。除非皮损非常小，否则外科切除会产生严重瘢痕，甚至致残。对于以美容为目的来治疗多毛者可以通过很多种办法，如激光脱毛、刮毛及电解。大多数患者更倾向于不进行任何治疗。

三、皮肤纤维瘤（硬化性血管瘤）

皮肤纤维瘤是最常见的皮肤良性肿瘤之一。通常发生于四肢，上肢更为常见。对于此病到底是真正的肿瘤还是一种炎性反应仍有争议。

临床表现：皮肤纤维瘤几乎只在成人中出现，女性发病率略高于男性。无种族差异。皮肤纤维瘤的直径可以从 2mm 至 2cm，为圆形或椭圆形。多数情况下单发，但在某些个体中可表现为多发。皮肤纤维瘤通常为较小（4～5 mm）、实性、红色至略呈紫色的丘疹，轻捏皮损时肿瘤可部分下陷，称为"酒窝征"，临床上常用来鉴别皮肤纤维瘤与其他肿瘤。皮肤纤维瘤的临床表现多种多样。可表现为隆起的圆形丘疹或斑块，皮损表面可以伴或不伴轻微鳞屑，有时可有色素沉着。在女性下肢出现的皮损常常由于刮除体毛而被刮破，这也常常是临床上患者就诊的原因。皮肤纤维瘤多数无其他症状，但可以伴有轻微瘙痒。

如果皮肤纤维瘤表现为多发且位于身体的许多不同区域，医师应考虑到可能潜在的免疫缺陷状态。曾有在系统性红斑狼疮、人类免疫缺陷病毒感染以及其他免疫抑制状态患者中发生多发皮肤纤维瘤的报道，且在这些患者的皮肤纤维瘤中发现有更多的肥大细胞。

皮肤纤维瘤需要与多种疾病相鉴别。如果发现皮肤纤维瘤无酒窝征，则应对皮损进行活检，从而与黑色素痣、黑色素瘤、基底细胞癌、隆凸性皮肤纤维肉瘤（DFSP）、痒疹以及其他表皮、真皮肿瘤相鉴别。

病理学：皮肤纤维瘤由真皮中的梭形成纤维细胞聚集构成。皮损中也可以见到组织细胞和肌成纤维细胞。有时皮肤纤维瘤中可见到大量的溢出红细胞，此时将其称为硬化性血管瘤。表皮表现为特征性的棘层增生、皮突增宽。皮突基底层轻度色素沉着，有时将此征象称为"肮脏足"或"肮脏手指"。这一表现也解释了临床上出现的色素沉着。

皮肤纤维瘤免疫组化示 XⅢ a 因子染色阳性，CD34 染色阴性。这与 DFSP 相反。免疫组化染色还提供了能帮助区分良性皮肤纤维瘤（stromelysin-3 染色阳性）与恶性DFSP（stromelysin-3 染色阴性）的标记物。与 DFSP 相反，皮肤纤维瘤不向下方的脂肪组织浸润。它可以向下挤压或使脂肪组织移位，但绝不会真正地像 DFSP 一样表现为浸润的形式。皮肤纤维瘤有许多种不同的组织病理学表现。

发病机制：目前认为促使皮肤纤维瘤形成的因素是引起纤维组织增生的表浅外伤，如虫咬伤。确切的病因尚不清楚。

治疗：大多数皮肤纤维瘤不需要任何治疗。使用保留至少 1～2mm 切缘的梭形切口对其进行完整切除即可治愈。手术产生的瘢痕可能会比原来的皮肤纤维瘤更加明显。没有证据支持常规切除这种常见肿瘤可以预防其恶变成为 DFSP。

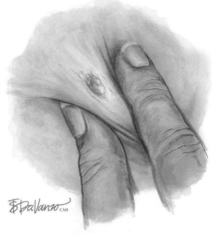

皮肤纤维瘤。演示"酒窝征"

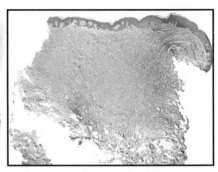

低倍。可见真皮内梭形成纤维细胞增生。表皮主要表现为棘层增厚及其底层色素增加。肿瘤细胞未达皮下组织

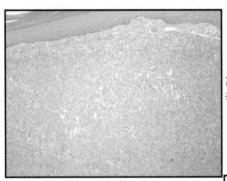

高倍。较多的梭形成纤维细胞呈旋涡样排列

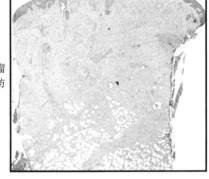

隆凸性皮肤纤维肉瘤。肿瘤边界不清，肿瘤细胞呈轮辐样排列。通过是否侵及皮下脂肪可将此恶性肿瘤与良性皮肤纤维瘤相鉴别

四、小汗腺汗孔瘤

小汗腺汗孔瘤是皮肤汗孔瘤家族中最常见的肿瘤。此家族中的其他肿瘤包括真皮导管瘤、汗孔样汗腺瘤及汗腺棘皮瘤。小汗腺汗孔癌是小汗腺汗孔瘤对应的恶性肿瘤，较为罕见。小汗腺汗孔瘤来源于皮肤的附属器结构。汗孔瘤含义更广，更加准确，因为从这个词中可以看出并不是所有的这些肿瘤都来源于小汗腺结构。有未被证实的证据表明最原始的细胞实际上是来源于顶泌汗腺的。其他可能的起源细胞包括皮脂腺以及毛囊上皮。

临床表现：小汗腺汗孔瘤是皮肤的少见肿瘤。在男性和女性中的发病率相同，几乎仅发生于成人中。典型表现为较小肿瘤，直径为 5～20mm。最常见于掌跖部位，有多达 50%～60% 的肿瘤发生在手掌，但可出现在皮肤的任何部位。疼痛和出血是两种最常见的伴随症状。小汗腺汗孔瘤会呈现血管性外观，往往表现为红色或紫红色丘疹或结节。几乎均为单发，当受到外伤时易出血。视诊下，小汗腺汗孔瘤的肿瘤边缘常有轻微的沟槽样凹陷，在肢端皮肤更为常见。敏锐的医师见到这样的凹陷时常常会将小汗腺汗孔瘤加入到鉴别诊断中。没有任何临床症状或体征可以用来确诊。鉴别诊断包括血管性肿瘤、转移性病变（特别是血管肾细胞癌转移）、化脓性肉芽肿及黑色素瘤，这是因为有些小汗腺汗孔瘤有颜色。活检后的组织病理学检查可以明确诊断。

病理学：小汗腺汗孔瘤可呈现出不同程度的导管分化。肿瘤边界清楚，具有特征性表现。角质形成细胞为立方形，均较小，核质比增加。肿瘤某些部分常可见到坏死。肿瘤的导管部分内衬一层嗜酸性保护层或角质层。肿瘤的基质部分高度血管化，因此肿瘤呈红色外观。小汗腺汗孔瘤在组织学上可以根据其在皮肤中的位置而被归类于汗孔瘤家族的其他类型。例如其中的汗腺棘皮瘤，定义即为位于表皮的小汗腺汗孔瘤。

小汗腺汗孔癌非常少见。组织病理学上，该肿瘤边界不清，常与小汗腺汗孔瘤同时发生。细胞内的多个较大核仁及多发的核分裂象可帮助诊断。小汗腺汗孔癌可与转移性腺癌表现类似，需通过免疫组化染色来确诊。

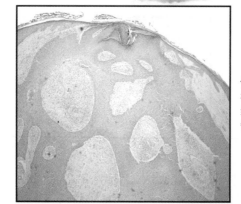

头皮小汗腺、汗孔瘤。亮红色丘疹或结节，可发生于任何部位

小汗腺汗孔癌。无特征的红丘疹或结节，此种少见皮肤癌需活检才能确诊

低倍。肿瘤表现为表皮延长，肿瘤细胞指样突向真皮，角质形成细胞和较小的肿瘤细胞界线清晰，在肿瘤基质中有大量的血管

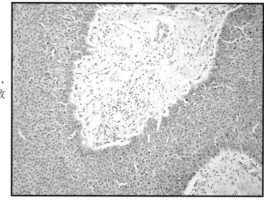

高倍。基质血管明显增生，肿瘤细胞大小及形态一致

治疗：虽然小汗腺汗孔瘤是良性肿瘤，但由于其常位于掌跖部位，从保证功能的角度讲需要切除。保留 1～2mm 边缘的手术切除可治愈本病。手术后复发率很低。电干燥法及刮除法效果确切。小汗腺汗孔癌则需要手术切除及密切的术后随访。对于转移性病例可使用化疗。这类肿瘤是否须行前哨淋巴结取样尚无明确结论。

五、小汗腺螺旋腺瘤

小汗腺螺旋腺瘤是皮肤的少见良性肿瘤。多数为单发，但在 Brooke-Spiegler 综合征中可以与圆柱瘤同时出现。可发生于人体任何部位，但最常见于头颈部，其次是躯干的腹侧，在四肢较为少见。螺旋腺瘤常在 15—40 岁发病，但有报道表明任何年龄均可发病。发生恶变概率极低，但一旦发生常可致死。

临床表现：螺旋腺瘤通常表现为单发的真皮结节或丘疹，直径为 5 ～ 20mm，平均约 10mm 大小。典型皮损深植于真皮深处，轻触即明显疼痛。肿瘤生长缓慢，如不伴疼痛，相当一段时间内可不易察觉。疼痛往往时重时轻，多半患者因疼痛而就诊。表皮基本正常。真皮结节有时呈紫色或蓝色。本病多为单发，但是在 Brooke-Spiegler 综合征中可以见到与多发圆柱瘤相关的多发螺旋腺瘤。

Brooke-Spiegler 综合征是一种常染色体显性遗传病，由 CYLD 基因缺陷引起。该病特征表现为多发的圆柱瘤、螺旋腺瘤及毛发上皮瘤。肿瘤多在 30 岁以后出现，随着年龄增长逐渐增多、增大。CYLD 基因编码了一种肿瘤抑制蛋白，为核因子 NF-κB 通路的一种重要的负调节物。根据此基因突变类型的不同可有不同的临床表型。家族性圆柱瘤病的患者亦存在此基因的缺陷。该基因已被定位于 16 号染色体的长臂。

有一组特殊肿瘤可表现为痛性真皮结节，小汗腺螺旋腺瘤为其中一员。该组肿瘤还包括血管脂肪瘤、神经瘤、血管球瘤及平滑肌瘤。当评估痛性结节时，鉴别诊断应考虑到以上这些肿瘤。如果结节无症状，则在鉴别诊断中还应考虑脂肪瘤和其他的附属器肿瘤。

螺旋腺瘤的确切起源细胞类型尚不清楚。最初认为其来源于小汗腺组织，但越来越多的证据支持其来源为顶泌汗腺组织。

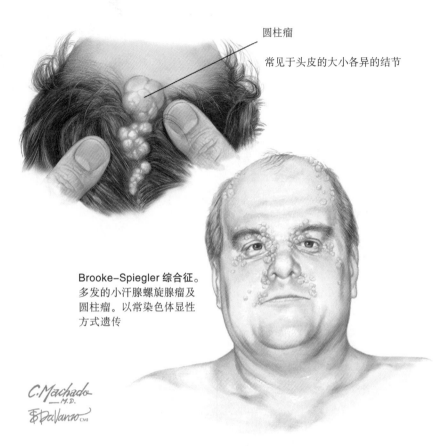

圆柱瘤

常见于头皮的大小各异的结节

Brooke-Spiegler 综合征。多发的小汗腺螺旋腺瘤及圆柱瘤。以常染色体显性方式遗传

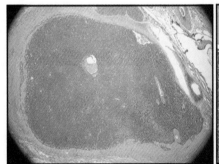
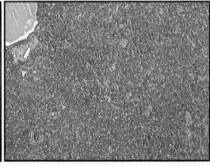

低倍。真皮内边界清楚的嗜碱性真皮结节

高倍。可见两种细胞类型。较大的苍白细胞及外周较小的嗜碱性细胞

病理学：组织病理学上，小汗腺螺旋腺瘤的标志性表现是真皮中巨大的嗜碱性细胞巢。表皮无改变，分叶状的肿瘤不与表皮相连。这些特征描述为"真皮中蓝色小球"。肿瘤由两种不同类型的细胞组成。多数为体积较大的苍白细胞，周围聚集着核深染的较小的嗜碱性细胞。肿瘤边界清楚，由一层纤维包膜包裹。

治疗：外科切除可治愈本病。使用 CO_2 激光消融去除皮损疗效也非常满意。在 Brooke-Spiegler 综合征的患者中，由于肿瘤的数量和大小均不同，多采用多学科联合治疗方法。通常主要由整形外科医师切除这类肿瘤。

六、小汗腺汗管瘤

小汗腺汗管瘤是极为常见的良性皮肤肿瘤。最好发于成人的下眼睑及颧颊区域。这些小肿瘤无临床意义，常常将其忽略。

临床表现：小汗腺汗管瘤是人类最常见的良性肿瘤之一。目前认为女性发病率高于男性。典型表现为成年人下眼睑或上颊区域的肤色小丘疹（2~4mm）。常为对称性、多发。有些可表现为淡黄色或褐色。汗管瘤的其他发病部位包括上眼睑、颈部及胸部。有报道称可发生于身体任何部位。

曾有报道称斑块样汗管瘤发生在前额部位，其外观为肤色至淡黄色较宽、扁平斑块，表面仅轻微改变或无变化。直径可较大，达 4~5cm。多数无伴随症状，但偶有间断的轻微瘙痒，或在剧烈运动后体积增大。这可能也解释了该肿瘤的小汗腺本质：在活动时出汗增多，导致肿瘤表现为一过性增大。在糖尿病和唐氏综合征的患者中可见到特殊的亚型。曾有报道描述了发疹型汗管瘤，其主要累及躯干屈侧和阴茎。亦有对单侧肢体发生的线性汗管瘤的报道，这种情况被命名为单侧线性痣样汗管瘤。

当医师见到下眼睑对称性的小丘疹时，可与小汗腺汗管瘤进行临床鉴别诊断的疾病相对较少。单发汗管瘤需鉴别诊断的疾病较多，包括其他附属器肿瘤以及基底细胞癌。当对汗管瘤进行组织病理学检查时，如对汗管瘤取材较浅则诊断可极为困难。如果病理医师取到的样本深度不够，汗管瘤可以与一类微囊肿性附属器癌表现相类似。这两种肿瘤虽然一种为良性而另一种为恶性，但在真皮浅层组织学表现极为相似。某些情况下，病理医师只有通过全层厚度的皮肤活检才能确切地鉴别此两种肿瘤。

病理学：表皮正常。肿瘤位于真皮，边界清晰。典型的汗管瘤深度不会深于真皮的上 1/3。肿瘤内可见成簇的胞质淡染的细胞。常常可见到硬

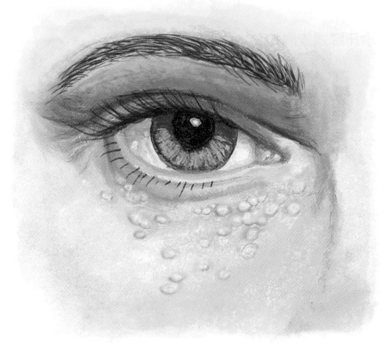

汗管瘤。汗管瘤最常见的发病部位为下眼睑

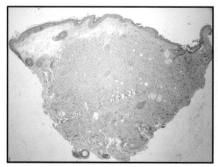

低倍。上方表皮正常。肿瘤位于真皮浅层，由逗号形状的扩张的小汗腺导管构成

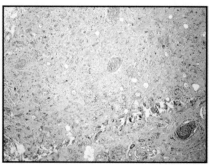

高倍。肿瘤内可见成簇的胞质苍白的细胞。背景为硬化性基质组织。可见明显的逗号形状的扩张的小汗腺导管结构

化性基质背景。本病的一个特征性表现是"蝌蚪"征。对于小汗腺汗管瘤来说，见到蝌蚪形状或逗号形状的扩张小汗腺导管结构即可确诊。透明细胞亚型与糖尿病相关。微囊肿性附属器癌边界不清，不对称，并浸润至下方的皮下组织。

发病机制：小汗腺汗管瘤是小汗腺导管结构的过度生长。有研究者提出这种增殖是由于对一种不明抗原的炎性反应所导致的。小汗腺汗管瘤的

具体发病机制尚不清楚。家族性发病模式提示存在基因易感性，但多数患者并不存在支持其为遗传性的家族史的证据。

治疗：本病无须治疗。如患者有治疗意愿，需谨慎选取治疗方法，因为治疗经验均为个案，且治疗所造成的瘢痕的外观可能会比汗管瘤本身更丑陋。电凝、轻度冷冻、化学剥脱、激光换肤、皮肤磨削以及手术切除均有疗效各异的报道。

七、雀斑和黑子

雀斑是常见的良性皮肤疾病。典型的雀斑见于浅肤色，尤其是红发或金发的个体，童年期开始出现。雀斑倾向于以常染色体显性遗传方式遗传。

黑子是日晒引发的黑色素细胞增殖。多见于老年人，但在反复日晒后年轻人中也可出现。此病几乎与雀斑无法鉴别。日光性黑子有许多同义词，包括晒斑、肝斑以及老年性黑子。

临床表现：雀斑在年龄较小时即出现，且倾向于以常染色体显性遗传方式遗传。暴露区域最为明显，尤其是头部、颈部及前臂。暴露于太阳光或其他紫外线源可导致雀斑颜色加深，更为明显。口腔不受累及。颜色均一，但大小和形状不同。有些为圆形或椭圆形，有些为多角或不规则形。颜色通常为均一的浅褐色至深褐色，但从不表现为黑色。无恶变倾向。多发雀斑的患者可能有更高的皮肤癌风险，因为雀斑可能意味着患者存在过度暴露于紫外线辐射的情况。需要与雀斑鉴别的疾病较少，包括黑子及普通获得性痣。通过发病部位、起病年龄、家族史和皮肤类型通常即可明确诊断。但在成年患者中鉴别单发的黑子和雀斑是比较困难的。

日光性黑子常出现于成人中，无性别差异。所有人群均可出现，但更常见于浅肤色个体。黑子数量随着年龄的增长而增加。黑子由紫外线辐射诱发，最常见的原因是长期的日光暴晒。黑子在暴露于紫外线后颜色可加深，而去除此种暴露后，随着时间的延长颜色可以变淡。与雀斑不同，黑子从不会完全消失。临床上，同一例患者的黑子颜色和大小高度一致。可以较小(1～5mm)，但也有些较大(直径 2～3cm)。最常见的发病部位为曝光部位，但在一些综合征中可以出现在身体的任何部位，包括黏膜区域。随着时间的推移，一些黑子可合并形成较大的黑子。

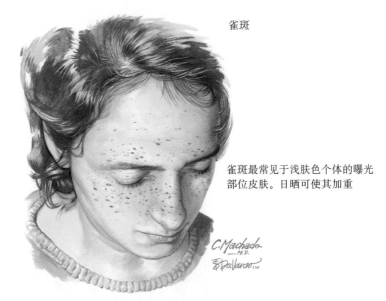

雀斑

雀斑最常见于浅肤色个体的曝光部位皮肤。日晒可使其加重

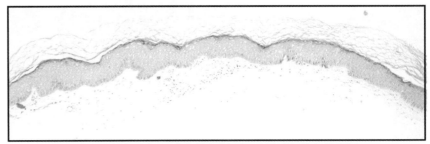

低倍。活检标本基底层内可见均匀的色素沉着。黑色素细胞密度无增加

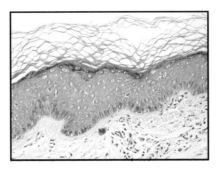

高倍。色素沉着局限于基底层。可见漂亮的网篮样角质层及发育良好的颗粒层

黑子有一些重要的亚型。单纯性黑子和墨点黑子是非常常见的两种。单纯性黑子可在任何年龄发病，与日晒无关或关系极小。身体任何部位均可出现。墨点黑子是单纯性黑子的变型，其颜色为深棕色至几乎全黑色，可据此鉴别。皮肤镜下，其特征性表现为均一的色素网，伴有皮突区域色素加深。因其形似滴在皮肤上的深色小墨水滴而得名。这两种黑子均无恶变倾向。

黑子的一种更为重要和独特的亚型是补骨脂素＋紫外线 A（PUVA）黑子。PUVA 黑子是医源性的，在应用 PUVA 进行治疗后发生。长期使用 PUVA 治疗的患者发生 PUVA 黑子的风险升高。这些黑子表现为全身色素斑，PUVA 照射区以外不受累。超过一半的长期接受 PUVA 治疗的患者会发生 PUVA 黑子。在浅色皮肤类型的患者中更为常见，很少发生于深色皮肤个体中。PUVA 治疗引发的黑子为永久性的，可能会产生灾难性的损容后果。像所有接受紫外线光疗的患者一样，由于他们长期使用 PUVA 治疗，黑色素瘤和非黑色素瘤皮肤癌风险增加，必须终身接受常规监测。

Peutz-Jeghers 综合征的患者有口腔黏膜、唇部和手部的多发黑子。这些患者有较高的胃肠道恶性肿瘤风险，尤其是结肠癌。Peutz-Jeghers 综合征为常染色体显性遗传病，由 STK11/LKB1 肿瘤抑制基因缺陷引起。

LEOPARD 综合征是另一种报道较多的与黑子相关的综合征。该综合征包括黑子、心电图异常、眼距过宽、肺动脉狭窄、外生殖器异常、生长迟缓及耳聋。它是由编码一种酪氨酸磷酸酶蛋白的基因 PTPN11 突变引起的。

病理学：组织病理学检查是鉴别黑子和雀斑的一种方法，但很少进行。组织学检查最常用于鉴别良性黑子和其对应的恶性疾病——恶性雀斑样痣（原位黑色素瘤）。

组织病理学上，雀斑的表皮无改变。黑色素细胞数量无增加。唯一的表现是黑色素的量增多以及从黑色素细胞至角质形成细胞的黑色素小体转移率增加。

而黑子则表现为病变部位黑色素细胞的数量增加。沿着棒状的表皮突可见明显的色素沉着。黑色素细胞数目的增加不像在黑色素痣中那样表现为黑色素细胞巢。在日光性黑子中，真皮常常表现出慢性日光损伤的征象，如真皮变薄及弹性组织变性。某些病例中表皮也会变薄。

恶性雀斑样痣则表现为黑色素细胞更多，有些较大且形状不规则。黑色素细胞 Paget 病样排列，且病变不对称。单纯性黑子和黑色素瘤相反，无 BRAF 基因缺陷，这也可以用来对此两种疾病进行鉴别。

发病机制：目前认为雀斑极有可能是通过常染色体显性遗传方式进行遗传。日晒后更加明显，减少紫外线辐射暴露后可随时间变淡。色素的增加是由于黑色素的生成增多，且黑色素小体从黑色素细胞到角质形成细胞的转移增加。雀斑中黑色素细胞的数目没有增多。其具体病因尚不清楚。

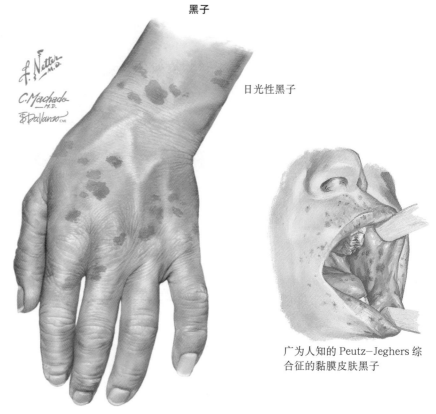

黑子

日光性黑子

广为人知的 Peutz-Jeghers 综合征的黏膜皮肤黑子

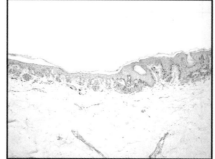

低倍。基底细胞层色素显著增加。存在黑色素产生增多及黑色素细胞数量增加。皮突形态改变，表现为"棒状"。真皮内存在显著的日光性弹性组织变性

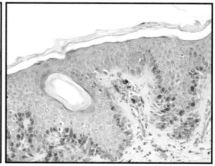

高倍。可见黑色素细胞数量增加。无 Paget 病样播散。真皮内可见少量噬黑色素细胞

黑子是由皮肤局部的黑色素细胞过度增生引起的。在日光性黑子中，这种增生的原因很可能是紫外线照射。在单纯性黑子中，其原因不明。黑色素细胞数量的增加最终导致黑色素生成增多，从而引起皮肤的色素沉着。

在某些遗传疾病中黑子的形成原因可能是潜在的基因缺陷。而各种基因缺陷导致黑子增加的确切机制仍在研究当中。对某些遗传综合征中黑子成因的更好地理解也许能有助于发现日光性黑子和单纯性黑子的真正发病机制。

治疗：除建议防晒保护、使用防晒霜及日后的常规皮肤检查外，无须其他治疗。如出于美容原因，可使用多种方法去除黑子。轻度冷冻治疗较为有效且操作简便，但这一治疗办法可能留下色素减退区域，在较深肤色个体中应谨慎使用。多种化学剥脱和皮肤磨削技术曾被用于治疗雀斑。随着皮肤科医用激光仪器的发展，已有针对黑色素的特定波长的激光。这些激光设备在减轻和去除日光性黑子方面表现出令人满意的效果。

八、表皮包涵体囊肿

表皮包涵体囊肿是皮肤最常见的良性囊肿。也称为表皮样囊肿或毛囊漏斗囊肿。曾用"皮脂腺囊肿"来描述这些囊肿，但这实为用词不当，因为表皮包涵体囊肿并非来源于皮脂腺上皮。囊肿可出现在身体的任何部位，但手掌、足掌、阴茎头及唇红部位除外。

临床表现：多数表皮包涵体囊肿为5mm至5cm以上大小的皮下结节。无种族差异，但男性比女性更多见。常于20-30岁发病。结节表面有特征性的中央孔。从这个孔中可有白色乳酪样物质流出，其为浸渍变软的角质碎屑成分。大多数小的表皮包涵体囊肿是无症状的，很少引起不适。

较大的表皮包涵体囊肿可以出现刺激症状和炎症表现。如果炎症较严重，囊壁可破裂。当囊肿内容物进入真皮层，角蛋白可触发剧烈的炎症反应，临床表现为水肿、发红和疼痛。一旦发生这种情况，患者往往求医。

破裂的表皮包涵体囊肿的主要鉴别诊断是脓肿或疖。破裂的表皮包涵体囊肿几乎从不发生感染，但长期不处理的破裂囊肿可出现感染。未破裂且无感染的表皮包涵体囊肿的主要鉴别诊断是毛根鞘囊肿。毛根鞘囊肿表面无中央孔，这是鉴别此两种类型囊肿的最简单的方法。毛根鞘囊肿更多见于头皮。目前认为粟丘疹是微小表皮包涵体囊肿。

病理学：表皮包涵体囊肿是真性囊肿，以含颗粒细胞层的复层鳞状上皮为囊壁。中央囊腔充满角蛋白碎片。囊肿起源于毛囊上皮。

发病机制：表皮包涵体囊肿起源于毛囊漏斗部。表皮包涵体囊肿发生的原因是表皮直接植入下方的真皮，而表皮成分从该处继续生长，形成囊肿壁。许多研究人员曾试图寻找紫外线和人乳头状瘤病毒感染在囊肿形成中的作用，但均未得出确切的结论。

治疗：小的无症状囊肿无须治疗。应该建议患者不要刺激或挤压囊肿。类似的创伤可能会导致囊肿壁破裂并引发炎症反应。小的囊肿可通过完整的椭圆形切口切除而治愈，需确定去除整个囊壁。如果残留少部分囊壁，囊肿可能复发。

感染的囊肿应该首先予以切开引流。病变区域局部麻醉后使用11号刀片切开。从侧方加压挤出乳酪样白色浸渍角质碎屑，可用刮匙来破坏其内部分隔。挤出的物质具有刺激性气味。囊腔可予以填塞或敞开，直至2～3周后患者复诊时予以彻底切除囊壁。病灶内注射曲安奈德可以十分有效地减少感染囊肿的炎症反应和患者疼痛。长期不愈的囊肿应行细菌培养，并在培养结果的基础上给予适当的抗生素治疗。

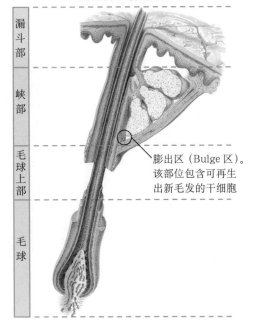

毛皮脂单位囊肿起源

漏斗部 / 峡部 / 毛球上部 / 毛球

膨出区（Bulge区）。该部位包含可再生出新毛发的干细胞

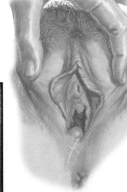

表皮包涵体囊肿，有时也被称为皮脂腺囊肿。上方囊肿较红并发炎症。下方无炎症的囊肿具有中央孔

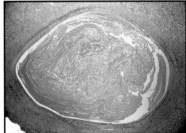

低倍。真皮内局限性囊肿，囊壁由复层鳞状上皮构成，其包含颗粒细胞层，囊肿周围轻微的炎症

发生于瘢痕部位的表皮包涵体囊肿

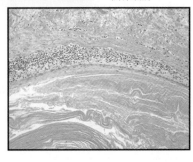

高倍。更清晰地见到复层鳞状囊壁。亦可见到完整的一层颗粒细胞层。囊肿内容物为波浪状嗜酸性物质

九、表皮痣

表皮痣是表现为小斑块的表皮良性错构瘤，可为泛发或与系统性疾病相关。表皮痣常沿 Blaschko 线分布。Blaschko 线界限明确，呈旋涡状。病变沿 Blaschko 线分布的原因尚不完全清楚，可能是由于胚胎发育过程中正常的表皮迁移中断引起的。

临床表现：表皮痣典型表现为儿童期出现的孤立的线性斑块。表皮痣无种族或性别发病倾向。这种类型的痣不是色素性的，相反，它是由增殖的角质形成细胞组成。最初表面光滑，但随时间推移表面逐渐呈乳头状或疣状。表皮痣最常见于头颈部，但任何部位均可发生。青春期后无明显改变。多为肤色至轻度色素沉着。如果在头皮部位发病，表皮痣可与皮脂腺痣表现类似，并且可与毛发减少相关，但多数情况下不会引起秃发。

表皮痣通常较小，略呈线性。一些较大皮损可累及整个肢体，还有一些可累及体表较大面积。但很少累及口腔黏膜。较大的表皮痣多与全身症状相关，如潜在的骨骼异常。最常见的骨骼异常是单侧肢体短缩。表皮痣综合征是一种罕见疾病，表现为较大或泛发的表皮痣伴有多种系统性症状。

表皮痣综合征由一组症状组成。患儿常常存在神经功能缺陷，包括癫痫、发育迟缓。可以伴有多种骨骼异常、白内障和青光眼。临床医师如发现婴儿期出现的泛发表皮痣时应警惕此种综合征的可能性，需要对此类患者进行多学科综合治疗。

发病机制：表皮痣是表皮成分的错构瘤性增殖。确切病因不明。目前认为此病是由于外胚层发育异常引起的。表皮痣综合征尚未表现出任何明显的遗传模式，因此现认为其属于散发性。确切的基因缺陷尚不清楚，最可能是由基因镶嵌导致的。曾有关于成纤维细胞生长因子与本病相关性的研究，但并无确切的结论。此病中黑色素细胞无任何异常。

病理学：此病病变部位均在表皮内。主要表现为显著的棘层肥厚、角化过度及乳头瘤样增生。受累角质形成细胞内可见不同程度的色素沉着，但并非黑色素细胞异常，黑色素细胞的数目是正常的。颗粒细胞层增厚。表皮痣有许多不同的组织学类型。

治疗：较小的孤立的表皮痣可以通过刮除术去除。此方法复发率较高，但可能需要许多年才出现复发。此方法的优点是其相对简单、无创、快捷，并且可以对组织进行组织病理学检查来明确是否存在表皮松解性角化过度。缺点是其仅适用于小的表皮痣。本病应用液氮的冷冻疗法治疗效果满意，但可能在深色皮肤患者中留下难看的色素减退，应谨慎使用。

手术完整切除可治愈小的表皮痣。但是可能留下比痣更加明显的瘢痕。激光换肤、皮肤磨削和化学剥脱等手段已被应用于表皮痣的治疗。

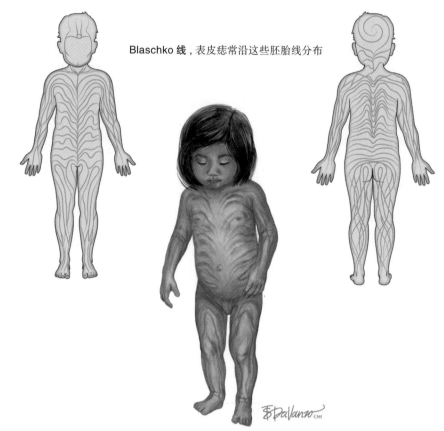

Blaschko 线，表皮痣常沿这些胚胎线分布

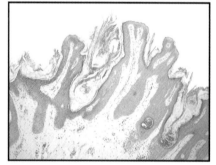

表皮痣，低倍。可见明显角化过度、棘层肥厚、乳头瘤样增生及基底层色素沉着

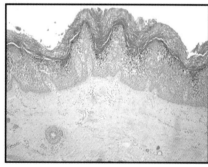

表皮松解性角化过度，低倍。可见与表皮痣同样的结构；但表皮内可见显著的空泡样变

十、纤维毛囊瘤

纤维毛囊瘤是少见的皮肤良性肿瘤。来源于毛囊上皮,并表现出独特的套样分化。此种肿瘤较为少见,但如果存在多发性损害,需要考虑到Birt-Hogg-Dubé综合征的可能。

临床表现:纤维毛囊瘤常表现为头颈部的单发皮肤肿瘤,为较小(2~5mm)、肤色至黄褐色丘疹。最常在30-40岁出现。无伴随症状,极少数情况下发生感染或自发出血。有时皮损中心发出一根较小毛发。临床上的主要鉴别诊断包括复合痣、基底细胞癌、纤维性丘疹和其他类型的皮肤附属器肿瘤。只有组织学检查才能明确诊断。单发纤维毛囊瘤通常在常规皮肤检查时偶然发现。有些患者的新发丘疹可轻度增大,患者因此而担心其可能为皮肤癌。

多发的纤维毛囊瘤与Birt-Hogg-Dubé综合征有关。这种综合征是由于肿瘤抑制基因folliculin(FLCN)的基因缺陷引起的。该基因已被定位于17号染色体的短臂上。这一常染色体显性遗传综合征的其他皮肤表现包括毛盘瘤和皮赘。早期诊断本综合征时,最重要的是筛查患者肾良、恶性肿瘤的可能性。肾嗜酸细胞瘤是此综合征中最常见的肾恶性肿瘤。偶尔也可见到另一种罕见的肾癌——肾嫌色细胞癌。这种非常罕见的肿瘤在Birt-Hogg-Dubé综合征患者中的发生率比在一般人群中的发生率更高。其侵袭性较其他肾细胞癌弱。患有此种综合征的患者自发性气胸的风险也更高。有学者认为毛盘瘤与纤维毛囊瘤是同一种肿瘤,它们在组织学上的差异是由取样和制片过程中人为处理后导致的(即在不同的组织表面水平处理了相同的肿瘤)。

发病机制:纤维毛囊瘤来源于毛囊上皮的上部。该肿瘤被认为是真皮内的错构瘤变。常常能见到如同皮脂腺中的套样结构存在,并且其可能是肿瘤的起源。一些学者甚至认为蔓套瘤(一种极为罕见的良性皮肤肿瘤)与纤维毛囊瘤和毛盘瘤在同一肿瘤病谱中。

病理学:肿瘤包绕着一根发育良好的终毛毛干。毛干的上部轻微扩张。从中央毛干上皮发出上皮索条伸入周围的真皮。这些索条以不同的形式相互连接,呈波浪样。毛盘瘤不包含毛干;若见到一个沿毛囊的纤维血管基质的增殖则是同病谱的血管纤维瘤。

推测这两种肿瘤实际上是相同的,但由于在不同的组织平面进行常规处理和采样而表现为两种不同的肿瘤。

治疗:单发的纤维毛囊瘤可以通过刮除法彻底去除。此方法美容效果极好,且肿瘤不易复发。多发肿瘤去除难度较大,激光换肤、皮肤磨削、化学剥脱可获得不同的治疗效果。如发现多发纤维毛囊瘤或毛盘瘤则有必要筛查Birt-Hogg-Dubé综合征。

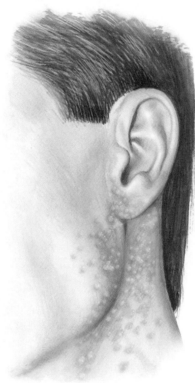

纤维毛囊瘤。注意耳周及耳后的形态一致的丘疹。其最常见与Birt-Hogg-Dubé综合征相关

Birt-Hogg-Dubé综合征皮肤表现
1. 纤维毛囊瘤
2. 皮赘
3. 毛盘瘤
4. 脂肪瘤
5. 血管脂肪瘤
6. 血管纤维瘤

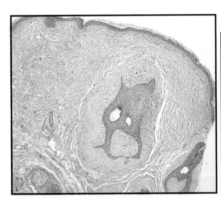

低倍。肿瘤的中心部位为嗜碱性肿瘤小叶,小叶内似有毛干形成

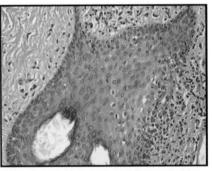

高倍。近距离可看到嗜酸性肿瘤小叶及伴有角质碎片的细毛干

十一、纤维性丘疹

　　纤维性丘疹是最常见的良性皮肤肿瘤之一。在常规皮肤检查中常常被忽略。确切的发病率尚不清楚，但非常多见。最常见的发病部位是鼻部，但任何部位均可发生，尤其是面部。

　　临床表现：典型的纤维性丘疹常较小，直径为 0.5 ～ 5mm。为近似椭圆形的隆起，表面光滑。颜色常为肤色或有轻度色素沉着，有些纤维性丘疹也可以表现为色素减退。此种良性肿瘤几乎完全无症状，有时患者会自觉轻微瘙痒；少数情况下，患者诉其存在自发性出血或轻微外伤后出血。此病常为单发，但亦有多发纤维性丘疹的报道。纤维性丘疹最常发生于青壮年，尤其是在 20-40 岁人群。最常见的发病部位为面部，鼻和下颌是最常受累的两个区域。

　　纤维性丘疹被认为是血管纤维瘤。多发血管纤维瘤可以是结节性硬化症综合征中的一组症状之一。对于一例 | 几岁的多发血管纤维瘤的患者，其鉴别诊断一定要包括结节性硬化症。但单发性纤维性丘疹是极为常见的，无须对可能潜在的综合征（如结节性硬化症）进行追查。阴茎珍珠样丘疹为沿阴茎头冠状沟分布的较小的隆起性丘疹，为 1 ～ 2mm 大小。这些阴茎珍珠样丘疹在组织学上与纤维性丘疹难以区分，也被认为是血管纤维瘤。

　　纤维性丘疹的鉴别诊断相当广泛，为了与类似疾病相鉴别常需进行活检。最常见的鉴别诊断包括普通获得性色素痣和基底细胞癌。在这些情况下，常需进行削刮活检以明确诊断。

　　病理学：纤维性丘疹被认为是一种血管纤维瘤。有多种组织学亚型。最常见的典型纤维性丘疹表现为较小的隆起（最大直径 5mm），可见成纤维细胞增生与纤维性胶原基质。丘疹内可见较多扩张血管。常可见到少量炎症细胞浸润。临床表现与典型的病理结果相结合可明确诊断。

　　已经发现本病有多种组织学亚

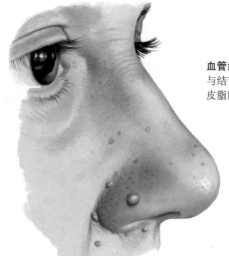

血管纤维瘤。也称为纤维性丘疹。可为单发。与结节硬化症相关的多发血管纤维瘤被称为皮脂腺瘤

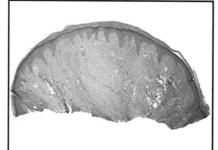

双侧颊部及鼻背部的皮脂腺瘤（多发血管纤维瘤）

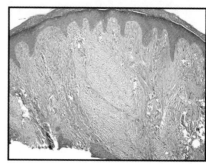

低倍。边界清楚的真皮肿瘤，纤维基质内可见较多小血管

高倍。除血管外，成纤维细胞是主要的细胞类型

型，包括多形性、色素性、颗粒细胞性、富细胞性及透明细胞性亚型。较之经典型纤维性丘疹，这些亚型非常少见。对于这些组织学亚型已有详细描述，并已被广为接受和认可。

　　发病机制：现认为纤维性丘疹是在胶原填充的基质中成纤维细胞和血管的良性增生。免疫组织化学染色表明，在纤维性丘疹中，真皮树突细胞是异常成纤维细胞最可能的前体细胞。其根本原因尚不清楚。结节性硬

化症的多发血管纤维瘤与肿瘤抑制基因 tuburin（TSC2）缺陷直接相关。结节性硬化症患者面部及鼻部常可对称性存在数百至数千个血管纤维瘤，在甲周也可见到血管纤维瘤。

　　治疗：虽然只需简单的削刮活检就可以去除纤维性丘疹，且美容效果极佳，但治疗仍不是必需的。大多数纤维性丘疹是由于被误认为是基底细胞癌，或是为了减轻其瘙痒或出血等刺激症状而被切掉的。

十二、腱鞘囊肿

腱鞘囊肿在人群中较为常见。其腔内充满液体，最常见于手的背侧。目前认为其来源于肌腱的滑膜内衬细胞。其典型表现为皮肤下方无症状的柔软、有弹性的结节。

临床表现：腱鞘囊肿是一种常见的、多发生于上肢远端的良性肿瘤，几乎均位于手部或腕部的背侧。腱鞘囊肿几乎都是单发的，但有些病人可出现 1 个以上病灶，少数情况下，多个腱鞘囊肿可合并成一个较大的囊肿。腱鞘囊肿多数相对较小，直径约 1cm，但有些可能会变得非常大（2～3cm）。上方的表皮是正常的，囊肿位于脂肪组织下方的皮下部位。它们光滑、隆起、充满液体，可轻微压缩。肌腱滑膜内衬直接延伸形成囊肿。囊肿形成具有多种机制，囊内充满滑液。这种液体在肌腱部位起着重要的正常润滑作用，以减少摩擦，使肌腱可以在滑膜覆盖下轻松地来回滑动。囊肿可发生于任何年龄，但在年轻人群中更为常见，往往出现在 30-40 岁。女性较男性更易发病。

大部分囊肿是无症状的，但如增大至压迫下方其他组织则可导致不适和疼痛。极少数情况下，囊肿可压迫下方的神经，导致麻木或肌肉无力的症状。鉴别诊断较为有限，多数情况下通过临床表现即可诊断。偶尔需要进行活检来鉴别腱鞘囊肿和腱鞘巨细胞瘤。腱鞘巨细胞瘤质地通常更硬。腱鞘囊肿无恶变倾向。在某些诊断困难的情况下，可以行超声检查，因其对此种内部充满液体的囊肿高度敏感。

发病机制：目前认为腱鞘囊肿是由腱鞘下方的滑膜内衬过度生长引起的。外伤可能是启动该囊肿形成的罪魁祸首。骨关节炎的患者发生腱鞘囊肿的风险也有所增高，最可能的原因是滑膜内衬与骨关节骨头相摩擦时反复受到机械损伤。

病理学：腱鞘囊肿不是真性囊肿，因为它们不具有包绕整个囊腔的成形的上皮囊壁。囊壁是一些松散的纤维结缔组织，多数由胶原蛋白构成。囊壁多数为分叶状，通常与下方的关节囊或腱鞘不相连。囊肿的内容物为黏多糖。

治疗：小的无症状的腱鞘囊肿无须治疗。如果患者要求切除，或囊肿引发了症状，尤其是无力和麻木等症状，则需要进行治疗。穿刺抽吸囊液经常被用作一线治疗方法；需使用压力绷带来防止囊肿复发。抽吸后皮损内注射曲安奈德，可使囊肿壁形成瘢痕，疗效显著。如果抽吸和注射都没有成功，则需要手术切除。切记需要由手外科医师对囊肿进行评估和治疗，因为这些囊肿可以与诸多重要的神经和肌腱结构关系紧密。

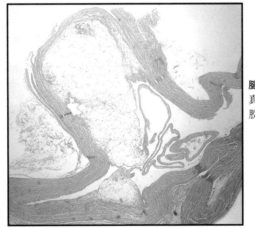

伸肌腱已被拉开

腕关节韧带及关节囊

腕部坚实、有弹性、有时为分叶状隆起，手腕伸侧最为明显。虚线代表皮肤切口线

通过横切口切除腱鞘囊肿。手术切除治疗的复发率最低。外科医师必须暴露整个囊肿，完整切除囊壁，以避免复发

皮损内注射激素效果确切

体格检查可发现肌力减弱。肌肉乏力可能由于囊肿压迫下方神经所导致

腱鞘囊肿。无表皮结构。腱鞘囊肿无真正的上皮囊壁，而是由一层松散的胶原蛋白及纤维物质包绕

十三、血管球瘤和血管球性血管瘤

血管球瘤是来源于血管球体的良性肿瘤。血管球体是血管体温调节单元的一个组成部分。该肿瘤最常见于成年早期，最好发的部位为手指。血管球瘤是单发的，而血管球性血管瘤这一名词则用来描述血管球静脉畸形。其通常为发生于婴幼儿的先天缺陷，表现为多发聚集的或大片融合的血管球瘤。

临床表现：单发的血管球瘤常位于指（趾）甲下。发病无性别差异。可发生于皮肤的任何位置，也可以发生于皮肤外的其他部位。这些肿瘤较小而局限，且几乎总是伴有压痛或疼痛。在鉴别真皮痛性结节时应考虑到血管球瘤。体格检查可发现 1 ~ 2cm 大小、边界清楚的蓝紫色真皮结节。触之有压痛，随着周围环境温度的改变可以有剧烈疼痛。

血管球性血管瘤通常是先天性的，表现为多灶性簇集融合的蓝紫色结节和丘疹。偶尔肿瘤顶部的表面会有一些改变。Hildreth 征是一个可以用来帮助诊断的手法。在肿瘤近心端位置放置血压计袖带，充气至压力大于患者血压的收缩压时，如血管球瘤疼痛减轻或消失则此征为阳性。血管球性血管瘤可以被误认为血管瘤或其他血管畸形。单发血管球瘤的鉴别诊断包括血管脂肪瘤、神经瘤、小汗腺螺旋腺瘤、平滑肌瘤及血管肿瘤。血管球性血管瘤的鉴别诊断包括血管瘤和其他血管畸形。

病理学：肿瘤表现为由血管球细胞组成的边界清楚的结节，包绕在一些小的毛细血管周围。血管球细胞具有特征性外观，形态单一。其呈圆形，有圆形细胞核。胞质稀薄呈嗜酸性。其背景基质呈黏液样，且整个肿瘤外常覆纤维囊。

发病机制：血管球瘤起源于 Sucquet-Hoyer 吻合，是皮肤小血管的动静脉短路。这些吻合在指（趾）的血管内具有较高的密度。其作用是负责体温调节，以及对神经和温度的变化反应性地引发血液分流。确切的始动因素尚不清楚。外伤后发生血管球瘤的一些个案报道使得一些学者认为创伤是病因。这也许可以解释肿瘤为什么更多见于指（趾），因为这些部位更容易受到外伤。但创伤不大可能是真正的始动因素，因为这些肿瘤相当罕见，而指（趾）外伤则经常发生。

有学者发现一些血管球性血管瘤病例表现为常染色体显性遗传。这些病例是由于 glomulin (GLMN) 基因的缺失、缺陷引起的，该基因位于 1 号染色体短臂。此基因编码蛋白的确切功能及其缺陷如何引发血管球性血管瘤仍不清楚。

治疗：手术完整切除可以成功的治疗血管球瘤。由于血管球性血管瘤较大，可通过分次切除的方法或应用组织扩张器的帮助进行切除。有文献报道应用激光消融、电灼和硬化剂疗法的一些病例也获得了满意的疗效。

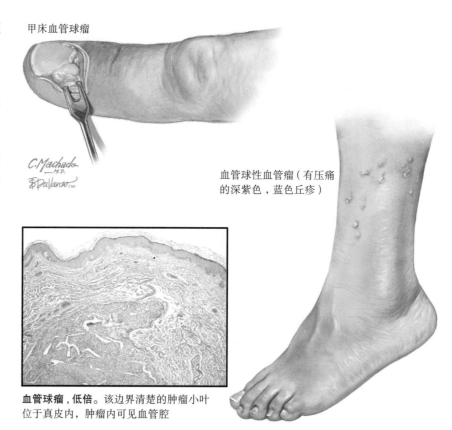

甲床血管球瘤

C.Machado M.D.

血管球性血管瘤（有压痛的深紫色，蓝色丘疹）

血管球瘤，低倍。该边界清楚的肿瘤小叶位于真皮内，肿瘤内可见血管腔

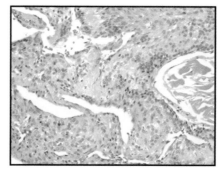

血管球瘤，高倍。可见形态一致的血管球细胞包绕血管结构。血管球细胞为嗜酸性，细胞核呈均匀嗜碱性

十四、乳头状汗腺瘤

乳头状汗腺瘤是生殖器和肛周区域的一种罕见的良性肿瘤。最常见于外阴，但生殖器以外的部位发病亦有报道。常于女性 30~40 岁发病。典型皮损为直径几毫米的小肿瘤，但有些也可较大。其与上覆的表皮或黏膜不相连。

临床表现：乳头状汗腺瘤是真皮的一种极为罕见的良性肿瘤，几乎仅见于中年女性。皮损基本均位于生殖器区域。典型表现为偶然发现的无症状结节。表皮通常无改变，肿瘤边界清楚、活动性好、质硬。与其上方的上皮不相连。在极少数情况下，可有压痛、瘙痒，并可有出血或溃疡。这些肿瘤大多数在常规妇科检查时被发现。最常见的部位为大阴唇。生殖器区域的单发质硬真皮结节的鉴别诊断非常广泛，而为明确诊断，所有病例均应行活检进行病理学检查。皮肤科医师和妇科医师应牢记此肿瘤及其好发部位。

发病机制：乳头状汗腺瘤被认为是顶泌汗腺组织来源的肿瘤。因此，有学者认为它是顶泌汗腺腺瘤的一种类型。顶泌汗腺在肛门生殖器区域密度高，这可能解释了肿瘤在皮肤上的不均衡分布。该肿瘤是良性的，且与另一种良性皮肤附属器肿瘤——乳头状汗管囊腺瘤密切相关。后者在头部和颈部更多见，好发于头皮。组织学上，这两种肿瘤几乎是相同的，最主要的鉴别因素是乳头状汗管囊腺瘤与其上覆的表皮相连接。临床上，乳头状汗管囊腺瘤常表现为伴有溃疡的丘疹或斑块。这两种肿瘤均可以发生在皮脂腺痣中。

病理学：乳头状汗腺瘤为边界清楚的真皮肿瘤。几乎均不伴有上皮异常。而乳头状汗管囊腺瘤则与其上覆表皮相连接。两者均经常与皮脂腺痣同时出现。仔细观察可发现乳头状汗腺瘤是由进入肿瘤小叶中心的血管性

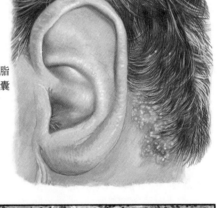

乳头状汗腺瘤最常见于女性外生殖器

皮脂腺痣内发生的乳头状汗管囊腺瘤。皮脂腺痣可转化为多种肿瘤，包括乳头状汗管囊腺瘤及基底细胞癌，最常发生于青春期后

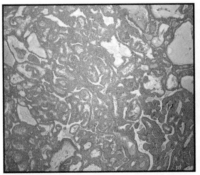

低倍。对称排列的真皮肿瘤，可见多发乳头状突起

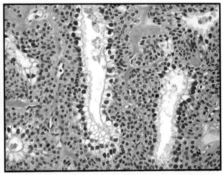

高倍。乳头状突起放大后。这些突起是由顶泌汗腺来源的细胞排列而成。在肿瘤的不同部位常常可见到顶浆分泌（断头分泌）

乳头状突起组成的，这些突起是由顶泌汗腺来源的柱状细胞排列而成。肿瘤的各个部分均可见顶浆分泌（断头分泌），亦存在一薄层肌上皮细胞。乳头状突起内是由许多血管和淋巴细胞组成背景基质。

乳头状汗管囊腺瘤具有几乎相同的主要特征。与乳头状汗腺瘤相比，其具有更密集的浆细胞浸润，并与上覆的表皮相连，通常表现为表皮内陷至肿瘤小叶内。

治疗：完整地切除肿瘤既可以诊断，也同时治愈了本病。通常需先进行活检以明确诊断，随后行治愈性的完整切除。此病为少见的良性肿瘤。已有关于其恶变的报道，但极其罕见。

十五、汗囊瘤

汗囊瘤，又称小汗腺汗囊瘤，是常见的良性皮肤肿瘤，沿睑缘区域最为多见。此种良性肿瘤具有典型外观，且无恶变倾向。它们多表现为单发的无症状性丘疹。

临床表现：小汗腺汗囊瘤表现为单发的半透明、苍白、清亮至蓝色或浅紫色丘疹，为表面光滑的隆起。小汗腺汗囊瘤较软，触之感觉似乎轻压囊壁即可破裂。用 30 号针头穿刺囊壁可引流出稀薄水样液体。这些肿瘤几乎均无症状。可发生于任何年龄，但在 40 岁以后更为常见。无种族或性别差异。典型皮损较小，直径为5mm 至 1cm，但其大小可发生变化。时常有患者诉肿瘤在活动后增大，几天后可缩小。一旦破裂，肿瘤内可流出稀薄、水样液体，囊腔塌陷。虽然本病几乎都是单发的，但有报道在一些患者中可出现数百个肿瘤。也有学者描述过位于不典型部位的较大小汗腺汗囊瘤。

主要的鉴别诊断是在小汗腺汗囊瘤和基底细胞癌之间。囊性基底细胞癌可具有相同的外观，但患者病史可有较大区别。基底细胞癌通常随时间而增大并出现溃疡，可导致溃疡的丘疹出血。汗囊瘤极少或从不出现溃疡或出血。如不予处理，它们仅一过性体积增大，但直径永远不会超过1cm，通常要比 1cm 小得多。活检进行病理评价可明确诊断。

发病机制：汗囊瘤来源于小汗腺。有学者认为是真皮内的部分小汗腺导管闭塞，导致堵塞近端小汗腺分泌物堆积。一旦堆积足够多的液体，即可表现为明显的皮肤表面半透明的丘疹。尚未发现受累的小汗腺导管的基因异常，囊肿形成的最可能的原因是皮肤下方小汗腺导管的表浅外伤。有些理论认为小汗腺导管受到的日晒损伤发挥了作用，但这种理论仍需要更有力的实验结果证明。

病理学：真皮内可见单发囊腔。

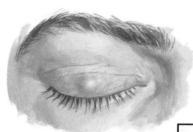

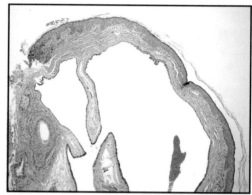

眼睑汗囊瘤外观可与睑板腺囊肿及基底细胞癌相类似。外观可为半透明，容易破裂。几乎均为无症状性

低倍。可见真皮内边界清楚的囊壁。周围极少存在炎症

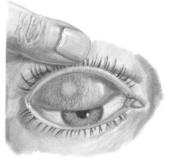

睑板腺囊肿：眼睑上翻后，眼睑的压痛结节

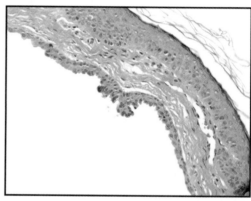

高倍。囊壁由两层立方形上皮细胞组成。囊肿及上方表皮间存在少量真皮

囊肿边界清楚，衬以两层立方形嗜酸性胞质的细胞。细胞壁无肌上皮细胞成分。囊肿位于小汗腺腺体结构附近。囊肿周围有极少或无炎症细胞浸润。囊肿的中央腔内含有少量的与小汗腺分泌物一样的轻度嗜酸性物质。没有皮脂腺或顶泌汗腺分泌或来源的

证据。

治疗：多数对于小汗腺汗囊瘤的活检是为了除外基底细胞癌。活检后很少复发，即使出现复发也无须治疗。手术切除是较为确切的治疗办法，可治愈本病。汗囊瘤切除后几乎从不复发。

十六、瘢痕疙瘩和增生性瘢痕

瘢痕疙瘩是由增生的瘢痕组织形成的常见良性皮肤肿瘤，发生于外伤后或寻常痤疮等炎性皮肤疾病以后。瘢痕疙瘩的增殖不受控制，且扩展至其下方外伤瘢痕的边界以外。增生性瘢痕则是由保持在原有瘢痕边界范围内的增生活跃的瘢痕形成。

临床表现：瘢痕疙瘩为过度增生的瘢痕组织，边界常扩展至其下方瘢痕的本来边界以外，且累及之前外观正常的皮肤。身体任何部位均可发生，但更常见于耳垂、胸部和上臂。任何年龄均可发生，无性别差异。深肤色个体中瘢痕疙瘩的发生率更高。几乎所有的瘢痕疙瘩均发生于外伤性事件以后，如割伤、穿耳洞、烧伤或手术切口。亦发现许多其他因素也可以诱发瘢痕疙瘩的形成，包括痤疮皮损和蚊虫叮咬。瘢痕疙瘩往往最初为较小红色瘙痒性丘疹，迅速扩大至斑块及结节。通常表面平滑、质硬。常伴有瘙痒，往往预示其即将进入增生阶段。通过患者的病史即可对瘢痕疙瘩进行临床诊断。早期瘢痕疙瘩的鉴别诊断包括增生性瘢痕。当没有外伤史的患者因质硬、增大的斑块或结节就诊时，诊断有时较为困难。这种情况下需警惕隆突性皮肤纤维肉瘤的可能，应行活检以排除。通过组织病理学结果即可鉴别。

增生性瘢痕发生于外伤后，其边界局限于原来的外伤或瘢痕范围以内。增生性瘢痕与瘢痕疙瘩不同，不会侵及邻近正常皮肤。增生性瘢痕可较大，颜色常为粉色至红色，伴瘙痒。在大小或范围上，增生性瘢痕往往不会发展至同瘢痕疙瘩一样，因此更容易治疗。通过典型的外伤史和特征性的临床表现即可临床诊断增生性瘢痕。

发病机制：瘢痕疙瘩在深肤色人群中更为常见，多见于 30 岁以内人群。瘢痕疙瘩可能有遗传性发病机制，但目前尚不清楚。身体的某些部位更容易发生瘢痕疙瘩，包括胸部和耳垂，可能有某种局部皮肤的细胞因子作用促使其形成。已有对于多种不同的细胞因子进行的生物学研究，发现在瘢痕疙瘩中转化生长因子－β（TGF－β）水平升

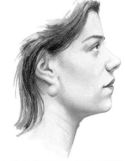

增生性瘢痕

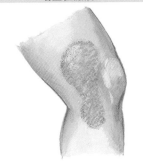

增生性瘢痕不会扩展到原发损伤边界以外

瘢痕疙瘩

瘢痕疙瘩最常见的发病部位之一为耳垂，常发生于打耳孔后

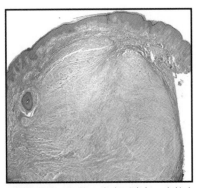

增生性瘢痕、低倍。瘢痕不隆起，由较多胶原束、成纤维细胞及血管组成

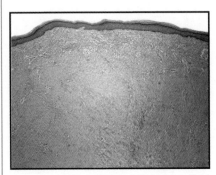

瘢痕疙瘩、低倍。排列杂乱的胶原束。较厚的嗜酸性胶原束，周围可见成纤维细胞

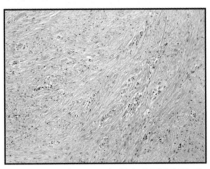

增生性瘢痕，高倍。可见较多成纤维细胞及增多的血管腔。胶原束沿同一方向排列

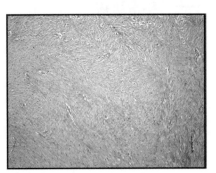

瘢痕疙瘩，高倍。增厚的嗜酸性胶原束

高。TGF－β 引起成纤维细胞聚集至该部位，并诱导它们产生更多胶原。未来也许可以研发通过局部阻断该细胞因子而进行治疗的方法。

病理学：瘢痕疙瘩表现为胶原的产生增多且排列无序。表皮通常变薄，这是由于瘢痕疙瘩肿块从下方压迫表皮下表面而产生的占位效应，导致表面上皮变薄。胶原纤维之间可见黏多糖。

增生性瘢痕较瘢痕疙瘩小，非外生性，胶原纤维束平行于表皮排列。增生性瘢痕和瘢痕疙瘩两者中均可见到肥大细胞增多。

治疗：增生性瘢痕不需要进行治疗，因为大多数最终可变平，不再明显。病灶内注射曲安奈德可帮助加速这一进程，但应注意不要注射过多而导致萎缩。患者自行每日按摩皮损也可有效地减轻瘢痕的外生性外观。脉冲染料激光对增生性瘢痕和瘢痕疙瘩发红均有满意疗效。

瘢痕疙瘩的治疗更具挑战性。其手术切除后复发率高，因此切除后均应进行辅助治疗。连续 4～6 个月每个月皮损内注射曲安奈德有助于避免手术后复发。术后放疗也可以有效地减少复发率。有些应用咪喹莫特和冷冻治疗的个案报道，但其价值有待商榷。

十七、平滑肌瘤

皮肤平滑肌瘤是少见的皮肤立毛肌的良性肿瘤。可为单发或多发。这两种类型均可与潜在的基因缺陷相关，但在多发皮肤平滑肌瘤病中更常见，需要检查患者是否存在系统性症状。皮肤平滑肌瘤形成的其他肌性来源包括血管壁平滑肌和肌肉肉膜。这些罕见类型的皮肤平滑肌瘤分别被命名为血管平滑肌瘤和单发生殖器平滑肌瘤。

临床表现：平滑肌瘤表现为表皮轻度色素沉着的真皮丘疹或结节，颜色也可为红色或褐色。肿瘤的直径为1～2cm。发病率无性别、种族差异。任何部位的皮肤均可发生，但前胸和生殖器部位最常受累。典型皮损有压痛，可有自发疼痛。大多数平滑肌瘤随时间推移疼痛程度增加且变得更加敏感，寒冷的气温可使疼痛加剧。平滑肌瘤可表现出假性 Darier 征。此征可通过摩擦平滑肌瘤引出，摩擦可使皮损抽动或簇集。不形成真性 Darier 征（如在皮肤肥大细胞增多症）中可见到的荨麻疹样斑块。恶变极为罕见。

多发皮肤平滑肌瘤最常见于躯干及四肢近端部位。大小与单发皮损相同，但可以互相融合成较大斑块。在大多数患者中，起病午龄在20-50岁。多发性皮肤平滑肌瘤明确呈常染色体显性遗传。这些患者的 *FH* 基因（也称为 *MCUL1*）有缺陷，该基因编码三羧酸循环中的蛋白质延胡索酸水合酶。已发现延胡索酸水合酶蛋白具有肿瘤抑制作用。基因缺陷有从移码突变至整个基因缺失的许多不同类型的突变，这可能可以解释为什么可见到众多临床类型。这种突变最令人担心的且可危及生命的是发生侵袭性及致死性乳头状肾细胞癌的可能性。该肿瘤如发生在多发性皮肤平滑肌瘤的患者中，往往具有高度侵袭性，早期即可发生转移。患者的早期筛查及其家人的基因筛查有助于降低转移性肾细胞癌的风险。患者应定期进行肾疾病评估。

Reed 综合征是指女性患者同时患有皮肤平滑肌瘤和子宫肌瘤。

发病机制：现认为与延胡索酸水合酶蛋白缺陷无关的单发平滑肌瘤是由肌细胞的异常增生引起的。增生的原因尚不清楚。延胡索酸水合酶突变导致肿瘤抑制功能缺乏，此肿瘤抑制蛋白对多发平滑肌瘤的产生的作用仍有待确定。

病理学：肿瘤位于真皮内，由互相连接的梭形细胞束组成。细胞排列成旋涡样。这些细胞形态细长、一致。无有丝分裂象。胞核为雪茄形，即具有较长的饱满的中心区域，末端圆钝，起源于肌细胞。免疫组化染色可以帮助对诊断困难的肿瘤进行鉴别。平滑肌瘤的肌标志物，如平滑肌肌动蛋白（actin）可染色阳性。表皮通常是正常的。

治疗：单发平滑肌瘤通过手术切除可治愈。多发皮肤平滑肌瘤病可以使用多种药物进行治疗，以控制不适和疼痛症状。最常应用的药物为 α1- 肾上腺素能受体阻断药。多沙唑嗪和酚苄明均疗效满意。钙通道阻滞药如硝苯地平也有治疗成功的个例。也有关于加巴喷丁和 A 型肉毒毒素可辅助治疗的报道。如皮损疼痛且药物治疗无效则应行手术切除。多发性皮肤平滑肌瘤的患者应评估其是否存在延胡索酸水合酶蛋白的基因缺陷，并应适时筛检肾疾病。

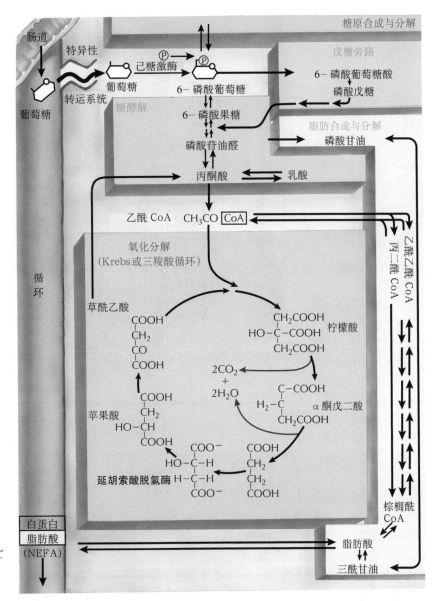

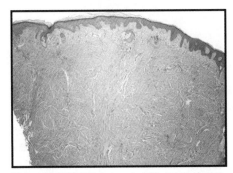

低倍。 肿瘤位于真皮内，由交错成束的梭形肌细胞组成

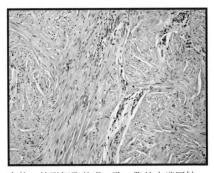

高倍。 梭形细胞外观一致，胞核末端圆钝

十八、苔藓样角化病

苔藓样角化病是常见的良性皮肤增生，也称为扁平苔藓样角化病。常为单发的良性肿瘤（普遍认为本病是一种苔藓样界面皮炎，而非肿瘤——译者注），身体任何部位的皮肤均可发病。在成年期更为常见。可被误诊为非黑色素瘤皮肤癌，尤其是浅表型基底细胞癌。

临床表现：苔藓样角化病最常见于躯干上部及上肢。发病无性别、种族差异。儿童中较为少见。典型皮损为瘙痒的红色至浅紫色斑片及较薄斑块。有少数患者的皮损发生于已有的脂溢性角化症或日光性黑子基础上。多数苔藓样角化病直径在 1cm 以下。多数患者就诊的主诉为搔抓或摩擦皮损后出现的压痛、瘙痒或出血。皮损可与扁平苔藓的皮疹极为相似，但苔藓样角化病为单发，而扁平苔藓则有许多相似的皮损，可据此鉴别。本病无恶变倾向。苔藓样角化病与以下疾病的鉴别可较为困难，包括感染的脂溢性角化症、基底细胞癌、日光性角化病及鳞状细胞癌。因此，应行活检以明确病理学诊断。

本病有一些少见的临床亚型，包括萎缩型及大疱型苔藓样角化病。前者需与硬化萎缩性苔藓相鉴别，而后者则应与自身免疫性疱病相鉴别。皮肤镜作为不可或缺的工具可帮助诊断苔藓样角化病。皮肤镜下苔藓样角化病可见局灶性或弥漫性颗粒状表现。这一表现有助于与色素性肿瘤相鉴别。

病理学：苔藓样角化病沿基底膜区域存在对称的边界清楚的密集苔藓样浸润区域。基底层的角质形成细胞可有破坏，因此可见到一些坏死的角质形成细胞，也称为 Civatte 小体。Civatte 小体在几乎所有苔藓样角化病的病例中均可见到，也可见于扁平苔藓。可见显著的锯齿状颗粒层增厚及棘层增厚。病变的角质形成细胞无异型性，据此可除外炎性日光性角化病的可能。下方的炎性浸润几乎均为淋巴细胞浸润，但浸润中亦可见到少

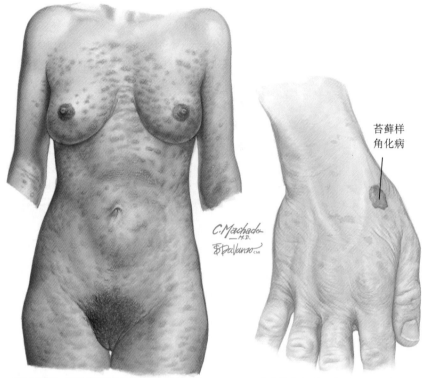

扁平苔藓。泛发瘙痒性略发紫色的丘疹及斑块，有些有 Wickham 纹

苔藓样角化病。相对于扁平苔藓的泛发性皮损，本病为单发皮损。组织学表现可相同

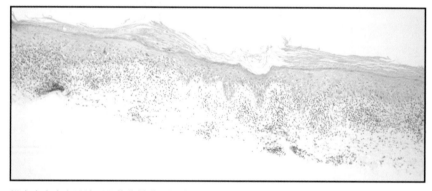

沿表皮真皮交界处可见苔藓样淋巴细胞浸润。表皮真皮交界明显中断。表皮内可见坏死的角质形成细胞

数嗜酸性粒细胞或浆细胞。病理学上需与扁平苔藓鉴别诊断。病史极为重要：苔藓样角化病为单发病变，如为同样的活检病理结果，但标本取自紫色的顶部扁平的泛发丘疹，则更符合扁平苔藓的诊断。这也是印证病理诊断与临床病史相结合之重要性的又一极佳例证。

发病机制：苔藓样角化病的确切病因尚不明。有学者认为是由黑子或较薄的脂溢性角化病的炎症反应所引发。特异性诱发因素可能为外伤。慢性摩擦可诱发黑子转变为苔藓样角化病。曾有学者做过人乳头瘤病毒（HPV）在苔藓样角化病发病中的作用的研究，但无明确结论。

治疗：多数活检方法即可彻底去除苔藓样角化病。即使活检并没有去除整个皮损，也不需要进行治疗。活检部位愈合后，每日 2 次外用含糖皮质激素的霜剂或药膏，持续 1～2 周，可使苔藓样角化病完全消退。其他治疗方法包括轻度冷冻或局部麻醉后轻微刮除。苔藓样角化病极少复发。

十九、脂肪瘤

脂肪瘤为常见的良性皮肤肿瘤，可为单发病变，也常常为散在的多发结节。脂肪瘤为皮下的纤维脂肪组织的过度生长。多发脂肪瘤的患者常存在家族性遗传。

临床表现：脂肪瘤常为较小（1～2cm）的柔软皮下结节，生长缓慢，活动性好。有些脂肪瘤可长至较大（直径＞5cm），当影响活动及怀疑其恶变为脂肪肉瘤时可引起困扰。表皮无变化，病灶不与表皮相连。多数无症状，但如受到外伤可引起疼痛。

与之形成鲜明对比的是一种称为血管脂肪瘤的少见类型，几乎所有该病患者皮损均存在压痛且为多发。血管脂肪瘤在脂肪小叶中包含的血管比例更高，可依据组织病理学结果明确诊断。该肿瘤为良性，无家族遗传。

脂肪瘤的鉴别诊断很多，可包括其他真皮肿瘤，但是通常通过临床检查即可诊断。少数情况下，较小的脂肪瘤可以与表皮包涵体囊肿、毛根鞘囊肿、淋巴结或附属器肿瘤相混淆。对于生长缓慢且较大的有弹性的结节，临床上很容易即可诊断为脂肪瘤。

脂肪瘤好发于躯干和四肢。20-50 岁女性最多见，但在任何年龄和性别中均可发生。无种族偏好。除了发生于前额的额肌下脂肪瘤以外极少累及面部。

也有过对于罕见的脂肪组织综合征的报道，包括良性对称性脂肪瘤病、痛性肥胖症（Dercum 病）及家族性多发性脂肪瘤病。其中对良性对称性脂肪瘤病，也称为马德隆病的描述最多。此病表现为男性患者颈部和上肢的脂肪组织过度增生。患者呈健身运动员样外观。

发病机制：确切的病因不明。脂肪瘤被认为是正常部位的正常组织发生增生所致。肿瘤小叶与正常的脂肪组织无差别。曾有学者描述过其遗传模式，但并未发现特异性的基因缺陷。

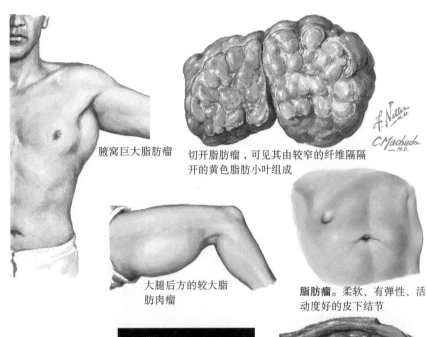

腋窝巨大脂肪瘤

切开脂肪瘤，可见其由较窄的纤维隔隔开的黄色脂肪小叶组成

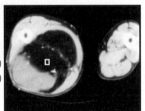

大腿后方的较大脂肪肉瘤

脂肪瘤。柔软、有弹性、活动度好的皮下结节

脂肪肉瘤。CT 扫描可见肿瘤的良性（低密度）区域及肉瘤性（高密度）区域

脂肪肉瘤。切除的肿瘤边缘为肌肉；肿瘤比良性脂肪瘤颜色更深、质地更硬

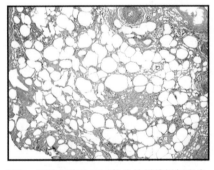

低倍。脂肪细胞及不同数量的纤维组织和血管

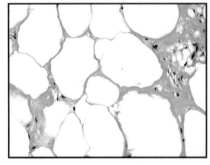

高倍。成熟的脂肪细胞是肿瘤的主要成分

病理学：脂肪瘤是由成熟的脂肪组织构成。由纤维间隔分隔小叶，其内包含为脂肪细胞供血的血管。脂肪瘤有纤维包膜包裹脂肪小叶。血管脂肪瘤属于脂肪性肿瘤，其中 10%～50% 是由血管组成的。各种类型的罕见脂肪瘤病的病理学表现与普通的脂肪瘤是相同的。

治疗：这些良性肿瘤并不需要治疗。单发脂肪瘤可以用简单的手术切除或通过吸脂来治疗。额肌下脂肪瘤较难去除，因为外科医师必须在额肌下进行剥离来寻找脂肪瘤。应用类固醇激素可引起其萎缩，较小的脂肪瘤可通过病灶内注射激素来治疗。注射脱氧胆酸也较为有效。较大的生长快速的脂肪瘤应切除，以除外其恶变为脂肪肉瘤的可能。与脂肪瘤相比，脂肪肉瘤通常生长速度更快、质地更硬且有压痛。

同源外生殖器
未分化

阴茎头区
上皮结节
尿生殖褶
尿生殖沟
生殖结节外侧
肛突
原肛
生殖结节

男性 ← → 女性

45 ～ 50mm（约 10 周）

阴茎头
上皮结节
冠状沟
未来包皮起源部位
尿道褶
尿生殖沟
外侧生殖结节（阴茎干或海绵体）
阴唇阴囊隆起
尿道褶部分闭合（尿道缝）
肛突
肛门

45 ～ 50mm（约 10 周）

二十、中缝囊肿

　　中缝囊肿是发生于会阴正中线区域的少见良性囊肿。最常见于阴茎的腹侧，但可发生于从尿道口沿阴茎的腹侧表面跨越阴囊中线至肛门的任何地方。现认为该囊肿是由生殖器的先天性畸形形成。尿道皱褶的异常折叠被认为是发生囊肿的原因。

　　临床表现：大多数中缝囊肿发生于男性患儿的阴茎和阴囊中线的腹侧面。无种族偏好。出生时即出现，但在一段时间甚至到成年期仍不易发现。表现为单发的较小（0.5～1cm）而柔软的半透明囊性结节。几乎均无症状。手术时可破裂并排出浆液性液体。囊肿很少与其下方的尿道或其他结构相连。临床鉴别诊断非常广泛，明确诊断的唯一方法是进行活检或完全切除。

　　发病机制：中缝囊肿被认为是由胚胎发育过程中成对的泌尿生殖／尿道皱褶的异常折叠或融合形成的。这些皱褶通常在妊娠第 8 至第 10 周合并并融合形成外生殖器。皱褶在男性形成阴茎体，在女性形成小阴唇。尿道下裂是另一种由于这些胚胎组织的异常折叠而造成的先天性畸形。异常折叠的原因尚不明确。

　　病理学：囊肿内衬假复层或复层

尿道外口
阴茎头
包皮
阴茎体（阴茎干）
阴茎缝
阴囊
中缝囊肿发生区域
肛周组织（包括肛门外括约肌）
会阴缝

完全发育

阴蒂包皮
阴蒂体
阴蒂头
尿道外口
小阴唇
大阴唇
阴道口
后连合
中缝囊肿发生区域

完全发育

柱状上皮。上皮的外观可与移行尿道细胞上皮的外观极为相似。囊壁包裹着充满浆液性液体的中央囊腔。整个柱状上皮内散在较大的黏液细胞。管腔细胞的细胞角蛋白 7、细胞角蛋白 13、上皮膜抗原（EMA）及癌胚抗原（CEA）染色阳性。组织学上，这些囊肿具有特征性外观。病理上，

中缝囊肿的主要鉴别诊断是顶泌汗腺囊腺瘤。可应用免疫组织化学染色进行鉴别。

　　治疗：通过简单的手术切除即可治愈。由于中缝囊肿是发育性的囊肿，所以不会复发。手术通常由泌尿外科医师进行，应小心不要损伤其下方结构。

二十一、色素痣

色素痣有许多种类型，包括良性先天性色素痣、蓝痣和常见的获得性色素痣。非典型痣和发育不良痣将在恶性肿瘤的章节与黑色素瘤共同讨论。对色素痣的评估是皮肤科医师最常见和最重要的任务之一。对到皮肤科就诊的每例患者都应该给予全身皮肤检查的机会，特别是应评估是否存在色素痣的恶变征象和（或）新发的黑色素瘤。评估色素痣的重要性在于筛查黑色素瘤。黑色素瘤是一种致命的皮肤癌，如果早期发现可以治愈。不同类型的色素痣有不同的恶变率，临床医师对日常见到的痣应非常警惕。

临床表现：色素痣可根据临床和组织病理学进行分类。普通获得性色素痣为临床诊断，如果对皮损进行活检，可能会见到一些异型性或黑色素细胞发育不良的表现。因此尚无被广泛接受的色素痣的分类方法。

良性色素痣极为常见。几乎所有人身上都或多或少地存在某种色素痣。普通获得性色素痣较为普遍，可以有不同的形态。无性别差异。刚出生时较为少见，但在前 40 年数量不断增加，此后数目通常趋于稳定。随着年龄的增长，痣常常缓慢消失。可表现为斑点状或丘疹样。多数在大小和颜色上较为一致且对称。颜色可以是肤色或浅棕色。常随儿童的生长或成人的体重增加而按比例增大。妊娠期间可轻度增大且颜色变深。

色素痣有恶变成黑色素瘤的风险，如出现颜色、大小、对称性或边界的改变应及时进行评估。当痣出现伴随症状，尤其是瘙痒和自发出血应及时评估，必要时行活检。

蓝痣是特殊的良性黑色素细胞肿瘤，具有特征性的临床和组织学表现。这些痣往往很小，位于手或足的背侧，因其位于真皮而呈现蓝色至蓝灰色。皮损呈蓝色被认为是由于 Tyndall 效应造成的。其为各种波长的光被选择性吸收的过程，且反射光或所见到的

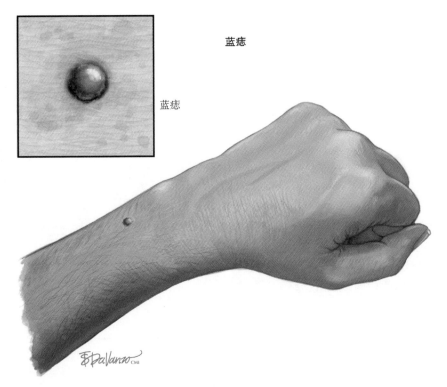

蓝痣

蓝痣

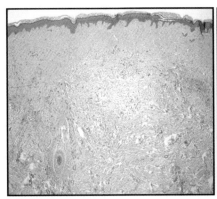

蓝痣，低倍。表皮正常。真皮充满梭形黑色素细胞及许多噬黑色素细胞

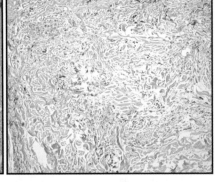

蓝痣，高倍。可见细长的着色黑色素细胞及较多真皮噬黑色素细胞。黑色素细胞点缀于胶原束之间

颜色取决于被照射的物质的质地和深度。蓝痣与太田痣、伊藤痣及蒙古斑的组织学特征相类似，然而它们临床表现差别较大，因此这些病变无须与蓝痣进行鉴别。

蓝痣可发生于任何年龄，无性别差异。通常表现为较小（2 ~ 5mm）的，椭圆形或圆形斑点或丘疹。其边界清楚。通常位于手和足的背侧，但任何部位发病均可见到，包括黏膜。由于皮损颜色特殊，经常被活检切除。皮损体积较小，通常比皮损大 1mm 的环钻活检就可以很容易地去除病灶。

患者常有幼年时被铅笔刺伤的病史，因此认为其是石墨文身。但是仅在少数情况下是这样，大多数这种皮损实际上是蓝痣。蓝痣的恶变非常罕见。

多发蓝色痣可见于 Carney 综合征，也被称为 NAME 或 LAMB 综合征。其临床表现包括多发蓝痣、黑子、雀斑、黏液瘤、心房黏液瘤、睾丸肿瘤、垂体瘤、砂粒体性黑色素性神经鞘瘤及肾上腺肿瘤。该罕见综合征已确定是由基因 PRKAR1A 的缺陷所导致。其为肿瘤抑制基因，该基因编码蛋白激酶 A 亚基。

普通获得性痣及巨大先天性色素细胞痣

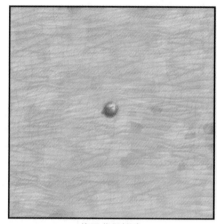

普通获得性痣

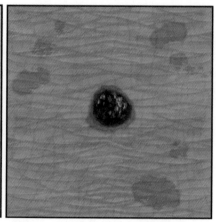

不典型／发育不良痣，周围可见晒斑

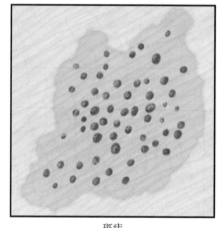

斑痣

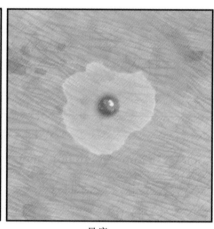

晕痣

先天性色素痣临床上根据其大小（小、中及巨大）可分为不同的亚型。小型先天性色素痣是最常见的类型，其定义为最大直径＜2cm 的色素痣。这些痣在男性和女性中发病率相同，无种族差异。有些学者估计其发生率约占人口的 1%。这些痣通常被描述为边界清晰的斑点、丘疹或斑块。与周围正常皮肤相比其色素加深，几乎颜色均匀且对称。随着时间的推移，约 50% 的痣内部生长出终毛。在这些小的先天性色素痣中恶变的风险较低，接近普通获得性色素痣。无论患者多大年龄，黑色素瘤均可继发于这些痣中，但通常发生在青春期后。

中型先天性色素痣的直径在 2～20cm。其恶变风险与小型先天性色素痣相同。发病无性别差异，可发生在约 1% 的人口中。可以出现在身体的任何部位。

巨大或大型先天性色素痣，也被称为巨痣。其在临床上十分重要。其恶变风险高。恶变可在皮损增至相当大时才被发现。大多数黑色素瘤发生于真皮或皮下，使其临床评估较为困难。黑色素瘤通常发生在青春期前，报道显示多达 15% 的先天性巨痣发生黑色素瘤。躯干部痣的恶变风险高于肢端部位。因此应更加积极处理这些病变，先天性巨大色素痣的患者需要终身频繁地常规随访。这些痣的发病无性别和种族差异。躯干部位较身体的其他部位更为常见。

患躯干部先天性巨痣的患者发生神经皮肤黑变病的概率显著升高。该病几乎均累及躯干大部，并且可伴有任意数目的卫星痣。患有躯干部巨大先天性色素痣的患者应行神经系统的磁共振成像（MRI）来评估是否存在神经皮肤黑变病。神经皮肤黑变病的患者患脑膜黑色素瘤的风险较高（近50%），且几乎均可致死。对此类患者需要多学科的综合治疗，包括儿科、皮肤科、神经科及神经外科。

病理学：在普通获得性色素痣中，黑色素细胞在横向上对称排列，并聚集成巢。呈巢状排列的黑色素细胞无与正常基底层内黑色素细胞相同的典型树突状外观。它们呈圆形、形状一致，并随着其在真皮中深度的增加而越来越成熟。痣细胞的成熟是指核质体积比降低及总体黑色素细胞的大小减小。在真皮内的不同深度，黑色素细胞的大小及形状仍统一，在垂直方向上是不对称的。组织学可有多种形式的表现。根据黑色素细胞巢的位置，可以将其分为交界痣、皮内痣或混合痣。交界痣的痣细胞巢沿基底膜带排列，而混合痣则同时存在于表皮和真皮痣细胞巢。

蓝痣完全位于真皮内。这些痣是由形似树枝的黑色素细胞组成的。树枝状突起内包含黑色素，因此皮损会呈现出颜色。真皮内的黑色素细胞之间可见交织的胶原。病灶内及其周围几乎总能见到噬黑色素细胞。在黑色素细胞皮损上方有时可存在境界带。已有对蓝痣多种组织学亚型的描述，包括树突状蓝痣（普通蓝痣）、无色素性蓝痣、细胞型蓝痣和上皮样蓝痣。

先天性色素痣

中型先天性色素痣

小型先天性色素痣

小型、中型和大型先天性色素痣的组织学特点相同，无法通过病理结果进行鉴别。区分先天性色素痣与其他类型痣的主要标准是其大小和位置。先天性色素痣的细胞巢可达真皮层深部，也可见于皮下组织、筋膜和下方的肌肉层内。肌肉受累较少见，在巨大先天性色素痣中出现的可能性更大。痣细胞巢聚集于附属器结构周围，并经常可以看到其位于毛囊、皮脂腺和小汗腺旁。黑色素细胞能侵入立毛肌。痣细胞成熟且外观统一。

发病机制：对于普通获得性色素痣及蓝痣的发病机制有许多相互矛盾的理论。有学者认为在胚胎时期存在黑色素细胞的异常迁移，而有学者则认为是干细胞位于真皮或表皮内，黑色素细胞向上或向下迁移而形成痣。也许这些过程共同发生，但至今仍没有被广泛接受的明确发病机制。

先天性色素痣被认为是由黑色素细胞在胚胎期的异常迁移所导致的。导致受累区域黑色素细胞迁移中断或异常的确切机制仍不明。这些情况下，迁移由一个复杂且异常的生长调节信号通路所控制。

治疗：普通获得性色素痣不需要治疗。如为美容可通过多种方法将其去除。使用刮除术和环钻活检去除效果满意。隐蔽部位的较大病灶可行梭形切除。只有非常熟练的医师才应考虑用激光去除色素性病变，因为无法进行组织学评估。

蓝痣通过环钻活检或梭形切除可很容易地被去除。通常是由于美容原因而去除皮损，小切口即可获得极佳的美容效果。

手术切除可去除小型及中型先天性色素痣。手术完整切除整个皮损，并可以进行病理学评估。大多数小型及中型先天性色素痣可以长期观察，如果有变化及时切除。通过留取一系列的照片来监测痣的变化非常有价值。有些皮损发生在重要的美容部位，如面部。患者应被转诊至整形外科就诊。去除毁容性先天性色素痣有助于患儿的社交及心理健康。

大型先天性色素痣治疗的最大困难在于其高恶变率。如果情况允许，分次切除大型痣是最好的选择。也经常通过使用组织扩张器来避免进行植皮。手术的目标应为100%去除皮损，但在某些情况下是不可行的。如果痣覆盖了10%～30%以上的体表面积，则几乎不可能去除。这种情况下，和所有其他患者一样，需向患者父母、患者及相关医师宣教终身监测的重要性。一旦痣的任何部分发生变化应马上切除活检，以避免发生黑色素瘤及转移。

先天性色素痣，低倍。全层真皮内可见黑色素细胞巢。附属器结构周围可深达真皮及皮下组织

先天性色素痣，高倍。紧邻附属器结构可见黑色素细胞。此为先天性色素痣的一个标志性表现

躯干部巨大先天性色素痣

二十二、粟丘疹

粟丘疹是表浅的微小表皮包涵体囊肿（1～3mm）。典型皮损呈特征性的瓷白色。患者常因单发或多发粟丘疹就诊。这些微小的皮肤肿物完全是良性的，对身体不会造成损害。

临床表现：粟丘疹是位于真皮的表浅微小表皮包涵体囊肿。表面无明显中央孔。发病无种族、年龄及性别差异。原发性粟丘疹无潜在皮肤疾病基础。继发性粟丘疹则是由潜在的皮肤疾病，其中多数为表皮下水疱性疾病引发。当表皮下水疱愈合后，经常可以见到在之前水疱部位发生粟丘疹。以迟发型皮肤卟啉病为例，发生表皮下水疱的患者愈合时常常形成瘢痕及粟丘疹。少数情况下，粟丘疹可略呈半透明样外观，应行活检以排除基底细胞癌或皮内痣的可能。

在成人中，粟丘疹最常见于眼睑周围。多达 50% 的新生儿会出现粟丘疹。其典型皮损常位于头部，被称为先天性粟丘疹。绝大多数无须治疗即可消退，因此可暂不治疗等待其自行缓解。对特殊类型的粟丘疹文献中已有描述，包括多发性发疹性粟丘疹、群集粟丘疹和泛发性粟丘疹。发疹性粟丘疹表现为在 1 周内出现 10～100 个粟丘疹。已有在青少年和成人中发病的报道。群集粟丘疹和斑块粟丘疹较为罕见，这些名称分别指结节性聚集的粟丘疹和斑块样聚集的粟丘疹。

某些遗传综合征可能与粟丘疹相关，最常见的一种为 Bazek 综合征。该综合征被定义为包括粟丘疹、基底细胞癌、多毛和毛囊性皮肤萎缩的一组症状。其他存在粟丘疹的遗传综合征有 Rombo 综合征、家族性粟丘疹综合征以及伴丘疹性损害的先天性无毛症。亦有与粟丘疹相关的其他综合征的报道。

病理学：粟丘疹是在真皮浅层的微小囊肿。囊肿有复层鳞状上皮构成的真性囊壁。囊壁内可见到颗粒细胞层。囊肿内填充少量角蛋白碎屑。典型的原发性粟丘疹周围无炎症。

发病机制：病因不明，但囊肿被认为是毛囊、皮脂腺或小汗腺上皮来源的。表皮下水疱或外伤后表皮真皮交界断开，从而继发粟丘疹。

治疗：无须治疗。多数粟丘疹是在常规皮肤检查时被发现的，患者方才觉察并求诊。粟丘疹常常被忽略。如果患者自觉囊肿影响外观，只需用 11 号刀片行一微小切口（1mm），之后使用粉刺挤压器将其挤出即可。囊肿去除后极少复发，但其他部位仍可出现粟丘疹。几乎所有的婴儿先天性粟丘疹均可自行消退，因此无须治疗。

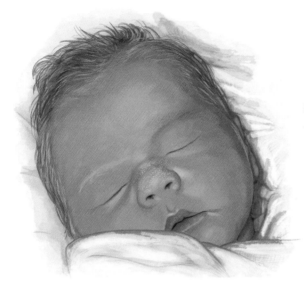

新生儿先天性粟丘疹。
此种情况较为常见

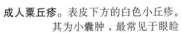
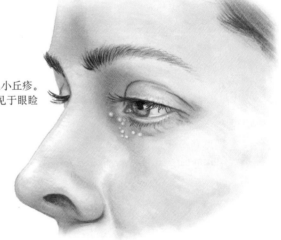

成人粟丘疹。表皮下方的白色小丘疹。
其为小囊肿，最常见于眼睑

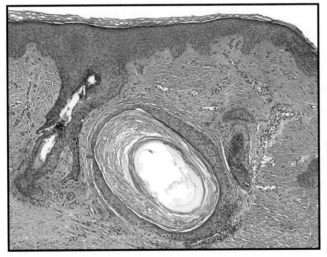

可见真皮内边界清楚的小囊肿。囊壁为
带有一层颗粒细胞层的复层鳞状上皮

二十三、神经纤维瘤

神经纤维瘤是少见的良性皮肤肿瘤，可为单发，但更常见的形式为神经纤维瘤病中的多发皮损。神经纤维瘤病是较常见的遗传性皮肤病之一，发病率为 1/4000 ~ 1/3000。本病是由于肿瘤抑制基因的缺陷所导致的。

临床表现：神经纤维瘤是较小（平均 1cm）的丘疹或结节，触之柔软、有弹性。为肤色或有轻度色素沉着。当向下按压时，可表现出特征性的"钮孔"征，即神经纤维瘤向下陷入下方的真皮和皮下脂肪中。一旦松开，神经纤维瘤即可归回其原来位置。多数单发的神经纤维瘤是无症状的。临床上需对神经纤维瘤和普通获得性色素痣（复合痣或皮内痣）进行鉴别。当发现患者存在多发神经纤维瘤时，临床医师应注意寻找神经纤维瘤病的其他体征。

1 型神经纤维瘤病（以前称为 von Recklinghausen 病）是一种具有皮肤改变的常见的遗传性全身性疾病。遗传方式为常染色体显性遗传，但也可以由自发基因突变引发。其相关基因被称为 NF1，位于 17 号染色体的长臂，编码肿瘤抑制蛋白神经纤维蛋白。这一鸟苷三磷酸酶（GTP 酶）蛋白在 Ras 细胞信号通路的调节中起着至关重要的作用。其他类型的神经纤维瘤病亦有相关报道，其临床表型多种多样。2 型神经纤维瘤病是由22 号染色体长臂上的 NF2 基因的缺陷引起的。

1 型神经纤维瘤病的患者从青春期起开始出现纤维瘤，且皮损随着其年龄的增长而数目显著增加。皮损往往比单发神经纤维瘤大，数量可以从几个到上千之多。大量的神经纤维瘤可严重损容，并可影响社交和心理健康。在这种遗传病中，神经纤维瘤不仅可出现在皮肤上，也可沿任何神经发病。一旦发生在空间很小的区域（如椎间孔），神经纤维瘤可引起严重症状并需要手术干预。

1 型神经纤维瘤病的患者还有许多其他的皮肤表现，包括多发牛奶咖啡斑、腋窝雀斑和丛状神经纤维瘤。丛状神经纤维瘤是神经纤维瘤的一种独特变型，并被认为是本病特有的表现。其表现为多个单发的神经纤维瘤聚集成较大的斑块。神经纤维瘤病的系统表现包括视神经胶质瘤、虹膜 Lisch 结节、多发骨骼变化、中枢神经系统的多种损伤及内分泌疾病。本病的多种不同表型可能是由于致病基因的突变类型不同。这些患者与未患病的对照相比恶性肿瘤的发生风险也大大增加。

发病机制：单发神经纤维瘤中并未发现存在神经纤维蛋白的缺陷，是由于真皮内神经纤维所有组成成分的增生而导致发病，具体原因不明。神经纤维瘤病中的神经纤维瘤被认为是由于肿瘤抑制基因的基因缺陷所导致。而这一缺陷最终如何调控神经纤维瘤的形成仍不完全清楚。

病理学：单发神经纤维瘤位于真皮内，具有边界清晰的梭形细胞增生，无包膜存在，可见施万细胞（神经膜细胞）及神经轴突增殖。肿瘤中亦可见较多肥大细胞瘤。表皮未受累，常可见到一个较小的境界带。

治疗：单发神经纤维瘤的明确治疗方法为手术完整切除。此为治愈性治疗，且很少复发。但也可不予治疗，因其恶变可能性极低。

如神经纤维瘤开始变大、变硬或出现压痛则应切除，以明确其是否已恶变为神经纤维肉瘤。

神经纤维瘤病的患者需要多学科综合治疗，应由一名胜任的内科医师来监控所有可能存在的全身并发症。神经纤维瘤可以通过手术切除。但这种方法也并不理想，因为皮损数目众多，常常使得问题皮损无法得到及时的切除。丛状神经纤维瘤应该由整形外科医师切除，因为皮损可能存在表面看不见的大面积皮下组织受累。这种遗传性疾病无法治愈，需要终身定期筛查和随访，达到生育年龄之前患者应行遗传咨询。

神经纤维瘤病 (NF) 的皮肤表现

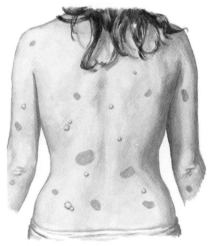

多发生牛奶咖啡斑及神经纤维瘤是 NF 的最为常见的表现

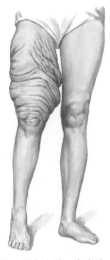

大腿局部象皮肿，有皮肤皱褶

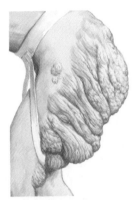

疣状增生。在缝隙中浸渍的柔软皮肤可引起渗出和感染

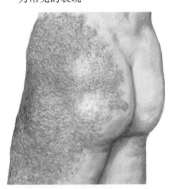

丛状神经纤维瘤。特征性地位于躯干一侧及大腿

von Recklinghausen 病。von Recklinghausen 的患者之一，表现为大量神经纤维瘤。但无神经系统症状。幸运的是，如此泛发的皮肤受累不常见

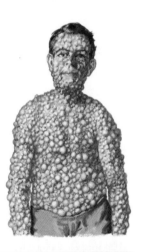

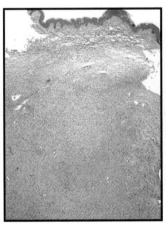

低倍。梭形核细胞构成的无包膜的真皮肿瘤。可见一窄的境界带

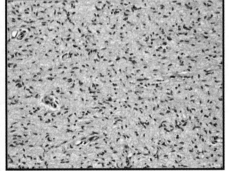

高倍。肿瘤中心可见细胞核呈波浪样外观。肿瘤内常可见到肥大细胞

二十四、浅表脂肪瘤样痣

浅表脂肪瘤样痣是一种并不少见的良性皮肤肿瘤，是位于真皮的脂肪组织的错构瘤性增生。最初的名称为皮肤 Hoffman–Zurhelle 浅表脂肪瘤样痣。尚无与此病相关的系统性疾病，未发现存在遗传模式。

临床表现：这些痣最常沿骨盆带发生。发病无性别或种族差异。可发生于任何年龄，但多见于 30 岁前。皮损通常呈柔软的囊袋样外观，常与较大皮赘相类似，颜色为肤色至黄褐色。可表现为柔软、无压痛且活动性好的无蒂丘疹，或为有蒂的伴有茎状突起的斑块。主要鉴别诊断包括皮赘、混合痣和结缔组织痣。但浅表脂肪瘤样痣的平均大小要比普通皮赘大得多。

虽然通过临床表现可以获得临床诊断，但只有病理检查才能最终明确诊断。本病常单发，但文献中也有关于多发病灶的报道。在多发肿瘤的情况下，皮损通常被描述为肤色至微红色真皮结节，往往会融合成较大的斑块。有些肿瘤表面有脑回样外观。如果不及时治疗可显著增大（直径＞10cm）。但大多数皮损直径始终小于 1～2cm。曾有学者描述过本病的泛发型，但极为罕见。

儿童患者的父母在发现肿瘤后带其就诊，通常依靠皮肤活检来明确诊断。成年患者往往因为缓慢增大的斑块影响外观，或因皮损受到外伤出现糜烂、溃疡而就诊。

发病机制：本病被认为是真皮内脂肪组织的错构瘤性改变。病因不明，真皮内看似正常的脂肪组织发生增殖，并常常向上疝入表皮，最终形成其独特的临床表现。确切机制尚未阐明。未发现脂肪组织的任何基因异常，且尚未发现恶变倾向。

病理学：浅表脂肪瘤样痣具有特征性的病理表现。在真皮内可见到成熟的正常脂肪组织。最为关键的表现是，异位于真皮内的脂肪组织与正常位于皮下的脂肪组织不相连。每个

带蒂的皮损。此类肿瘤较柔软，通常无症状，常为了美观或由于存在慢性刺激而切除

肤色斑块样良性肿瘤，经组织病理学检查后明确诊断

低倍。真皮几乎全部被脂肪组织所替代

高倍。脂肪组织外观正常

皮损由不同数量的脂肪组织组成。没有一个明确的百分比可以用来确诊，但每个皮损内可有少至 10%，多至 50% 以上的脂肪组织。上方的表皮可为正常，或可存在棘层肥厚和乳头瘤样增生。临床上越是表现为脑回样外观，病理检查就越有可能存在表皮的变化。皮赘内不存在脂肪组织，这是关键的鉴别因素。

治疗：单发病灶最好行手术切除，这样可获得最佳美容效果和最好的治愈率。多发病灶如确诊可不予治疗。如果一组皮损可以通过手术一并切除而不遗留毁容性瘢痕，或切除后的瘢痕较皮损美容效果更好，则可以行手术切除。

二十五、太田痣和伊藤痣

太田痣（眼真皮黑色素细胞增多症，眼上腭部褐青色痣）和伊藤痣（肩峰三角肌褐青色痣）被认为是黑色素细胞的良性错构瘤性增生。此两种疾病分别位于面部和上肩部。它们与蒙古斑的发病机制和组织学表现相同，很可能是由胚胎期黑色素细胞的异常迁移所引起的。

临床表现：此两种疾病最常通过临床表现进行诊断，几乎不需要行皮肤活检确诊。太田痣和伊藤痣有特征性的发病部位，可帮助临床医师做出最终诊断。与此两者密切相关的蒙古斑则位于婴儿的下背部，表现为深蓝色无症状的斑片，蒙古斑几乎均缓慢消退，直至成年期完全消失。其在亚洲或玛雅印第安血统的儿童中发病率较高。

太田痣发生于眼周，并可累及球结膜。几乎均为单侧发病。太田痣表现为蓝色至蓝灰色斑片，边界不清，颜色逐渐变浅而融入周围的正常颜色的皮肤。本病通常位于三叉神经前两支的分布区域。如果累及球结膜，颜色可能会呈蓝灰色至深棕色不一。本病在女性及亚裔人种中更为常见。多数太田痣单独发病，但偶尔也可见到同时存在伊藤痣。

伊藤痣也有类似的临床表现，但是发病部位在肩胛带和颈部。多为单侧发病。可为较大蓝色至蓝灰色斑，可严重影响患者情绪。皮损无症状，但可明显影响美观，并引起相当大的心理问题和社交障碍。

太田痣和伊藤痣均在亚洲人中更为常见。太田痣可有非常小的恶变可能性。现认为患太田痣的白种人女性存在更高的恶性黑色素瘤的恶变风险。而伊藤痣则未发现存在恶变可能。

病理学：太田痣、伊藤痣和蒙古斑的组织学表现是相同的，与普通蓝痣相类似。皮损的真皮内可见黑色素细胞的结节样聚集，且在真皮浅层黑色素细胞明显延长。真皮内皮损周围存在纤维化，并可见到若干噬黑色素细胞。

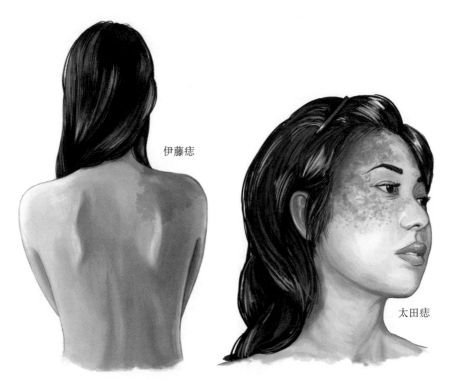

伊藤痣

太田痣

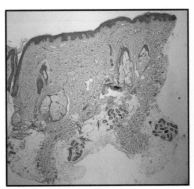

太田痣，低倍。真皮内可见广泛色素增多的黑色素细胞

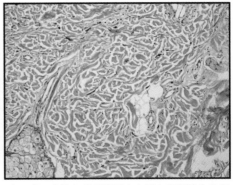

太田痣，高倍。真皮胶原束内黑色素细胞内色素增多，其树突延长

发病机制：正常情况下，在胚胎期黑色素细胞从神经嵴向外迁移到达其最终部位（如皮肤、视网膜）。太田痣和伊藤痣被认为是由于黑色素细胞的异常迁移造成的。在迁移过程中，某些不明信号导致黑色素细胞分别在脸上或肩上聚集。似乎并不存在遗传模式。

治疗：这些良性病变不需要治疗。虽然临床上恶变的发生率极低，但也应对其进行监测。多数患者因为病变影响外观而就诊。由于这些毁容性皮损会造成心理问题和社交障碍，应予以治疗，但治疗较为困难。如果皮损范围较小，可应用化妆品遮盖病变区域。局部外用氢醌和维 A 酸对色素沉着基本无效。

本病最有效的治疗方法为使用波长为 1064nm 的钕：钇铝石榴石（Nd：YAG）激光，可在几乎所有皮肤类型的患者中使用。Q- 开关激光已被证明能增加其疗效。Q- 开关红宝石、翠绿宝石激光和 1064nm 的 Nd：YAG 激光均已成功地应用于临床。

二十六、皮脂腺痣

皮脂腺痣是一种良性肿瘤，又称器官样痣或 Jadasshon 皮脂腺痣，婴儿期或幼儿期发病。青春期后有恶变风险，本病最常见的继发恶性肿瘤为基底细胞癌。

临床表现：大多数皮脂腺痣非常小，可多年不被察觉。有些在出生时就较为明显。皮损大小不一。多数为单发。皮脂腺痣最常见的发病部位为头皮。绝大多数病例受累区域为头皮和面部，极少发生于身体的其他部位。出生时或出生后不久，头皮受累区域即可较为明显。典型的皮脂腺痣开始时为较薄的黄褐色斑片或斑块。受累部位几乎均无终毛毛干。随着时间的推移，受累区域在外观上逐渐呈鹅卵石样。皮损通常无症状，但可因为其大小及所处部位而影响美观。男性和女性发病率相同。皮损随儿童的生长而等比例增大。青春期前，恶变的风险非常低。青春期后，约 1/3 的皮损出现二次生长，通常表现为皮脂腺痣内出现新的结节。结节可呈不同颜色，常为半透明的淡紫色。皮脂腺痣表面常可出现出血性结节或丘疹。

皮脂腺痣内出现的肿瘤大多数为良性的。乳头状汗管囊腺瘤是最常见的发生于皮脂腺痣内的良性肿瘤。因为其与表皮相连，这些肿瘤常表现为缓慢增大的渗液或出血结节。皮脂腺痣内最常见的恶性肿瘤为基底细胞癌，其通常表现为伴有中央溃疡及不同程度出血或结痂的珍珠色丘疹。随着患者年龄的增长，恶变率也增高。据估计约 1% 的皮脂腺痣患者在一生中皮损内会出现一种恶性肿瘤。已有许多关于皮脂腺痣内发生不同肿瘤的报道，也有一些文献报道了同一皮脂腺痣皮损内并发多种肿瘤的情况。

皮脂腺痣综合征极为罕见，其与表皮痣综合征性质相似。皮脂腺痣综合征有许多表型，可不同程度累及神经系统、眼、肌肉骨骼、心血管及泌尿生殖系统。患有该综合征的患者常存在异常的大面积皮肤受累。皮损可发生于身体的任何部位，且常为多发。

发病机制：现认为皮脂腺痣是表皮和皮肤附属器结构的错构瘤性病变。确切的机制和病因尚未发现。

病理学：组织学改变根据患者的年龄变化而不同。青春期前的病理表现较青春期后更轻微。青春期前病变最常表现为未发育的附属器结构，而青春期后则常表现为终毛毛囊缺如。常可见细小的毳毛毛囊，但数量减少。可见增大的皮脂腺。许多皮脂腺直接开口于表皮表面。上方表皮可见棘层增厚及乳头状瘤样增生。常可见到顶泌汗腺。

治疗：如进行治疗，则完整手术切除是首选的治疗方法。此方法在去除皮损的同时也消除了恶变的风险。另一种方法是观察和等待，定期监测。一旦皮脂腺痣的任何部分出现变化，应确保迅速对其进行活检。手术切除的时机存在争议，因其恶变风险较低，可以等到患者的年龄长至足够大以后自行决定是否手术。皮脂腺痣的大小和部位决定了手术切除及修复的方法。罕见的皮脂腺痣综合征的治疗则需要多学科团队的综合治疗。

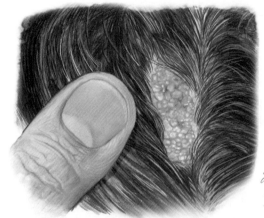

皮脂腺痣。肤色至黄色斑块，通常位于头皮、表面伴有秃发

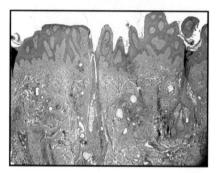

低倍。可见棘层肥厚伴有皮脂腺及毛囊数量增多

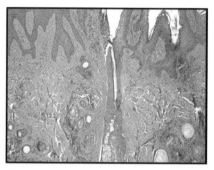

高倍。特征性的表现为皮脂腺直接开口至表皮表面

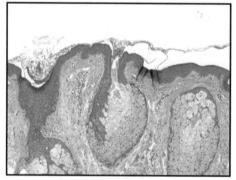

高倍。皮脂腺增大且数目增多，皮脂腺中央开口至皮肤表面

二十七、皮肤骨瘤

皮肤骨瘤是一种表现为皮肤内骨质形成的罕见的良性肿瘤。皮肤骨瘤有两种类型，即原发性和继发性。原发性皮肤骨瘤为特发性，而继发性皮肤骨瘤是由外伤或其他形式的皮肤炎症引起的。也可继发于甲状旁腺激素的代谢异常，此种皮肤骨瘤也被称为转移性骨化。继发性皮肤骨瘤较原发的特发性皮肤骨瘤更为常见。

临床表现：原发性皮肤骨瘤不与任何潜在疾病相关，表现为单发的皮肤结节、斑块或板状皮肤硬化。有些皮损非常小，而有些则较大且造成不适。发病无性别及种族差异。各年龄段均可发病。板状或斑块样皮肤骨瘤为一种原发性皮肤骨瘤，在出生后几个月内发病，甚至在出生时即可出现。最常见的受累部位为肢端。随着时间的推移，这些骨瘤上方的表皮常出现溃疡或糜烂。与此同时，部分小的骨瘤组织被下方真皮挤压而排出皮肤。患者可因此而求医。多数患者无外伤或炎症病史，因皮肤增厚或变硬而就诊。无恶变倾向。

皮肤原发性骨瘤可见于遗传性疾病 Albright 遗传性骨营养障碍症。此病的特征表现包括身材矮小、皮肤骨瘤、智力和体格发育延迟及短指（趾）畸形的一组症状。亦可见不同程度的肥胖和圆脸。该病是由于 GNAS 基因存在缺陷而引起的。该基因编码一种刺激性 G 蛋白（Gs），其作用为通过最终产生环磷腺苷（cAMP）而调控细胞信号传导。有报道在 Albright 遗传性骨营养障碍症中存在甲状旁腺激素抵抗，但其他此病患者中未见这种抵抗。这些差异可能是由于其复杂的遗传模式，即缺陷基因是遗传于母系还是父系或是两者。大多数患者存在相关的低钙血症和高磷血症。

继发性皮肤骨瘤远比原发性更为常见，比例约为 9:1。骨质形成可继发于任何部位的皮肤外伤、痤疮囊肿或表皮包涵体囊肿，亦常继发于毛母质瘤。毛母质瘤为常见于儿童的良性肿瘤。与皮肤骨瘤相关炎性疾病包括皮肌炎和硬皮病。

进行性骨化性纤维发育不良是一种罕见的遗传性疾病，表现为结缔组织在轻微外伤后骨化，引起继发性骨瘤。皮肤可受累，肌肉和其他下方组织亦可受累。此病为进展性，并可导致过早死亡。其成因为膜内化骨，也是本病的特点。

发病机制：原发性皮肤骨瘤表现为中心位于真皮内的膜内化骨。之前无可作为骨形成支架的软骨形成。确切的病因不明。在 Albright 遗传性骨营养障碍症中发现 G 蛋白在骨质代谢调控中起到重要作用。至于为什么某些皮肤部位受累而其他皮肤正常，确切原因仍不清楚。

病理学：真皮或皮下组织内可看到异位的骨形成区域。骨形成机制为膜内化骨，形成前无软骨支架的协助。

治疗：继发性皮肤骨瘤可通过多种外科手段切除。在骨瘤形成区域上方行一小切口，用小刮匙去除病灶或使用激光磨削的效果最好。但在多发的继发性皮肤骨瘤的病例中（如某些痤疮相关皮肤骨瘤）应用这种治疗方法则非常费时费力。

对于原发性斑块样皮肤骨瘤应行手术切除。Albright 遗传性骨营养障碍症和进行性骨化性纤维发育不良均较为罕见，需要在对于这些疾病具有治疗经验的医学中心进行多学科综合治疗。

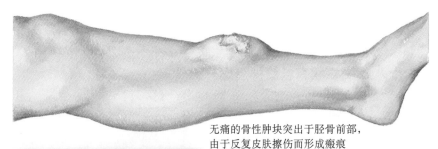

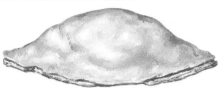

无痛的骨性肿块突出于胫骨前部，由于反复皮肤擦伤而形成瘢痕

放射线检查可见胫骨皮质球状肿物，伴有斜坡状延伸（Codman 三角）

标本表明肿瘤与表面骨膜相连

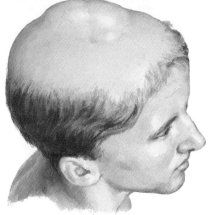

头顶部缓慢增大、无症状的骨性肿物

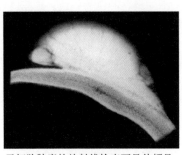

已切除肿瘤的放射线检查可见从颅骨外板骨突出的致密的骨化皮质骨肿物

高倍。表皮下方边界清楚的结节，内见骨形成，可见少量哈弗斯管

二十八、栅栏状有包膜神经瘤

栅栏状有包膜神经瘤（PEN）是来源于神经组织的一种少见的良性肿瘤，也称为皮肤孤立性局限性神经瘤。大多数肿瘤发生于头部和颈部。

临床表现：PEN 的皮损最常见于头颈部，好发于 20～50 岁。发病无性别及种族差异。皮损为实性隆起丘疹或真皮结节。几乎均为单发。上方表皮不受累，颜色为肤色。这些良性肿瘤常在数年内缓慢生长，直到增长至引起患者注意（通常直径 <1cm）。常被误诊为混合痣或基底细胞癌，直至活检后方明确诊断。本病常发生于睑缘的角化皮肤与黏膜交界处。许多病例是由眼科医师诊断并治疗的。大多数肿瘤完全无症状，偶尔可伴有压痛。本病与任何潜在的神经系统或全身症状均无相关。与之相反，外伤性神经瘤发生于外伤部位，尤其是在截肢残端，由受损的神经末梢肥大增生而引发。这些肿瘤在触诊下为实性、质硬的真皮结节，有压痛。

发病机制：PEN 肿瘤来源于神经组织。神经膜细胞（施万细胞）被认为是其起源细胞。神经膜细胞的增生形成了肿瘤小叶。确切的导致这种增生的机制或信号尚不清楚。神经膜细胞来源在诊断本病，并帮助与其他神经源性肿瘤进行鉴别时是非常重要的。包膜来源于神经周围细胞及胶原束。包膜被认为是对下方神经膜细胞增生发生反应而产生。

病理学：PEN 的囊壁清晰且边界清楚，其来源为胶原和神经周围细胞。肿瘤完全位于真皮内，上方表皮正常，无炎症细胞浸润。肿瘤由紧密且相互交织的梭形细胞构成。常使用免疫组化染色来帮助与其他神经源性肿瘤相鉴别，如神经鞘瘤、神经纤维瘤和外伤性神经瘤。神经纤维瘤无真性囊膜包绕肿瘤。囊壁上皮膜抗原（EMA）染色阳性。此染色可帮助明确神经周围的囊壁细胞成分的位置。PEN 中

栅栏状有包膜神经瘤。非特异性的真皮肿瘤，几乎不伴表皮改变

外伤性神经瘤通常发生于截肢残端部位

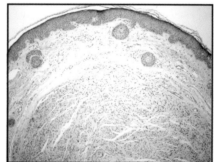

栅栏状有包膜神经瘤，低倍。边界清楚的由梭形细胞构成的真皮肿瘤

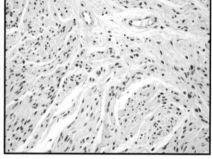

栅栏状有包膜神经瘤，高倍。放大后呈束状的肿瘤成分

S100、vimentin 和 IV 型胶原染色阳性。已知神经膜细胞可有这些染色阳性，所以阳性结果有助于明确该肿瘤来源。神经鞘瘤具有特征性的多细胞区（Antoni A 区）和少细胞区（Antoni B 区），且位于皮下，可据此鉴别。外伤性神经瘤无包膜，由原来正常、后受到创伤的神经组织各种

成分组成。

治疗：手术完整切除既是诊断性的也是治愈性的。行梭形切除后肿瘤很少复发。无恶变可能，且可告知患者无须担心潜在神经综合征的可能。外伤性神经瘤可通过手术切除治愈。复发风险较小。镇痛在外伤性神经瘤的治疗中也至关重要。

二十九、毛根鞘囊肿（毛发囊肿）

毛根鞘囊肿是相对常见的良性肿瘤，最常发生于头皮。也被称为粉瘤、毛发囊肿和峡部–退行期囊肿。大多数为单发，但同一个体发生多个毛根鞘囊肿也并不罕见。其外观类似于表皮包涵体囊肿，但发病机制是完全不同的。毛根鞘囊肿对应的恶性肿瘤称为转移性增生性外毛根鞘囊肿。毛根鞘囊肿的恶变极为少见。本病的一些亚型具有遗传性。

临床表现：毛根鞘囊肿最常见于头皮。可被误认为表皮包涵体囊肿。临床主要鉴别点为毛根鞘囊肿表面无中央孔，且触之更硬。本病在成人中更多见，女性发病多于男性。典型皮损表现为生长缓慢的质硬真皮结节，上方表皮无变化，无中央孔。毛根鞘囊肿无渗液，而表皮囊肿有时有渗出。本病极少发炎。几乎仅见于头皮，大多无症状。患者因增大的结节而就诊。与基本无恶变倾向的表皮包涵体囊肿相比，毛根鞘囊肿的确有很小的增生和恶变可能。但恶变风险非常低。

有些家族呈常染色体显性遗传模式。确切的基因缺陷尚不清，但可能的致病基因已被定位于 3 号染色体。大多数有遗传模式的本病患者表现为单发病灶。多发病灶在遗传性发病中并不常见。

发病机制：毛根鞘囊肿因为其来源于毛囊外根鞘故命名之，毛根鞘囊肿存在外毛根鞘角化。这种形式的角化较为独特，因其无颗粒层。这种疾病的遗传性病例最初被认为是由编码 β–连环蛋白（catenin）的基因存在缺陷而引起的。这种说法已被证明有误，虽然确切的基因缺陷仍有待阐明，但家族性基因已被定位于 3 号染色体短臂上。这些囊肿来源于生长期毛发峡部。和表皮包涵体囊肿相比，毛根鞘囊肿是由发干深部结构的组成部分形成。

病理学：毛根鞘囊肿由密集的数层复层鳞状上皮构成，无颗粒细胞层。囊肿位于真皮内，上方表皮不受累。

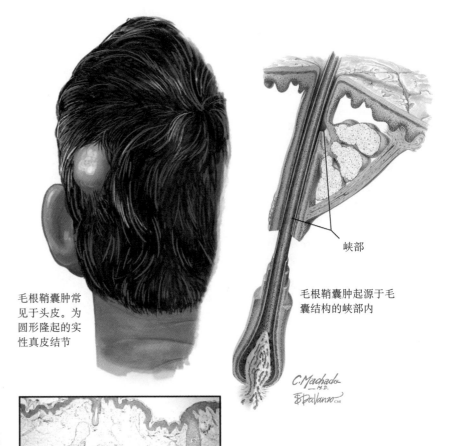

毛根鞘囊肿常见于头皮。为圆形隆起的实性真皮结节

峡部

毛根鞘囊肿起源于毛囊结构的峡部内

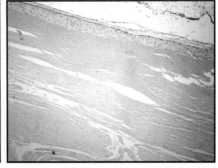

低倍。真皮囊肿，可见致密的中央角蛋白。表皮未受累

高倍。上皮细胞囊壁由复层鳞状上皮构成，无颗粒细胞层

这些囊肿中未见细胞间黏附分子。囊肿可钙化或骨化。其具有独特的角质形成细胞核形成的外缘，可帮助诊断。囊肿的中心为均质苍白的嗜酸性致密角蛋白。

治疗：简单的手术切除即可治愈。复发率极低。通常在上方皮肤行切口至囊壁后，可很容易地去除囊肿。囊肿几乎总是在轻微侧方加压后即可"跳"出来，且仅需行一小切口。切除囊肿后，需小心处理以减少无效腔，以避免血肿形成。可通过切除多余表皮和缝合深层组织来关闭切除囊肿后留下的空腔。

三十、汗孔角化症

汗孔角化症是一组良性的表皮增生物。最常见和描述最多的临床亚型包括浅表播散型汗孔角化症(DSAP)，Mibelli 汗孔角化症，掌跖播散型汗孔角化症以及点状汗孔角化症。本病所有亚型的可能潜在疾病相同，临床特点和病理组织学结果也相同。本病还有许多较少见的临床亚型。

临床表现：典型的汗孔角化症以常染色体显性遗传方式遗传。更常见于 20-40 岁人群，多于暴露部位发病。皮损可小至直径数厘米。通常为 1 ~ 2cm 大小，较薄的肤色至浅粉色或色素沉着斑片，具有特征性的过度角化外缘。这一外缘包绕整个皮损，是汗孔角化症的特征性表现。

DSAP 是汗孔角化症最常见及最易识别的临床亚型。患者存在类似皮损的家族史。病灶几乎全部位于身体的曝光部位。有紫外线过度暴露史的患者更可能出现多发且更为明显的病灶。大多数汗孔角化症无症状，患者通常由于病变影响外观以及皮损数目随着时间逐渐增多而就诊。多数皮损为肤色至浅粉色或红色。有些皮损可伴明显炎症，表现为发红和结痂。有报道其可转变为鳞状细胞癌。应告知患者如果汗孔角化症内出现肿瘤或溃疡，则应就诊以重新评估病灶。四肢皮肤相比面部皮肤更容易发生 DSAP。

Mibelli 汗孔角化症为单发病灶，或一组线状排列的形态相同的薄斑片，伴有过度角化边缘。可发生于身体的任何部位。

掌跖播散型汗孔角化症是一种独特亚型，最初累及手掌和足跖皮肤，随后可播散至其他部位而转化为泛发型。手掌和足跖皮损可有触痛。该亚型也通过常染色体显性遗传方式遗传。手掌及足跖病变发生于 20-40 岁，逐渐变成泛发型扩展到全身。

手掌和足跖的点状汗孔角化症是局限于手掌和足跖部位的罕见临床亚

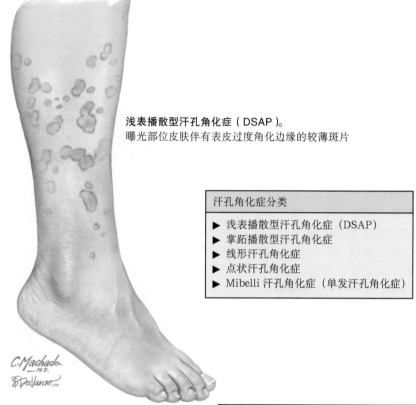

浅表播散型汗孔角化症（DSAP）。
曝光部位皮肤伴有表皮过度角化边缘的较薄斑片

汗孔角化症分类
▶ 浅表播散型汗孔角化症（DSAP）
▶ 掌跖播散型汗孔角化症
▶ 线形汗孔角化症
▶ 点状汗孔角化症
▶ Mibelli 汗孔角化症（单发汗孔角化症）

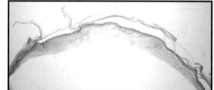

低倍。表皮萎缩，伴少量真皮炎症。可见到位于外周的圆锥形板层

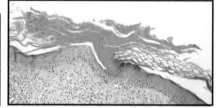

高倍。圆锥形板层由致密的角质层组成。其下方区域无颗粒细胞层。圆锥形板层的方向为其末端指向内部

型。皮损直径常为 0.5 ~ 1cm，具有清晰的过度角化边缘。偶尔可被误诊为跖疣。

发病机制：现认为所有类型的汗孔角化症的发病机制均为角质形成细胞的异常增生。异常角质形成细胞的克隆性扩增是出现持续扩大的过度角化边缘的原因。过度角化边缘在病理上表现为圆锥形板层。未发现存在基因缺陷。汗孔角化症在长期服用免疫抑制药物的患者中（如实体器官移植后）以及感染人类免疫缺陷病毒的患者中更为常见。这间接证明了慢性免疫抑制状态可能会导致肿瘤监视的缺乏并引发汗孔角化症。

病理学：汗孔角化症活检病理下的标志为圆锥形板层。圆锥形板层是

临床查体可见的过度角化外缘的病理学表现。圆锥形板层的位置由病灶中心向外呈一定角度。其下方的颗粒细胞层往往消失或明显变薄。病变中心的表现取决于其临床亚型，可为萎缩性或棘层增厚性改变。病灶下方的炎症细胞浸润也并不少见，浸润的炎症细胞主要由淋巴细胞构成。

治疗：治疗较为困难，对于病变范围较广的病例，如 DSAP 往往疗效欠佳。推荐患者进行防晒，使用防晒霜。单个病灶可以手术切除。多发播散性病变可通过二氧化碳激光烧灼、氟尿嘧啶或皮肤磨削去除。这些方法并非总是有效，且可能形成瘢痕。必须行常规皮肤检查以持续监测患者，因为汗孔角化症有恶变的可能性。

三十一、化脓性肉芽肿

化脓性肉芽肿是常见的良性皮肤肿瘤。常发生于外伤后，可由某些种类的药物诱发。在妊娠期发病率增加。化脓性肉芽肿为血管瘤或血管组织增生。可出现于所有种族的人群中，发病无年龄或性别差异，但更常见于妊娠期。

临床表现：患者常因牛肉红色的出血性丘疹或结节就诊，其周围有衣领状脱屑。化脓性肉芽肿质地较脆，触碰后容易出血，患者常存在外伤史。病灶通常为较小（5mm）丘疹，但曾有报道直径可为 1 ~ 2cm。该病也可发生于黏膜，另一常见且独特的部位为甲周。可有压痛，偶尔可以伴严重感染。"创可贴"征为其特征性的表现。该征是指由于化脓性肉芽肿易出血且有时出血量大，患者频繁使用创可贴覆盖病灶，使周围皮肤发生接触性皮炎。化脓性肉芽肿在妊娠期更为常见，亦可发生于牙龈黏膜。口腔内最常见的受累部位就是牙龈黏膜。本病极少自行缓解。通常需鉴别化脓性肉芽肿和其他富血管肿瘤，包括转移癌，特别是肾细胞癌、杆菌性血管瘤病和无黑色素性黑色素瘤。几乎所有化脓性肉芽肿均会被切除，随后通过组织病理学结果明确诊断。

发病机制：化脓性肉芽肿被认为是外伤后出现的或继发于药物的，由血管组织的增生性增殖而引起的病变。慢性的局部创伤可引起血管生长因子的释放，而血管生长因子可以诱发增殖。化脓性肉芽肿尚未表现出任何基因遗传模式，现认为本病为散发性。形成的确切机制不清。由于其更常见于妊娠期，提示某些激素调节在该肿瘤的形成中发挥作用。

病理学：化脓性肉芽肿也称为小叶状毛细血管瘤。这是一个很好的描述性名称。皮损为分叶状生长的外生性肿瘤。肿瘤通常边界清楚，由衣领

牙龈化脓性肉芽肿较常见于孕妇。此种情况有时被称为妊娠肉芽肿

拇指的化脓性肉芽肿，可见特征性的衣领状脱屑

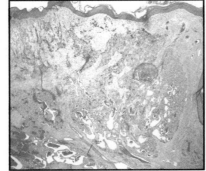

低倍。可见多个由较薄的纤维结缔组织隔开的血管小叶

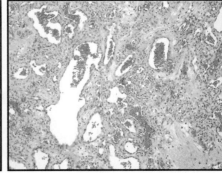

高倍。肿瘤小叶中央毛细血管显著增殖

状的增生上皮包围。每个肿瘤小叶均可见多个毛细血管襻。肿瘤被纤维组织间隔分隔为大小不同的许多小叶。由于上方表皮变薄，许多病灶内可见表面溃疡的表现。受累细胞无特征性。

治疗：大多数化脓性肉芽肿在烧灼皮损基底部后予以削除和刮除即可消失。肿瘤的确有复发倾向，有时需行梭形切除。使用硝酸银和脉冲染料激光消融已获得满意疗效。如果化脓性肉芽肿是由药物引起的，有时停止致病药物病变即可消退。然而许多药物诱发的化脓性肉芽肿仍需通过手术方法切除。

三十二、网状组织细胞瘤

网状组织细胞瘤也称为单发上皮样组织细胞瘤，是真皮内较大嗜酸性组织细胞团块。这些细胞的细胞质曾被描述为"毛玻璃样"。网状组织细胞瘤是组织细胞增生症疾病谱中的一种。与其他组织细胞增生症相反，网状组织细胞瘤的患者血脂正常。

网状组织细胞瘤可为单发肿瘤，或在多中心网状组织细胞增生症的情况下表现为多发肿瘤。单发亚型更为常见。两种临床亚型的病理组织学检查结果是相同的。多中心网状组织细胞增生症是一种罕见的全身性疾病，其出现往往提示存在内脏恶性肿瘤，且患者存在严重的关节病。

临床表现：典型的单发病灶为较小的实性真皮结节，直径为 1～2cm。它们通常无症状。皮损颜色可有不同，但最常见为浅粉色至红褐色。多发生于头颈部，但所有部位均可发病。其发病率在男性和女性中类似，无年龄或种族差异。

多中心网状组织细胞增生症较为特别，其发生于年长人群，女性患者比例更高。病灶数目可成百上千。本病中的多发网状组织细胞瘤最常发生于手背和面部。其特征性的表现为沿侧方和近端甲皱分布的小丘疹，被称为"珊瑚珠"，其为多中心网状组织细胞增生症的高度特异性表现。这些患者还存在严重的关节病，而且如确诊本病则应积极寻找潜在的恶性肿瘤。关节病几乎均累及指间关节，尤其是远端指间关节。现认为高达25%的多中心网状组织细胞增生症是副肿瘤性的。恶性肿瘤的类型有很多，并无哪一种占主导地位。因此，建议行年龄相关的癌症筛查。在大约1/3的多中心网状组织细胞增生症患者中，关节症状出现在肿瘤之前；1/3患者中，两者同时出现；1/3患者临床上只有轻微或无关节病。本病中的关节病是一种严重的炎症性对称性多关节病。可能发生致残性关节炎，且有时进展迅速。早期识别和治疗有助于减缓其发展至严重的致残性关节炎

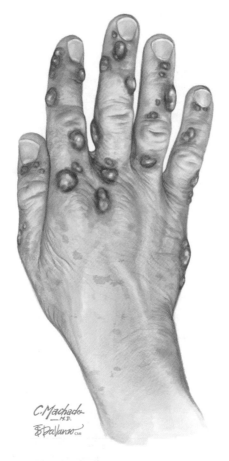

多中心网状组织细胞增生症。手指上的珊瑚红色丘疹。可能与严重的致残性关节炎相关

网状组织细胞增生症可累及的器官
► 炎性关节炎（手、膝、肩）
► 肺
► 骨髓
► 眼
► 心脏

相关自身免疫性疾病及肿瘤
► 系统性红斑狼疮
► 乳腺瘤
► 结肠癌
► 原发性胆汁性肝硬化
► 淋巴瘤
► 肺癌

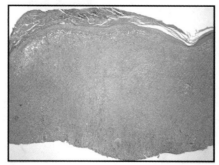

低倍。真皮内"毛玻璃"样弥漫性组织细胞浸润

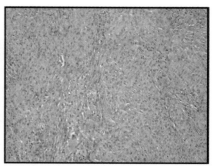

高倍。肿瘤内可见少量多核巨细胞

的进程。本病为真正的多系统器官疾病。许多患者存在心脏受累，几乎所有器官系统均有受累的报道，有些可造成致命性后果。

发病机制：多中心网状组织细胞增生症和单发网状组织细胞瘤被认为是存在组织细胞异常的罕见疾病。组织细胞增生的病因不明。

病理学：肿瘤表现为边界清楚的无包膜的真皮浸润。浸润细胞几乎全部由胞质具有"毛玻璃"外观的组织细胞构成。常可见到多核巨细胞，其内包含 3 个以上细胞核，核的排列可

有多种变化。细胞的 CD45 和 CD68 免疫组织化学染色阳性，S100 染色阴性。电镜下，浸润细胞中无朗格汉斯细胞。

治疗：单发网状组织细胞瘤可通过简单的梭形切除治愈，很少复发。多中心网状组织细胞增生症的患者需要系统性治疗。所有病例都需行筛查，并时刻警惕潜在的恶性肿瘤。糖皮质激素、甲氨蝶呤、羟氯喹及环磷酰胺均已用于治疗。抗肿瘤坏死因子（抗－TNF）制剂已被投入使用。治疗目标是防止或控制关节病并筛查恶性肿瘤。

三十三、脂溢性角化病

脂溢性角化病是最常见的皮肤良性肿瘤之一。其大小和形状各异，在40岁以上人群中均可见到。本病通常于40岁开始出现，随年龄增长数量也逐渐增加。脂溢性角化病无恶变倾向，但由于其外观可类似其他皮肤肿瘤，尤其是恶性黑色素瘤，因此常引起医师的重视。

临床表现：脂溢性角化病在男性和女性中发病率相同，所有种族中均可见到。其于30~50岁开始出现，此后数量持续增加。其大小和形状各异。有些相当小，而另一些直径可达5~6cm。几乎均发生于身体的曝光部位。对此病的经典描述为1~2cm的斑块，存在"黏着样"外观及小角囊肿。最常见的颜色为肤色，也可呈黄褐色、棕色或几乎全黑。正因为如此，偶尔可被误认为黑色素瘤。多数患者仅有少数皮损，但存在数千个皮损的患者也并不少见。

脂溢性角化病临床上可见到许多亚型。灰泥角化病是下肢的较小（1~5mm）伴黏着样外观的灰褐色丘疹或薄斑片。丘疹性皮病（dermatosis papulosis）是指面部和颈部存在多发脂溢性角化病病灶。本亚型有明确的遗传模式。

有些脂溢性角化病表面光滑，但更常见鹅卵石样或干燥粗糙的表面。皮损有特征性的黏着样外观，在某些情况下，皮损可很容易地从一侧被轻轻剥离掉。皮损易出现刺激症状或发炎。由此产生的疼痛、瘙痒或出血往往是患者就医的原因。

Leser-Trélat 征是指突然出现的多发脂溢性角化病，与潜在的内脏恶性肿瘤有关。此征并未得到证实，不能作为提示内脏恶性肿瘤的可靠指标。

病理学：可见边界清晰的角质形成细胞增殖，表现为外生性的生长模式。角质形成细胞表现为棘层肥厚和角化过度。显著的乳头状瘤样增生也常可见到。脂溢性角化病内可见到两种类型的囊肿：角囊肿发生于表皮内，

由充满角蛋白的囊腔和周围包绕的一层颗粒细胞层组成；假性角囊肿是角质层凹陷进入下方表皮形成的。已有多个组织学亚型的描述。

发病机制：此种表皮良性肿瘤的病因尚未完全明确。它是由表皮内的角质形成细胞增殖引起的。因其位于皮肤曝光部位，且随着年龄增长病变数目增加，因此，有学者认为本病是由局部免疫抑制导致表皮增殖而引起的。未发现明确的遗传模式，但这些角化病表现出了一定的遗传倾向。对这些肿瘤行染色体分析并未发现任何染色体缺陷。有学者提出其与人乳头状瘤病毒有关，但尚未得到证实。

治疗：本病无须治疗。如果出现发炎或刺激症状，简单的削刮活检切除即可治愈。冷冻治疗和刮除术经常被用来治疗这些良性皮肤肿物，两者都极为有效。冷冻治疗后，脂溢性角化病基底常出现水疱，1~2d角化即可脱落。另一种去除病变的极为有效的方法是冷冻后行轻微刮除，在诊室即可完成，也可做组织学评价。少数情况下，深褐色或黑色的脂溢性角化病可类似黑色素瘤，另外一些情况下，黑色素瘤可能紧邻脂溢性角化病出现而误导临床医师。一旦怀疑肿瘤有黑色素瘤可能，必须行活检，这样才能通过病理结果最终确诊。

脂溢性角化病（放大后）

脂溢性角化病、低倍。表皮棘层增厚。上方表现为正角化

多发脂溢性角化病皮损

黑色丘疹性皮病

灰泥角化病

三十四、Spitz 痣

Spitz 痣是最常见于儿童的获得性痣。经典的 Spitz 痣为恶变可能性极小的良性肿瘤。Spitz 痣也称为梭形细胞痣。在过去,本病也被称为"良性幼年黑色素瘤",但应弃用该名称,因为"黑色素瘤"应该只用来描述恶性肿瘤。诊治本病的难点在于这些色素性肿瘤外观有时不典型,很难与黑色素瘤鉴别。尤其在成人中更是如此,因为 Spitz 痣较为少见。因此,人们将"非典型 Spitz 痣样黑色素细胞病变,非典型 Spitz 痣,原因不明的 Spitz 痣样肿瘤"引入皮肤科词汇来描述这些难以归类的病例。

临床表现:经典的 Spitz 痣发生于儿童期,表现为特征性的红褐色。其颜色均一、边界规则。通常是隆起、光滑的。在男孩和女孩中发病率相同,更常见于白种人。据报道,最常见的发病部位为下肢。可呈不同大小,但通常直径为 5 ～ 10mm。Spitz 痣几乎都是单发的,但也有关于簇集发生的多发 Spitz 痣的描述。Spitz 痣的临床鉴别诊断包括普通获得性痣、毛母质瘤、皮肤纤维瘤、附属器肿瘤及幼年黄色肉芽肿。大多数 Spitz 痣是无症状的,多为无意中发现而就医。典型 Spitz 痣极少甚至从不出现自发出血或颜色改变。

发病机制:Spitz 痣起源于梭形或上皮样黑色素细胞的病变。导致黑色素细胞增殖的始动因素不明。这种色素性病变较为独特,其发病机制很可能是与先天性色素痣或普通获得性色素痣完全不同。

病理学:典型的 Spitz 痣形状对称。表现为从皮损顶部到底部黑色素细胞的良性成熟。黑色素细胞在表皮内无 Paget 病样分布(单个黑色素细胞)。Spitz 痣的黑色素细胞一般表现为梭形或上皮样形态。另一个有助于诊断的表现为嗜酸 Kamino 小体,其可以为单发,或融合成较大的小球。Kamino 小体可见于基底膜带附近,并由基底膜成分构成,特别是 IV 型胶原。尚无可以明确鉴别 Spitz 痣与

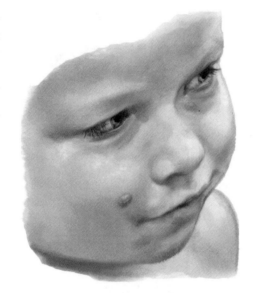

单发 Spitz 痣。红褐色真皮结节

簇集性
Spitz 痣

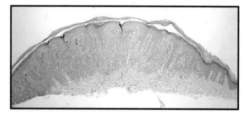

低倍。肿瘤黑色素细胞对称,黑色素细胞成熟

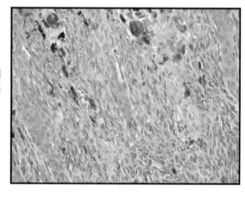

高倍。主要为无特征性的黑色素细胞。可见细胞大小均一、无核分裂象。可见噬黑色素细胞

黑色素瘤的免疫组化染色。正如前面提到的,典型的 Spitz 痣常可直接诊断。但是,许多难以分类的色素性病变可与 Spitz 痣和黑色素瘤有重叠的特征,使得诊断极富挑战性。

治疗:对于经典 Spitz 痣,完整切除即可治愈,并可行完整的组织学评价。不确定的病变应行保留适当切缘的再次切除,以确保切除完全。成人的 Spitz 痣均应切除,以行完整的组织病理学检查。无法分类的或难以分类的同时具有 Spitz 痣和黑色素瘤特征的色素性肿瘤最好按黑色素瘤治疗。根据 Breslow 深度制订适当的治疗方案。

(张 舒 译 刘跃华 校)

第 3 章

恶性增生

一、附属器恶性肿瘤

附属器恶性肿瘤是一组来源于皮肤附属器结构中不同成分的恶性皮肤肿瘤，非常罕见，占每年诊断的皮肤肿瘤的 1% 以下。这些肿瘤临床诊断困难，因为它们的临床表现类似于常见的皮肤肿瘤，特别是基底细胞癌和鳞状细胞癌，只有通过组织学检查后才能确诊。这些肿瘤来源于毛囊、皮脂腺、顶泌汗腺或小汗腺上皮，肿瘤可以是新生的或来源于之前的良性肿瘤。例如小汗腺汗管癌就是在小汗腺汗管瘤基础上产生的。

临床表现：肿瘤很罕见，因而当评估一个未确诊的皮肤肿瘤时，医师在鉴别诊断时不太可能考虑它们。肿瘤来源的线索很少，而仅仅依据临床表现几乎不可能诊断这些肿瘤。肿瘤大多数表现为单发的丘疹、斑块或皮肤结节，多无症状，也可瘙痒、出血和疼痛。

这些肿瘤的诊断需要取组织标本。最好的活检方法是钻孔活检或手术切除活检，病理医师可获得较大的组织用于评估。钻孔活检对于微囊肿性附属器癌与良性汗管瘤的鉴别有很大帮助。汗管瘤很表浅，而微囊肿附属器癌表现为深在的浸润性生长模式，因此不适合用削除法活检。

发病机制：目前对这些肿瘤的发病机制了解很少。与基底细胞癌和鳞状细胞癌相反，它们不太可能是由于紫外线照射引起的。由于肿瘤罕见，因而使得对它们的研究变得很困难。这些恶性肿瘤表现为非基因遗传方式，皮脂腺癌除外。在 Muir-Torre 综合征中可见到皮脂腺癌，其表现为常染色体显性遗传方式。

组织学：各种肿瘤都有独特的组织学特征。依据肿瘤来源的上皮细胞类型分为：皮脂腺、毛囊、小汗腺或顶泌汗腺。病理医师能够基于某一标准鉴别这些肿瘤。这些肿瘤显示不同程度的细胞异型性和浸润性生长模式，通常边界不清楚，不同数量的有丝分裂象、坏死和细胞异型性。某些

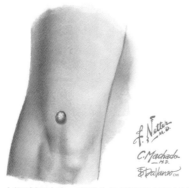

小汗腺汗孔癌。表现为无明显特征的红色丘疹或结节，可以发生溃疡。活检对于诊断本病是必要的

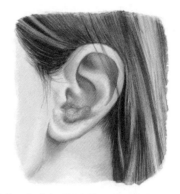

螺旋腺癌。表现为耳部斑块，附属器肿瘤罕见，活检并行组织学评估对于诊断很必要

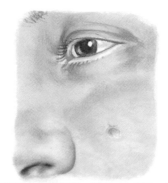

微囊肿性附属器癌。颊部的小斑块，肿瘤生长缓慢。诊断时已变得很大

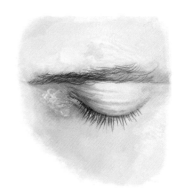

皮脂腺癌。常表现为位于眼周的浅黄色斑片，本例皮损位于内眦附近。皮脂腺癌可能与 Muir-Torre 综合征相关

皮肤附属器肿瘤	
顶泌汗腺来源	小汗腺来源
Moll 腺腺癌	腺样囊性癌
大汗腺癌	侵袭性肢端乳头状腺癌
叮咛腺癌	透明细胞小汗腺癌
簇状大汗腺癌	汗腺癌
乳房外 Paget 癌	小汗腺导管腺癌
毛囊来源	小汗腺汗孔癌
恶性增生性外毛根鞘癌	恶性软骨样汗管瘤
毛母质癌	恶性圆柱瘤
毛鞘癌	恶性小汗腺螺旋腺瘤
毛母细胞癌	微囊肿性附属器癌
皮脂腺来源	黏液性囊腺癌
皮脂腺癌	黏液性表皮样癌
	多形性汗腺癌
	眼睑印戒细胞癌
	乳头状汗管囊腺瘤
	汗管样小汗腺癌

肿瘤可见到各种腺样结构，有助于诊断。

治疗：应采用手术切除肿瘤并包括适当的正常皮肤。Mohs（莫氏）外科手术疗效较常规手术疗效更理想，其具有标准的局部切除范围。前哨淋巴结切除和评估不作为常规使用，但是一些临床医师提倡使用，尤其是一些侵袭性强的亚型，如小汗腺汗孔癌使用前哨淋巴结切除和评估。

到目前为止前哨淋巴结切除和评估对患者生存率无任何提高。Mohs 外科手术可降低复发率及减少组织切除。由于此类肿瘤罕见并缺乏前瞻性随机研究，因此很难确定最好的切除方法。同样，预后和复发率也不清楚。在此类肿瘤诊断并切除后，应该长期随访患者以评估是否复发。

已转移的附属器肿瘤需要化疗，也可以放疗。一旦出现转移预后很差。

二、血管肉瘤

血管肉瘤是来源于血管或淋巴管的罕见侵袭性恶性肿瘤。肿瘤可孤立存在，或继发于长期的淋巴水肿，如放射治疗后或腋窝、腹股沟淋巴结切除后。后一种形式倾向于在放疗或手术后数年发生。软组织肉瘤非常罕见，只占已报道的恶性肿瘤的很小部分。

临床表现：血管肉瘤最常见于老年男性，无种族差异性。肿瘤最常发生于头颈部，临床表现多样，常表现为边界不清的红色至紫色的斑块，类似于青紫色擦伤，可能致误诊。肿瘤持续增大，形成卫星灶，最终溃疡和出血。肿瘤好发于日光暴露的面部和头皮部位，表现为侵袭性生长模式，易于早期即出现转移。

血管肉瘤也可来源于之前放疗或手术导致的慢性淋巴水肿。任何方式导致淋巴回流异常都能引起慢性淋巴水肿，长期淋巴水肿能够导致血管肉瘤形成。通常能导致慢性淋巴水肿的治疗包括放射治疗和腋窝或腹股沟淋巴结切除术，这些淋巴结由于乳腺癌或黑色素瘤而受累。发生于慢性淋巴水肿的血管肉瘤首先被 Stewart 和 Treves 描述，并命名为 Stewart-Treves 综合征。这种血管肉瘤具有高度侵袭性，且预后很差。Stewart-Treves 型血管肉瘤常报道发生于实施乳腺癌根治术或淋巴结切除的女性患者中。患者同侧的肢体在多年慢性淋巴水肿后，出现微红、擦伤样皮损，慢慢扩大并发展成斑块或结节。此时，通过皮肤活检才能做出诊断，在诊断时肿瘤已经很大，提示预后不良。

放射诱导的血管肉瘤发生于放射治疗部位或者因放射治疗导致的慢性淋巴水肿部位。肿瘤长得很大时才被诊断，预后差。这些肿瘤多在放射治疗后 4～10 年发生。

发病机制：血管肉瘤是软组织肿瘤，来源于小血管或淋巴管内皮细胞。一些肿瘤中血管内皮生长因子（VEGF）水平提高，其在调节血管生长中起关键作用。在肿瘤发病机制中具有潜在作用的其他因素包括：肥大细胞，其导致干细胞因子增加；Fas 和 Fas 配体表达；缺乏血管内皮细胞钙黏蛋白。所有这些因素可能通过未知的方式诱导血管肉瘤。血管瘤形成的确切发病机制仍不清楚。放射诱导的血管肉瘤可能由于放射导致上皮细胞 DNA 的直接突变效应。已经证实其与人疱疹病毒 8 型感染不相关。

组织学：所有血管肉瘤有相同的组织学特征。肿瘤小叶边界不清、呈浸润性生长模式。大量无序排列的血管组织，血管内皮细胞有异型性，常见有丝分裂象，也可出现胞质内空泡。同一个肿瘤可以有分化良好和分化很差的区域。

治疗：标准治疗是广泛的局部切除，以获得切缘干净。术后应放射治疗。5 年生存率很低（15%～20%），转移或不能手术的肿瘤可以用各种化疗方案姑息治疗，中位生存时间是 3～6 个月。

Stewart-Treves 综合征：位于慢性水肿手臂上的斑块。慢性淋巴水肿是继发于之前乳房切除术和腋窝淋巴结切除术

65 岁男性头皮血管肉瘤。表现为中心结痂的红色坚实斑块，结痂由于下方肿瘤溃疡产生。这些肿瘤具有很强的侵袭性

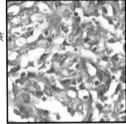

血管周皮细胞瘤。周皮细胞核深染偏向一侧，围绕血管间隙（HE 染色）

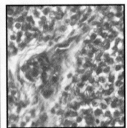

血管内皮细胞瘤。中心增生的毛细血管被恶性内皮细胞包绕（HE 染色）

三、基底细胞癌

基底细胞癌(basal cell carcinoma, BCC)是人类最常见的恶性肿瘤。确切的发病率并不清楚，但是每年诊断的基底细胞癌的数目远超过所有其他恶性肿瘤的总和。在美国高加索人的一生中，有 25% ~ 33% 的人患此病。每年诊断基底细胞癌的数目接近 100 万。基底细胞癌很少转移或致死。其真正的危害是显著的发病率和以此引发的治疗费用。绝大多数皮损位于头颈部并且需要整形。大部分肿瘤的局部浸润能够造成明显的毁容。

临床表现： 典型皮损表现为红色珍珠样丘疹伴血管扩张，并有卷曲的边缘和中心凹陷或溃疡。常发生于日光暴露部位皮肤。大多数开始为红色小斑疹或丘疹，历经数月或数年时间缓慢扩大。肿瘤易破溃，表浅的创伤可引起出血。肿瘤大多在 1 ~ 10mm，但是肿瘤可能巨大，已报道的面积达有 60cm² 或更大。男女发病率相当。BCCs 在 Fitzpatrick I 型皮肤的个体更常见，随着皮肤类型改变而发病率下降。BCCs 在 Fitzpatrick VI 型皮肤的个体发病率最低，但是这些个体仍然可以出现此种肿瘤。

BCCs 随年龄增长而发病率逐渐增大。除了儿童痣样基底细胞癌综合征（也称基底细胞痣综合征，或 Gorlin 综合征）外，其在儿童不常见。肿瘤最常见于头颈部区域（＞80%），其次是躯干。唇红缘、手掌和足底及阴茎头理论上不应出现 BCCs，因为这些区域缺乏毛发；然而，它们能够通过邻近肿瘤直接蔓延而受累。肿瘤很少转移，最常发生转移的病例是未治疗的巨大肿瘤或免疫抑制患者的肿瘤。BCCs 最常转移到局部淋巴结和肺部。

临床可见许多 BCCs 亚型，包括表浅型、色素型、结节型、硬化型或硬斑病样亚型，还存在许多其他的组织学变异。临床上浅表型 BCCs 表现为缓慢扩大的，呈粉红色或红色的斑疹而没有突出皮面或溃疡。如果任其生长而不处理，可能发展成为结节或溃疡。结节型 BCCs 可能是最常见的亚型，表现为

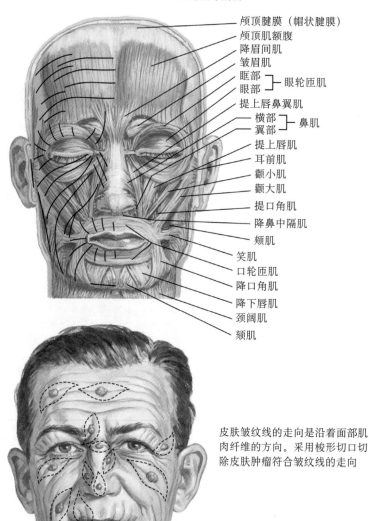

面部基本解剖

颅顶腱膜（帽状腱膜）
颅顶肌额腹
降眉间肌
皱眉肌
眶部 ┐
眼部 ┘ 眼轮匝肌
提上唇鼻翼肌
横部 ┐
翼部 ┘ 鼻肌
提上唇肌
耳前肌
颧小肌
颧大肌
提口角肌
降鼻中隔肌
颊肌
笑肌
口轮匝肌
降口角肌
降下唇肌
颈阔肌
颏肌

皮肤皱纹线的走向是沿着面部肌肉纤维的方向。采用梭形切口切除皮肤肿瘤符合皱纹线的走向

经典的珍珠样丘疹并有血管扩张和中心溃疡。色素型 BCCs 可以类似于黑色素瘤，并常被描述为棕色或黑色的丘疹或斑块，伴或不伴溃疡。这些类型的 BCCs 早期可表现为珍珠样丘疹或斑块，伴微小的棕色或黑色斑。由于生长缓慢及不明显，硬化型或硬斑病样型 BCCs 的肿瘤通常较大，大多呈肤色、边界不清。一般不形成溃疡，因此常导致延误就医。肿瘤外观类似于瘢痕组织，这也妨碍做出诊断。最终肿瘤长到足够大并引起溃疡或表浅的糜烂，才得以做出诊断。在诊断时硬化型 BCCs 通常比其他类型的更大。

痣样 BCCs 综合征是与 BCCs 形成相关的最重要的遗传综合征。这种综合征是常染色体显性遗传方式，是由于 patched 1 基因 *PTCH1* 缺陷所致。该基因位于染色体 9q22。它编码一个肿瘤抑制蛋白，其作用为抑制 sonic hedgehog (SHH) 信号通路。patched 蛋白缺陷导致 smoothened (SMO) 蛋白信号不受控制和其他细胞信号通路增加，最终导致 BCCs 的出现。痣样 BCC 综合征的患者也可能有下颌牙源性囊肿、掌跖点状凹陷、各种骨性异常，以及大脑镰钙化。而前额膨隆，精神迟滞，以及卵巢纤维瘤在该综合征中很少见。

伴 BCCs 的其他罕见综合征包括着色性干皮病、Bazek 综合征和 Rombo 综合征。

基底细胞癌的临床和组织学评估

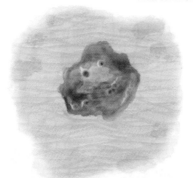

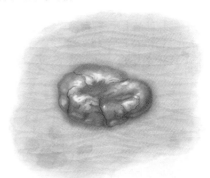

浅表型基底细胞癌。粉红色到红色的轻度鳞屑性斑片。这些肿瘤生长缓慢，发生在慢性日光照射部位

结节型基底细胞癌。珍珠样斑块，毛细血管扩张性，中心溃疡和卷曲隆起的边缘

发病机制：发生 BCC 的相关危险因素包括累积暴露紫外线和电离辐射。砷是众所周知的 BCCs 诱因，在全球的某些区域砷污染仍然是原因。由于器官移植的出现，器官受体因免疫抑制皮肤肿瘤的发病率增加。在慢性免疫抑制患者中，BCC、鳞状细胞癌及黑色素瘤的发病率增加。各种基因突变也涉及 BCCs 的发病机制，包括 *PTCH1*、*p53*（*TP53*）、*SHH*、*SMO* 和胶质细胞瘤转录因子 1（*GLI1*）。然而，大多数 BCCs 仍然是散发的。

在痣样综合征中获得了大量有关 BCC 发病机制的信息。*PTCH1* 基因的缺陷导致 smoothened 信号通路的失控。这个通路启动失控的 GLI1 转录因子信号，并最终导致失控的细胞增殖。

组织学：有许多组织亚型，一个肿瘤可表现为多种组织亚型。最常见的亚型为结节型和浅表型。肿瘤来源于毛囊上皮的基底样细胞，通常与其上表皮相连。肿瘤从表皮伸出肿瘤小叶，小叶嗜碱性并与周围基质间可见裂隙。肿瘤细胞特征性的外周排列成栅栏状。肿瘤小叶中心细胞排列紊乱，肿瘤细胞的核质比明显增加，可见有丝分裂象，较大肿瘤通常可见累及其上表皮发生溃疡。肿瘤是连续的，无跳跃生长现象。结节型肿瘤浸润真皮的深度取决于其已存在的时间长短。

浅表型也很常见，并不侵入下方的真皮，表现为悬挂在表皮底部边界。它并未穿透表皮 – 真皮屏障。还有很多其他组织亚型的 BCC，包括微结节型、腺样型、囊性型、色素型、浸润型，以及硬化型。

治疗：多种手术和药物可供选择，治疗应基于肿瘤的位置和大小

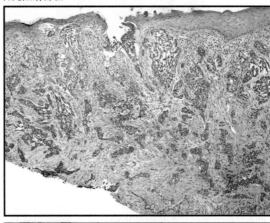

嗜碱性的肿瘤小叶和条索从表皮延伸进入真皮

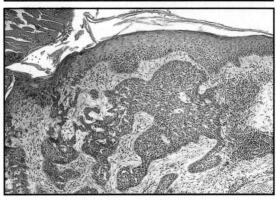

真皮内嗜碱性肿瘤小叶具有小的收缩间隙和周边细胞排列成栅栏状

及患者的要求。面部肿瘤经常采用 Mohs 显微手术治疗，其治愈率高且切除组织少，瘢痕小，但它比常规梭形切除术更费力。大多数 BCCs 能够用梭形切除术或电切除和刮除术治疗。

咪喹莫特或氟尿嘧啶可用于治疗浅表的小肿瘤。光动力治疗是一种最新的治疗方法。在肿瘤部位应用 5-氨基酮戊酸并将该区域照射可见蓝光从而达到治疗目的。GDC-0449 是口服的 smoothened 蛋白抑制药，其在痣样 BCC 综合征患者中已经显示良好的效果。

四、鲍恩病

鲍恩病是一种发生于身体非曝光部位的原位皮肤鳞状细胞癌 (squamous cell carcinoma, SCC)。此定义并非总是适用，鲍恩病这一术语通常和原位皮肤鳞状细胞癌互用。原位鳞状细胞癌通常来自前驱皮损，光化性角化病。光化性角化病因缺乏全层角质形成细胞异型性而可与原位鳞状细胞癌及鲍恩病相鉴别，而此特点正是鲍恩病和原位鳞状细胞癌的标志。

临床表现： 鲍恩病在有毛和无毛的皮肤均能发生，而不同部位的临床表现可能完全不同。有毛部位的鲍恩病常开始表现为粉红至红色、有黏着鳞屑、界线清楚的斑疹。女性最常受累，老年发病。也可出现多发皮损，但单发皮损更常见。红斑增生病是发生于阴茎头的一种变异的鲍恩病，皮损呈亮红色并有痂，界线清楚。由于皮损容易与皮炎、银屑病以及皮肤真菌感染相混淆而延误诊断。在生殖器部位任何未愈合的皮损都应做活检。多达 5% 的未治疗的鲍恩病最终发展为浸润性癌。

鲍恩病和内脏恶性肿瘤的相关性一直受到关注。如果存在相关性，可能是过去使用砷的结果。有砷摄入史的患者出现鲍恩病和内脏恶性肿瘤的风险更高。现在大多数发达国家限制接触砷，因此认为鲍恩病与内脏恶性肿瘤不太可能相关。

大多数原位 SCCs 位于日光暴露部位，并直接在邻近的光化性角化病基础上发生。一些原位 SCCs 最终发展为浸润性 SCCs。皮损增厚、出血和疼痛是临床证据。

发病机制： 接触砷和其他致癌物与鲍恩病的发生相关。紫外线辐射和其他形式的辐射在 SCCs 的发病机制中起作用。人乳头瘤病毒（HPV）能引起多种形式的 SCC。致癌病毒亚型 16，18，31 和 33 因为能导致基因突变和宫颈恶性肿瘤及其他生殖器部位 SCCs 而闻名。未来 HPV 疫苗可大大降低这些肿瘤的发病率。HPV 能引起细胞转化并与肿瘤形成直接相关。

组织学： 鲍恩病表现为表皮全层角质形成细胞的异型性，真皮未受累。下方的真皮表现为血管周围淋巴细胞浸润。角质形成细胞的异型性向下扩展累及毛囊上皮，必须谨慎评估这些皮损组织学以防将这种表现误认为是真皮浸润。可见不同数目的细胞异型性。

治疗： 治疗可分为外科手术和非外科治疗方式。治疗方式的选择取决于多种因素，最重要的是皮损的位置和大小。某些肿瘤最好用手术治疗，而另一些则最好采取药物治疗。

简单的切除或电切除和刮除术是非常有效的治疗方法。冷冻治疗也是一种可采用的成功治疗方式。药物治疗包括使用氟尿嘧啶、咪喹莫特，或者 5-氨基酮戊酸并随后照射蓝光。这些方法均能治愈。根据所使用的治疗方法，复发风险在 3% ～ 10%。

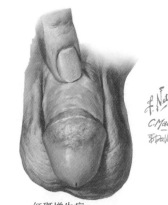

红斑增生病

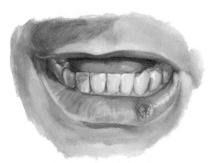

早期唇癌。 原位鳞状细胞癌常见于下唇

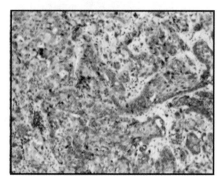

鳞状细胞癌。 肿瘤侵入真皮

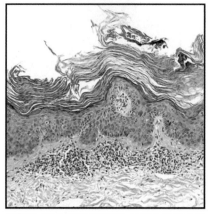

鲍恩病（原位鳞状细胞癌）表现为表皮全层角质形成细胞异型性。肿瘤未侵入真皮

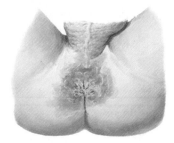

肛周鲍恩病隐匿起病并被误诊为癣或皮炎。临床医师应当考虑对治疗无反应的任何皮损取活检

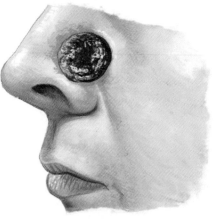

大的火山口样鳞状细胞癌。 肿瘤局部浸润并有破坏性、偶尔也能转移

五、鲍恩样丘疹病

鲍恩样丘疹病被认为是原位鳞状细胞癌（SCC）的一种特殊变异型，由人乳头瘤病毒（HPV）引起，主要位于生殖器部位，特别是阴茎体。尽管已经在皮损中发现许多 HPV 亚型，但是在 HPV 诱导的其他生殖器皮肤肿瘤中，HPV16，18，31 和 33 是最常见的病毒类型。一些学者认为鲍恩样丘疹病是癌前病变，形成浸润性的风险较低；而另一些学者认为其就是原位 SCC。然而，这些皮损出现浸润性转化的风险确实较低，如果给予治疗，预后很好。大约 1% 的鲍恩样丘疹病皮损可发展成浸润性 SCC。

临床表现：鲍恩样丘疹病最常见于 20-60 岁的男性，无种族差异。多性伴侣者更常见，因为其感染 HPV 风险增加。要确定抗 HPV 疫苗是否能够改变鲍恩样丘疹病的发病率为时尚早。皮损通常位于男性的阴茎体和女性的外阴，表现为边界清楚的淡褐色斑疹和丘疹，偶尔融合成大斑块。皮损常与尖锐湿疣伴发，并且与小的尖锐湿疣很难鉴别。鲍恩样丘疹病被认为是由 HPV 导致角质形成细胞转化所致，因此它的皮损可有 HPV 脱落，并有传染性。

皮损无症状，通常由于患者担心尖锐湿疣而就诊。包皮环切术有助于预防阴茎癌，理论上未行包皮环切术的男性患阴茎癌风险更大，主要因为包皮垢的滞留和慢性浸渍加上慢性炎症为 HPV 感染提供了一个入口。

发病机制：几乎所有鲍恩样丘疹病的皮损均有 HPV 感染证据。HPV 16 亚型是鲍恩样丘疹病中最主要的 HPV 亚型。生殖器部位慢性 HPV 感染细胞表达各种蛋白，它们在转化成癌中起关键作用。研究最多的 HPV 癌蛋白是 E6 和 E7 蛋白，它们能干扰 p16（TP16）和视网膜母细胞瘤（RB）通路中正常细胞信号，导致细胞信号失控以及正常凋亡缺失，最终导致正常细胞进程缺失和肿瘤形成。

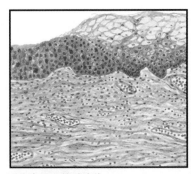

原位癌显示的过渡线

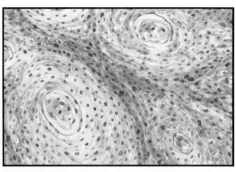

鳞状细胞癌显示癌珠形成

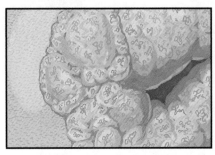

宫颈乳头状瘤。有些乳头状瘤可能发展成宫颈恶性肿瘤

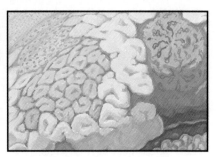

提示原位癌改变。伴黏膜白斑病，嵌合现象和点状凹陷的异常血管结构

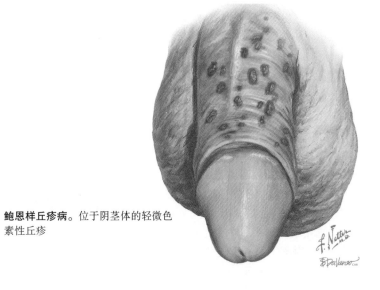

鲍恩样丘疹病。位于阴茎体的轻微色素性丘疹

组织学：鲍恩样丘疹病组织学和原位 SCC 几乎完全一样。表现为表皮全层异型性，附属器结构受累和基底膜带完整。可见不同程度的表皮棘层肥厚和角化过度。细胞增大、多型性，可见有丝分裂象。可见 HPV 感染的证据，如细胞空泡化的凹空细胞。特异技术如聚合酶链反应(PCR)能够用于 HPV 分型。

治疗：在活检排除该肿瘤侵袭性后，鲍恩样丘疹病的主要治疗是切除临床受累区域。强调减少向其性伴侣传播 HPV 的重要性，使用避孕套以减少传染的风险。推荐局部使用氟尿嘧啶或咪喹莫特作为一线治疗。电灼术、冷冻治疗或激光消融术等手术治疗也是有效的治疗方法。患者及性伴侣应当接受常规随访检查。

六、皮肤转移癌

皮肤转移是内脏恶性肿瘤少见的表现。皮肤转移癌在已确诊有肿瘤转移的患者中更为常见。皮肤转移癌的概率取决于原发肿瘤。几乎所有类型的内脏恶性肿瘤都有转移到皮肤的报道；然而大多数的皮肤转移癌是由少数类型癌症引起。转移癌的分布也取决于原发肿瘤。最常见的皮肤转移癌是转移性黑色素瘤。

临床表现：大多数皮肤转移癌表现为缓慢扩大的皮肤结节。结节质硬、颜色各异，结节可坏死、溃疡和自发出血。皮肤转移可以由下方的恶性肿瘤直接扩散，或者是远隔部位肿瘤的播散。尽管皮肤转移通常发生在其下方原发恶性肿瘤附近，但肿瘤转移的位置并非是预测原发肿瘤来源的可靠方式。头皮是常见的位置，可能是由于其血流丰富。

Sister Mary Joseph 结节是用于命名由下方腹部恶性肿瘤引起脐周皮肤的转移癌。这是一种罕见的现象，梅奥医学中心 St.Mary's 医院一位聪慧的修女首次描述了它。这种转移癌主要由卵巢癌、胃癌和结肠癌引起。

黑色素瘤导致的转移癌通常是有色素的，成批出现。黑色素瘤引起的皮肤转移癌可表现为迅速出现的多发黑色丘疹和斑块，并持续增加。随着肿瘤进展，患者可出现广泛的黑色素沉着。这是发生于疾病晚期的一种普遍的致命的体征，认为这是由于全身产生黑色素并沉积在皮肤引起的。

乳腺癌是另一种常转移到皮肤的恶性肿瘤。乳腺癌多通过直接蔓延累及乳房区域皮肤。

发病机制：肿瘤转移到皮肤的确切机制并不清楚。这是一个多因素的复杂生物学过程。转移可能依赖原发肿瘤的大小，侵袭周围组织的能力（包括血管和淋巴管），以及在远离原发肿瘤位置生长的能力。它是一个产生多种生长因子和逃避患者免疫系统的复杂过程。

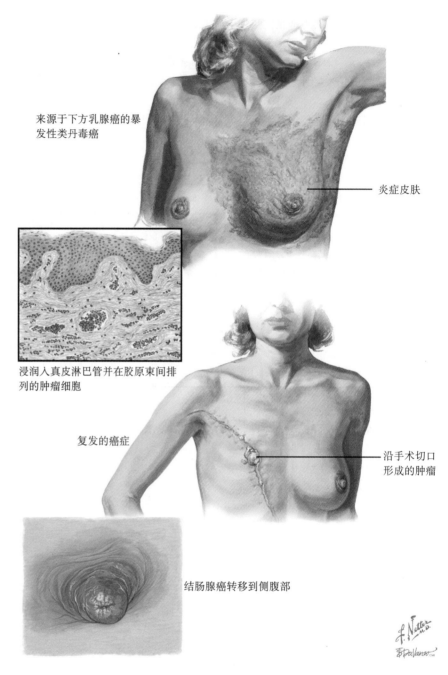

来源于下方乳腺癌的暴发性类丹毒癌

炎症皮肤

浸润入真皮淋巴管并在胶原束间排列的肿瘤细胞

复发的癌症

沿手术切口形成的肿瘤

结肠腺癌转移到侧腹部

组织学：皮肤转移癌通常是由病理专家在组织学评估后做出诊断。每个肿瘤都是独特的，组织学表现取决于原发肿瘤。

治疗：单发的皮肤转移癌可以行外科手术切除。复发风险很高，应当考虑辅助的化疗和放疗。对于任何有疼痛、溃疡或者影响患者功能的皮肤转移癌都可采用姑息手术切除。皮肤转移癌患者的预后很差。多发皮肤转移癌的总生存率是 3 ～ 6 个月。由于治疗方法改善，目前生存时间延长。

七、隆凸性皮肤纤维肉瘤

隆凸性皮肤纤维肉瘤是一种罕见的局部侵袭性皮肤恶性肿瘤。肿瘤来源于皮肤成纤维细胞，而不是之前的皮肤纤维瘤。隆凸性皮肤纤维肉瘤很少转移，但是有明确的局部复发的倾向。

临床表现：隆凸性皮肤纤维肉瘤是一种生长缓慢，局部侵袭的皮肤恶性肿瘤，是低度恶性的肉瘤，大约占软组织肉瘤的 1%。该肿瘤在不同种族均可发生，男性略多于女性。许多肿瘤因生长缓慢以至于患者并未发现肿瘤已存在数年。肿瘤开始表现为轻微发亮增厚的皮肤。随时间进展，肿瘤增大并呈粉色至微红色。其缓慢侵入周围组织，特别是皮下组织。如果肿瘤生长时间足够长，肿瘤团块可侵入脂肪后又返回到皮肤进而形成原发斑块周围的卫星结节，这常是患者就医的原因。肿瘤倾向于缓慢生长数年，然后达到快速生长期。快速生长期肿瘤呈垂直性生长，因此使用"隆凸性"这一术语。如果未接受治疗，肿瘤将侵入更深的结构，最终侵入下方的组织，包括筋膜、肌肉和骨骼。

肿瘤早期大多无症状，当肿瘤增大，可有瘙痒，或者灼烧感或疼痛。随着肿瘤增大，常有皮肤发紧或增厚的感觉。然而，这些进展很缓慢以至于大多数患者忽略了该肿瘤已存在数月甚至数年。鉴别诊断包括瘢痕疙瘩和肥厚性瘢痕。萎缩亚型通常误诊为硬斑病。诊断皮肤纤维肉瘤的一个线索是肿瘤区域内毛囊缺失。过度扩张的肿瘤使得附属器结构被挤压。如果肿瘤生长到足够大，出现供血不足，随之出现溃疡和糜烂。肿瘤边界不清，临床不能确定肿瘤的范围。钻孔活检可得出病理诊断。转移很少，然而手术切除后局部复发仍是一个问题。

发病机制：确切的发病机制并不清楚。通过遗传染色体分析，这些肿瘤被发现有染色体相互易位，t(17;22)(q22;q13.1)，认为是引起肿瘤的原因。确切的易位原因仍不清楚。易位导致血小板源性生长因子 B 链基因（*PDGFB*）和 I 型胶原 α1（*COL1A1*）基因融合。这种易位直接导致 *PDGFB* 基因受 *COL1A1* 基因的控制。*PDGFB* 通常过表达，并持续的刺激它的络氨酸激酶受体。

组织学：隆凸性皮肤纤维肉瘤表现为浸润性生长模式。它侵入皮下脂肪组织，肿瘤细胞包围脂肪细胞。肿瘤界线不清，很难将其边界和正常皮肤区分开来。肿瘤由旋涡状排列的成纤维细胞组成。免疫组化染色显示肿瘤细胞 CD34 染色阳性而 XIII 因子阴性。这两种染色用于鉴别隆凸性皮肤纤维肉瘤和良性皮肤纤维瘤，两种肿瘤染色模式相反。Stromolysein-3 染色也常用于帮助鉴别这两种肿瘤，其在皮肤纤维瘤阳性而在隆凸性皮肤纤维肉瘤阴性。

治疗：由于该肿瘤边界不清，以及诊断时通常较大，常采用 2～3cm 边界广泛局部切除。术后局部放疗以减少复发。伊马替尼可用于较大肿瘤不易手术者术前缩小肿瘤体积，也有伊马替尼治疗转移癌有效的报道。

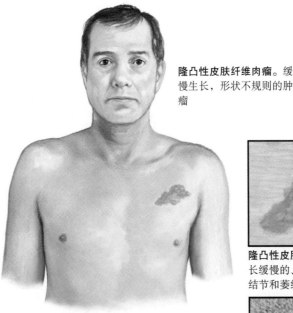

隆凸性皮肤纤维肉瘤。缓慢生长，形状不规则的肿瘤

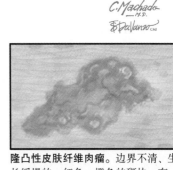

隆凸性皮肤纤维肉瘤。边界不清、生长缓慢的、红色、橙色的斑块，有结节和萎缩区域

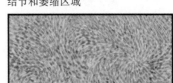

高倍。大部分肿瘤由恶性梭形细胞组成

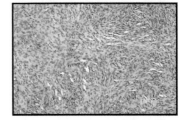

中倍。席纹状或车轮状排列的细胞

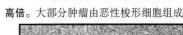

低倍。肿瘤侵入下方的皮下组织。在肿瘤的真皮部分可见旋涡状模式

八、乳房和乳房外 Paget 病

乳房外 Paget 病是一种罕见的发生于高密度顶泌汗腺区域的恶性肿瘤。通常是孤立的，但也可能是下方胃肠道或泌尿生殖道内脏恶性肿瘤的标志。Paget 病是一种局限于乳房的表皮内腺癌，通常与乳房恶性肿瘤相关。

临床表现：乳房外 Paget 病常发生于腹股沟或腋窝，此区域的顶泌汗腺密度最高。乳房外 Paget 病来源于顶泌汗腺，无种族差异。肿瘤最常发生于 50~70 岁，女性多见。由于肿瘤呈湿疹样外观而常被误诊为真菌感染或某种皮炎，在治疗无效后才考虑该诊断并通过活检确诊。

肿瘤缓慢生长，典型的皮损表现为红色到粉红色斑块，表面有光泽。常有瘙痒，但也可见疼痛、灼烧、刺激或出血。皮损有触痛，并伴摩擦后点状出血。红色、发亮的皮损表面通常有小白斑片，这被描述为"草莓和奶酪"样外观，这是乳房外 Paget 病的特征性表现。随着肿瘤的发展，肿瘤内部可出现糜烂，偶尔形成溃疡。Paget 病的临床鉴别诊断包括湿疹样皮炎、反常型银屑病和皮肤真菌感染。对治疗无反应的任何皮疹都需要行皮肤活检。

该肿瘤常单独存在，也可以与其下方的肿瘤相连，最常见的肿瘤为胃肠道或泌尿生殖道腺癌。直肠腺癌是最常报道的潜在肿瘤。与下方恶性肿瘤有关的病例占的比例很低。必须进行必要的筛查以评估相关性。通常下方的肿瘤在乳房外 Paget 病诊断之前或同时诊断。

发病机制：恶性肿瘤转化的确切机制尚不清楚。关于该肿瘤的起源存在两种主要理论。第一种认为肿瘤代表顶泌汗腺来源的表皮内腺癌。第二种理论认为下方的腺癌侵入皮肤并形成表皮结构进而表现为乳房外 Paget 病。尽管大多数学者认为该肿瘤是顶泌汗腺来源的，但也存在反对意见，确切的细胞来源仍然不清楚。该病的危险因素也不清楚。

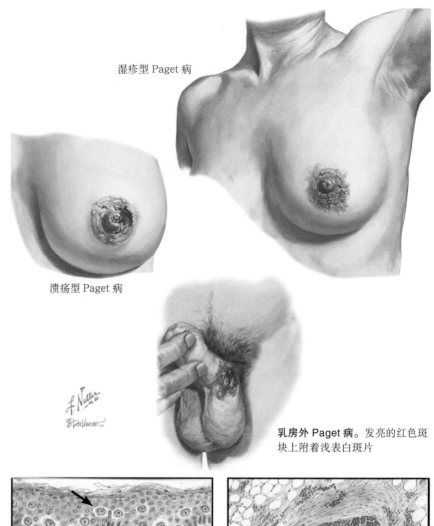

湿疹型 Paget 病

溃疡型 Paget 病

乳房外 Paget 病。发亮的红色斑块上附着浅表白斑片

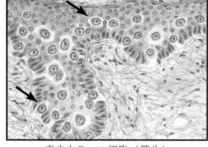

表皮内 Paget 细胞（箭头）

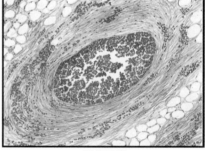

导管浸润

组织学：该病的诊断是基于组织学；病理表现通常类似于原位黑色素瘤或鳞状细胞癌。整个表皮层有许多散在、淡染的 Paget 细胞。这些细胞可以成巢存在并可形成腺体样结构。免疫组化染色通常用于乳房外 Paget 病与黑色素瘤及鳞状细胞癌的鉴别诊断。乳房外 Paget 病特征性的表现为癌胚抗原（CEA）及一些小分子量细胞角蛋白染色阳性，而 S100，HMB-45 或 Melanin-A 染色阴性。

细胞角蛋白 7 和 20 染色判断下方的腺癌。然而，目前在临床常规开展这些检查并不实用。

治疗：乳房外 Paget 病的预后取决于肿瘤的分期。局限于皮肤的肿瘤预后很好。可选的治疗是局部广泛的切除。复发风险很高，需要终身临床随访。与下方腺癌相关的 Paget 病的预后取决于下方肿瘤的分期。转移性肿瘤的预后很差，已尝试各种化疗方案及联合放疗。

九、卡波西肉瘤

卡波西肉瘤（Kaposi 肉瘤）是一种在特定环境可见到的罕见内皮细胞恶性肿瘤。经典型卡波西肉瘤可见于老年患者，多数居住在地中海周围地区。与人类免疫缺陷病毒（HIV）感染或获得性免疫缺陷综合征（AIDS）相关的卡波西肉瘤主要见于男性，该肿瘤被认为是人类疱疹病毒 8（Humanherpesvirus-8，HHV8）所致。还有一种亚型可见于慢性免疫抑制患者，比如那些接受实体器官移植的患者。非洲皮肤型卡波西肉瘤可见于 20-40 岁的年轻男性。卡波西肉瘤是一种局部侵袭性肿瘤，很少致死。非常罕见的非洲淋巴结病型卡波西肉瘤是一例外，它与较常见的非洲皮肤型卡波西肉瘤不同。

临床表现：不同亚型肿瘤的外观非常相似。通常表现为粉红色－红色到紫色斑疹、丘疹、斑块或结节。经典型卡波西肉瘤常位于老年男性的下肢，数年不变，患者通常死于其他疾病。偶尔肿瘤生长并形成溃疡，导致疼痛和出血。播散性的经典卡波西肉瘤具有很强的侵袭性，需要采用系统化疗。

AIDS 相关卡波西肉瘤是该病的最常见类型，常见于年轻男性。与经典型相比，这种类型常表现为头颈部、躯干和上肢紫色斑疹、斑块和结节。这是一种定义 AIDS 的疾病。AIDS 相关卡波西肉瘤出现内脏受累的风险较高，小肠是最常被卡波西肉瘤侵犯的内脏器官，但它能累及任何系统器官。自多联药物治疗 HIV 感染后，AIDS 相关卡波西肉瘤的发病率已经显著下降。

非洲热带皮肤型卡波西肉瘤最常见于年轻男性。其临床表现与经典型卡波西肉瘤没有很大区别。可能有下肢水肿，与其他类型相比出现骨受累的概率更高。经典型和非洲型卡波西肉瘤的主要区别在于发生的年龄不同。侵袭性非洲型卡波西肉瘤在儿童期发生，由于其具侵袭性转移能力，

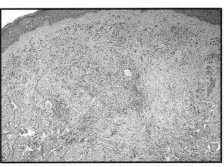
低倍。血管异常增生，裂隙和红细胞外溢

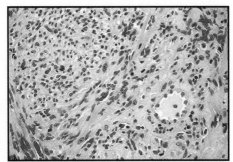
高倍。内皮细胞膨突，多发的异形血管，排列紊乱。血管外可见较多红细胞

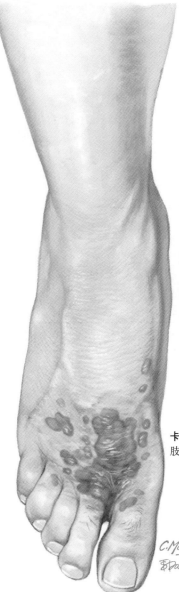
卡波西肉瘤。经典型卡波西肉瘤表现为下肢紫色丘疹、斑块和结节

通常是致命的。在皮肤受累前淋巴结通常已受累，非洲型与其他类型临床表现如此不同的原因并不清楚。

发病机制：经典型和非洲型卡波西肉瘤的发病机制仍不清楚。认为内皮细胞可能是该肿瘤的细胞来源。基质金属蛋白酶 2 和 9 能增加血管生成和受累内皮细胞的组织侵犯。与AIDS 或其他免疫抑制状态相关的卡波西肉瘤是遗传易感者感染 HHV8 导致。HHV8 导致受累的内皮细胞免疫反应调节异常，允许它们在正常免疫功能情况下无限制增殖。

组织学：卡波西肉瘤活检显示许多特征性的表现。可见海角征，即隆起的内皮细胞突入毛细血管腔。可见许多裂隙，代表其向血管分化，其管壁薄且容易被压缩，充满红细胞。总之，肿瘤是血管性的，具有明显的血管腔隙和大量红细胞溢出到真皮。

治疗：对于经典的卡波西肉瘤，主要是局部放疗，也可采用其他治疗方法，包括局部应用阿利维 A 酸、咪喹莫特，皮损内使用长春新碱和干扰素。系统化疗适用于播散性和侵袭性卡波西肉瘤，通常是采用长春新碱、紫杉醇、博来霉素或多柔比星（阿霉素）脂质体方案。

十、角化棘皮瘤

角化棘皮瘤是一种起源于角质形成细胞并生长迅速的皮肤恶性肿瘤。多认为该病是皮肤鳞状细胞癌的一种亚型，但因其自然病程和独特的形态学而值得单独论述。大多数角化棘皮瘤是单发的，但是也有许多罕见的变异型，包括 Ferguson-Smith，Witten-Zak 和 Grzybowski 综合征。

临床表现：经典单发的角化棘皮瘤开始为肤色小丘疹，然后迅速增大并形成中心有角栓的火山口样结节。该肿瘤的特征为：如果不处理，数周至数月后自发消退。非典型的角化棘皮瘤不会自发消退，如不处理，大多数肿瘤继续扩大，这些肿瘤可表现为侵袭性，可有局部侵袭和远隔转移。最常转移的区域是局部淋巴结。角化棘皮瘤最常见是单发的。几乎只发生于曝光部位。发病高峰年龄为 40~60 岁，高加索人更常见，男性比女性略多。

角化棘皮瘤存在许多独特的变异型。边缘离心性角化棘皮瘤就是一种独特的变异型，表现为隆起的肿瘤组织持续向外扩张。随着肿瘤扩大，变成一个边缘隆起的巨大斑块，肿瘤几乎可累及一侧肢体。这种亚型的治疗具有挑战性。

多发的角化棘皮瘤很少见，分为 3 种不同亚型。Grzybowski 综合征是由广泛分布的多发性角化棘皮瘤组成，好发于成人。Ferguson-Smith 型是多发性角化棘皮瘤，呈常染色体显性遗传模式。皮损表现一致，播散分布，儿童期发病，自发消退率高。Witten-Zak 综合征也表现为常染色体显性遗传模式，与 Ferguson-Smith 亚型相比，肿瘤大小和形状不一，但也是儿童期发病。

发病机制：确切的发病机制并不清楚，但是肿瘤是角质形成细胞来源的。更多证据支持来源于毛囊上皮的角质形成细胞。角化棘皮瘤在慢性紫外线暴露和慢性免疫抑制的患者中发病率更高。经典的角化棘皮瘤被描述

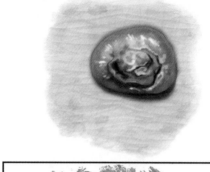

单发角化棘皮瘤。典型的角化棘皮瘤位于日光暴露部位，表现为角化过度的火山口状结节

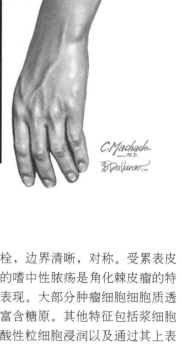

周边离心性角化棘皮瘤。角化棘皮瘤的少见亚型。肿瘤向外扩张，中心部分消退

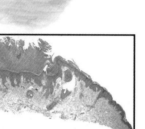

低倍。表皮杯状凹陷，中央角蛋白核

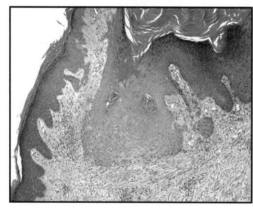

高倍。表皮全层均可见到异型性角质形成细胞

为自限性肿瘤。这些肿瘤自发消退的原因并不清楚。有证据表明，肿瘤和毛囊一样，是处于预先设定的生长和消退的控制模式中。毛囊生长到一定时点，一个信号终止毛发生长，毛囊脱落，另一个新毛干形成。也许角化棘皮瘤的生长和退化与毛囊周期是类似的。在 Muir-Torre 综合征中可以观察到角化棘皮瘤的发病率增加。这些患者的基因缺陷可能在角化棘皮瘤的发病机制中起作用。

组织学：肿瘤特征性的表现为杯状的外生性结节，有巨大的充满角蛋白角栓，边界清晰，对称。受累表皮外层的嗜中性脓疡是角化棘皮瘤的特征性表现。大部分肿瘤细胞细胞质透明，富含糖原。其他特征包括浆细胞和嗜酸性粒细胞浸润以及通过其上表皮排出弹性纤维。

治疗：在角化棘皮瘤活检后，选择手术切除。可采用标准的梭形切除或者 Mohs 显微手术。病灶内注射甲氨蝶呤或口服维 A 酸类药物已经用于难治的病例，以及不能耐受手术的个体。家族性角化棘皮瘤通常需要维 A 酸长期治疗，使肿瘤保持抑制状态。

十一、黑色素瘤

黑色素瘤是一种少有的在 20 世纪发病率持续增高的癌症之一。目前，在美国高加索人中黑色素瘤的发病率是 1/75。预计在未来几十年发病率将持续增高。然而，该病的病死率已经下降，可能是由于早期发现并手术干预的结果。依据肿瘤登记数据，黑色素瘤的发病率在男性排第 6 位而女性排第 7 位。黑色素瘤是 25−30 岁女性最常见的癌症。2009 年美国诊断了近 70 万黑色素瘤病例，约 9000 人死于与黑色素瘤直接相关的并发症。

临床表现：黑色素瘤遵循特征性的生长模式。近 60% 的病例肿瘤来自于之前正常皮肤，而 40% 的病例来源于之前存在的黑色素细胞痣。黑色素瘤在儿童不常见，除非是来源于巨大的先天性色素痣。黑色素瘤的发病高峰是 20−30 岁，并在后 50 年保持相当平稳。发病率无性别差异，高加索人更常见。黑色素瘤的分布有区域性差异。男性常见于背部，而女性常位于小腿屈侧。然而，黑色素瘤可发生于皮肤和黏膜的任何部位。也可发生于视网膜的黑色素细胞，导致视网膜黑色素瘤，通常在常规眼科检查被偶然发现。

黑色素瘤可用 ABCDE 来描述：A− 不对称，B− 边界不规则，C− 颜色不一致，D− 直径 > 6mm，E− 进展或变化。这是简要的指南，并不意味着用于诊断黑色素瘤。它们用来提高普通公众对黑色素瘤的认识和作为一种筛查黑色素瘤的方法。有些黑色素瘤有全部 ABCDE 的特征，而另一些只有 1 ～ 2 个特征。有些黑色素瘤亚型完全不符合 ABCDE 规则，但这些极为罕见。

黑色素瘤有 4 种主要亚型。最常见的是浅表扩散型，其次是结节型，再次为恶性雀斑样痣型和肢端雀斑型。也可以见到罕见的变异型，包括无黑色素型和痣样型。临床上浅表扩

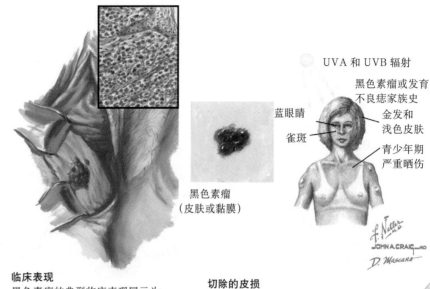

黏膜皮肤恶性黑色素瘤

黑色素瘤（皮肤或黏膜）

UVA 和 UVB 辐射

黑色素瘤或发育不良痣家族史

蓝眼睛

金发和浅色皮肤

雀斑

青少年期严重晒伤

临床表现
黑色素瘤的典型临床表现展示为"ABCDE"特点
A. 不对称；
B. 边界不规则；
C. 颜色不一致；
D. 直径 > 6mm；
E. 进展或变化
黑色素瘤的局部切除范围是基于肿瘤的厚度。对于 < 2mm 的皮损推荐切除 1cm 边界，而对于 > 2mm 厚的皮损推荐切除 2cm 边界

切除的皮损

皮损 < 2mm 厚

皮损 > 2mm 厚

1 cm

2 cm

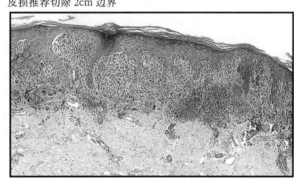

Breslow 深度为 0.7mm 的黑色素瘤。有明显的真皮浸润，表皮内异常黑色素细胞增生

散型黑色素瘤是最常见的黑色素瘤亚型。肿瘤通常表现为缓慢扩大的，形状不规则且颜色不一致的斑疹。如果未被诊断和切除，黑色素瘤将持续扩大并最终垂直生长，临床表现为结节型黑色素瘤。有些结节型黑色素瘤可以一开始出现即为结节型。结节型的皮损在诊断时通常相对较大，已经进入垂直生长期，这个时期的肿瘤具备转移的能力。

肢端雀斑样痣型黑色素瘤预后很差，很可能并非是这种亚型本身预后

差，而是这种类型的黑色素瘤通常在病程晚期才诊断。皮损通常位于足底、足趾或手，患者常意识不到它们的存在，它们可以像甲下出血或擦伤。值得注意的是，这种黑色素瘤在非洲裔美国人更常见。

恶性雀斑样痣型黑色素瘤常见于40−60 岁患者的面部，特别是有长期日光暴露史者。此型黑色素瘤治疗很困难，且有局部复发倾向。因黑色素瘤的边界不清，很难将日光损伤的正常黑色素细胞和肿瘤细胞区分开来。

无色素性黑色素瘤是最难诊断的类型。肿瘤通常表现为缓慢扩大的粉红色斑片或者无色素的斑块，通常误诊为皮炎或真菌感染，诊断常被延误。也可以类似于光化性角化病。因皮损无黑色素，因而临床医师缺少了最重要的诊断线索。经过完全不恰当的治疗皮损仍不消退或者出现丘疹或结节，通过活检才能诊断这些肿瘤。此时仍常被认为是基底细胞癌或鳞状细胞癌。很少有临床医师将无色素性黑色素瘤作为鉴别诊断。白化病或着色性干皮病的患者发生无色素性黑色素瘤的风险更高，这些患者需要常规筛查，任何可疑的皮损都应当活检。

发病机制：无单一的基因缺陷可以解释所有黑色素瘤的形成。貌似最可信的理论是表皮黑色素细胞由于受外部的因素破坏，比如慢性紫外线暴露，或者内部的因素，比如调节细胞增殖或凋亡的关键基因的自发突变。之后，表皮内异常的黑色素细胞开始增殖，表现为原位黑色素瘤。然后克隆的黑色素瘤细胞开始聚集并形成黑色素瘤细胞巢。肿瘤开始持续增殖并扩大直到出现明显的临床特征。肿瘤首先进入放射状生长期并最终发展为具有转移潜能的垂直生长期。

约 10% 的黑色素瘤被认为是家族遗传的。尽管无一个基因可以解释所有这些肿瘤，p16 基因（TP16）可能是主要的易感基因。该基因一旦突变可以增加个体患黑色素瘤和胰腺癌的风险。TP16 是肿瘤抑制基因，表现为常染色体显性遗传方式。该基因已经有商业化的遗传检测。

组织学：黑色素瘤的组织学诊断是基于多项标准的，包括对称性、黑色素细胞异型性，有丝分裂象，表皮内黑色素细胞的分布，侵入真皮深部的细胞缺乏成熟的黑色素细胞，界限、结构混乱。黑色素瘤被认为从原发部位开始，接着表皮内单个黑色素细胞向上扩散，称为帕哲样扩展。如果没有见到黑色素瘤的表皮结构，应当关

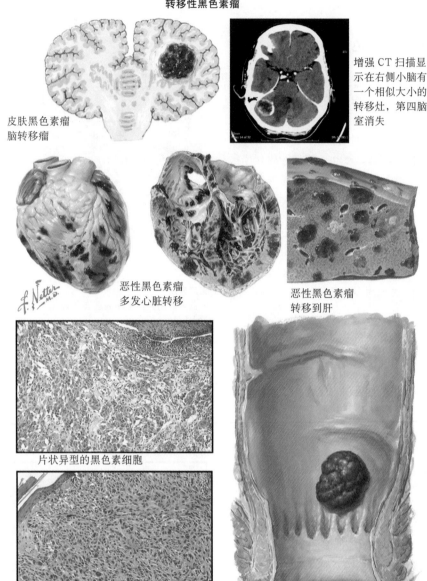

转移性黑色素瘤

皮肤黑色素瘤脑转移瘤

增强 CT 扫描显示在右侧小脑有一个相似大小的转移灶，第四脑室消失

恶性黑色素瘤多发心脏转移

恶性黑色素瘤转移到肝

片状异型的黑色素细胞

大结节型黑色素瘤

黑色素瘤转移到直肠

注转移灶的可能性。

治疗：当临床医师遇到一个疑似黑色素瘤的色素皮损时，应即时取活检，最好的活检方法是切除活检，切除范围是皮损周围 1～2mm 正常皮肤。这既能诊断又能精确测量 Breslow 深度。Breslow 深度是从颗粒层到肿瘤基底的距离。该深度被认为是黑色素瘤最重要的预后指标。黑色素瘤的治疗是基于 Breslow 深度、出现溃疡及原发肿瘤的有丝分裂率。标准的治疗是实施广泛的局部切除，而切除不同边界的皮肤是基于之前描述的标准。原位黑色素瘤手术局部切

除的边界是皮损外 5mm。患者应常规行前哨淋巴结活检，这有助于疾病分期。对于转移性黑色素瘤，如果患者前哨淋巴结活检阳性，根据 PET/CT 扫描和大脑磁共振结果进行肿瘤分期。仅转移到局部淋巴结的患者实施局部淋巴结切除并以干扰素辅助治疗。有广泛转移的黑色素瘤给予多种化疗方案或者入组临床研究。IV 期黑色素瘤患者病死率很高，基于肿瘤的分期对黑色素瘤患者进行随访。国家综合癌症网／国家癌症研究所（NCCN/NCI）已经为临床医师公布了标准指南。

十二、Merkel 细胞癌

Merkel 细胞癌是一种罕见的侵袭性皮肤神经内分泌恶性肿瘤。肿瘤来源于皮肤特殊的神经末梢。Merkel 细胞多瘤病毒在 Merkel 细胞癌发生中起作用（80%Merkel 细胞癌由 Merkel 细胞多瘤病毒引起——译者注）。Merkel 细胞癌的预后比黑色素瘤更差。该肿瘤复发率很高且在诊断时经常已经扩展到区域淋巴结。

临床表现：Merkel 细胞癌是罕见的皮肤恶性肿瘤，估计发病率为 1/20 万。Merkel 细胞癌在高加索人更常见，男性比女性稍多，发病年龄为 40-80 岁，皮损最常见于头颈部。有学者认为慢性日光暴露是形成该肿瘤的诱发因素，而皮损的分布与该观点一致。在长期使用免疫抑制药者中也很常见。肿瘤通常表现为迅速增大的红色丘疹或斑块，或迅速增大的结节，偶见溃疡。鉴别诊断包括基底细胞癌、炎性囊肿、鳞状细胞癌及附属器肿瘤。

约 50% 的 Merkel 细胞癌患者出现淋巴结转移。转移区域包括皮肤、肺和肝。肿瘤分期是基于其大小（< 2cm 或 > 2cm）、区域淋巴结受累情况和是否存在转移癌。肿瘤分期越高，患者预后越差。有转移癌的患者（Ⅳ 期）5 年生存率为 0。相反，Ⅰ 期或 Ⅱ 期肿瘤的 5 年生存率是 65% ~ 75%，而Ⅲ期（淋巴结受累）的患者 5 年生存率是 50% ~ 60%。5 年总的结果是 1/3 的 Merkel 细胞癌患者死亡。

发病机制：Merkel 细胞癌是来源于特异的皮肤神经末梢。正常 Merkel 细胞的功能是皮肤机械感受器。Merkel 细胞和黑色素细胞一样，是来源于胚胎的神经嵴组织。慢性免疫抑制被认为是最大的危险因素。器官移植后使用免疫抑制药者比年龄配对的对照组发病风险更高。慢性日光暴露及其下调皮肤局部免疫在发病中起作用。已经研究并评估 Merkel 细胞多瘤病毒在形成 Merkel 细胞癌中

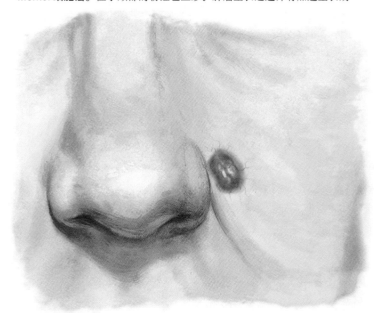

Merkel 细胞癌。位于颊部的粉红色丘疹。肿瘤生长迅速并有加速生长期

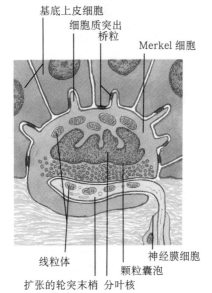

基底上皮细胞
细胞质突出
桥粒
Merkel 细胞
线粒体
神经膜细胞
颗粒囊泡
扩张的轮突末梢　分叶核

Merkel 盘状神经末梢的详细结构

外观一致的嗜碱性 Merkel 细胞。Merkel 细胞癌归类为蓝色小细胞癌（HE 染色）

的作用。

多瘤病毒与更著名的乳头瘤病毒在本质和结构上相似。至少有 5 种多瘤病毒可以使人致病。大多数累及慢性免疫抑制者，其比配对的健康对照组风险更高。研究人员提示 Merkel 细胞多瘤病毒是一种潜在的 Merkel 细胞癌病因。大多数 Merkel 肿瘤分离出了此病毒。病毒可能在一部分 Merkel 细胞癌患者发病机制中起作用，但不太可能是唯一因素。该病毒的发现导致未来将出现更多的治疗选择。

组织学：Merkel 细胞癌是神经

内分泌肿瘤。肿瘤是由小的、单一形状的嗜碱性细胞组成。肿瘤边界不清，在真皮胶原束和皮下脂肪小叶间以浸润性模式生长。肿瘤细胞具有一种特征性的核染色质模式。肿瘤能被多种免疫组化染色。最有帮助的染色是细胞角蛋白 20，它具有特征性的染色模式：特征性的核周小点。

治疗：标准治疗仍是宽边界（2 ~ 3cm）手术切除。前哨淋巴结活检用于疾病分期。局限性肿瘤患者术后通常接受切除区域的放射治疗。广泛转移性肿瘤患者通常接受以顺铂为基础的化疗方案治疗。

十三、蕈样肉芽肿

蕈样肉芽肿是最常见的皮肤 T 细胞淋巴瘤。皮肤 T 细胞淋巴瘤是一组不同基因型和表型的癌症。蕈样肉芽肿是罕见的癌症，但它是最常见的皮肤淋巴瘤。蕈样肉芽肿是一种 CD4⁺ 淋巴细胞异常的疾病，淋巴细胞恶变并移入皮肤，导致特征性的皮损。免疫表型和基因重排技术已经描述该疾病的特征并用于诊断和预后判断。总之，蕈样肉芽肿是一种罕见疾病，发病率约为 1/50 万。

临床表现： 蕈样肉芽肿通常表现为缓慢进展的皮疹，好发于腹股沟、乳房和臀部。男女发病率之比为 2:1。蕈样肉芽肿可见于不同种族，美国非洲裔人群比高加索人和亚洲人群更常见。儿童很少发病。蕈样肉芽肿的分级依据是临床表现、受累体表面积 (BSA)、淋巴结、血液和其他器官系统受累情况。最常见的蕈样肉芽肿是 I A 期。

I A 期的蕈样肉芽肿预后很好，大多数患者可以有正常的生活，死于其他疾病。典型的 IA 期蕈样肉芽肿表现为斑片，皮损少于 10% 体表面积，且没有淋巴结受累。IA 期肿瘤的皮损表现为臀部、乳房或大腿内侧萎缩的薄斑片。常有皮肤异色症（色素沉着，色素减退，毛细血管扩张和萎缩）。萎缩被描述为"卷烟纸"萎缩：皮肤有类似于新近辗轧的卷烟纸样细小皱褶。皮损通常无症状，部分患者瘙痒剧烈。蕈样肉芽肿的诊断应基于临床和病理表现。

斑片期的蕈样肉芽肿因其惰性本质和非特应性表现而致数年至数十年不能确诊。通常表现为银屑病、非特异性皮炎，初次活检常为非特应性表现。皮肤活检前使用局部糖皮质激素可改变组织学表现，使得诊断更加困难。通常数年连续活检，直到组织显示特征性的蕈样肉芽肿表现为止。最好取未治疗的组织活检。蕈样肉芽肿除了是一种非常缓慢进展的癌症外，也可能开始是某种形式皮炎，经过多

年转化成 CD4⁺ 的恶性肿瘤。

病谱的另一端是 Sézary 综合征（根据 2005 年 WHO-EORTC 皮肤淋巴瘤分类：蕈样肉芽肿和 Sézary 综合征是两种不同类型的皮肤 T 细胞淋巴瘤——译者注），它是蕈样肉芽肿的一种伴外周血受累的红皮病变异型。血液中 Sézary 细胞是该综合征的标志。Sézary 细胞是一种有脑回状核的大淋巴细胞，电子显微镜下最易辨认脑回状核。Sézary 综合征

被认为是蕈样肉芽肿的白血病期，预后很差。

在这两极间疾病有几个不同阶段。皮肤淋巴瘤形态从斑片发展成斑块，进一步变成结节或肿瘤，有不同数目的溃疡。蕈样肉芽肿的自然病程各种各样，临床很难预测。最精确的预测病程方式基于皮损类型和受累体表面积。受累体表面积越小，预后越好。结节型蕈样肉芽肿的预后比斑块型或斑片型的预后更差。

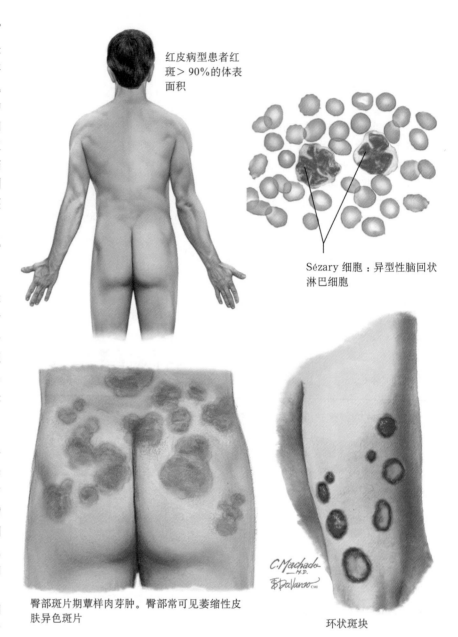

皮肤 T 细胞淋巴瘤临床亚型

红皮病型患者红斑 > 90% 的体表面积

Sézary 细胞：异型性脑回状淋巴细胞

臀部斑片期蕈样肉芽肿。臀部常可见萎缩性皮肤异色斑片

环状斑块

皮肤 T 细胞淋巴瘤的组织学评估

发病机制：蕈样肉芽肿的病因仍不清楚。导致反应性淋巴细胞转化成恶性淋巴细胞的病理机制也尚不清楚。大量的病因研究包括反转录病毒、环境损害、基因缺失和慢性抗原刺激。然而，尽管该病于 1806 年即被首次描述，但确切的恶性转化机制仍然未知。

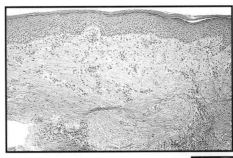

低倍。淋巴细胞苔藓样浸润，具有亲表皮性

组织学：Ⅰ A 期肿瘤可见蕈样肉芽肿特征性的组织学表现，脑回状核的淋巴细胞苔藓样浸润，有不同程度的亲表皮现象而无海绵水肿。亲表皮的细胞是进入表皮的异常淋巴细胞。有时表皮内的淋巴细胞聚集成群称为 Pautrier 微脓肿。细胞的免疫表型显示浸润细胞主要是 $CD4^+$ 淋巴细胞，并缺失 CD7 和 CD26 表面分子。Southern blot 分析可证实浸润细胞的克隆性。克隆性并不是诊断必要条件，因此该检查不作为常规检查。

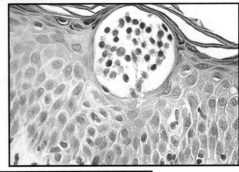

高倍。表皮内 Pautrier 微脓肿

应用流式细胞术分析外周血中淋巴瘤细胞。疾病早期很少发现淋巴瘤细胞，而在 Sézary 综合征中几乎总能发现淋巴瘤细胞。

治疗：蕈样肉芽肿的治疗是根据疾病分级决定治疗方案的。Ⅰ A 级患者通常联合使用局部糖皮质激素、氮芥软膏、窄谱 UVB 光疗，或者补骨脂素 + UVA 光疗（PUVA）。随着受累体表面积增加，使用乳剂很不方便，光疗通常用于治疗有广泛斑片皮损的患者。

孤立的肿瘤对局部放疗很敏感。通常也使用系统治疗，这些药物包括维 A 酸类（蓓萨罗丁、阿维 A 酸和异维 A 酸）和干扰素，包括 α 和 γ 干扰素。体外光疗用于各期蕈样肉芽肿，特别是 Sézary 综合征。静脉给予患者补骨脂素，然后提取其外周血并分离各成分。分离出的白细胞用 UVA 照射，然后再回输到患者体内。已经被补骨脂素和 UVA 破坏的白细胞被认为能诱导一种疫苗样免疫反应。

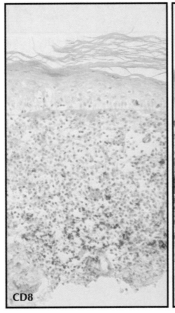
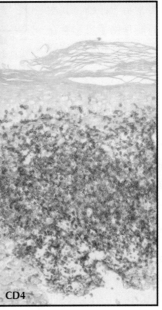

CD8

CD4

CD8 和 CD4 染色显示浸润的细胞主要是 CD4 阳性细胞

在有条件的医院可使用全身皮肤电子束治疗一些特殊的病例。Denileukin diftitox（地尼白介素）被批准用于治疗难治性病例。该药物是白介素 -2（IL-2）分子和白喉毒素的融合剂，选择性杀死表达 CD25（IL-2 受体）分子的细胞。Denileukin diftitox 可能导致严重的不良反应，应由专科医师选择使用。

正在使用的新药治疗蕈样肉芽肿疗效不一，包括抗 CD52 单克隆抗体（阿仑单抗）和各种在研药物。对于致命的难治性肿瘤骨髓移植是一种选择。

尽管有多种治疗方法，但最近没有任何一种治疗方法能够增加本病患者的生存率。因此，不要让 IA 期患者采用有急性、潜在危及生命不良反应的疗法治疗。

十四、皮脂腺癌

皮脂腺癌是罕见的皮脂腺肿瘤。肿瘤常见于眼睑，单发肿瘤，也可能是 Muir-Torre 综合征的一部分。Muir-Torre 综合征是由肿瘤抑制基因 MSH2 和 MLH1 遗传异常所致，常伴发多发性良、恶性皮脂腺肿瘤，以及胃肠道和泌尿生殖系统恶性肿瘤。

临床表现：肿瘤常见于眼睑皮肤和眼睑边缘，由于眼周皮肤有多种变异的皮脂腺，包括睑板腺和睑缘腺，也有其他更少见变异的皮脂腺，包括泪阜腺和眼周皮肤毛发相关的皮脂腺。大多数皮脂腺肿瘤来源于睑板腺，其次是睑缘腺。睑板腺是位于上下眼睑的睑板变异的皮脂腺。皮脂腺癌可发生于全身，但最常见于眼睑，其次是头部和颈部，可能是由于皮脂腺在这些区域的密度更高。典型的肿瘤开始为皮下小结节或皮肤增厚，最初无症状，可能误诊为睑板腺炎或睑板腺囊肿。此肿瘤呈淡黄色，位于眼周，这些有助于诊断。主要区别点是上述两种疾病急性起病，疼痛，并在几周内消退。皮脂腺癌是一种缓慢生长的肿瘤，逐渐增大，最终导致糜烂和溃疡。一旦发生糜烂、溃疡，肿瘤变得疼痛，表浅外伤易出血。皮脂腺癌的临床鉴别诊断包括基底细胞癌和鳞状细胞癌。皮脂腺癌好发于老年女性，高加索人和接受慢性免疫抑制药治疗的患者发病率更高。Muir-Torre 综合征患者皮脂腺癌的发病风险显著高于年龄配对的对照组。既往曾行面部或眼睛肿瘤放疗是皮脂腺癌的诱发因素。

随着肿瘤增大，表现为局部侵袭性生长模式。肿瘤也可迅速增大并转移到区域淋巴结。

发病机制：孤立的皮脂腺癌来源于皮脂腺，但确切的发病机制不清楚。已经确定了许多危险因素，但是这些因素是如何促进肿瘤形成的仍在研究。而对 Muir-Torre 综合征相关的皮脂腺肿瘤有更多的了解。该综合征是由于错配修复基因的遗传缺陷引起的，是常染色体显性遗传模式，此基因异常是皮脂腺癌内细胞微卫星不稳定性的原因，可以导致良性皮脂腺直接向恶性转化。

组织学：肿瘤来源于皮脂腺并表现为高度侵袭性生长。肿瘤侵入深部皮下组织；在眼周，常侵入下方的肌肉组织。皮损界线不清，常见有丝分裂象。肿瘤由大的基底样细胞组成，部分区域为成熟的皮脂腺细胞，而另一些区域则分化很差。

治疗：肿瘤呈局部侵袭性生长并且区域淋巴结转移概率很高。可采用 Mohs 显微外科术或广泛的局部切除，以确保肿瘤切除干净。因肿瘤复发率很高，故必须临床随访。特殊病例术后可使用放射治疗。有转移癌的患者可采用联合放疗和系统化疗。

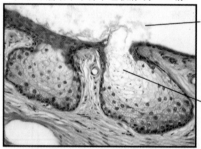

上睑提肌
眶隔
上睑板（Müller's）肌（平滑肌）
结膜上穹
眼轮匝肌
上睑板
睑板腺
Zeis 腺（皮脂腺）
睫毛
睑板腺开口
下睑板
眼轮匝肌（睑部）
结膜下穹
眶隔
巩膜
球结膜
睑结膜
角膜
晶状体
前房
虹膜
后房

皮脂腺癌最常来源于睑板腺或 Zeis 腺

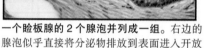

导管的内腔
皮脂腺细胞
睑板腺

一个睑板腺的 2 个腺泡并列成一组。右边的腺泡似乎直接将分泌物排放到表面进入开放的导管。腺泡分泌上皮细胞由于含丰富高脂质而呈泡沫状

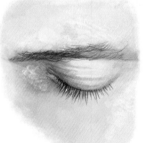

皮脂腺癌。该黄色的斑片常位于眼周，该病例位于内眦附近。肿瘤可能与 Muir-Torre 综合征相关

皮脂腺的一部分。皮脂腺外围的细胞核小，有常染色质细胞核（箭头），该细胞为增生性干细胞。一层薄的基底膜将其完全覆盖。大的皮脂腺细胞位于中央，包含许多脂滴，脂滴包绕在中心的核周围。这些细胞最终破裂并将其内容物混入油性的分泌物中。脂滴减少皮肤表面水分丢失并润滑毛发，也可以保护皮肤不被细胞感染 *

* 显微图惠允自 Ovalle W，Nahirney P.Netter's Essential Histology.Philadelphia：Saunders，2008.

十五、鳞状细胞癌

皮肤鳞状细胞癌（squamous cell carcinoma，SCC）是继基底细胞癌之后第 2 位常见的皮肤恶性肿瘤。这两种肿瘤被统称为非黑色素瘤皮肤癌。在美国 SCC 约占皮肤癌的 20%。SCC 可有许多变异型，包括原位型和侵袭型。鲍恩病、鲍恩样丘疹病和红斑增生病都是原位鳞状细胞癌。角化棘皮瘤是 SCC 的一个独特亚型。侵袭性 SCC 是指肿瘤穿透基底膜带进入了真皮层。SCC 可转移，最常转移的区域是局部引流淋巴结。多数类型的皮肤 SCC 发生于慢性日光损伤的皮肤，通常发生在光化性角化病皮损上，是很常见的癌前病变。

临床表现：皮肤 SCC 常见于头颈部、手背和前臂。一生中这些部位接受紫外线照射最多。SCC 在高加索人和老年人中更常见，40-80 岁人群发病率较高，在此期间随着年龄增长 SCC 的发病率增加。此型非黑色素瘤皮肤癌与人一生中日光照射剂量明确相关，浅肤色者更易受累，男性患者更多。其他危险因素包括砷接触、人乳头瘤病毒感染、补骨脂素联合 UVA（PUVA）治疗、慢性瘢痕形成、慢性免疫抑制和辐射。长期使用免疫抑制药的器官移植患者通常发生 SCCs。他们的皮肤癌也好发于头颈部和上肢，但是除此之外，在躯干和其他非日光暴露部位也有较高的肿瘤发生率。

皮肤 SCCs 可表现为各种形态。肿瘤开始为薄斑片或斑块，表面有厚的黏着性鳞屑，可见不同程度溃疡。随着肿瘤增大，可呈现结节样外观。结节坚实，位于真皮深部。大多数 SCCs 来源于之前的光化性角化病。患者常有伴皮肤异色症样改变、多发雀斑样痣及光化性角化病的慢性日光损伤皮肤。每年大约 1% 的光化性角化病发展为 SCC。

甲下 SCC 无活检很难诊断，之前常有 HPV 感染，皮损长期作为疣来治疗。HPV 是诱发因素，随时间少部分疣转化成 SCC，常伴细微的形态学改变。治疗疣使甲破坏更严重，皮损缓慢增大。免于患指（趾）截除的关键是及时活检和诊断。

一些慢性皮肤病有发展成为 SCC 的趋势，包括硬化萎缩性苔藓、播散和表浅性光化性汗孔角化症、疣、盘状红斑狼疮、慢性溃疡和瘢痕。多种遗传病可能发展成 SCC，两种最常见的疾病是疣状表皮发育不良和着色性干皮病。

发病机制：SCCs 与累积照射紫外线相关。中波紫外线（UVB）可能是诱发 SCC 最重要的作用光谱。受损 DNA 导致转录和翻译错误并最终引起肿瘤。p53（TP53）基因是最常见的突变基因，该基因编码一个在细胞周期停滞中起重要作用的蛋白，而细胞周期停滞控制这些受损细胞的 DNA 修复和凋亡。如果 p53 基因功能失调，将跳过关键的细胞周期停滞周期，细胞将被复制，而对于受损的 DNA 未通过正常的 DNA 修复，最终导致无节制的细胞分裂和癌症。

生殖器鳞状细胞癌

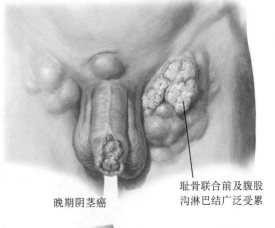

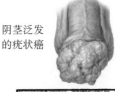

阴茎泛发的疣状癌

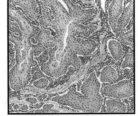

晚期阴茎癌

耻骨联合前及腹股沟淋巴结广泛受累

阴茎鳞状细胞癌，组织学

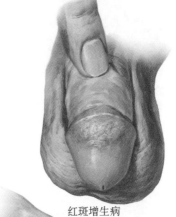

红斑增生病

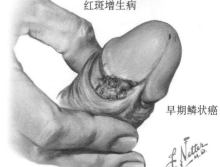

早期鳞状癌

黏膜白斑病上发生的鳞状细胞癌

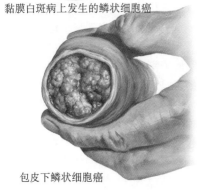

包皮下鳞状细胞癌

组织学：光化性角化病表现为表皮下部角质形成细胞异型性，附属器结构不受累。原位 SCC 表现为表皮全层异型性，同时也累及附属器上皮。

SCC 来源于角质形成细胞，组织病理的特征为表皮全层异型性，异常的鳞状上皮侵入真皮及皮下组织。可见到数目不等的核丝分裂象，肿瘤中可见到癌珠。肿瘤可分化良好、中等或很差。SCC 有许多组织学亚型，包括透明细胞癌、梭形细胞癌、疣状癌、基底鳞状细胞癌，以及腺鳞癌。

治疗：光化性角化病的治疗方法有很多种。液氮冷冻治疗疗效好且可以重复使用。如果冷冻治疗失败，或者光化性角化病的皮损数目较多，通常使用氟尿嘧啶或咪喹莫特治疗，它们可以通过直接杀死受累细胞或诱导免疫系统攻击和杀死受累细胞，这两种药物均很有效。缺点是它们可以引起严重的炎症反应，通常在使用 1 个月或更久时出现红斑、结痂和渗出。

原位 SCC 的治疗可采用电干燥术、刮除术或简单的梭形切除，氟尿嘧啶乳膏也有效，但是复发率较传统的手术方法更高。氟尿嘧啶可作为治疗鲍恩样丘疹病的一线药物。如果随访中发现残留皮损，推荐表浅手术切除。大面积面部原位 SCC 通常使用 Mohs 手术治疗。

侵袭性 SCC 应当手术治疗，面部或复发皮损推荐使用 Mohs 手术。标准的梭形切除术适合大多数侵袭性 SCCs。小的分化良好的 SCCs 可采用电干燥术和刮除术。皮肤 SCC 的转移率很低，但是某些部位出现转移的概率较高，包括嘴唇、耳，以

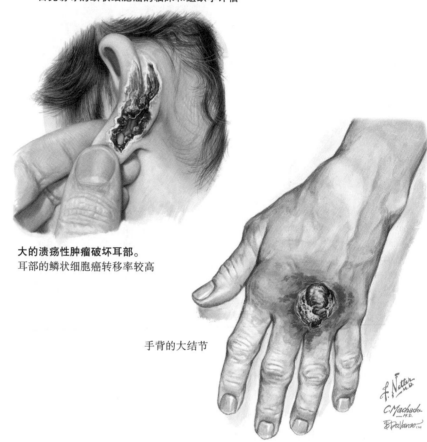

日光诱导的鳞状细胞癌的临床和组织学评估

大的溃疡性肿瘤破坏耳部。
耳部的鳞状细胞癌转移率较高

手背的大结节

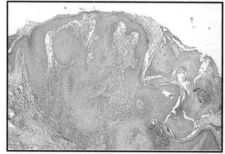

浸润性鳞状细胞癌，低倍。异型性鳞状上皮侵入真皮，肿瘤边界不清

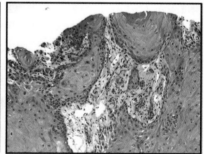

浸润性鳞状细胞癌，高倍。异型性角质形成细胞，有丝分裂象和角珠形成

及慢性瘢痕和溃疡的区域。复发性 SCCs，直径 > 2cm 的肿瘤，以及在使用慢性免疫抑制药的肿瘤患者发生肿瘤转移的风险更高。有慢性淋巴细胞白细病（CLL）的患者转移的风险很高，原因并不清楚，认为与慢性淋

巴细胞白血病导致的免疫抑制相关。

转移性皮肤 SCC 应当使用辅助放疗或化疗。然而，这些治疗并不能显著提高生存率，因此，关键在于预防转移。

（周细平　译　刘跃华　校）

第 4 章

皮　疹

一、黑棘皮病

黑棘皮病是一种很常见的皮肤疾病，与肥胖明显相关，也可继发于药物、内分泌紊乱（如耐胰岛素 A 型综合征，症状包括雄激素增多、胰岛素抵抗和黑棘皮病）、糖尿病以及内脏肿瘤。继发于内脏肿瘤的黑棘皮病有独特的临床表现和临床经过。

临床表现：典型的黑棘皮病累及颈项、腋及腹股沟，在美国土著及非洲裔美国人中发病率高。临床表现为缓慢、隐匿出现的天鹅绒样、表面粗糙的肥厚性色素沉着斑片或斑块，常因表面浸渍而散发出恶臭。患者常无自觉症状，偶伴瘙痒。临床上结合患者肥胖史易于做出诊断。需要详细询问病史除外药物引起的黑棘皮病，唯一需要常规做的实验室检查是筛查糖尿病。因为肥胖的患者日后糖尿病的发病风险较高，家庭医师需要对其终身随访、监测。

很多药物可诱发黑棘皮病，包括烟酰胺、糖皮质激素、胰岛素和部分避孕药，其中烟酰胺最易导致黑棘皮病，停药后临床症状可以明显消失或明显缓解。药物诱发的黑棘皮病与经典的黑棘皮病临床表现相同，但有用药史，皮损出现与使用药物有时间先后关系。

恶性黑棘皮病皮损分布广泛，可累及特殊的部位，如黏膜和掌跖。这种类型的黑棘皮病起病迅速，与经典黑棘皮病皮损累及的部位不同，常累及掌跖和面部。任何起病迅速且泛发全身的非肥胖性黑棘皮病患者，均应除外内脏肿瘤，消化科或内科会诊除外相关肿瘤最为重要。

部分内分泌紊乱与黑棘皮病相关，其中最常见的是糖尿病和耐胰岛素 A 型综合征，后者还表现为雄激素升高和胰岛素抵抗。

罕见的类型有家族型，是一种常染色体显性遗传病。

发病机制：皮肤增厚以及其他临床表现可能与胰岛素样生长因子受体、成纤维细胞生长因子受体、表皮

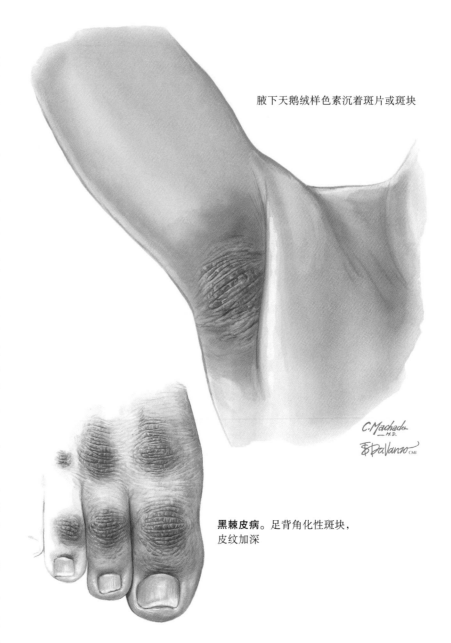

腋下天鹅绒样色素沉着斑片或斑块

C.Machado _M.D.
B.DaVanzo CMI

黑棘皮病。足背角化性斑块，皮纹加深

生长因子受体上调并作用于皮肤有关，至于其为何优先作用于特殊部位的原因不明。恶性黑棘皮病的临床症状可能与肿瘤分泌的细胞因子或生长因子有关，主要作用于成纤维细胞生长因子受体家族，在这类疾病的患者当中，黑棘皮病被认为是一种副肿瘤性的改变。药物引起的黑棘皮病的病因不明，可能与药物对有遗传体质的个体皮肤局部作用有关。

组织学：表皮增生，棘层肥厚，乳头瘤样增生，无或有轻微的炎症细胞浸润，真皮无明显异常。临床上黑

棘皮病的色素沉着可能与病理上广泛的角化过度伴轻度色素增加有关。

治疗：目前本病治疗较困难，患者将体重和血糖控制在理想范围是缓解临床症状最有效的方法。姑息性治疗包括角质剥脱药，如乳酸可以使增厚的皮肤变薄，但是外用于腋部可能会有刺痛感。外用维 A 酸软膏也有一定的作用。毁损性激光治疗也有成功的先例。

恶性黑棘皮病的治疗一般针对肿瘤本身，直接切除肿瘤，临床症状可以完全缓解。

寻常痤疮

二、寻常痤疮

痤疮在全球青少年中都很常见，寻常痤疮是最常见的类型，几乎所有人都曾发生。寻常痤疮一般发生于青春期后，大多数不会导致严重疾病。痤疮的临床分类较多，也有很多有效的治疗手段。

临床表现：痤疮于青春期后迅速出现，不同种族、性别发病率无明显差异，男性病情可能更严重。痤疮起初表现为开放性或闭合性粉刺。开放性粉刺，又称"黑头"，表现为小的（0.5～1mm）扩张的毛孔，其中充满黑色物质——氧化的角蛋白，可通过侧向挤压或借助器械排出。闭合性粉刺，又称"白头"，表现为白色至皮色的小丘疹。粉刺是其他痤疮皮损的前体。随着痤疮进展，可出现炎症性红斑和有轻微触痛的以毛囊为中心的丘疹和脓疱。严重病例，如囊肿性痤疮，表现为炎症性结节和囊肿形成，结节和囊肿可逐渐增大（直径2～3cm），疼痛明显，愈后遗留瘢痕。

面、背、上胸以及肩部最常受累，可能与这些部位皮脂腺较多相关，皮脂腺在痤疮发生中起作用。痤疮是一种慢性疾病：一处皮损痤愈，另一处又出现新发皮损。女性通常于月经前1周皮损发作，提示与激素水平相关。本病在临床表现上有很多类型。

成年女性痤疮一般发生于25~45岁，这一类患者在青春期可能无痤疮或者仅有轻微的痤疮。皮损常发生于双颊、口周、下颌，表现为深在的丘疹、结节和囊肿，一般于经期前后明显加重。

新生儿痤疮和婴儿痤疮是自限性的。新生儿痤疮一般发生于出生后1～2d，原因与母亲的激素经胎盘传递有关，男性新生儿较为多见，多可不经治疗而自行缓解。婴儿痤疮一般发生于出生后数月，可短暂的出现丘疹、粉刺、脓疱，一般为自限性，也有患者可持续至青春期。

化妆品痤疮和药物性痤疮类似，原因是化妆品或面部外用药物引起或

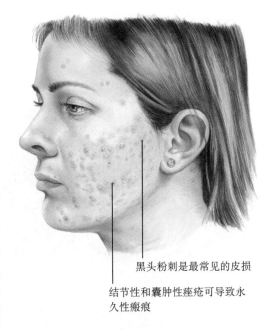

黑头粉刺是最常见的皮损

结节性和囊肿性痤疮可导致永久性瘢痕

痤疮常累及额部、鼻部、颊部和前胸

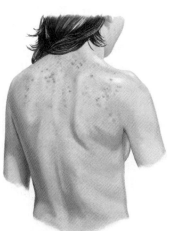

可见丘疹、脓疱、黑头粉刺和炎症后色素沉着斑、痤疮常累及上背部

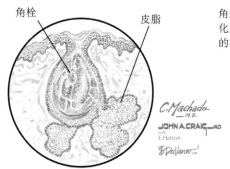

角栓　　皮脂

闭合性粉刺（白头粉刺），图中显示角栓和皮脂腺中皮脂聚集

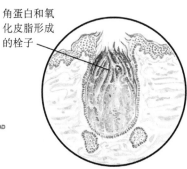

角蛋白和氧化皮脂形成的栓子

开放性粉刺（黑头粉刺），图中显示角蛋白和氧化皮脂形成的栓子

使痤疮加重，停用化妆品或药物症状明显改善。这些产品的基质可能是油性的，会导致毛囊性栓子形成，诱发痤疮。

人为性痤疮是由于痤疮患者对皮损反复挤压，导致皮损加重，瘢痕形成。此类痤疮患者一般有潜在的焦虑疾病、强迫症或抑郁症。

罕见类型的痤疮包括暴发性痤疮、聚合性痤疮和夏令痤疮。暴发性痤疮几乎仅见于青少年男性，表现为囊性结节，囊肿和结节易破溃形成溃疡，愈后遗留毁容性瘢痕。此类型痤疮一般伴有发热、关节痛、关节炎等

系统症状。实验室检查可见外周血白细胞增高，溶骨性损害也很常见，最常累及的骨骼是锁骨，首先出现受累骨骼的局限性疼痛。聚合性痤疮一般用来描述严重的囊肿性痤疮，常见于男性，发病部位与寻常痤疮相同，皮损表现为多发囊肿融合形成窦道，愈后遗留瘢痕，患者疼痛明显。聚合性痤疮一般和化脓性汗腺炎并发，两者属于相同的疾病谱，本病病程呈慢性，可持续至成年，伴有反复出现的囊肿和结节。夏令痤疮是最为罕见的一种类型，大多见于成年女性，皮损随季节变化，一般春季出现，初秋自行消退。

糖皮质激素诱发的痤疮一般继发于口服或静脉应用糖皮质激素后，表现为单一形态的炎症性丘疹。很多药物可导致痤疮样皮损，如碘化物、锂化物和表皮生长因子抑制药。

发病机制：痤疮的发生是多因素共同作用导致的。毛囊角化异常，角质形成细胞黏附、脱落变慢，导致毛囊角栓和微粉刺形成。皮脂分泌增多也与痤疮的发病有关，前者受激素水平调节，如果皮脂增多致微粉刺破裂，内容物溢入真皮引起炎症反应，在临床上即表现为炎症性丘疹、结节和囊肿。另外也与革兰阴性厌氧菌——痤疮丙酸杆菌有关，痤疮丙酸杆菌可激活免疫系统，导致炎症浸润。其他罕见的病因有肾上腺肿瘤所致功能紊乱导致女性男性化，这种肿瘤很罕见，临床表现为突发的痤疮、多毛和月经周期紊乱。任何程度的雄激素增多均可导致痤疮或原有痤疮加重，最常见雄激素增多的原因为多囊卵巢综合征，罕见的包括卵巢肿瘤（Sertoli-Leydig 细胞瘤）导致的雄激素增多和痤疮。

组织学：诊断痤疮不需做病理。炎症性丘疹组织病理表现为毛囊上皮细胞海绵水肿，毛囊为中心的致密的炎性浸润，浸润的细胞可见异物巨细胞、浆细胞、淋巴细胞和中性粒细胞。粉刺组织病理学表现为皮脂腺腺腔内挤压的脱落的角质细胞。

治疗：寻常痤疮常用的治疗包括角质软化剂联合抗生素，比如过氧化苯甲酰和维 A 酸类（一种促进角质形成细胞分化、成熟的药物），再加用抗生素。抗生素可口服或外用，作用是抗炎、抗菌。对于严重的痤疮、囊肿性痤疮、聚合性痤疮和暴发性痤疮，可系统性应用异维 A 酸，以避免瘢痕形成，疗程一般为 5 ~ 6 个月。应警惕的是，该药物有明确的致畸性。泼尼松可应用于严重的囊肿性痤疮，一般短期应用于开始口服异维 A 酸治疗时，以减轻炎症反应，但不能长

期应用。

临床上还有许多其他治疗手段，如外用药物包括壬二酸、阿达帕林、他扎罗汀、水杨酸和外用抗生素。口服药物包括抗生素、螺内酯和口服避孕药，后两者因其具有改善激素水平的作用，对女性痤疮效果显著。任

何治疗痤疮的药物都有潜在的不良反应，因而治疗必须个体化。粉刺挤压、糖皮质激素皮损内注射以及光动力治疗在治疗痤疮上均有一定疗效。在炎症性痤疮得到控制后，可采用激光修复、化学剥脱以及人工填充的方法治疗瘢痕。

痤疮的亚型

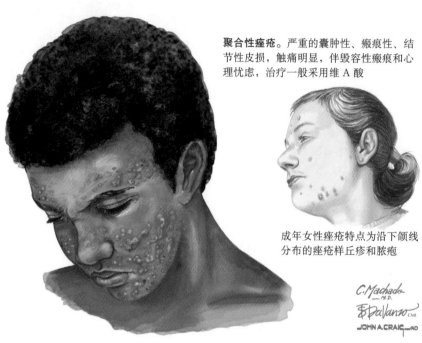

聚合性痤疮。严重的囊肿性、瘢痕性、结节性皮损，触痛明显，伴毁容性瘢痕和心理忧虑，治疗一般采用维 A 酸

成年女性痤疮特点为沿下颌线分布的痤疮样丘疹和脓疱

C. Machado M.D.
B. DaVanzo CMI
JOHN A. CRAIG AD

卵巢间质性肿瘤

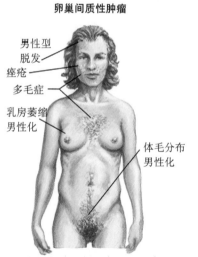

男性型脱发
痤疮
多毛症
乳房萎缩男性化
体毛分布男性化

雄激素过量分泌导致女性第二性征丢失

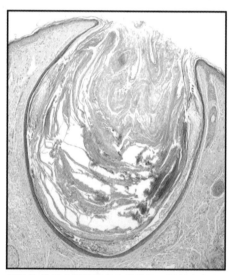

开放性粉刺在痤疮患者中很常见，粉刺腔中充满角质

三、项部瘢痕疙瘩性痤疮

项部瘢痕疙瘩性痤疮是一种常见的炎症性、瘢痕性、脱发性疾病，常发生于后枕部。本病为病谱性疾病，包括轻型病例和严重的瘢痕性脱发。与精神、社会因素相关，无有效的治疗方法。一般临床诊断，极少做病理检查。

临床表现：项部瘢痕疙瘩性痤疮常见于后枕部和颈项部，表现为小的、皮色至红色的毛囊性丘疹，丘疹可增大形成斑块，斑块互相融合形成大斑块，严重者可累及整个后枕部。本病早期无脱发，随着疾病进展，毛囊逐渐被纤维组织侵入、瘢痕化，形成瘢痕性脱发。

本病好发于非裔美国人，青年男性多见。最初人们认为原因是反复剃头发，新生的毛发弯向皮肤并穿过皮肤导致炎症反应，毛发卷曲是重要的病因之一，但此机制尚未完全证实。

项部瘢痕疙瘩性痤疮的斑块如果不经治疗，可逐渐形成增厚的斑块，临床表现类似瘢痕疙瘩。瘢痕性脱发永久存在，严重者影响美观。

发病机制：最初认为本病原因是非裔美国男性反复剃头发，新生的毛发弯向皮肤并穿过皮肤导致炎症反应所致。目前认为该理论过于简单，可能还有其他病因。

组织学：早期疾病表现为皮肤及附属器周围致密的包括浆细胞在内的混合炎症细胞浸润，类似于毛囊炎。随着毛囊的破裂，内容物进入真皮诱发炎症反应，伴有表皮增生和棘层肥厚。偶有脓疱出现，疱内可见中性粒细胞。

后期病理表现类似于瘢痕疙瘩，表现为纤维组织增生和附属器消失。

治疗：病情轻者治疗可从多方面着手，如果仅有少量丘疹和轻微的毛发脱失，可采用口服和外用抗生素以控制炎症反应，最常用的口服抗生素是四环素类，外用抗生素是克林霉素。为了减少皮肤损伤，严格的毛发护理尤为重要，剃头和用剃刀剪发应尽量

轻型。毛囊为中心的丘疹

重型。轻型丘疹可融合成为大的瘢痕疙瘩样斑块，伴有脱发，受累部位严重变形

避免，因为剃刀剪发可能导致损伤，并导致瘢痕形成，将头发剪至 3～5mm 长可有效避免头皮损伤。外用维 A 酸类，如维 A 酸或他扎罗汀有一定疗效，这类药物可促进毛囊上皮成熟，改善上皮异常角化。丘疹或斑块内注射曲安西龙对轻型病例也有一定的疗效。

严重病例药物治疗无效，最好选择手术治疗，手术目标是切除异常的皮肤，低张力缝合切口。如果张力过大，可将切口旷置，二期愈合。此种操作所造成的瘢痕比疾病导致的瘢痕要轻微。

四、急性发热性嗜中性皮肤病（Sweet 综合征）

急性发热性嗜中性皮肤病是一种少见的皮肤疾病，常见于有潜在感染和内脏肿瘤的患者。诊断本病需满足诊断标准。符合病史的患者要结合临床表现和组织病理结果做出诊断。

临床表现： 本病起病前常有感染，感染灶可位于任何部位，但以上呼吸道感染常见。女性多发，无明显种族差异。临床表现为发热以及迅速出现的"多汁的"（juicy）丘疹和斑块，因丘疹看上去像充满液体，故描述性命名为"多汁的"丘疹。皮损好发于躯体任何部位，常常被误诊为水痘。自觉皮损瘙痒或疼痛，可伴有关节痛和中性粒细胞增多。如果患者起病前有感染史，病程通常是自限的，愈后不留瘢痕，除非因为搔抓产生糜烂或溃疡。怀疑本病时，应详细询问病史，做组织病理学检查，并做 X 线胸片、口咽部以及尿液检查以除外细菌感染。

恶性淋巴增生性疾病与本病相关，恶性淋巴增生性疾病往往出现在皮损之前，本病被认为是内在疾病的反应。做组织病理学检查和需氧菌、厌氧菌、分枝杆菌以及真菌培养是必要的，以鉴别感染引起的和肿瘤相关 Sweet 综合征。最常见的与 Sweet 综合征相关的恶性肿瘤是急性髓细胞性白血病，患者的预后与原发病密切相关，如果原发病没有得到控制，皮损将持续出现。

部分药物也可导致 Sweet 综合征，如白细胞集落刺激因子（G-CSF）、全反式维 A 酸、锂制剂、米诺环素和口服避孕药。

发病机制： Sweet 综合征发病机制涉及中性粒细胞化学诱导因子，使中性粒细胞大量的迁移至皮肤，而导致中性粒细胞聚集的具体原因目前尚不清楚。有报道证实外源性的 G-CSF 可化学诱导中性粒细胞，还有其他的化学诱导因子，如 IL-8。

组织学： 病理上真皮水肿明显，伴致密的中性粒细胞浸润，可见不等

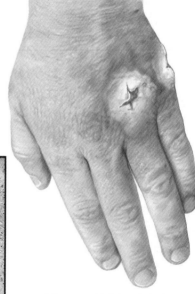

Sweet 综合征。水肿性丘疹和斑块，常与潜在感染和系统疾病有关

Sweet 综合征的诊断标准 *
主要标准
▶ 皮损突然出现，呈多形性
▶ 组织病理学检查可见真皮乳头层水肿伴弥漫中性粒细胞浸润
次要标准
▶ 前驱感染或妊娠或恶性疾病
▶ 体温 > 38℃
▶ 红细胞沉降率 > 20mm/h 或 C 反应蛋白水平升高或核左移
▶ 系统性应用糖皮质激素后病情迅速好转

* 为确定诊断，主要标准和一条次要标准必须满足。引自 Odom RB, James WD, Berger T. Andrew's Diseases of the Skin：Clinical Dermatology. 10th ed. Philadelphia：Saunders, 2006.

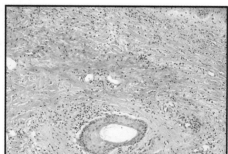

真皮全层弥漫中性粒细胞浸润

手背 Sweet 综合征，与坏疽性脓皮病鉴别困难

量的白细胞碎裂。当真皮水肿严重时可见表皮下疱形成，需加做针对微生物的特殊染色以及组织细菌培养以除外感染，因该病的病理表现和感染类似。

治疗： 治疗必须针对病因，感染后 Sweet 综合征患者需采用支持治疗，口服和外用皮质类固醇激素可明显的缩短病程。

对于白血病引起的副肿瘤性 Sweet 综合征，在除外感染后，可口服或静脉应用皮质类固醇激素，起效明显，但停药后症状复发。需治疗肿瘤，疾病才能真正好转。

变应性接触性皮炎的表现

五、变应性接触性皮炎

变应性接触性皮炎是最常见的皮肤疾病之一，也是职业性皮肤病的重要原因之一。野葛产生的漆酚、橡树和漆树是美国人变应性接触性皮炎最常见原因。结合临床表现、皮损部位以及斑贴试验可确诊。当接触过敏原不明时，可做斑贴试验，最常见的斑贴试验阳性的物质是镍。临床上对漆酚不做检测，因为几乎100%的人对该物质有阳性反应。

临床表现：临床上变应性接触性皮炎可有多种表现，急性者表现为丘疹和水疱，周围组织可见不同程度的水肿，水肿常见于疏松的组织，如面部、眼睑等。慢性者表现为粉色至红色的斑疹和丘疹，可见苔藓化，分为泛发型和局限型两种，比较少见的类型是散在泛发型。患者自觉瘙痒，瘙痒严重时搔抓可使皮损糜烂产生小溃疡。

典型的变应性接触性皮炎是在接触野葛类植物后出现的，接触此植物后，漆酚树脂被皮肤吸收，激活免疫系统而诱发该病。接触过敏原的时间和剂量对皮损的严重程度有重要影响，接触变应原3～14d后，于接触部位——通常是肢端，出现水肿性丘疹和斑块。气源性接触性皮炎常见于焚烧野葛后，皮损常见于无衣物覆盖部位，面部和眼睑处尤为严重，可因水肿严重而影响视物。

皮损的部位可作为诊断的线索，护士出现手部皮炎可能是对工作中长期戴的手套的某种成分过敏；儿童于脐部出现的苔藓化皮损可能与裤夹或裤子的拉链有关，其最常见的成分是镍；手指部位的皮炎可能与丙烯酸成分的指甲油有关。口腔内也可发生接触性皮炎，一般见于邻近牙齿填充物或义齿附近，临床表现与口腔扁平苔藓类似，后者一般较为泛发，不但见

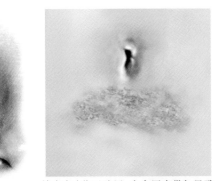

眼睑发炎（红色湿疹样斑片）潜在的过敏原包括香料、硫柳汞、新霉素及多种防腐剂

镍皮炎（位于脐周，由金属皮带扣导致）

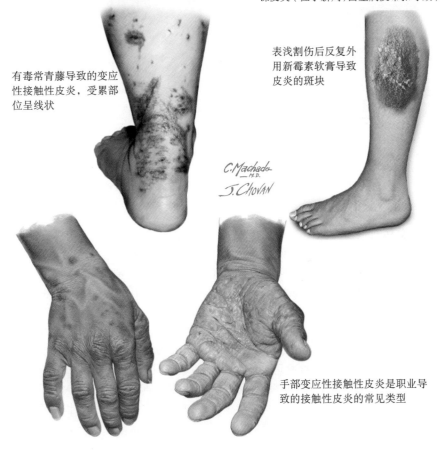

有毒常青藤导致的变应性接触性皮炎，受累部位呈线状

表浅割伤后反复外用新霉素软膏导致皮炎的斑块

手部变应性接触性皮炎是职业导致的接触性皮炎的常见类型

于填充物附近的黏膜和牙龈，也可见于远隔部位。

以上各类变应性接触性皮炎的诊断可依靠斑贴试验，斑贴试验是将特定浓度和剂量的已知变应原置于小室中，将其贴覆于患者背部48h之后移除。移除后1h进行第1次判读结果，如果出现皮肤隆起或水疱形成则视为阳性，如果仅仅有红斑疹，则需要谨慎判断，但特定情况下也可视为阳性反应。脓疱出现视为一种不相关的刺激反应。必须于3～7d对患者进行最终判读，此结果最重要，可以提供最有价值的信息。

发病机制：有关本病的很多发病机制已经明确。此种接触性皮炎的发生需要一个致敏期和诱发期，在致敏期机体第一次接触变应原，变应原被皮肤吸收后由表皮抗原呈递细胞吞噬，被吞噬的变应原于抗原呈递细胞溶酶体中处理，并被呈递至细胞表面，同时表达 HLA 分子。抗原呈递细胞迁移至局部引流淋巴结，并将抗原呈递给 T 细胞，T 细胞识别各个抗原，并局部增殖，产生识别特定抗原的淋巴细胞克隆，这些淋巴细胞为机体将来再次接触该抗原做准备。

在诱发期，当患者再一次接触该变应原，变应原被抗原呈递细胞处理并呈递给新克隆的淋巴细胞，后者迁移回皮肤，从而在临床上产生水肿、海绵形成、水疱和大疱等表现。如果机体接触变应原是一个慢性的过程，则临床经过将呈亚急性，皮损则类似于慢性皮炎的表现。

整个过程与以下因素有关：包括变应原的大小和渗透性，抗原呈递细胞识别和加工抗原，复合物与 T、B 淋巴细胞的相互作用。抗原呈递细胞和 B 细胞对于 T 细胞的活化和变应性接触性皮炎的产生而言是必需的。

组织学：急性变应性接触性皮炎的病理表现为表皮水肿，海绵形成，浅表和深层真皮淋巴细胞浸润，可见散在嗜酸性粒细胞。表皮水肿严重时可形成表皮内水疱，多个水疱可逐渐融合成为大疱。

慢性变应性接触性皮炎表现为棘层肥厚，海绵形成，伴有嗜酸性粒细胞的炎症细胞浸润，可见浅表和深层真皮血管周围淋巴细胞浸润。

治疗：急性变应性接触性皮炎治疗上可以外用强效皮质类固醇激素，严格避免接触可疑致敏物质，口服有镇静作用的抗组胺药以控制瘙痒，这

类药物在止痒作用上比非镇静类的口服抗组胺药作用强。湿敷对于缓解皮肤渗出是很有效的，醋酸铝制剂效果好。因为最常见的致敏物是野葛，所以向患者解释该植物的外观和特征是有必要的，一条很好的经验是，如果一株植物有三片叶子，则可能是野葛。对于泛发型接触性皮炎或累及眼睑、双手、腹股沟的患者，可采用糖皮质激素逐渐减量口服 2～3 周治疗，如果减量过快，患者可能在停药后出现症状反弹，并可能会对后续的糖皮质激素治疗抵抗。

对于以上治疗均无效的患者应做斑贴试验以确认是否还有一种过敏原导致或加重皮损。如果没有斑贴试验，过敏原未知，患者病情就不会好转。在少数情况下，患者可能对个人护肤品中的香料或防腐剂过敏，停用这些物质后，患者症状最终缓解。

斑贴试验，Ⅳ型超敏反应和变应性接触性皮炎

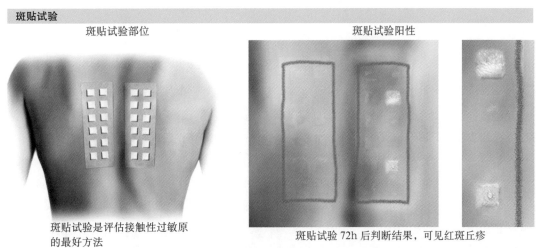

斑贴试验

斑贴试验部位

斑贴试验阳性

斑贴试验是评估接触性过敏原的最好方法

斑贴试验 72h 后判断结果，可见红斑丘疹

Ⅳ型（细胞介导的、迟发性 / 超敏性，接触性皮炎）反应

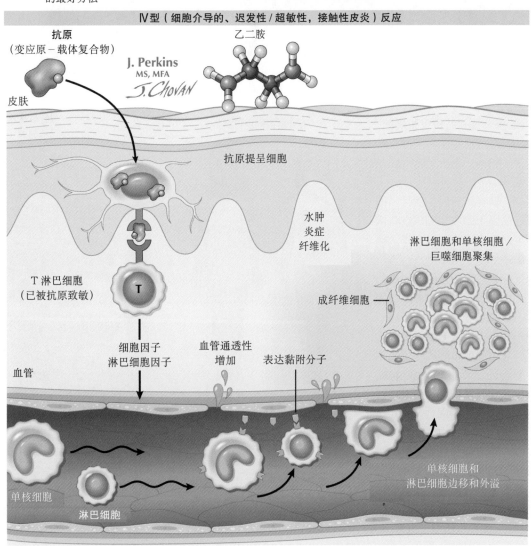

抗原
（变应原 - 载体复合物）

乙二胺

J. Perkins
MS, MFA
J. Chovan

皮肤

抗原提呈细胞

水肿
炎症
纤维化

淋巴细胞和单核细胞 /
巨噬细胞聚集

成纤维细胞

T 淋巴细胞
（已被抗原致敏）

细胞因子
淋巴细胞因子

血管通透性
增加

表达黏附分子

血管

单核细胞和
淋巴细胞边移和外溢

单核细胞

淋巴细胞

六、特应性皮炎

特应性皮炎是儿童中最常见的皮肤病之一,一般发病较早,表现各异,通常伴有哮喘和过敏。大部分儿童随着年龄的增长症状可逐渐缓解。约10%的儿童和1%的成人患本病,发病率还在逐年升高。患者常有特应性皮炎、哮喘和皮肤敏感家族史。

临床表现:特应性皮炎一般早年出现,无种族差异,慢性病程,呈此消彼长的变化趋势。数月大婴儿起病,出现红色、湿疹样皮损,累及双颊、四肢和躯干,皮损瘙痒剧烈,往往影响儿童睡眠,患儿搔抓可致皮肤破溃,继发感染。特应性皮炎患者常伴有皮肤干燥,对热和出汗敏感。皮损暴发加重时,可出现渗出性斑片、斑块,伴剧烈瘙痒,偶有疼痛感。随时间推移,皮损可局限于四肢屈侧,以腘窝和肘窝多见,严重者可泛发全身。特应性皮炎患者更易于对接触或系统过敏原产生反应,对接触过敏原敏感的原因与反复外用药物和皮肤屏障功能破坏有关,后者可导致接触外来过敏原的机会增加。当患者无明显诱因病情暴发或者应用强效口服或外用药物症状不缓解时,应考虑是否同时存在接触过敏原。实验室检查可见血嗜酸性粒细胞增多和IgE升高。

继发感染在特应性皮炎的患者中常见,临床可表现为搔抓部位的红斑,表面结蜜黄色痂,提示脓疱疮;也可表现为多发的以毛囊为中心的小脓疱,或深在的红斑伴触痛,提示深部软组织感染。在特应性皮炎患者中,耐甲氧西林金黄色葡萄球菌的感染概率和普通人一样有升高趋势。由于皮肤的破损,细菌在特应性皮炎患者皮肤表面定植的概率比正常对照要高,在特殊情况下定植菌会导致感染。获

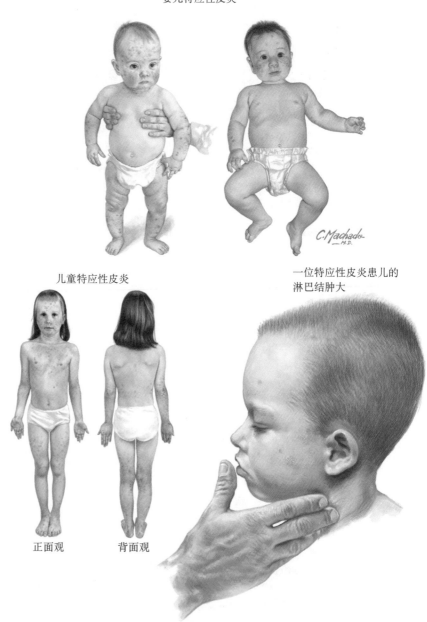

特应性皮炎的婴儿和儿童

婴儿特应性皮炎

儿童特应性皮炎

一位特应性皮炎患儿的淋巴结肿大

正面观　　　　背面观

得性泛发性疱疹病毒感染病情严重,可能危及生命。特应性皮炎患者有更大的患有疱疹样湿疹的可能性,破溃的皮肤有利于病毒泛发感染。

大多数患特应性皮炎的儿童皮损随时间会自行消退,约10%的患儿皮损于1岁以内消退,50%的患儿于5岁前消退,70%患儿于7岁前消退。有一小部分患者病情慢性,可持续至成人阶段,甚至持续终身。

发病机制：本病病因不明，目前已知有很多加重因素，包括任何可能刺激皮肤的因素，如热、出汗、压力、化学品、衣物材质等。特应性皮炎可能与皮肤内 T 细胞（主要是 Th2）异常反应以及 Th2 产生的细胞因子增多有关，如 IL-4、IL-5、IL-13，这些细胞因子对嗜酸性粒细胞的产生、募集和 IgE 产生有重要作用。而 Th1 细胞分泌的细胞因子水平明显减少，其中原因尚不明确。以上机制的最终的结果是表皮屏障破坏，这可以从经表皮水分丢失增加得到证实。

组织学：可见非特异性淋巴细胞浸润，表皮水肿海绵形成，这可能与淋巴细胞的胞吐作用有关。常见不同程度的角化不全和棘层肥厚，皮肤表面可见细菌成分。偶见表皮内小水疱形成。表皮剥脱也很常见。

治疗：治疗包括对患者及其家长的教育，使其了解本病的自然史和此起彼伏的发病特点。应严格控制沐浴次数，于微温的水中沐浴，尽量不用肥皂，时间要短，沐浴后立刻外用保湿药，必要时外用糖皮质激素。治疗上单独或与糖皮质激素交替使用保湿药是十分必要的，外用免疫调节药，可减少外用糖皮质激素导致皮肤萎缩的不良反应。少数情况下，可口服糖皮质激素以减少炎症，短暂控制患者症状。

大多数患者不必避免某些食物，如果怀疑某种食物可能导致病情加重，可咨询变态反应医师，行食物过敏原检测。

应及早发现任何细菌和病毒的继发感染，与特应性皮炎关系最密切的 3 种感染性疾病是脓疱疮、传染性软疣和疱疹性湿疹，其中最重要的是疱疹性湿疹，在特应性皮炎的儿童中突然出现泛发的小水疱应警惕该病。鉴别诊断包括水痘，Tzanck 涂片可帮助诊断，但不能鉴别单纯疱疹病毒和

水痘 - 带状疱疹病毒，可做病毒培养和疱液直接免疫荧光以协助鉴别诊断。

儿童比成人治疗成功率更高，在小部分的儿童患者和大部分成人患者的治疗中，需系统应用药物以控制病情，常用口服抗组胺药和免疫抑制

药。部分患者紫外线光疗有效，但大部分患者不能耐受光疗带来的高温和出汗。常用的免疫抑制药包括环孢素、硫唑嘌呤和麦考霉酚酯。这些药物都有潜在的严重不良反应，有经验的临床医师才可使用，使用免疫抑制药之前都应做常规实验室检查。

青少年和成人特应性皮炎

儿童头皮、面部、躯干特应性皮炎

成人特应性皮炎

成人特应性皮炎，也可并发变应性接触性皮炎

七、自身炎症综合征

自身炎症综合征是一类由特定原因引起的罕见疾病，包括高 IgD 综合征 (HIDS)、Cryoprin 相关周期性综合征、家族性地中海热 (FMF)、肿瘤坏死因子受体相关周期性综合征 (TRAPS)。Cryoprin 相关周期性综合征由一组疾病组成，包括 Muckle-Wells 综合征、家族性寒冷性自身炎症综合征 (FCAS)、新生儿多系统炎症性疾病 (NOMID) 及慢性婴儿神经系统、皮肤和关节综合征 (CINCA)。这组疾病于 1990 年提出，用来描述在自然史和病理生理上不同于其他炎症性疾病、自身免疫性疾病、免疫缺陷综合征的独特炎症性疾病。这类疾病的共同点是都伴有先天免疫缺陷，患者缺乏自身免疫细胞和自身抗体，认识这类疾病的特定基因缺陷及其导致的功能缺失很重要。

临床表现：HIDS 是一种常染色体隐性遗传病，表现为发热、关节痛、腹痛、颈部淋巴结肿大、口腔溃疡。

皮损类似于皮肤血管炎，为可触性紫癜或瘙痒性斑块，病情呈周期性发作，每次发作 3 ~ 7d。首次发作一般在 1 岁以内，随年龄增加，发病的频率和严重程度明显减低。本病无明显诱因，发作间隙患者完全正常。

在 Cryoprin 相关周期性综合征的各种疾病中，Muckle-Wells 综合征、FCAS、NOMID 和 CINCA 很难区分，有学者认为它们是同一病谱的不同表现。这类疾病为常染色体显性遗传，表现为反复发作的发热、关节痛、肌痛和不同程度的眼部症状，包括结膜炎和前葡萄膜炎。典型皮损为泛发性水肿性红斑和丘疹，也可出现荨麻疹样皮损，但瘙痒不明显，每次发作持续不超过 24h。FCAS 的诱因是寒冷，其他导致免疫沉淀的因子尚不明确。Muckle-Wells 综合征在后期往往出现淀粉样变，后者会导致肾功能损伤。本类型其他疾病也可导致淀粉样变，但不如 Muckle-Wells 综合征常见。NOMID 是 Cryoprin 相关周期性综合征的各种疾病中最严

重的一型，患者可出现无菌性脑膜炎、不同程度的智力障碍和肝脾大，还可出现特征性的膝部软骨过度增生，查体时很容易发现。

FMF 是一种常染色体显性遗传病，是自身炎症综合征中最常见的一种，表现为发作性的发热、腹痛和单关节炎，偶尔可出现肋软骨炎和心包炎。皮损为丹毒样皮疹，多发生于下肢，也可出现可触性紫癜，提示皮肤血管炎。本病每次发作少于 3d，发作间隙长短不等。部分成年患者因淀粉样变导致肾功能不全。

TRAPS 呈常染色体显性遗传，也可散发。患者往往童年发病，表现为发热、腹痛、关节炎、结膜炎、游走性肌痛，每次发作时间比其他本类疾病长，一般发作数周至数月，反复发作，患者伴有疲劳。成年患者可因淀粉样变导致肾功能损伤，约占 TRAPS 的 10%，这是影响本病预后的一个重要因素。本病皮损有一定特征性，表现为粉色至红色的游走性的斑片、斑块，眼周组织水肿明显。

自身炎症综合征病理生理学

自身炎症综合征涉及的天然免疫系统转导通路

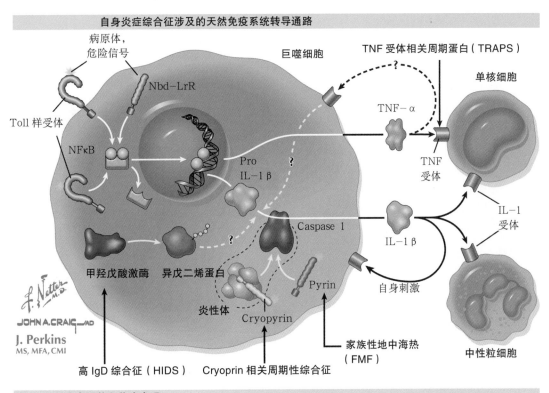

患者评估和临床表现

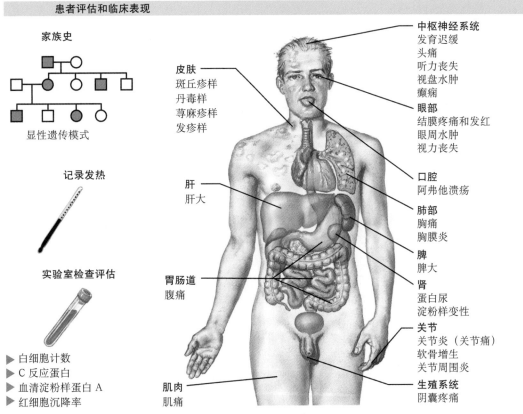

组织学：每一种自身炎症综合征都有独特的病理表现，仅仅凭借病理并不能诊断，组织病理检查的目的是协助排除其他疾病，应于急性发作期且有皮损出现时进行。

HIDS 病理通常表现为中性粒细胞性血管炎，可见真皮弥漫中性粒细胞浸润；Cryoprin 相关周期性综合征病理表现为血管周围中性粒细胞浸润和真皮明显水肿；NOMID 和 CINCA 表现为血管周围白细胞及散在淋巴细胞浸润；FMF 病理表现为真皮弥漫中性粒细胞浸润；TRAPS 病理很难描述，表现为真皮轻微血管周围淋巴细胞浸润，眼周水肿病理表现为真皮水肿和血管周围淋巴细胞浸润。

发病机制：人们对本病发病机制的研究已取得很大突破，所有这类疾病都与先天免疫相关，先天免疫系统是非特异性的，发挥作用不依赖抗体，多种受体（如 Toll 样受体）可以识别外来分子，激活先天免疫系统，先天免疫系统正常激活，会迅速识别外来分子，产生适当的免疫反应。目前

已确定了这类疾病的基因缺陷和其编码的蛋白，后者在调节先天免疫系统炎症反应中起关键作用，当这些蛋白出现缺陷，中性粒细胞和其他的免疫细胞就会出现不同程度的失调。目前已知自身炎症综合征涉及先天免疫系统的多种成分缺陷。

HIDS 是由编码甲羟戊酸激酶位于 12 号染色体的 MVK 基因突变导致的，该基因可协助调节胆固醇合成，也对前体异戊二烯化起重要作用，缺乏这些异戊二烯化的蛋白，会导致 IL-1β 失调，并最终导致临床上 HIDS 的症状。所有的 Cryoprin 相关周期性综合征均与位于 1 号染色体的 NLRP3 基因缺陷有关，该基因又称 CIAS1，编码 cryopyrin 蛋白，基因突变导致该蛋白功能增强，并最终使炎性体活动增加。炎性体是可溶于细胞质的多种蛋白的聚合体，是先天免疫系统的组成部分，作用是不断识别外来物质。炎性体的激活会导致半胱天冬酶 1 活性增加和 IL-1β 产量增加。FMF 是由 MEFV 基因缺

陷导致的，MEFV 基因编码 pyrin 蛋白，pyrin 蛋白也对炎性体起调节作用，蛋白缺陷最终导致 IL-1β 水平升高。TRAPS 是由位于 12 号染色体的 TNFRSF1A 基因突变导致的，该基因编码 55kd 肿瘤坏死因子受体，后者缺陷导致血清 TNF 活性增加，信号转导增强。

治疗：各个疾病均有不同的治疗方法，因为分子机制是已知的，治疗上也比较有针对性。因为本类疾病较为罕见，在治疗上没有随机临床试验结果的支持。HIDS 的治疗可采用非甾体类抗炎药、抑制素、白介素拮抗药（阿那白滞素），均有很好的疗效。Cryoprin 相关周期性综合征治疗采用非甾体类抗炎药、口服糖皮质激素、阿那白滞素和其他免疫抑制药，其中 FCAS 还应避免接触寒冷刺激。FMF 治疗采用秋水仙碱，其抗中性粒细胞作用可成功治疗该疾病。TRAPS 治疗采用依那西普和阿那白滞素，前者可抑制可溶性 TNF，从而减少突变的 TNF 受体激活。

自身炎症综合征的临床表现

皮肤表现

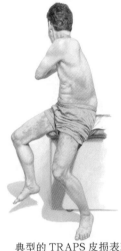

典型的 TRAPS 皮损表现
为离心性的游走性皮损

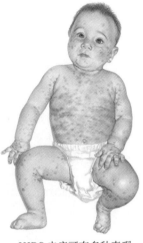

HIDS 皮疹可有多种表现，
包括斑丘疹和荨麻疹样

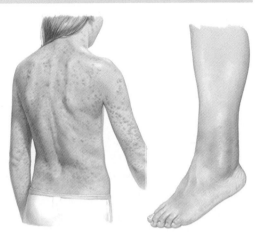

Cryoprin 病的典型荨麻
疹样皮损

FMF 的典型丹毒样皮损
表现，常发生于下肢

关节和神经系统表现

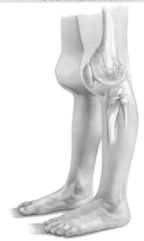

NOMID 的关节肿大

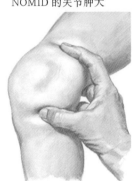

关节炎 / 关节周围炎

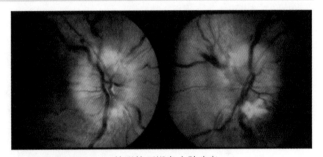

检眼镜下视盘水肿改变

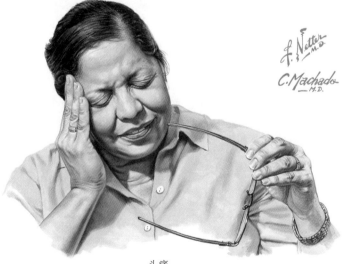

头痛

八、昆虫叮咬

人的皮肤持续暴露于外界环境中，经常会遇到一些外来的伤害，其中就包括多种节肢动物。各种节肢动物叮咬对皮肤的损伤不尽相同，有的很轻微不易发觉，有的可严重危及生命。常见的叮咬人类的节肢动物有蚊子、蚤、臭虫、螨、蜱和蜘蛛等。节肢动物叮咬不但能够造成皮肤损伤，还可能传播传染性疾病，如莱姆病、利什曼病和立克次体感染性疾病。

临床表现： 蚊子在夏季、春季和初秋常见，在气候温暖的区域全年可见。人们一般在蚊子叮咬后离开时才发现，皮损表现为瘙痒性、荨麻疹性丘疹，在数小时内消退，部分对叮咬有严重反应者可出现红色丘疹和结节，并伴皮温增高，1～2周才可消退，并可伴有局部淋巴结肿大。在大部分地区，蚊子仅仅是一个滋扰物，但有些地区，蚊子是疟疾和脑膜炎病毒的传播媒介。白蛉与之类似，后者是利什曼病的传播媒介。

蚤在人类文明出现前已经存在，曾是中世纪黑死病的传播媒介，导致数百万人死亡。蚤常见于家养宠物，宠物把蚤传播至床铺、地毯和衣物，人类在接触以上物品后被蚤叮咬。典型的蚤叮咬在 3 个时间出现，早餐、午餐和晚餐。蚤的卵可以休眠数年，仅仅在遇到移动或震动时复苏，因为移动或震动提示周围可能有食物存在。皮损常常出现在人类的踝部附近，因为蚤一般跳起至踝部高度进食，之后离开。典型皮损表现为中央凹陷的小丘疹，是自限性的。蚤可传播一些病原体，如耶尔森菌属（黑死病）和立克次体（地方性斑疹伤寒）。

臭虫（*Cimex lectularius*）近年来在美国再次出现，它几乎遍及美国的各个地区。臭虫在住宅、旅店和其他居住场所定居，在日出前 1～2h 活动、觅食，臭虫叮咬熟睡中的人类，吸食血液数分钟，之后回归巢穴，臭虫的巢穴一般位于地板下方而不在床铺上。当第 2 天被叮咬的人醒来后，可能发现被叮咬了一处至近百处，皮

棕隐士蜘蛛和疥螨

棕隐士蜘蛛叮咬。 典型的"红、白、蓝"征

褐隐蛛。 毒液含有鞘磷脂酶-D，会导致大量组织破坏，又称为"fiddleback 蜘蛛"

炎性剥脱性丘疹（注意阴茎受累）

圆圈内示**疥**（人疥螨）

损表现为中央凹陷的小丘疹。有些种类的臭虫，叮咬后可引起剧烈反应，表现为水疱和大疱。臭虫可传播乙型肝炎病毒。

在北半球的夏季和南半球全年都可见到大量螨。"Chigger"指的是恙螨科的幼虫期，是目前已知的人类昆虫叮咬的最常见原因。Chigger 是一种小的红色的螨，它体型很小不易被人类察觉，而且叮咬迅速，表现为多发的针尖大小的红丘疹，瘙痒剧烈。环境中其他类型螨的叮咬也有类似的皮损表现。

蜱叮咬会在皮肤上附着并吸食血液 24h 后脱落，叮咬后出现肉芽肿样皮损，表现为叮咬部位中央凹陷的红丘疹。人们曾尝试很多方法将附着在皮肤上的虫体除去，但造成的损伤往往比虫咬更大。如将虫体用香烟或火柴灼烧，但这种方法可能会烧伤皮肤。最好的方法是，在最贴近皮肤的地方抓住虫体，轻柔地以垂直于皮肤的方向向外拉，如果蜱的口器残留在皮肤里，可行环钻活检术以去除。蜱可以传播多种传染性疾病，包括莱姆病和洛基山斑疹热。

节肢动物和其携带的疾病

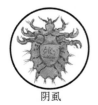

阴虱

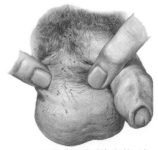

阴虱（显示毛发上的虱）

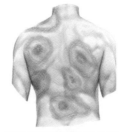

鹿蜱携带莱姆病可导致游走性红斑（牛眼征）

大多数蜘蛛叮咬是跳蜘蛛造成的，蜘蛛叮咬人类往往是由于蛛网或巢受到惊扰。皮损表现为疼痛性红斑、丘疹和结节，偶尔会继发蜂窝织炎。有两种蜘蛛会导致严重疾病，即黑寡妇蜘蛛和棕隐士蜘蛛。

黑寡妇蜘蛛是一种织网的蜘蛛，通过强神经毒素——"黑寡妇毒蛛毒素"麻醉猎物，这种毒液会导致神经末梢过量分泌乙酰胆碱，导致疼痛、发热和急腹症。

棕隐士蜘蛛是一种独居的蜘蛛，栖息在阴暗、隐蔽的巢穴，一般无攻击性，仅仅在人类惊扰巢穴时发动攻击。棕隐士蜘蛛的毒素包含鞘磷脂酶-D、玻璃酸酶、肽酶类和酯酶类，导致组织损伤的主要是鞘磷脂酶-D，会致使剧烈疼痛、血小板和红细胞聚集、血管内凝血，最终导致组织坏死。典型皮损表现为中央伴有坏死和凝固的蓝色区域，围绕血管区域的白色和红色的边缘，即被棕隐士蜘蛛叮咬的"红、白、蓝"征。部分患者皮损进展迅速，导致严重坏死，需要外科清创治疗。

组织学：大多数昆虫叮咬不需做病理，根据临床表现即可做出诊断。不同昆虫叮咬的病理表现类似，表现为浅表和深层的较多炎症细胞浸润，可见嗜酸性粒细胞，在叮咬部位可见浅表坏死，蜱叮咬在活检标本中偶尔可见蜱的口器，棕隐士蜘蛛叮咬可见血管内血栓形成和浅表坏死。

治疗：对于昆虫叮咬的治疗一般是支持性的。可外用强效糖皮质激素和口服抗组胺药以止痒。最重要的措施是防止叮咬，比如抽干存水区域，避免蚊子在此产卵；对宠物做清洁和

应用除蚤药物；请专业杀虫人员清除蚤和臭虫；外用含驱蚊胺的喷雾和在林间小路的中央行走可减少叮咬。在流行区，对于蜱叮咬附着皮肤超过24h者，需采取措施预防莱姆病。

麻醉药（用于镇痛）和抗毒素对

于治疗黑寡妇蜘蛛叮咬有一定效果。抗毒素来自于马血清，对敏感个体可能有一定的致敏性。治疗棕隐士蜘蛛叮咬有很多药物，如氨苯砜，可以缓解由于炎症诱导的皮肤损伤。认识和避免接触这些蜘蛛尤为重要。

节肢动物	传播的疾病	外观
黑蝇	盘尾丝虫病	
鹿蜱	莱姆病、无形体病、巴贝虫病	
蚤	鼠疫	
虱	斑疹伤寒	
美洲花蜱	土拉菌病、无形体病	
蚊	疟疾、黄热病、登革热、脑炎、西尼罗病毒	
锥鼻虫	美洲锥虫病	
白蛉	利什曼病	
采采蝇	非洲锥虫病	
硬蜱	落基山斑疹热	

九、钙化防御

钙化防御（钙化性尿毒症性小动脉病）的原因是血管内皮细胞内膜增生有关的小血管中膜钙沉积。往往见于终末期肾病，特别是慢性透析的患者（腹膜透析和血液透析均可见），据报道透析超过 1 年的患者中 5% 以上出现钙化防御。其表现为难愈合的溃疡，常见于脂肪丰富的部位，如大腿和腹部，也可见于躯体的任何部位。病因是血钙和磷的比例失调造成小血管中膜钙沉积，最终导致血栓形成和皮肤溃疡。本病预后较差，无有效治疗方法。

临床表现：钙化防御几乎仅仅见于终末期肾病的患者，大部分患者在出现皮损前已经使用某种透析治疗 1 年以上。皮损起初表现为暗红色至紫色的斑疹，伴触痛，后迅速出现溃疡，边缘不规则，上覆厚的黑色焦痂，溃疡逐渐增大，在旧的溃疡未愈合时即可出现新的，沿着皮下血管分布。皮损常见于脂肪丰富的部位，如腹部和乳房，溃疡常发生于外伤处。本病需和感染相鉴别，组织活检和培养可协助鉴别，组织病理可确诊，局部 X 线检查可见血管内钙沉积。本病预后较差，有些病例研究病死率可达 80%，有研究表明皮损位于躯干者比位于四肢末端者预后好，但原因不清。严重溃疡造成的并发症（感染、败血症等）是本病的主要死因。

实验室检查可见钙 × 磷产物水平升高，钙 × 磷产物 > 70mg^2/dl^2 是本病的独立危险因素，其他的危险因素包括甲状旁腺功能亢进、肥胖、糖尿病和应用华法林。甲状旁腺素（PTH）升高与本病相关，PTH 在疾病中的作用尚不清楚，但研究表明切除甲状旁腺治疗该病无效，PTH 可能在本病发病时起一定作用，但与本病恶化和进展无关。

发病机制：钙化防御血管中膜钙沉积的确切机制目前尚不清楚。本病常发生于慢性透析治疗患者中，有很多基于此的研究。本病的最终机制是血管壁因钙沉积而硬化、内皮细胞内膜增生，导致血栓形成和溃疡。

组织学：可见血管中膜和血管周围受累，管腔内可见血栓形成，血管内皮细胞内膜增生明显。HE 染色可见明显异常的钙沉积。

治疗：本病无有效治疗，积极的支持治疗和早期防止感染至关重要，局部外科清创去除坏死组织防止继发感染很重要。肾移植对治疗本病可能有效。有部分无对照的病例研究报道硫代硫酸钠外用有一定疗效，但并不都有效。也有报道称新的二磷酸盐化合物药物治疗部分有效。甲状旁腺切除术仅仅对于治疗溃疡有效，但不能降低本病的死亡率。

钙化防御常见于脂肪丰富的部位（腹部、胸部），可发生于任何部位，几乎所有的病例均与潜在的肾病相关

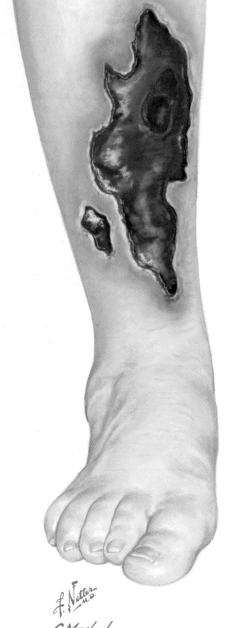

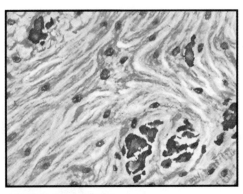

心脏传导系统内钙沉积，
会导致严重或致命的心律失常

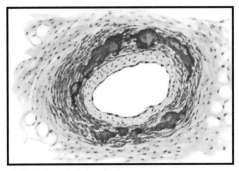

小动脉或细动脉中层钙化

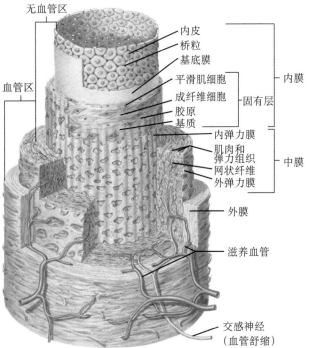

动脉壁：剖面图

十、皮肤红斑狼疮

红斑狼疮是一种累及多系统、特发性结缔组织病，有多种独特的临床表现。皮肤红斑狼疮是一种病谱性疾病，有多种亚型，包括盘状红斑狼疮、亚急性皮肤红斑狼疮、狼疮性脂膜炎、冻疮样狼疮、新生儿狼疮、肿胀型狼疮和系统性红斑狼疮（SLE）。红斑狼疮是一种异质性疾病，可仅有皮肤受累，也可能严重危及生命。皮肤表现往往是首发症状，认识各种红斑狼疮的皮肤表现，有助于早期发现疾病。

SLE 是红斑狼疮中最严重的一型，不同患者的临床经过和结局不同，可以症状轻微，也可能严重危及生命。严重者可累及心血管系统、呼吸系统、神经系统、结缔组织和皮肤，患者可能因肾衰竭而死亡。美国风湿协会制定了 SLE 的诊断标准，患者满足标准中的指标不同，临床表现即可不同。

红斑狼疮的患者有许多实验室指标的异常，包括贫血和红细胞沉降率增高。在一些红斑狼疮亚型患者中检测存在抗核抗体（ANA），SLE 患者几乎 100% ANA 阳性，同时 SLE 还存在许多特异性的实验室指标，包括抗 Smith 抗体和抗双链 DNA 抗体。伴有肾受累者还可出现高血压、尿蛋白升高和血肌酐升高。

临床表现：不同类型的皮肤红斑狼疮临床表现不同。本病常见于女性，但男性狼疮患者也不罕见。发生于任何年龄，以青年常见。新生儿狼疮是一种罕见的发生于新生儿的红斑狼疮，其母亲患有红斑狼疮。

盘状红斑狼疮是临床上最易识别的一种，皮损一般位于面颈部和耳郭内。盘状红斑狼疮可作为一种独立疾病而发生，患者无 SLE 的其他症状，少于 10% 的盘状红斑狼疮患者进展为系统性红斑狼疮，在 SLE 的患者中也常见盘状红斑。日光尤其是 UVA 可加重皮损，皮损常常呈环形，表面有不等量的鳞屑，皮损可伴有秃

皮肤狼疮带试验

A. 颧部红斑

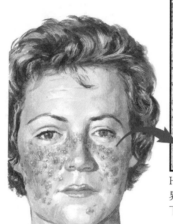
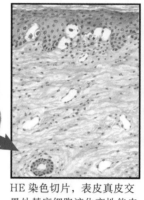
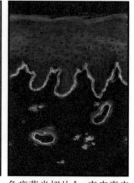

HE 染色切片，表皮真皮交界处基底细胞液化变性伴皮下组织水肿（嗜酸性）

免疫荧光切片*，表皮真皮交界处与小血管壁丙种球蛋白和补体呈带样颗粒状沉积

B. 狼疮患者的正常皮肤（无皮损，不曝光的皮肤）

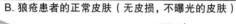
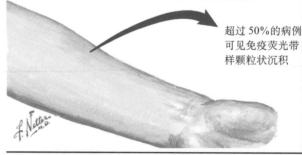
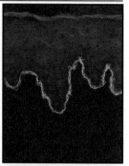

超过 50% 的病例可见免疫荧光带样颗粒状沉积

C. 盘状红斑狼疮

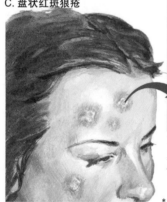
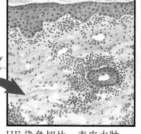
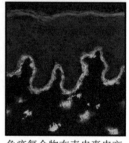

HE 染色切片，表皮水肿，真皮透明样变，毛囊周围慢性炎症细胞浸润

免疫复合物在表皮真皮交界处呈颗粒状沉积

*所有免疫荧光切片均由荧光标记的兔抗人丙种球蛋白抗体染色

发及不同程度的萎缩。毛囊角栓常见，表现为毛囊口扩张，轻柔地揭开鳞屑，仔细观察鳞屑的内侧面，可以看到多个微小的毛囊角栓，因为看起来像小的钉尖，称作"地毯钉征"，有一定的特征性。如果揭开鳞屑过快或观察不仔细，就可能忽视该表现。在肤色深的患者，可见一定程度的色素

沉着，大部分患者可见红斑和色素沉着。局限性盘状红斑狼疮表现为散在的盘状红斑，是较为常见的类型；而泛发性盘状红斑临床表现为泛发的盘状红斑，较为少见，也更容易进展为系统性红斑狼疮。盘状红斑狼疮导致的秃发是瘢痕性、不可逆的，影响患者的生活质量。

亚急性皮肤红斑狼疮是另一类红斑狼疮，比其他类型更易进展成为SLE。有多种临床表现，其中环状型和丘疹鳞屑型最常见也最重要。环状型皮损表现为粉红色至红色的环形斑片，逐渐增大融合成大片状，可连接形成多环形斑片，好发于日光照射的部位，如面部和躯干上部；丘疹鳞屑型也好发于日光照射的部位，表现为较小的粉红至红色的丘疹，表面附着鳞屑。日光照射可加重皮损，患者均觉瘙痒，预后不留瘢痕。

新生儿狼疮是一种罕见的类型，可以有或没有皮肤表现，但皮肤表现是新生儿狼疮最常见的临床表现，约90%的患儿伴有皮肤受累。本病通常发生于由未经诊断的红斑狼疮的母亲生育的新生儿。患儿可有不同程度的心脏传导阻滞，是本病最严重的并发症，部分病情严重的患儿需用起搏器控制心律失常；另一个比较常见的并发症是血小板减少。新生儿狼疮的原因主要是抗SSA抗体（抗Ro抗体）通过胎盘进入胎儿体内，起次要作用的是抗SSB抗体（抗La抗体），进入胎儿的抗体是暂时性的，因为不会再有新的抗体产生，所以病情一般会随时间好转，大部分患儿没有远期损害。新生儿狼疮的皮损表现为粉红色至红色斑片和斑块，好发于眼周皮肤，可逐渐好转，持久存在的皮损表现为原斑片部位的轻微毛细血管扩张或皮肤萎缩，后者会在儿童成年后好转。

狼疮性脂膜炎（深在型红斑狼疮）常见于女性，据报道有很大比例的患者有进展为SLE的可能性。皮损表现为触痛性皮下结节，表面皮肤可见轻微的红斑或色素沉着，但无明显的皮肤改变，皮下结节可逐渐扩大。本病因临床无特征性，需做病理检查以确诊，组织病理检查最好手术取材，以取得足够量的组织标本用于诊断，病理上本病炎症反应局限于皮下组织。本病需与皮下脂膜炎样T细胞淋巴瘤相鉴别，病理检查加做免疫

系统性红斑狼疮的系统表现

皮肤
心脏
心包膜和其他浆膜
脾
肾
血管
关节

系统性红斑狼疮最常累及的内脏系统

二尖瓣两侧、腱索、乳头肌和心内膜可见心包炎和疣状赘生物

狼疮细胞和狼疮玫瑰花环的发病机制

多形核白细胞

由狼疮因子（抗核抗体）导致核均质化

均质化的核游离出细胞形成核小体（狼疮小体）

狼疮小体被粒细胞吞噬形成典型的狼疮细胞

狼疮小体被粒细胞围绕形成狼疮玫瑰花环

免疫荧光显示抗核抗体

正常血清　DNA　沉淀线　狼疮血清

琼脂板上沉淀试验显示DNA抗体

阳性　　阴性

丙种球蛋白包被的红细胞与SLE血清出现凝集反应（从试管下方看），类风湿因子也可做乳胶凝集试验

组织化学染色可鉴别。本病预后遗留萎缩性瘢痕。

肿胀性狼疮是一种少见的皮肤红斑狼疮，表现为发生于日光暴露部位的红色皮肤斑块，紫外线照射可加重皮损，反复发作，以春季为重，冬季逐渐消退，患者可无症状或轻微疼痛，但少有瘙痒感。本病临床类似于多形性日光疹、淋巴瘤、假性淋巴瘤、淋巴细胞浸润症。皮肤病理检查可见浸润的细胞以 CD4$^+$T 细胞为主。

冻疮样狼疮是雷诺现象的一种独特表现，和冻疮临床表现一样，可能仅是红斑狼疮患者发生的冻疮。冻疮样狼疮和冻疮的典型表现为四肢末端的疼痛性、皮温低的、紫色斑片或斑块，以足趾为最常受累部位，寒冷和潮湿的环境可加重皮损。治疗上主要是保持局部温暖、干燥、避免寒冷。对于冻疮的患者需注意筛查狼疮，有小部分可能是潜在的狼疮患者。组织病理表现为致密的淋巴细胞浸润，伴有小血管内血栓形成和淋巴细胞性血管炎。

SLE 的皮肤表现很多且与其他皮肤红斑狼疮的表现有一定重叠。虽然 SLE 致病和致死的原因是全身系统受累，但是皮肤表现也是本病的临床表现之一，识别 SLE 的皮损可以协助本病的诊断。最重要的皮损是颧部皮损，表现为双颊和鼻部的触痛性的粉红色至红色的斑片或斑块，外观类似于蝴蝶的形状，故又称"狼疮性蝴蝶斑"。皮损在 SLE 系统症状暴发时尤为明显，患者有严重的光敏感，紫外线可加重皮损。此皮损常被误诊为玫瑰痤疮，反之亦然，玫瑰痤疮皮损分布更为广泛，并伴有更多的脓疱和毛细血管扩张性；SLE 的颧部皮损常常累及鼻唇沟，是本病的重要临床表现和鉴别诊断依据。

盘状红斑是 SLE 的又一临床表现，皮损表现与前文中描述的相同。雷诺现象也曾有详述，很大比例的 SLE 伴有雷诺现象。秃发曾在很长一段时间内被用来协助诊断狼疮，虽然秃发不在 SLE 的诊断标准当中，但它对患者的心理有很大的影响。甲和甲周毛细血管改变也很常见，具体发病率不详，甲周红斑和毛细血管扩张是最常见的甲改变，也曾报道有甲点状凹陷、纵脊和甲半月颜色改变。伴有甲部改变的患者有更大的概率伴有黏膜溃疡，后者是 SLE 的另一皮肤黏膜表现。网状青斑是好发于下肢的渔网状皮肤改变，不是特异性的，但在 SLE 患者中很常见，也见于其他的系统以及皮肤疾病。

组织学：所有类型的皮肤红斑狼疮的病理表现均类似，特殊类型可能伴有一些特殊的病理改变。大部分表现为界面皮炎伴表皮基底层水肿，真皮浅层和深层附属器周围淋巴细胞浸润，其他的结缔组织病（皮肌炎）也可有类似的病理表现。盘状红斑狼疮病理还可见瘢痕、萎缩和毛囊角栓。狼疮性脂膜炎病理表现较为独特，为局限于皮下组织的淋巴细胞浸润，诊断狼疮性脂膜炎需做特殊染色，并结合病理、临床做出诊断。

治疗：红斑狼疮治疗很困难，需要结合患者情况和疾病的类型进行治疗。外用强效的皮质类固醇激素可能对于小面积的盘状红斑狼疮有效，但对于狼疮性脂膜炎无效。皮肤红斑狼疮的治疗包括避光和外用防晒霜，防晒霜需防护 UVA，因为 UVA 是加重狼疮皮损的最有活性的紫外线组成部分。吸烟的患者必须立即戒烟，家庭医师和风湿科医师需随诊患者，监测疾病的进展。

治疗皮肤红斑狼疮的口服药物包括一线药物如泼尼松、羟氯喹或氯喹，如果以上治疗无效，可加用米帕林(阿的平)。其他的一些治疗药物包括氨苯砜、异维 A 酸和甲氨蝶呤。

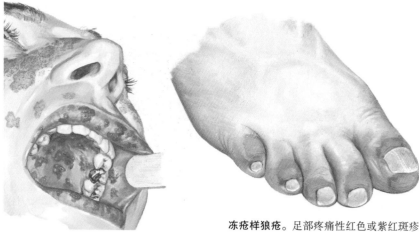

狼疮的皮肤表现

新生儿狼疮。新生儿狼疮是暂时性的，是由于母体抗体通过胎盘导致的，本病有发生心脏传导阻滞的风险

冻疮样狼疮。足部疼痛性红色或紫红斑疹和丘疹，可因湿冷环境而加重

播散性红斑狼疮

十一、皮肤松弛症

皮肤松弛症是一种伴有多系统并发症的罕见皮肤疾病，有高度特征性的临床表现——皮肤松弛，皮肤可轻易地拉伸，几乎无弹性，随年龄增加，仅重力就会导致皮肤下垂和患者毁容。本病有多种类型，有些类型的皮肤松弛是很严重的，患者一般在婴儿期死亡。随着致病基因的发现，本病的临床表型在基因的层面上得到了证实。目前也发现有获得性的皮肤松弛症。

临床表现：皮肤松弛症发病无性别及种族差异，皮肤松弛、下垂和缺乏弹性是特征性的表现。皮肤拉伸无阻力，回弹的时间延迟。全身皮肤均可有不同程度的受累，但以腋窝、腹股沟等皱褶部和面部最为显著，面部呈"猎犬样"。病理上表皮和附属器均无异常。

内脏表现各有不同，在常染色体隐性遗传者中较为常见，常累及呼吸、心血管和消化系统，表现为弹性组织的断裂和缺失，导致肺气肿、微血管瘤和憩室。

常染色体显性遗传者一般不危及生命，但其他的类型可因内脏受累而死亡。

发病机制：目前报道皮肤松弛症有很多遗传模式，包括常染色体显性、常染色体隐性和 X 连锁隐性遗传，目前认为 X 连锁隐性遗传的皮肤松弛症即是 Ehlers−Danlos 综合征 IX，此类型和高尔基体中的铜依赖 ATP 酶缺陷有关。

目前已知有两种常染色体隐性遗传的皮肤松弛症，I 型较为罕见，患者往往在幼儿期因呼吸系统及多脏器功能衰竭而死亡，是由于基因 FBLN5 缺陷导致的，该基因对一种功能性的弹性纤维的产生有重要作用，该基因缺陷影响患者生存。II 型较 I 型更为常见，表现为发育迟缓和不同程度的关节松弛，目前致病基因尚未确定。

最为常见的是常染色体显性遗传

皮肤松弛症。本病罕见，是由于弹性纤维破坏导致的，临床表现为皮肤异常松弛，受累面部呈"猎犬样"

皮肤松弛症是遗传性或获得性弹性组织异常，皮肤出现松弛，悬挂在身体上，躯干褶皱状下坠皮肤

型，是由于弹性蛋白基因（*ELN*）的缺陷导致的。目前已知该基因有多种突变，这些突变在表型上有细微的差别。

以上所有的基因缺陷将导致弹性纤维的蛋白异常，使弹性纤维溶解。各种基因缺陷导致弹性纤维以不同方式出现异常，但在临床上这些异常最终均将导致皮肤松弛。

组织学：组织病理可见弹性纤维不同程度的破坏或缺失，通过特殊

染色显示弹性纤维后，改变将更加明显。有些病例可见弹性纤维的完全缺失，有些可见弹性组织的断裂和数量减少。

治疗：本病的治疗目标是监测以发现潜在的心血管和消化系统异常，以及监测是否有主动脉瘤和消化系统憩室形成。已经突变的基因是没办法纠正的，没有置换基因的治疗方法。多余的皮肤可通过手术的方法去除，以改善功能和保持美观。

皮肌炎的表现

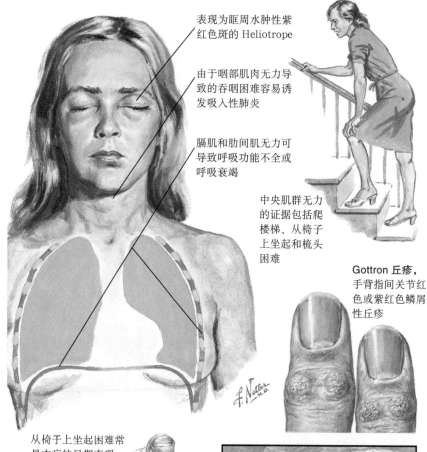

表现为眶周水肿性紫红色斑的 Heliotrope

由于咽部肌肉无力导致的吞咽困难容易诱发吸入性肺炎

膈肌和肋间肌无力可导致呼吸功能不全或呼吸衰竭

中央肌群无力的证据包括爬楼梯、从椅子上坐起和梳头困难

Gottron 丘疹，手背指间关节红色或紫红色鳞屑性丘疹

十二、皮肌炎

皮肌炎是一种慢性结缔组织疾病，约 30% 的患者可伴有内脏肿瘤。本病和多发性肌炎有很多相似点，但是多发性肌炎没有皮肤改变，肌炎表现为近端肌群的疼痛和无力，骨盆肌群和腰部肌群最常受累。无肌病性皮肌炎是一种仅有皮肤表现，而无肌肉受累证据的特殊类型。

临床表现： 皮肌炎在年龄分布上呈双峰，常见于成年女性人群，以 45-60 岁为高发，在 10-15 岁儿童也可见一个发病的小高峰。非裔美国人发病率是高加索人种的 3 ~ 4 倍。本病一般起病隐匿，表现为逐渐加重的近端肌群无力伴皮肤表现，缓慢出现，起初为非特异性，表现为面部、颈部曝光部位和手部的轻微红斑，随着时间的推移，将会出现更具有特征性的皮损。患者瘙痒明显，常出现在任何症状和体征之前的严重的头皮瘙痒。

Heliotrope 征是最易于辨认的特征性皮损，表现为眶周水肿性淡紫色斑。甲床充血和甲周毛细血管扩张也很常见，甲周毛细血管扩张与多发性硬化和 SLE 患者表现类似，在手持皮肤镜下更易于辨认。

皮肌炎患者发生于指背关节的紫色至红色丘疹称作 Gottron 丘疹，它不同于发生于骨关节病患者的 Heberden 结节，后者是由远端指间关节处真皮肿胀所致。Gottron 丘疹可见于手部的任何关节，也可见于肘关节和膝关节。发生于手背的皮肤改变称为"机工手"，表现为皮肤粗糙、不平，类似于机械工人由于职业的原因慢性损伤、磨损和侵蚀的手部改变。

"披肩征"位于上背部和胸部，命名的原因是这些部位与穿衣时披肩

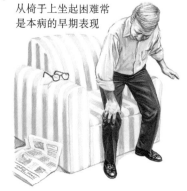

从椅子上坐起困难常是本病的早期表现

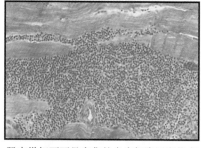

肌肉纵切面可见密集的炎症细胞浸润伴有肌纤维的降解和破坏

覆盖的部位一致，表现为皮肤异色性斑疹和斑片，可见不同程度的皮肤萎缩、毛细血管扩张、斑驳的色素减退和色素异常以及红斑性改变。

皮肌炎患者也常有光敏感，皮损常因暴露于紫外线而明显加重。患者可出现皮肤钙沉着，儿童患者比成年更易出现皮肤钙沉着，约 50% 的儿童皮肌炎患者可出现皮肤钙沉着，表

现为皮下结节伴触痛，也可表现为肌肉筋膜的钙化。白细胞碎裂性血管炎在青少年患者中也更为常见。

皮肌炎是一种累及多个系统的疾病，美国风湿协会制定了本病的诊断标准，诊断标准基于临床表现、实验室检查和病理，不是所有患者都能具有本病的所有特征，满足一定数量特征即可做出诊断。

皮肤炎的皮肤及实验室检查发现

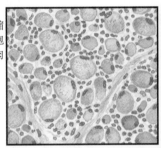

头部呈屈曲位，由于近端肌无力导致

食管功能减弱导致吞咽困难

眼睑水肿性紫红色斑、红色皮疹

Gottron 丘疹。手指红斑、结节样皮损

近端肌群肌炎临床表现为患者从坐位站起困难和将手举过头顶困难。患者血清肌酸激酶、醛缩酶、乳酸脱氢酶升高，这些指标提示肌肉炎症和溶解。肌电图（EMG）可协助鉴别患者近端肌群无力的原因是神经源性的还是肌源性的。于三角肌处取肌肉活检，可见炎症性的组织病理表现。

本病罕见伴有严重的弥漫肺间质纤维化，出现肺间质纤维化患者常常伴有抗 JO-1 抗体阳性，抗 JO-1 抗体的作用靶点是组氨酰基 RNA 合成酶。超过 75% 的患者可有 ANA 阳性，合并有恶性肿瘤者一般不伴有抗核抗体（ANA）阳性，伴有 ANA 阳性者一般不合并恶性肿瘤。

皮肌炎最常合并的恶性肿瘤是卵巢肿瘤。与皮肌炎相关的还有其他一些肿瘤，包括乳腺癌、肺癌、淋巴瘤和胃癌。在合并恶性肿瘤的患者中，1/3 的患者肿瘤在皮损出现之前发生，约 1/3 的患者肿瘤和皮损同时出现，还有 1/3 的患者肿瘤出现在诊断皮肌炎之后 2 年内。因此对确诊皮肌炎的患者需做全身检查除外肿瘤，并针对各年龄做肿瘤监测，儿童皮肌炎患者很少合并肿瘤。

发病机制：皮肌炎的确切病因未知，可能继发于免疫系统的异常，有关本病的发病机制还在研究之中。

组织学：皮肌炎的组织病理学改变为淋巴细胞性界面皮炎。基底层可见散在液化变性，表皮可见不同程度的萎缩，浅层和深层附属器周围淋巴细胞浸润。真皮黏蛋白沉积是另一个可协助诊断的组织病理学表现。受累肌肉组织病理可见萎缩和弥漫性的淋巴细胞浸润。

治疗：目前没有治愈皮肌炎的方法，虽然有部分患者可自愈。有报

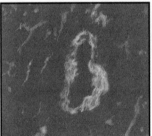

肌纤维萎缩和淋巴细胞浸润（肌肉活检）

血管壁免疫球蛋白沉积（免疫荧光）

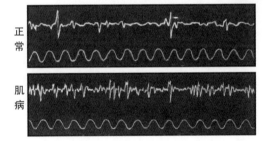

正常

肌病

肌电图示纤维颤动

实验室检查发现

1. 非特异性高丙种球蛋白血症；抗核抗体和类风湿因子阳性率低
2. 血清酶水平升高：磷酸肌酸酶（CPK）、醛缩酶、天冬氨酸氨基转移酶（AST, SGOT）
3. 尿肌酐和肌红蛋白水平升高

道称伴有恶性肿瘤的患者可在肿瘤治愈后痊愈，在这些患者中如果疾病复发，需检查是否伴有肿瘤的复发。最初的治疗一般是应用泼尼松，作用是非特异性的免疫抑制，后期需加用非类固醇制剂以减少长期应用皮质类固醇激素的不良反应，有时需要应用较小剂量泼尼松和其他药物才可以控制疾病。非类固醇制剂包括羟氯喹、奎

纳克林、环孢素、静脉注射丙种球蛋白（IVIG）、硫唑嘌呤和甲氨蝶呤等。一般采用联合治疗。

防晒和应用防晒剂尤为重要，外用糖皮质激素可以减轻红斑和瘙痒反应。青少年皮肌炎的治疗方法和成人类似，前者预后较好，因为一般不合并恶性肿瘤，早期治疗可以减少皮肤钙沉着的可能性。

十三、弥散性血管内凝血

弥散性血管内凝血（DIC）是一种严重危及生命的凝血系统疾病，可由多种损伤所诱发，除非早期诊断和干预，否则本病预后较差。皮肤表现早期出现，除非患者病情缓解，否则皮损将逐渐加重，继发坏疽和感染，使预后变得更差。DIC 是一种因凝血因子的耗竭导致的终末症状，表现为同时出现的不可控制的凝血和出血。

临床表现：DIC 男女发病率无明显差异，也无明显种族差异。患者一般病情严重，可有很多皮肤表现，有小部分早期 DIC 患者出现皮损，大部分患者是在诊断 DIC 之后逐渐出现皮损的，早期表现为小瘀点，逐渐扩大融合为较大的紫癜样红斑片、斑块，常见有溃疡、坏死和水疱形成。四肢可见网状青斑样改变，此类皮损还可见于其他疾病。随着疾病进展，血管内多种成分凝集，通向皮肤的血管内血流明显减少，可出现坏疽，坏疽可继发感染。坏疽的出现提示预后极差，患者最终往往死亡。即使早期积极的治疗，本病生存率也至多为 40% ～ 50%。

目前认为 DIC 是一种消耗性的凝血性疾病，诱发 DIC 过程的起始事件是多因素的，最常见的包括恶性肿瘤（淋巴瘤常见）、严重创伤、败血症和产科并发症，以上每一项均有独特的临床经过。随着 DIC 的进展，将出现难以控制的凝血和出血，患者出现感染、血栓形成和出血。实验室检查可见血小板减少、出血时间延长、凝血酶原时间（PT）延长、部分活化凝血酶原时间（APTT）延长，纤维蛋白原被消耗，导致纤维蛋白降解产物增加。

发病机制：DIC 分为以出血为主型和血栓形成为主型，虽然所有的病例都是两型重叠的。当某种诱因，如感染或创伤，启动凝血级联反应，使凝血因子的消耗（或流失，如严重失血时）速度快于其再生的速度，凝血系统中将产生级联反应，使所有的凝血相关因子耗竭，导致血栓形成和出血。

组织学：皮肤组织病理活检可见表皮和部分真皮坏死，真皮小动脉和小静脉内血栓形成，广泛出血。如果 DIC 是败血症诱发的，可在标本内发现致病的微生物。

治疗：治疗包括早期的诊断和支持治疗，必须在重症监护设施的监测下进行。治疗诱发 DIC 的潜在疾病是治疗的重要组成部分，必须治疗潜在的感染。对于创伤导致的 DIC，止血和补充丢失的凝血因子是必要的，有很多药物可以用来减少血栓形成和补充丢失的凝血因子，必须在凝血和血栓形成间保持平衡。严重的 DIC 患者预后很差。

弥散性血管内凝血的生理及分子机制

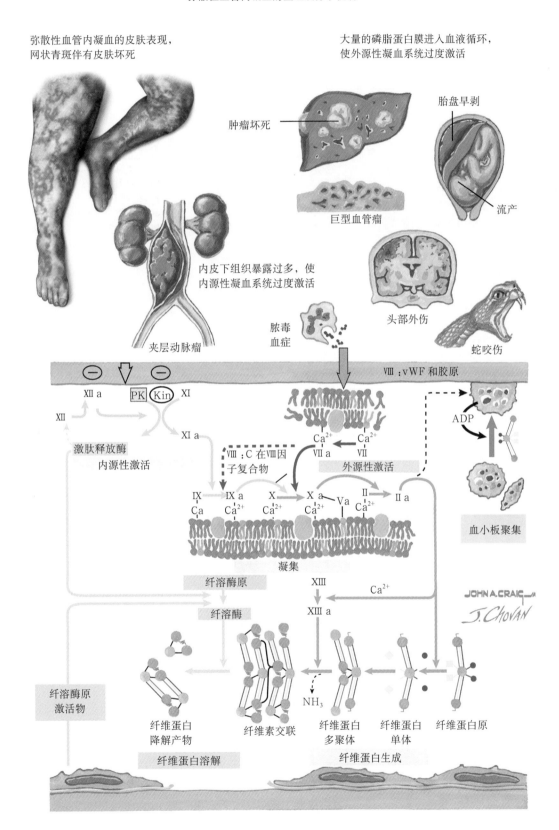

弥散性血管内凝血的皮肤表现，
网状青斑伴有皮肤坏死

大量的磷脂蛋白膜进入血液循环，
使外源性凝血系统过度激活

肿瘤坏死

胎盘早剥

流产

巨型血管瘤

内皮下组织暴露过多，使
内源性凝血系统过度激活

头部外伤

蛇咬伤

夹层动脉瘤

脓毒
血症

VIII：vWF 和胶原

XII a　PK　Kin　XI

XII

ADP

激肽释放酶
内源性激活

XI a

VIII：C 在VIII因
子复合物

Ca^{2+}　Ca^{2+}

VII a　VII

外源性激活

血小板聚集

IX　IX a　X　X a　Va　II　II a
Ca　Ca^{2+}　Ca^{2+}　Ca^{2+}　Ca^{2+}

凝集

纤溶酶原

XIII

Ca^{2+}

纤溶酶

XIII a

NH_3

纤溶酶原
激活物

纤维蛋白
降解产物

纤维素交联

纤维蛋白
多聚体

纤维蛋白
单体

纤维蛋白原

纤维蛋白溶解

纤维蛋白生成

十四、匐行性穿通性弹性纤维病

匐行性穿通性弹性纤维病是一种少见的穿通性疾病，是由于真皮弹性纤维碎片异常伸出，弹性纤维穿出表皮表面导致的，临床上表现为匐行性皮损。本病可作为一种单独的疾病，也可作为其他潜在疾病的一种表现，如唐氏综合征、Ehlers-Danlos综合征和马方综合征。

临床表现： 匐行性穿通性弹性纤维病是一种罕见的皮肤穿通性疾病，常见于青年，男性多发，男女比例为（4～5）:1。皮损常常累及颈部，表现为表面轻微表皮剥脱或溃疡的红丘疹，早期最主要的症状是瘙痒。随着时间的推移，丘疹逐渐融合成匐行性、"游走性"的皮损，一般为环状或半圆形。本病反复发作，但大部分患者经过治疗或不经治疗皮损消退，平均消退时间是6个月，但也有持续5年皮损才消退的报道。大部分匐行性穿通性弹性纤维病是单发的，伴有唐氏综合征的患者，皮损可单发或泛发全身，约1%的唐氏综合征的患者皮损可伴随终身，33%的患者可伴有其他的疾病（右侧图表中有详述）。有一小部分的匐行性穿通性弹性纤维病为常染色体显性遗传，不合并有其他疾病。药物青霉胺会导致弹性纤维异常，服用该药物会导致类似于匐行性穿通性弹性纤维病的皮损。

随着皮损进展，顶端出现溃疡、碎片状、异常的弹性纤维突出表皮，皮损部位瘙痒尤为明显，偶尔伴有触痛。但大部分患者无症状，皮损本身是患者和患者家属更关心的问题。

组织学： 在常规HE染色下即可显示异常的碎片状的弹性纤维，特殊染色更有助于区分弹性纤维。组织病理检查可见局限的表皮角化过度和通往表皮"通道"形成，"通道"起始于真皮浅层，通往表皮表面，通道里充满异常的弹性纤维，少量组织细胞，偶见巨细胞。早期活检标本可见表皮通道上方角蛋白帽。

发病机制： 皮损是由于异常的弹性纤维碎片穿出表皮所致，弹性纤维穿出的原因尚不清楚。由青霉胺导致匐行性穿通性弹性纤维病的原因是，青霉胺影响弹性纤维的正常形成，异常的弹性纤维穿出表皮。

治疗： 人们对于本病的治疗方法有很多尝试，但目前没有治疗本病的随机、前瞻、安慰剂对照试验。很多有创的治疗方法均有一定的疗效，冷冻治疗是最常用的，二氧化碳激光也有一定的疗效，本病不需特殊治疗，因为大部分患者皮损最终将自行消退。

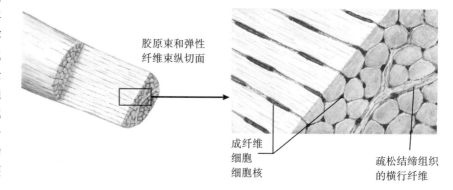

匐行性穿通性弹性纤维病。 这种罕见的皮肤病常合并唐氏综合征、成骨不全和马方综合征，孤立的特发病例也可发生

与匐行性穿通性弹性纤维病相关疾病
▶ 早老症
▶ 慢性肾功能不全
▶ 唐氏综合征
▶ Ehlers-Danlos综合征
▶ 马方综合征
▶ 药物——青霉胺
▶ 成骨不全
▶ 弹性纤维假黄瘤
▶ Rothmund-Thomson综合征
▶ 硬皮病

致密结缔组织

胶原束和弹性纤维束纵切面

成纤维细胞细胞核

疏松结缔组织的横行纤维

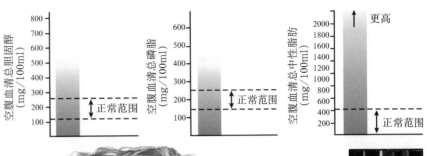

先天性高脂蛋白血症

LPL 或载脂蛋白 CⅡ 缺陷：颊部、下颌、耳部和上腭发疹性黄瘤

血清呈乳脂状

十五、发疹性黄瘤

三酰甘油（甘油三酯）在包括皮肤在内的多种组织内的异常聚集会导致临床上发疹性黄瘤的皮肤表现。黄瘤病是一组具有多种独特的临床、实验室和系统表现的疾病，共同特点是有血脂和胆固醇的代谢异常。脂肪酸供能可满足人类每日 40% 以上的能量需求，大部分脂肪酸由食物直接供给，当蛋白质和糖类（碳水化合物）过量时，将转化为三酰甘油，以提供能量储备，这个过程提供了游离脂肪酸和三酰甘油。

正常情况下三酰甘油代谢需经过复杂的生物化学通路，三酰甘油首先转化为游离脂肪酸，后者降解为乙酰辅酶 A，乙酰辅酶 A 经过三羧酸循环后被氧化，转化为三磷腺苷（ATP），ATP 是细胞的主要能量形式。

摄入的三酰甘油在肠腔内被胆汁分解成为游离脂肪酸。游离脂肪酸以乳糜微粒的形式在肠壁运输，此过程很快，在进餐后 6h 内完成，许多组织都吸收乳糜微粒，通过脂蛋白脂肪酶将其重新转化为游离脂肪酸和甘油，不饱和脂肪酸可被转化为乙酰辅酶 A，或者转化为三酰甘油并作为能量储备，或者用来合成磷脂酶。其中三酰甘油储存作为能量储备是最理想的，因为三酰甘油分解供能可以产生比蛋白质和糖类更多的能量，三酰甘油可产生 9kcal/g 的能量，而蛋白质和糖类只能产生 4kcal/g。任何三酰甘油在产生、分解、储存过程中的异常，将最终导致皮肤和系统的改变。

发疹性黄瘤是一种由血脂代谢异常导致的皮肤疾病，原因包括多种家族性高脂蛋白血症（Ⅰ、Ⅲ、Ⅴ型）、药物和糖尿病并发症，这些原因导致的皮损类似。与结节性发疹性黄瘤、腱黄瘤和扁平黄瘤不同，这些疾病有不同的分子生物学基础和系统表现，治疗需要多科协作，包括内分泌科、心内科和皮肤科。

肝脾大

臀部、大腿和阴囊有脐凹的发疹性黄瘤，黄色丘疹伴周围轻微红晕

临床表现：发疹性黄瘤，顾名思义，表现为发疹样皮疹（数小时至数天内出现），一般累及臀部，但也可累及身体任何部位，甚至可累及黏膜，以伸侧为重，表现为在红斑的基底上的黄色至微橘红色的圆顶丘疹。本病在儿童和成人中均很少见，但以成人为多，发病率无明显民族及性别差异。

由脂蛋白脂肪酶缺陷导致的发疹性黄瘤称作家族性高脂蛋白血症Ⅰ型，此型较为少见，幼年发病，伴有明显系统症状，如反复发作的胰腺炎和肝脾大，患者有血三酰甘油和乳糜微粒严重升高，但血胆固醇正常。眼部受累表现为视网膜脂血症，视网膜脂血症需要在眼底镜下才能发现。患者视力正常，不会发觉眼部的任何异常。患者眼部血管可因为血流中有过多的脂质而成奶油白色，动、静脉均可受累，表现为血管扁平，基底部可见均匀一致的奶油白色，唯一区分动、静脉的方法就是区分管径。脂蛋白脂肪酶的活性是可以被测定的，可协助诊断家族性高脂蛋白血症Ⅰ型。发疹性黄瘤也是家族性高脂蛋白血症Ⅲ型（β脂蛋白不良血症）和家族性高脂蛋白血症Ⅴ型的表现之一，Ⅲ型是由 APOE 基因缺陷导致的，该基因编码载脂蛋白 E，后者的作用是清除乳糜微粒和中间密度脂蛋白。

多种药物可导致高三酰甘油血症，这些药物包括异维 A 酸、糖皮质激素、奥氮平、蛋白酶抑制药（尤其是利托那韦）和吲哚美辛，酗酒也可导致高三酰甘油血症。任何服用这些药物的发疹性黄瘤患者均应停用药物或换用其他药物，并在治疗后重新评估。

糖尿病是高三酰甘油血症的最常见原因，可能也是导致发疹性黄瘤最常见原因，胰岛素缺陷的糖尿病患者脂蛋白脂肪酶活性低，导致三酰甘油和乳糜微粒水平升高，患者需应用胰岛素使脂蛋白脂肪酶功能恢复正常。

实验室检查可见血三酰甘油水平明显升高，一般在 2000mg/dl 以内，有时水平过高超出检测范围。将患者血标本离心数分钟，出现奶油白色的三酰甘油将在血标本中占据很大的部分，当血三酰甘油水平过高时，即使不离心血标本也呈轻微奶油白色。

组织学：发疹性黄瘤的早期组织病理表现类似环状肉芽肿，中性粒细胞在发疹性黄瘤的形成中非常明显，随着皮损的形成，中性粒细胞浸润逐渐减少和消失。所以标本取材应选择已经形成的皮损（出现 1 ~ 2d），典型表现可见细胞质有条纹的泡沫细胞，泡沫细胞的数量可能不及结节性黄瘤和腱黄瘤多，特征性表现为位于胶原纤维束间的细胞外脂质。

发病机制：导致发疹性黄瘤的原因各异，但都具有唯一的引起三酰甘油血症的途径，最终相同的机制是导致血三酰甘油水平升高。

治疗：治疗的目标是将三酰甘油水平恢复正常，停用可能导致高三酰甘油血症的药物，积极治疗潜在的糖尿病，加用胰岛素，将血糖水平恢复正常。对于家族性原因导致的高三酰甘油血症应进行饮食控制（避免中间链三酰甘油），增加运动和应用降脂药，降脂药对于所有高三酰甘油血症均适用，最常用的降脂药物是非诺贝特和吉非贝齐。

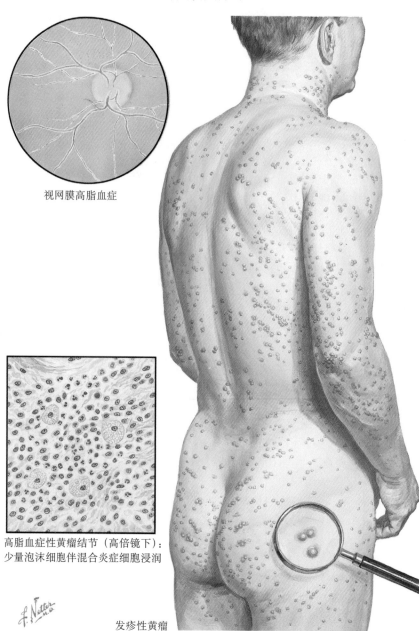

获得性高脂蛋白血症

视网膜高脂血症

高脂血症性黄瘤结节（高倍镜下）：少量泡沫细胞伴混合炎症细胞浸润

发疹性黄瘤

十六、火激红斑

火激红斑是由于长期受热作用导致的少见的皮肤表现。火激红斑来源于拉丁语"因为火而发红",还称作"烘烤皮肤综合征",需和本病鉴别诊断的疾病很少。不是所有人受热后都会产生火激红斑,原因尚不清楚,有患者在不知情的情况下即可出现皮损。人体接触任何热源均有可能导致火激红斑,包括热水瓶、电热毯、加热器和笔记本电脑。诱发火激红斑的具体温度目前尚不清楚,热水浴不会导致火激红斑,可能因为只有干热才会导致本病,也可能是热水浴的温度尚不能够诱发本病。

临床表现:本病可见于任何种族和性别,诱因是外源性热源持续性和反复性的接触皮肤,表现为境界清楚的、花边状、网状红斑疹或斑片,有时没有炎症期,皮损直接表现为网状色素沉着斑。部分患者可能不会意识到皮损出现的部位是接触外源性热源的部位,常见发病部位是下背部,一般是用电热毯或热水瓶治疗慢性后背痛导致。目前报道有很多类型的热源会导致火激红斑,比如笔记本电脑,笔记本电脑会以红外线的形式释放出大量的热量,如果患者长期使用笔记本电脑,可能会在接触皮肤的部位(如大腿伸侧)出现火激红斑。本病诊断需结合临床表现和病史,需询问患者是否使用加热器或长期使用笔记本电脑,因为患者可能不会意识到这之间的联系。火激红斑进展为日光性角化症或鳞状细胞癌者罕有报道。

发病机制:火激红斑是由于热量对于皮肤的直接作用导致的,导致火激红斑所需的具体温度尚不得知,43 ~ 47℃可能性最大,必须当皮肤长期接触低于灼伤皮肤温度的热量时才可能诱发本病,更加频繁或长期的接触可

腹部、下背部和腿部是常受累的部位

火激红斑、又称烘烤皮肤综合征。是由于过度的热量传导至皮肤下方导致的,暖水瓶和加热垫是常见的原因

火激红斑的常见病因
▶ 电热毯 / 垫
▶ 暖水瓶
▶ 局部加热器 / 红外散热器
▶ 笔记本电脑

能提高发病风险,热量导致皮损的具体原因尚不得而知。

组织学:表皮轻微萎缩,真皮内可见弹性纤维变性,皮突变平,部分区域可见日光性角化症样改变,可见基底细胞液化变性。

治疗:本病的治疗方法是发现并去除外源性热源,当外源性热源被去除后,皮损将在数月间逐渐消退,但也有色素沉着斑经久不退者,可外用润肤药或 Kligman 配方,包括外用维 A 酸、皮质类固醇激素、皮肤脱色药等,激光治疗对于减轻色素沉着也有一定疗效。

十七、离心性环状红斑

　　离心性环状红斑（EAC）是特发性的，属于环状红斑的一种，目前认为本病皮损是抗原性刺激物导致的皮肤反应，但发病机制尚不清楚。本病皮损和病理表现有一定的特征性，可用于诊断和鉴别诊断。EAC 可能是内脏肿瘤的一个标志，但至今为止，大部分患者都未发现内脏肿瘤。

　　临床表现：EAC 常隐匿起病，任何年龄均可发生，无明显种族及性别差异。皮损表现为少见的怪异外观，起初为粉色的小丘疹，边缘逐渐扩大成粉色至红色的斑片，其特征性是皮损边缘内侧附着鳞屑，皮损的边缘逐渐向外扩展，而在其内侧数毫米处可见鳞屑随着边缘逐渐扩展，随着皮损边缘的逐渐扩展，中央形成肤色消退区。而体癣皮损恰好相反，鳞屑位于皮损边缘，并先于红斑向外进展。本病需鉴别体癣和蕈样肉芽肿，氢氧化钾真菌镜检可除外真菌感染，皮肤病理活检可与蕈样肉芽肿鉴别。

　　EAC 患者可为无症状或瘙痒剧烈，一般表现为轻微瘙痒，但大部分患者主诉为皮损影响美观。躯干是最常受累的部位，其次是四肢，很少出现在面部。有时多个部位的皮损可同时消退，伴有新发皮损。

　　发病机制：EAC 的确切发病机制不清，可能是不同的抗原性刺激物导致的皮肤反应，研究表明 EAC 有时与潜在的真菌感染有关，是一种Ⅳ型超敏反应。目前报道本病有多种诱因，如多种感染（细菌、真菌、病毒感染）和药物，本病与内脏肿瘤也有一定的关系。

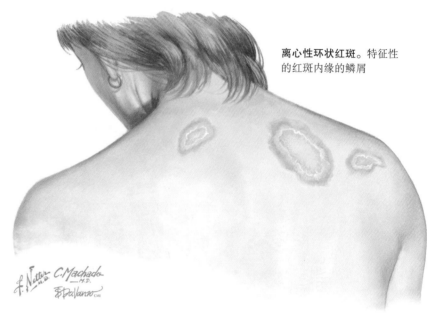

离心性环状红斑。特征性的红斑内缘的鳞屑

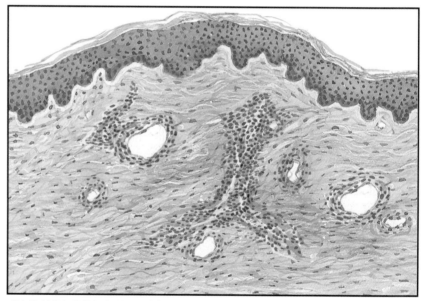

离心性环状红斑组织病理可见血管周围淋巴细胞袖口状浸润

　　组织学：组织病理标本取材需取边缘处的皮肤，病理表现为浅表和深层血管周围的淋巴细胞浸润，呈特征性的"袖口状"浸润，淋巴细胞浸润局限在血管周围，淋巴细胞包围血管壁。

　　治疗：EAC 是一种自限性疾病，可自行消退。如果 EAC 与感染有关，治疗和控制感染可以有助于皮损消退；如果与内脏的肿瘤有关，疾病往往是慢性的，治疗肿瘤有助于疾病缓解，肿瘤复发则疾病复发；与药物有关的 EAC 治疗上应停用可疑药物。外用皮质类固醇激素，如曲安西龙可以缓解红斑和瘙痒。

十八、多形红斑、Stevens—Johnson 综合征和中毒性表皮坏死松解症

轻型多形红斑、重型多形红斑、Stevens—Johnson 综 合 征（SJS）和中毒性表皮坏死松解症（toxic epidermal necrolysis，TEN）均属于同一类的超敏反应性疾病，最常见诱因是药物或感染。有学者认为这些疾病是病因不同的独立疾病，但在这种说法被证实之前，人们一般将这几种疾病当作是皮肤黏膜受累程度不同的一个病谱性疾病。轻型多形红斑与其他几种疾病相比较为独特，一般是由感染诱发的（单纯疱疹病毒或肺炎支原体），常见于儿童。而其他几种疾病往往是药物诱发的，几乎所有的药物都有可能诱发此类反应，但仅有几种药物能够导致严重的皮损，包括抗生素（特别是磺胺类药物）、抗癫痫药、别嘌醇和非甾体解热镇痛抗炎药（NSAID）。

临床表现：本病发病无种族差异，男女发病率也无不同。HIV 感染的个体比阴性对照有更大的可能性发展成为重症药疹，其病理机制不明。

轻型多形红斑是这类疾病中最常见的，一般见于儿童和青年，有多种感染和药物能够导致该病，接触表面抗原，如漆酚和野葛，据报道也可以产生多形红斑样的皮损，本病最常见的病因是单纯疱疹病毒感染。轻型多形红斑可与单纯疱疹同时出现，也可单独出现，一般发作 2 ～ 3 周，也有反复发作的病例。急性期皮损表现为境界清楚的靶形皮损，中央为红斑，边缘为正常皮肤颜色，外周红色边缘围绕整个皮损，边缘清楚，与周围正常皮肤分界明显。随着时间的推移，皮损由红斑变为水肿性丘疹，中央颜色逐渐变为紫色或灰红色。皮损可单个出现，严重者可出现数百个。轻型多形红斑可累及掌跖，掌跖部皮损往往很明显，表现为典型的靶形皮损；约 20% 的轻型多形红斑的病例可累及口腔黏膜，表现为水肿性粉红色斑

块和典型的靶形皮损。当口腔黏膜受累时，疾病应诊断为重型多形红斑而不是轻型多形红斑。大多数轻型多形红斑可自愈，无复发倾向。

很多学者认为重型多形红斑和 SJS 可能具有相同的本质，因为两者的发病机制和临床表现是一致的，但是两者存在细微的差别，可以区分。重型多形红斑和 SJS 大多都是药物诱发的，两者均伴有明显的口腔受累，

严重者呼吸道和消化道黏膜均可受累；两者往往伴有发热和乏力等非特异性的前驱症状，发热为除皮肤黏膜症状之外最常见的症状之一；两者均隐匿起病，表现为粉红色的斑片，之后迅速中心变为暗紫色。典型的靶形皮损一般不出现在 SJS，但在重型多形红斑中存在，重型多形红斑和轻型多形红斑的区别是重型多形红斑皮损面积更广泛，且累及两处黏膜。

多形红斑、Stevens—Johnson 综合征和中毒性表皮坏死松解症

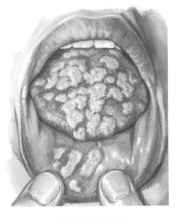

渗出性多形红斑

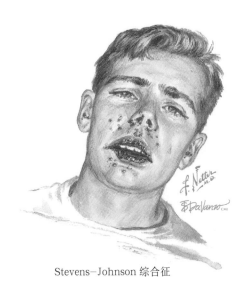

Stevens—Johnson 综合征

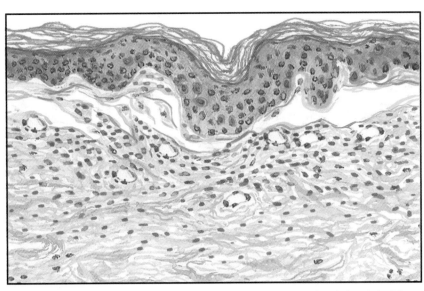

均有类似的和重叠的组织病理表现。本图可见由于上方表皮坏死导致的表皮下水疱形成。可见血管周围淋巴细胞为主的细胞浸润

药疹

苔藓样药疹。暗紫色斑疹和斑片

在 SJS 中，皮损的暗色中心区域迅速出现水疱，起初为小水疱，后逐渐融合成为大疱，水疱累及皮肤表面区域（body surface area, BSA）的程度可用于区分 SJS 和 TEN。大部分学者认为如果小于 10% 的 BSA 水疱，且至少累及两处黏膜，则可确定为 SJS，如果 BSA 受累大于 10% 但小于 30%，则称为 SJS-TEN 重叠，如果 BSA 受累大于 30%，则为 TEN。按压水疱边缘是一个床旁可做的重要的客观检查，如果水疱因为按压而扩张或增大，则代表表皮与真皮分开，称作 Nikolsky 征阳性。

发病机制：重型多形红斑/SJS 可能是对特定药物引起的超敏反应，致敏药物可能是经过代谢转化为可识别抗原，也可能不经代谢降解直接作为抗原，当抗体与药物抗原相结合时，组成抗原-抗体复合物，沉积在皮肤或其他部位时，引起炎症级联反应，导致相应的临床表现。

组织学：轻型多形红斑和重型多形红斑的典型病理表现为急性表皮真皮交界处炎症浸润，角质层正常，可见伴基底层液化变性的界面皮炎改变。界面皮炎可导致基底层角质形成细胞坏死，坏死扩大、融合形成表皮下小水疱。轻型多形红斑和固定性药疹有很多特征表现类似，但后者可见嗜色素细胞，而轻型多形红斑中很少见到这种现象。SJS 和 TEN 在病理上可见更为广泛的界面损害和水疱形成，水疱位于表皮下方。

治疗：轻型多形红斑和重型多形红斑的治疗主要为支持治疗，皮损一般可基本或完全自愈，外用皮质类固醇激素可促进皮损愈合和减轻瘙痒。因单纯疱疹病毒感染而皮损反复发作者，可长期口服抗病毒药如阿昔洛韦，减少病毒复发可减少疾病复发。口腔皮损可局部应用镇痛药，口服皮质类

消退中的药疹继发表皮剥脱。典型的药疹始于躯干，向四肢扩展

多形红斑常累及手掌

固醇激素一般仅用于严重的病例。

SJS 可危及生命，同时有进展成为 TEN 的风险。需明确 SJS 和 TEN 的病因并去除，伴有感染者需治疗感染，治疗上需要积极的支持治疗，包括创面的护理和维持水、电解质平衡。病情严重者于烧伤科治疗很有益处，因为两者和烧伤在治疗上是类似的，目前没有 TEN 和 SJS 的药物治疗共

识，早期应用糖皮质激素有助于缓解病情，但糖皮质激素可导致继发感染，在以感染为病因者应避免使用，病程晚期应用糖皮质激素无明显效果，只会增加不良反应。静脉用免疫球蛋白（IVIG）治疗可有很好的疗效，早期应用可以缓解病情，晚期应用无效。本病的预后与水疱累及的 BSA 有关，受累 BSA 大者比受累小者预后差。

十九、结节性红斑

结节性红斑是一种独特的脂膜炎，与多种炎症性和感染性疾病相关，妊娠和服避孕药是与本病相关性最大的两个因素。本病一般累及胫前，继发于多种潜在疾病，可自愈，但部分病例治疗困难。

临床表现：结节性红斑常见于青年女性，发病无明显种族差异。起病较为隐匿，起初表现为皮肤局部触痛性，后逐渐发展为质硬的结节，一般发生于胫前，双侧受累，也可累及躯干四肢其他部分，但这种情况很少见。皮损可单发也可多发，大多数患者表现为大小不等的多发皮损。结节表面皮肤可表现正常也可见轻微红色或紫色斑片，如果出现溃疡，应考虑其他诊断，并应行病理协助诊断。大多数患者可根据临床表现做出诊断，但当皮损发生于不典型部位或出现不典型表现，如溃疡、表面皮肤改变、可触性紫癜或其他与结节性红斑表现不一致的改变时，应行病理除外其他疾病。

诊断结节性红斑后需检查是否有诱发因素，最常见的是口服避孕药，如果结节性红斑与口服避孕药有关，停药后皮损可自行消退；妊娠是结节性红斑的又一常见诱因，妊娠期间治疗结节性红斑很困难，但产后皮损可自行消退；结节性红斑也可能与结节病相关。Löfgren综合征表现为发热、结节性红斑和双肺门淋巴结肿大，后者是结节病的一种急性表现。对于没有已知病因的结节性红斑患者，需常规做胸部 X 线片以除外结节病和非典型感染。据报道，裂谷热（球孢子菌病）与结节性红斑相关，是一种由粗球孢子菌导致的真菌感染性疾病，如果结节性红斑患者有在流行区居住或旅游的病史，需除外粗球孢子菌感染。链球菌和结核感染是另外两种需考虑的感染，有报道称本病还与炎症性肠病和霍奇金淋巴瘤有关。

组织学：结节性红斑是一种原发性的间隔性脂膜炎，炎症最初出现在皮下组织的纤维间隔中，纤维间隔的作用是作为脂肪组织的骨架。病理上

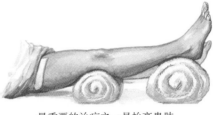

<5% 的结节性红斑患者可合并炎症性肠病，最早累及的部位是胫前

最重要的治疗之一是抬高患肢

脂膜炎的主要类型
以间隔性脂膜炎为主
▶ 结节性红斑
以小叶性脂膜炎为主
▶ 硬化性脂膜炎
▶ α_1－抗胰蛋白酶缺陷性脂膜炎
▶ 硬红斑
▶ 新生儿硬肿病
▶ 外伤性脂膜炎
▶ 胰腺性脂膜炎

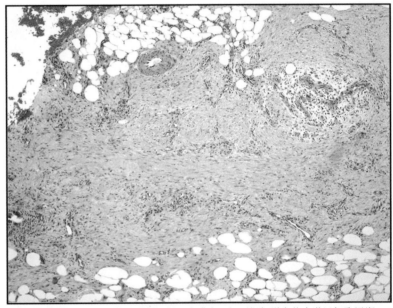

结节性红斑是一种主要累及脂肪间隔的脂膜炎，间隔组织增宽伴有淋巴细胞浸润

无血管炎出现，如果出现血管炎，则应考虑其他诊断。上方的真皮浅层和深层血管周围可见淋巴细胞浸润，有特征性的是 Miescher 结节，是指组织细胞围绕裂隙周围呈放射状排列，纤维间隔中也可见多核巨细胞。

发病机制：本病发病机制不明，可能是对于某些刺激的超敏反应造成的，有理论表明抗原性刺激形成抗原抗体复合物，沉积于脂肪的纤维间隔导致结节性红斑。

治疗：本病的最初治疗是对症的，应尽力寻找潜在诱因。由于药物或者妊娠导致的结节性红斑，在停药或分娩后可自行缓解；由于感染、肿瘤、炎症性肠病等导致的结节性红斑可能持续时间很长，反复发作。一线治疗包括外用皮质类固醇激素、穿弹力袜、抬高患肢和非甾体类抗炎药，严重者可短期口服皮质类醇固激素。有报道称碘化钾溶液和秋水仙碱也有一定的疗效。

二十、Fabry 病

Fabry 病（又称 Anderson-Fabry 病）是由于神经酰胺三己糖苷酶（α-半乳糖苷酶 A）缺陷导致的罕见疾病。Fabry 病还有一个描述性的病名，称作弥漫性躯体性血管角皮瘤，本病是一种 X 染色体隐性遗传的溶酶体贮积症，酶的缺陷导致球形三脂酰基鞘鞍醇（三己糖酰基鞘氨醇）无法正常代谢并在全身贮积。Fabry 病可影响皮肤、肾、心血管系统和神经系统，目前无有效治疗方法，但酶替代治疗的进展可能对本病的治疗有帮助。男性患者病情较重，女性可不同程度受累或作为携带者，据估计本病在男性中的发病率为 1/50 000，病死率逐年升高，患典型 Fabry 病的男性平均死亡年龄是 40 岁。

临床表现：本病的临床表现一般在儿童时期缓慢出现，平均年龄 5～6 岁。大多数儿童的最初症状是肢端感觉异常，手足严重疼痛，间断发作，一般持续数分钟或数小时，严重者可持续数天，疼痛表现为烧灼痛。发作性肢端感觉异常压力可诱发疼痛。一般伴有发作性的少汗，少数可伴有无汗，因为出汗障碍，患者会出现热衰竭和热不耐受，患者还可逐渐出现不同程度的听力丧失。

本病皮损表现为非平常部位的多发的血管角皮瘤，表现为小的、红色角化性丘疹，常见于躯干和双下肢，特别是脐与膝之间。随着时间的推移皮损数量逐渐增多，可达数百至数千个。皮肤科医师对于任何有多发血管角皮瘤的儿童或青年均应仔细检查是否存在本病的其他症状，一旦确诊为 Fabry 病，患者应及时前往治疗本病的中心治疗。

眼部最典型的表现是浅表角膜营养不良，在裂隙灯下表现为角膜不透明，呈环状，不影响视力。

随着时间的推移，患者逐渐出现肾疾病，最早表现为无症状蛋白尿，持续性的肾受损逐渐导致慢性肾功能不全和终末期肾病，患者尿沉渣

神经酰胺
鞘氨醇
$CH_3(CH_2)_{12}CH=CH-CH-CH_2O-R$
　　　　　　　　　　OH　NH
长链脂肪酸-O

R- 葡萄糖-半乳糖-半乳糖和半乳糖-半乳糖

X- 连锁隐性遗传
男性患病，女性为携带者，少数有轻度症状，本病由于 α-半乳糖苷酶 A 缺陷导致

角膜旋涡状营养不良——裂隙灯检查可见

脑血管疾病，脑卒中
角膜浑浊，视网膜静脉怒张

少汗伴热，冷不耐受

心脏和肾疾病：左心室肥大等可导致早发心肌梗死，肾内鞘糖脂沉积会导致终末期肾衰竭

弥漫性躯体性血管角皮瘤、脐与大腿中部间最为明显，小的红色血管角皮瘤

腹痛和发作性腹泻

指端感觉异常，远端关节病

神经周围浸润

感觉异常伴有肢体非对称淋巴水肿

血管壁（V）和神经节细胞内（G）鞘糖脂沉积

肾小球足细胞和远端小管上皮细胞空泡化

可见马耳他十字形（Maltese cross-shaped）脂质包涵体，是脂质沉积的表现；心血管系统受累表现为缺血性心脏病；脑卒中和脑血管疾病也很常见，导致一部分患者死亡。

诊断本病可检测血 α-半乳糖苷酶 A 活性，男性 Fabry 病典型患者该酶活性小于 1%，基因测序可明确具体基因缺陷，而对于女性患者，基因检测是诊断本病的唯一可靠手段，因为女性携带者的 α-半乳糖

苷酶 A 可有一定活性。

治疗：目前有多种药物用来治疗肢端感觉异常，这些药物大多是抗癫痫药，苯妥英钠和加巴喷丁可控制发作的频率和时间，以往没有针对本病的治疗方法，终末期肾病的患者往往需要肾移植治疗。自 2003 年以来，酶替代治疗在治疗本病上发挥了一定的疗效，减少了患者的病死率，但该治疗是否真的能够减少本病患者死亡率还需要长期的研究。

二十一、固定性药疹

固定性药疹占全部药疹的 20%，全身任何部位均可以出现，有很多药物可导致固定性药疹，最常见的药物是酚酞（一种非处方的缓泻药，后来因为该药物的诸多不良反应而下架成为历史）。固定性药疹有独特的临床表现和病理表现，病因不明。

临床表现：临床上固定性药疹表现为卵圆形至圆形的暗红色至紫色斑片，皮肤表面无明显改变，部分患者可出现水疱样皮损，患者反复暴露于致敏药物时，固定性药疹可反复出现在同一部位，这一点是很有特征性的。有时患者两次用药时间间隔月余，皮损仍可出现在同一部位。本病全身均可受累，最常见的发病部位是阴茎头、口腔黏膜和手部。大部分患者出现单一皮损，也有出现多个皮损的，出现多于 5 个皮损是很罕见的，但是也有泛发性固定性药疹的报道，此类患者需与多形红斑相鉴别。本病的另一特征性表现是炎症后色素沉着，原因是表皮真皮交界处损伤所致的色素失禁，炎症后色素沉着需要数月至数年才可消退。

导致固定性药疹的药物目前呈增多趋势，常见的包括磺胺类抗生素、非甾体类抗炎药、四环素类抗生素，很多非处方药也可导致固定性药疹，包括对乙酰氨基酚（扑热息痛）和一些草药。所以对于本病患者应详细询问用药史，包括处方药物和其他药物。

组织学：固定性药疹病理上属于苔藓样改变，表现为明显的淋巴细胞苔藓样浸润，伴有明显的基底细胞液化变性和坏死的角质形成细胞（Civatte 小体），几乎所有病理均可见真皮色素失禁，这一点有助于与其他苔藓样疾病相鉴别。在大疱性固定性药疹可见表皮下疱形成，少见的类型可见血管炎样改变，这种改变十分罕见。

发病机制：本病病因不明，有研究表明 CD8$^+$T 细胞是浸润的炎症细胞的主要成分，这种异常的免疫反应是导致组织损伤的主要原因。但具体药物与个体免疫系统的何种相互作用机制导致固定性药疹目前不得而知。

治疗：治疗的重点是明确诊断，停用致敏药物，一旦停药，皮损将在 1 个月内痊愈，外用中效至强效糖皮质激素有助于缓解瘙痒和促进皮损痊愈，皮损痊愈后可遗留炎症后色素沉着或色素减退，色素异常需要数月至数年才可消退。

苔藓样紫红色斑疹或斑块、固定性药疹通常在再次使用致敏药物时出现在同一部位

阴茎头是固定性药疹最常累及的部位之一

固定性药疹（HE 染色）表现为淋巴细胞苔藓样浸润伴有色素失禁，表皮真皮交界处可见散在的不同程度的液化变性，可见数量不等的凋亡的角质形成细胞

二十二、痛风

痛风是一种由于尿酸结晶沉积在关节间隙、肾和皮肤导致的关节病，本病分为急性期和慢性期，两期的临床表现和治疗不同。人类免疫系统对尿酸结晶的反应造成的损伤比结晶本身造成的损伤还要大。痛风在一个世纪前已经被大家认识，在临床上易于诊断，药物、基因易感性和饮食习惯与本病有关，需要与其他结晶导致的关节病相鉴别，最常见的是焦磷酸钙结晶。

临床表现： 痛风最常见于男性，足痛风是痛风急性期的典型表现，为急性发作的单关节炎，本病可累及全身各个关节，最常受累的关节是第 1 跖趾关节，最初表现为关节处皮肤的红斑、肿胀、发热、剧烈疼痛。足痛风常常被患者描述为最为疼痛的经历之一，本病的一个重要诊断线索为患者疼痛的严重程度与临床表现不符，患者主诉不能轻微活动或触碰受累关节，不能穿鞋或足部不能受力，甚至将一张薄纸放在受累关节处都很困难。痛风急性发作可很频繁，需要积极治疗，如果急性期痛风不予治疗，病情将持续 7d 或以上。患者实验室指标异常可协助诊断，包括血白细胞计数升高和核左移，急性期反应的指标将会升高，包括红细胞沉降率、铁蛋白和 C 反应蛋白。

在床旁行关节抽吸术并显微镜检可协助诊断，以穿刺针穿刺入受累关节腔并抽吸，将抽吸物于偏振光显微镜下镜检，可见针状的、狭长的尿酸结晶游离在滑液内或位于白细胞内。关节 X 线片上不能见到尿酸结晶，仅可见软组织增粗、肿胀。血尿酸水平可正常、轻微升高或明显升高，故血尿酸水平本身不是诊断该病的可靠指标。

慢性痛风被认为是急性痛风反复发作的后遗症，会导致慢性关节炎和关节毁损。慢性痛风患者也可出现急性发作，更易于进展为痛风石。痛风石表现为尿酸结晶的皮下沉积，可累及任何部位，最常发生于皮下组织，常见累及部位是关节伸侧，特别是肘关节、跟腱和手部，由于某种原因，耳部也是痛风石的好发部位，表现为皮下结节，随着时间的推移痛风石结节可逐渐变薄、变半透明，皮下痛风石可能呈现出黄色的外观。偶尔痛风石也可聚集出现于皮下，皮肤结节可因为外伤而破溃，痛风石中的结晶排出。铅中毒性痛风是由于进食了含铅的自酿酒而导致的一种特殊类型的痛风。

痛风性关节炎

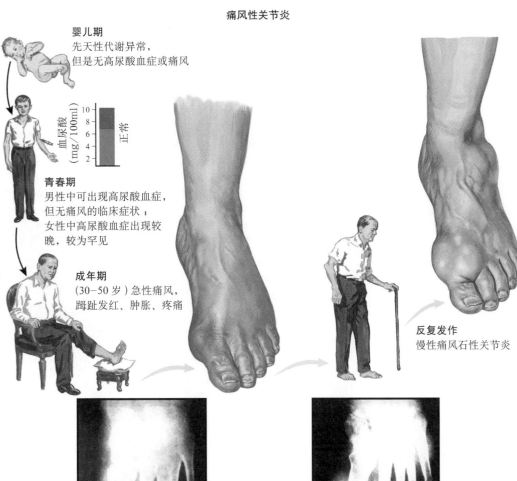

婴儿期
先天性代谢异常，
但是无高尿酸血症或痛风

血尿酸（mg/100ml）
正常

青春期
男性中可出现高尿酸血症，
但无痛风的临床症状；
女性中高尿酸血症出现较
晚，较为罕见

成年期
（30-50 岁）急性痛风，
踇趾发红、肿胀、疼痛

反复发作
慢性痛风石性关节炎

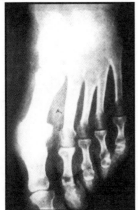

早期痛风石性关节炎

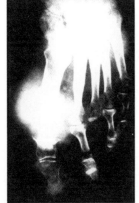

12 年后，同一患者，未经治疗

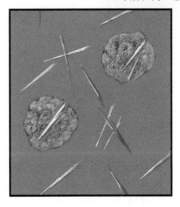

偏振光显微镜下可见尿
酸结晶游离在滑液内，
或被细胞吞噬

痛风石

鹰嘴滑囊、腕部和手部痛风石性沉积

耳郭痛风石

手部因多发痛风石而严重变形（部分破溃）

肾实质尿酸盐沉积，肾盂尿酸结石

促尿酸排泄药物治疗27个月后痛风缓解

发病机制：痛风是由于尿酸水平升高导致的，原因包括排泄减少、产生增加和饮食摄入增多，其中肾排泄尿酸减少是最常见的原因。肾排泄尿酸减少的原因包括基因以及药物与尿酸竞争转运，最常见的药物包括乙醇（酒精）和襻利尿药。正常情况下，尿酸由嘌呤核苷酸分解产生，Lesch-Nyhan 综合征的患者存在由 *HPRT1* 基因编码的次黄嘌呤鸟嘌呤磷酸核糖转移酶的缺陷，该酶在嘌呤循环通路中起重要作用，该病常见于儿童，患者可伴有严重的神经疾病和严重的痛风。一些化疗药物会导致大量白细胞的死亡，死亡的白细胞产生大量的超出机体处理能力的尿酸，导致痛风。另外，一些食物中含有大量的尿酸，痛风患者应避免食用，因为这些食物会加重痛风病情。

组织学：对痛风的组织病理活检很少，因为根据临床表现即可诊断该病。痛风石的活检组织应用乙醇固定，因为甲醛（福尔马林）可溶解尿酸结晶，使之在病理切片上不可见，但病理上仍可见特征性的原尿酸结晶区域针状的裂隙，可用于诊断。尿酸盐结晶在乙醇固定的标本上呈针状，偏振光下有双折光性，这与磷酸钙结晶完全不同，易于鉴别，假性痛风石在病理上表现为菱形有弱折光性。

治疗：对于痛风急性发作的治疗目标是缓解疼痛，常用的药物是非甾体类抗炎药，吲哚美辛较为常用，阿司匹林不应使用，因为其有迅速升高血尿酸水平的作用；另一常用药物是秋水仙素，糖皮质激素可以缓解患者的急性炎症、肿胀和疼痛。预防痛风的药物在痛风急性发作期不宜使用，因为这些药物会加重痛风，在罕见情况下还可能导致痛风。

目前在慢性痛风患者中最常用的减少急性发作的预防性药物是别嘌醇和丙磺舒。前者主要是用于产生尿酸过多的患者，后者用于肾排泄减少的患者，有大概 1/3 的患者应用别嘌醇后出现皮疹，此时最好停药，因为别嘌醇有导致严重的药物超敏反应综合征的危险。别嘌醇通过抑制降解嘌呤的酶——黄嘌呤氧化酶起作用，最终使嘌呤副产物降解产生的尿酸的量减少，是第一个抑制特定酶的药物。

痛风石在治疗上可长期口服别嘌醇或丙磺舒，以促进组织内的尿酸活化和增加机体对尿酸的排泄，时间可能需要数年。单个痛风石如果影响美观或活动，可以通过手术切除。

二十三、移植物抗宿主病

随着骨髓移植术的增多和术后患者存活率的升高，移植物抗宿主病（graft-Versus-host disease，GVHD）的发病率呈升高趋势。GVHD 的皮肤表现分为两种不同的类型，急性和慢性，两者在临床表现和治疗方法上均有不同。急性 GVHD 的皮肤黏膜可表现为轻微的斑疹至致命的水疱，而慢性 GVHD 的皮肤黏膜表现和急性 GVHD 完全不同。两者在起病时间上也有不同，急性 GVHD 一般出现在移植术后 3 个月以内，而慢性 GVHD 一般出现在移植术后 4 个月或更长时间。

GVHD 不仅见于骨髓移植后，也可见于免疫抑制状态的个体接受来自供体的有抗原性和免疫性的细胞后，比如器官移植，或者输血，这种情况较为少见，输注无白细胞的血液可减少由输血导致 GVHD 的可能性。

临床表现：急性 GVHD 是骨髓移植的常见并发症，发病率可高达 90%，发病无性别及种族差异，患者严重程度不一。急性 GVHD 的患者往往于移植后 1～2 周白细胞计数回升后，立即出现临床症状，出现在移植术后 1 周内的皮损一般不是 GVHD。一般累及皮肤、上下消化道和肝，对这些器官的检查有助于诊断 GVHD，表现为轻微的斑丘疹至类似中毒性表皮坏死松解症的水疱样皮损，后者可危及生命，很难预测急性 GVHD 患者的病情进展和病程。急性 GVHD 的患者往往服用多种药物，所以需要同药疹相鉴别。组织病理检查并不能鉴别急性 GVHD 和药疹，同时出现黏膜炎症、腹泻和肝酶升高趋向于急性 GVHD 的诊断。

慢性 GVHD 的临床表现则完全不同，一般发生于移植术后 3～6 个月。皮肤是最常受累的器官，有两种不同的皮肤表现，即苔藓样和硬皮病样。苔藓样慢性 GVHD 表现为红色的斑片、丘疹和斑块，可发生于任何部位，类似扁平苔藓样皮损；而硬皮病样 GVHD 较为少见，表现为皮肤

急性 GVHD。
轻度至中度瘀点，逐渐融合

硬皮病样 GVHD。与急性 GVHD 不同，慢性硬皮病样 GVHD 表现为真皮胶原纤维增粗，表皮变薄、萎缩、附属器数量减少

严重急性 GVHD。
由于皮肤坏死和继发水疱导致皮肤大片脱落

增厚、硬化和皮肤异色症样表现，皮肤表面发亮，伴有不同程度的皮肤附属器减少。慢性 GVHD 的皮损可为小面积的单一的皮损，也可累及全身皮肤，皮损面积的大小直接影响患者的病情。

组织学：组织病理检查不能区分急性 GVHD 和药疹。急性 GVHD 在病理上可分为 4 期：一期表现为基底层液化变性和界面皮炎；二期表现为角质形成细胞坏死；三期表现为表皮下裂隙形成；四期表现为真皮表皮分离，完整水疱形成。

苔藓样 GVHD 表现为苔藓样皮炎，可见淋巴细胞为主的细胞浸润；硬皮病样 GVHD 表现为胶原纤维异常增粗，类似硬皮病的组织病理改变。

治疗：急性 GVHD 的治疗是基于临床症状和皮损类型，糖皮质激素常常用于急性和慢性的 GVHD，急性 GVHD 还可用他克莫司和环孢素治疗，还有其他一些免疫抑制药也常用于急性 GVHD 的治疗。

慢性 GVHD 很难控制，目前针对 GVHD 无有效治疗方法，治疗主要针对稳定病情、提高皮肤功能和促进患者功能恢复，体外光化学疗法也有一定的疗效。

二十四、环状肉芽肿

环状肉芽肿是一种常见的皮肤疾病，发病机制不明，本病可有很多类型，比如局限型、泛发型、皮下型、光化型和穿通型，其中泛发型环状肉芽肿和糖尿病有关。大部分患者皮损可自行消退，本病有很多的治疗手段。

临床表现：环状肉芽肿任何年龄均可发病，常见于儿童，无种族差异，男女发病比例为1:2。局限型环状肉芽肿起病隐匿，皮损初起表现为皮色至黄红色的小丘疹，逐渐离心性的向外扩大，当增大到一定大小后可表现出典型的临床表现，为环状的斑块，表面皮肤几乎无改变，皮损边缘有隆起的脊围绕，隆起的边缘可呈黄色，中央皮肤几乎是正常的，整个皮损呈肤色的外观。患者几乎无自觉症状，偶伴微痒。多个部位受累并不少见，最常累及手、足背。部分患者皮损夏季可出现好转。皮损直径数毫米至数厘米不等，如果仅仅有小丘疹出现，需行病理活检以明确诊断，较大的皮损比较典型，通常根据临床表现即可诊断。

泛发型环状肉芽肿表现为多发的丘疹和小斑块，在大多数病例中无环状斑块出现，需做皮肤组织病理检查以确诊。此种类型的环状肉芽肿几乎仅见于成人，与糖尿病相关，患者需进一步检查除外糖尿病。其他类型的环状肉芽肿较为少见，包括皮下型环状肉芽肿、穿通型环状肉芽肿、光化型环状肉芽肿等。其中光化型环状肉芽肿是一个独特的类型，称为环形弹性纤维溶解性巨细胞肉芽肿(annular elastolytic giant cell granuloma)。皮下型环状肉芽肿表现为深在的真皮结节，需做皮肤组织病理检查以确诊，此种类型最常见于儿童。穿通型环状肉芽肿最少见，仅皮肤表面改变与其他类型不同，皮损表面可见细小的糜烂面，最常见于手背。

发病机制：本病病因不明，可能是由于机体对于外来的抗原（如病毒或者细菌）的异常反应导致的，这尚未被证实，可能还有其他的病因，各种原因最终导致皮损处胶原破坏，继发的免疫反应导致了临床症状。

组织学：本病的组织病理表现很有特征性，表现为胶原纤维坏死和周围的肉芽肿性浸润。胶原纤维从中央破坏，可见不等量的黏蛋白沉积，病理上本病需与类脂质渐进性坏死相鉴别，后者坏死的胶原纤维来自整个病理切片，分层分布。还有其他病理类型的环状肉芽肿，如间质性环状肉芽肿。

治疗：对于局限型环状肉芽肿，如果没有症状而且对患者生活没有造成影响，可以不予治疗，大部分皮损可自行消退不留瘢痕，外用皮质类固醇激素可缓解炎症反应，也可糖皮质激素皮损内注射，但糖皮质激素可能导致皮肤萎缩。泛发型环状肉芽肿外用糖皮质激素无效，光疗有一定的疗效，PUVA 治疗比 UVB 治疗疗效好，因为前者照射到真皮的深度更深。UVA_1 治疗也有一定的前景。

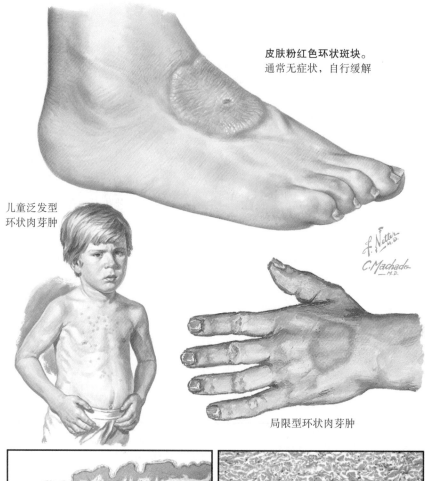

皮肤粉红色环状斑块。通常无症状，自行缓解

儿童泛发型环状肉芽肿

局限型环状肉芽肿

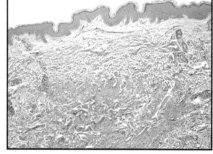

低倍。整个切片可见渐进性坏死性胶原束和肉芽肿性炎症浸润

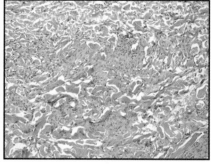

高倍。肉芽肿内可见渐进性坏死性胶原

二十五、Grave 病和胫前黏液性水肿

　　Grave 病是甲状腺功能亢进症的一种，常见于青年人，原因是甲状腺分泌过多甲状腺素，导致临床上甲状腺功能亢进的表现。

　　临床表现：Grave 病女性多发，男女比例为 1:7，患者常隐匿起病。怕热和神经过敏是两个最常见的早期症状，焦虑和情绪问题可影响生活，患者常常主诉睡眠困难，其他的症状包括体重减轻、食欲增加、多汗以及严重的神经过敏，女性患者还可伴有月经不调。疾病进展常出现心律失常，高血压和心动过速是两个最早出现的心血管系统症状。随着病情的进展，患者可出现明显的突眼，感觉到或看到甲状腺肿大，或出现胫前黏液水肿。

　　突眼可导致间歇性的复视和眼后压迫感，畏光也是常见症状，表现为流泪和自觉眼部沙砾感，常导致疼痛和流泪。患者自觉甲状腺肿大，最初因为不能将领扣扣上而发现，甲状腺肿是弥漫性的，触之质硬。临床医师可于甲状腺区闻及血管杂音，这与甲状腺血流增多有关。

　　胫前黏液性水肿是 Grave 病的最常见的皮肤表现，表现为胫前硬化性小丘疹逐渐融合成斑块，斑块类似于淋巴水肿，是非可凹性的。身体其他部位也可出现类似皮损，但较为罕见。患者皮肤触之温热似天鹅绒样，多汗常常表现为手足的温热和潮湿，类似于多汗症，小部分患者可见杵状指，面部潮红和出汗也很常见。女性患者可出现乳房增大，男性可见乳房发育。

　　实验室检查可协助诊断。放射性碘吸收成像可见弥漫性的对称性的碘摄取增加，这与热结节表现不同，后者表现为甲状腺结节内放射性信号明显增加。甲状腺自身抗体检测可协助鉴别 Grave 病和其他类型的甲状腺功能亢进，抗甲状腺球蛋白抗体、抗微粒体抗体和抗促甲状腺激素受体抗体升高有助于诊断 Grave 病。

　　发病机制：Grave 病是一种原发

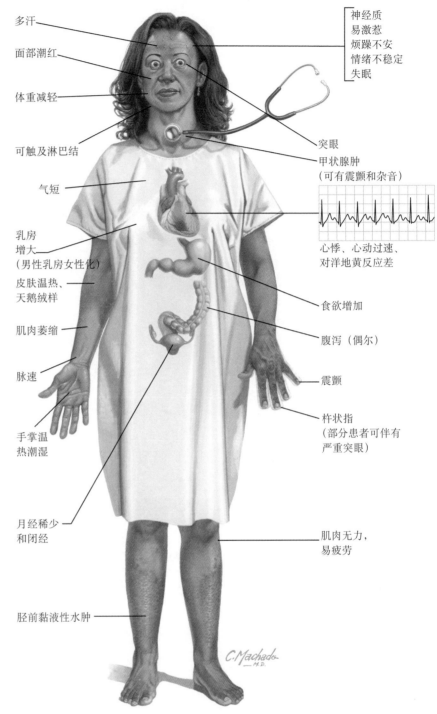

多汗
面部潮红
体重减轻
可触及淋巴结
气短
乳房增大
（男性乳房女性化）
皮肤温热、天鹅绒样
肌肉萎缩
脉速
手掌温热潮湿
月经稀少和闭经
胫前黏液性水肿

神经质
易激惹
烦躁不安
情绪不稳定
失眠
突眼
甲状腺肿（可有震颤和杂音）
心悸、心动过速、对洋地黄反应差
食欲增加
腹泻（偶尔）
震颤
杵状指（部分患者可伴有严重突眼）
肌肉无力，易疲劳

C.Machado M.D.

性自身免疫病，存在针对促甲状腺激素受体的自身抗体，该抗体作为一种受体激动药，使促甲状腺素受体持续激动，导致甲状腺素（包括 T_3、T_4）分泌增加，甲状腺代谢功能增加导致甲状腺弥漫增大和甲状腺肿，甲状腺素增加以及其对靶组织的作用导致了临床表现。

　　组织学：胫前皮损在组织病理学上可见大量的黏蛋白沉积在真皮中层

和深层的胶原束间，大量的胶原纤维沉积使胶原束分离。其上表皮可见角化过度，正常皮肤也可见类似表现，但是程度较轻。

　　治疗：治疗上要抑制甲状腺素的过量分泌。可放射治疗或手术治疗切除部分甲状腺。口服 β 受体抑制药可缓解临床症状。治疗 Grave 病的药物包括甲巯咪唑和丙硫氧嘧啶，这两种药物可以降低甲状腺素分泌。

二十六、化脓性汗腺炎（反常性痤疮）

化脓性汗腺炎（反常性痤疮）是一种慢性、严重影响患者生活质量的疾病，可单独出现，也可与头皮脓肿性穿掘性毛囊周围炎、囊肿性痤疮和藏毛囊肿合并出现。

临床表现：化脓性汗腺炎最常发生于青春期后的女性，男女比例 1:4，最常累及富含顶泌汗腺和终毛的部位，如腹股沟、腋下和乳房下，其他部位比较罕见。皮损起初表现为以毛囊为中心的小红色丘疹或结节，触之质软或质硬，此时需与早期的毛囊炎和疖相鉴别。随着病情的进展，大的结节出现波动感，并可向皮肤表面排出，结节可融合成斑块，并伴有不同程度的瘢痕形成，病程越长，瘢痕越多。逐渐地，皮下结节在皮肤表面形成窦道，按压结节，可见远端窦道脓液排出，本病反复发作，新发皮损不断出现，患者往往疼痛明显。化脓性汗腺炎与肥胖有关，还与克罗恩病相关，有学者认为化脓性汗腺炎可能是克罗恩病的一种皮肤类型，可发展为鳞状细胞癌，在诊断鳞状细胞癌时肿瘤可能已经发展很大了。

皮损排出脓液的部位需要广泛包扎以防弄脏衣物，排出物有恶臭，窦道中一般定植有多种细菌。脓性分泌物培养可见多种微生物，包括金黄色葡萄球菌属和链球菌属，但本病不是一种感染性疾病，是由于炎症和皮肤屏障缺失导致的继发细菌感染。

发病机制：化脓性汗腺炎是一种炎症性疾病，常继发细菌重叠感染和定植，结节部位的常规细菌培养一般是阴性的。发病的原因可能是大汗腺处的毛囊上皮细胞破裂，这是本病好发于富含大汗腺部位的原因。本病还与激素水平相关，因此常见于青春期后的女性和肥胖人群。毛囊破裂激活了炎症级联反应，导致临床上结节、囊肿、瘘管和瘢痕形成，这是一个自身促进的过程。本病的具体发病机制尚不清楚。

组织学：慢性皮损病理上表现为

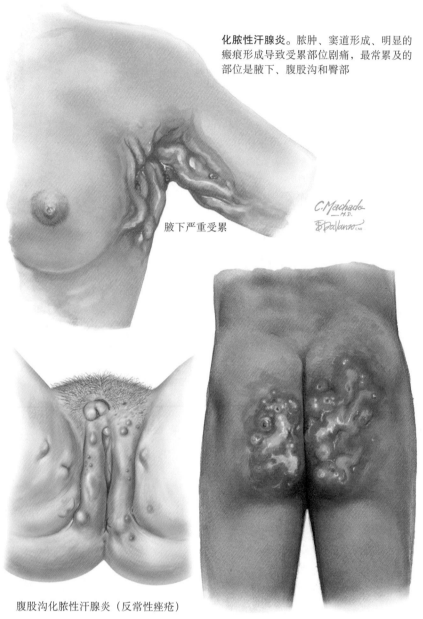

化脓性汗腺炎。脓肿、窦道形成、明显的瘢痕形成导致受累部位剧痛，最常累及的部位是腋下、腹股沟和臀部

腋下严重受累

腹股沟化脓性汗腺炎（反常性痤疮）

严重的臀部化脓性汗腺炎

致密的混合炎症细胞浸润，伴有脓肿和窦道形成，可见不等量的纤维增生和瘢痕组织，部分病例可见大汗腺炎症浸润，炎症反应可深达皮下组织。

治疗：本病的治疗目标是减少炎症反应和治疗继发感染，无根治性的治疗手段，文献上仅有成功治疗的个案报道。对于病情较轻者，可外用克林霉素或其他外用抗菌药物如过氧化苯甲酰作为一线治疗，还可口服抗菌药物治疗，最常用的是四环素类，因

为不但有抗炎作用，还有抗菌作用。患者需要严格减肥以控制病情。其他的药物也有一定的疗效，如异维A酸、依那西普和英夫利昔单抗。本病也可手术治疗，手术方法包括局部广泛切除，去除感染的组织，复合皮瓣缝合，也可采用抽脂术除去受累的顶泌汗腺毛囊单位，此种方法对于腋下的皮损治疗最有效，腹股沟处和乳房下的皮损治疗后容易复发。对患者进行心理治疗尤为重要。

二十七、刺激性接触性皮炎

刺激性接触性皮炎是皮肤科门诊最为常见的皮肤病之一，具体的发病率未知，有许多因素可导致该病，临床表现也较为多样，最常见于手部，多是由于职业性接触化学物品或过度洗手导致。

临床表现：刺激性接触性皮炎可发生于任何年龄，女性更为多见，发病无种族差异。多种接触物可导致该病，不同的接触物导致的皮损最终临床表现类似。本病的标志是皮肤干燥，当皮肤干燥至一定程度时可出现炎症反应，表现为干燥粉红色至红色斑片，手部的皮损可于皮纹处出现皲裂，患者自觉疼痛。

发生于婴儿的尿布皮炎是刺激性接触性皮炎的一种特殊类型，潮湿的尿布摩擦婴儿的臀部和大腿导致皮肤刺激性红斑，罕见情况下可出现糜烂。患儿瘙痒，有继发细菌感染的风险。

许多化学品可对皮肤造成直接刺激，皮肤科门诊偶尔可以见到接触化学品导致刺激性接触性皮炎的患者。接触盐酸可导致细胞凋亡、坏死和炎症反应，表现为红斑片和斑块伴有溃疡和糜烂，此类患者常于治疗职业病的医院或急诊就诊，许多强碱性化学品也可导致类似反应，如氢氧化钠，碱性化学品导致的刺激性皮炎与其导致皮肤坏死的作用直接相关。

最易导致刺激性接触性皮炎的方式是反复洗手，反复使用香皂可破坏皮肤分泌的天然油脂和蜡。皮肤分泌的天然油脂可在生理上防止皮肤干燥，当油脂的破坏超过产生时，皮肤出现干燥，当皮肤没有充足的时间自我修复，表皮持续失水，即出现炎症反应，表现为干燥的粉色至红色斑片，严重时出现皲裂。

戒指皮炎是另一种常见的刺激性接触性皮炎。是由于肥皂残留在戒指与皮肤之间，与戒指下方皮肤长期接触刺激导致的，这可能被误诊为变应性接触性皮炎，在临床表现上，两者难以鉴别，前者一般急性起病，除非

手部皮炎

多数婴儿至少出现过一次尿布皮炎、一次性尿片中吸水性合成材料和杀菌性清洗剂也可导致刺激反应。皮损不适或疼痛

由于接触氢氧化钠导致的刺激性手部皮炎。注意腕部以下境界清楚的皮肤浸渍伴有糜烂面，因患者将双手浸入氢氧化钠中所致

反复接触刺激物，逐渐缓解；而后者时轻时重，这一点有助于两者鉴别。

发病机制：无论是接触酸性或碱性刺激性化学品还是反复接触肥皂和水，均会导致类似的炎症级联反应，被破坏的角质形成细胞产生多种炎症因子，炎症反应的强度取决于接触刺激物的浓度和时间。较之变应性接触性皮炎，刺激性接触性皮炎 T 细胞的募集出现的晚一些。

治疗：本病治疗的目标是使机体脱离接触刺激性物质，外用隔离霜和勤换尿布是治疗刺激性接触性皮炎的有效方法；手部皮炎，需同时外用润肤霜、糖皮质激素软膏和减少洗手次数，如果上述措施得到很好地执行，则本病预后很好。对于职业上需接触刺激性化学品的工人，应进行培训并采取相应的措施避免接触刺激性的化学品。

二十八、毛发角化病

毛发角化病是一种极为常见的皮肤疾病，较轻的类型可视为一种正常的皮肤表现。通常医师在查体时发现该病，告知患者需要做皮肤护理。有些类型的毛发角化病较为严重，患者往往到医院就诊。毛发角化病有许多独特的类型，不同类型是根据部位来命名的。

临床表现：毛发角化病是最为常见的皮肤病之一，甚至可以认为是一种正常皮肤的表现，约 40% 的成人和 80% 的儿童均患有该病，发病无种族及性别差异。一般于 5 岁后出现。患者无自觉症状，或仅仅有碍美观。本病好发于上臂外侧，皮损表现为不同程度的、粉色至红色的、小的（1～2mm）毛囊角化性丘疹。有时皮损很小，仅能触及，有时皮损可泛发累及大腿、肩部和双颊，泛发病例皮损更明显，丘疹伴有炎症反应。

炎症性的毛发角化病又称红色毛发角化病，表现为亮红色角化性小丘疹，外观类似于小脓疱，临床上易误诊为痤疮样的皮损，摩擦皮损可见脱落的角质栓而不是脓疱的内容物。本病好发于上臂外侧和大腿上部，可借此与痤疮相鉴别。毛发角化病和痤疮一样均为常见的皮肤病，有时可在同一患者身上同时发生。

眉部瘢痕性红斑是一种特殊类型的毛发角化病，常发生于儿童早期，表现为外 1/3 眉毛的微小的角化性丘疹，伴有眉毛的脱落，可累及面部其他的部分，预后遗留点状瘢痕。本病一般与毛发角化病同时发生，随着病情的进展，可出现秃发，尤其是在眉毛外侧。

虫蚀状萎缩性皮病是最为罕见的一种毛发角化病，表现为颊部的小的角质栓，愈后遗留小的萎缩性瘢痕，似网状。

面颈部毛囊性红斑黑变病与虫蚀状萎缩性皮病类似，但无瘢痕形成，常见于青年男性，发病年龄 20－30 岁。本病特点是可见炎症后色素沉着，这

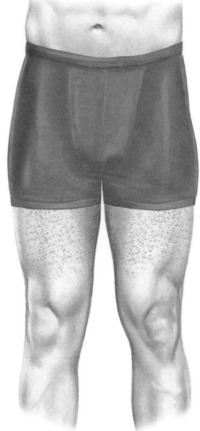

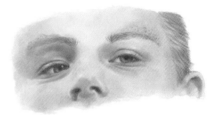

眉部瘢痕性红斑显示眉毛外侧脱失

大腿上部毛发角化病。上臂部和大腿是最常受累的部位。可见 1～2mm 大小的角化性红丘疹

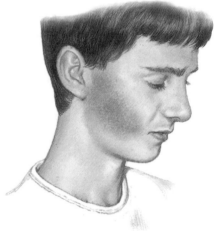

面部萎缩型毛发角化症。明显的毛囊周围红斑，伴有小的萎缩性瘢痕

毛发角化病的变异型
▶ 红色毛发角化病
▶ 眉部瘢痕性红斑 （面部萎缩型毛发角化症）
▶ 虫蚀性萎缩性皮病 （网状红斑萎缩性毛囊炎）
▶ 面颈部毛囊性红斑黑变病
▶ 脱发性小棘毛囊角化病

在其他类型的毛发角化病中不常见。

脱发性小棘毛囊角化病是最少见的毛发角化病之一，为 X 连锁遗传，累及男性，表现为皮肤增厚，角栓形成，伴有秃发。本病还可累及睫毛，可见角膜营养不良和睑炎。

发病机制：本病具体发病机制不详，与毛囊漏斗部的异常角化有关。

组织学：毛发角化病极少行病理检查，最明显的特征是毛囊角栓，角栓为 1～2mm 大小，有时在毛囊角栓底部可见少量淋巴细胞浸润。

治疗：大部分病例不需治疗，角质溶解性保湿剂和滋润性保湿剂因其含乳酸或水杨酸的成分有很好的疗效，但停用数周或数月后，皮损会复发。目前还有其他的一些药物，其中维生素 A 衍生物（维 A 酸）是最常用的，此类药物每日外用可有效缓解红斑和角化。

二十九、朗格汉斯细胞组织细胞增生症

朗格汉斯细胞组织细胞增生症（Langerhans cell histiocytosis, LCH）是一种表现为不同组织内的朗格汉斯细胞组织细胞增生的疾病，是一组异质性疾病，可累及皮肤和内脏器官，病理上表现为受累组织中病理性朗格汉斯细胞异常聚集。以往本病是根据症状和受累的器官分类的，包括 Letterer-Siwe 病和 Hand-Schüller-Christian 病，近 10 年来本病的分类标准化，新的分类没有去除原有的命名，而是根据预后和受累的器官系统数量进一步分类。本病的诊断主要根据临床表现、病理、实验室检查和电镜检查。新的分类主要是根据受累的系统数量来分，分为仅有单一系统受累的 LCH，多系统受累的 LCH 和单一系统受累的肺 LCH，多系统受累的 LCH 又分为伴有或不伴有器官功能障碍。本病的预后和治疗方法主要是依据受累的系统和系统的数量，目前最佳的治疗方法尚不明确。

临床表现：LCH 是一种非常罕见的疾病，发病率 8/1 000 000，男女比例 2:1，无种族差异，一般儿童期发病，但也有成年发病的患者。局限于皮肤的 LCH 是所有 LCH 中预后最好的一种，大多数 LCH 中皮肤表现往往最早出现，甚至先于内脏系统受累之前出现，所以任何皮肤 LCH 的患者，均应系统查体以除外内脏受累。

婴儿患者的典型表现为头皮丘疹鳞屑性皮损，临床类似于乳痂，仔细观察可见细小的瘀斑，这是 LCH 的特征性表现，但常常被医师忽略，被误诊为婴儿脂溢性皮炎，在皮损持续至婴儿 3~6 个月龄时才做出 LCH 的诊断。另一种常见的表现为持续性尿布皮炎，皮损常常累及腹股沟，炎症明显，按照尿布皮炎或刺激性接触性皮炎治疗无缓解，腹股沟皮损表现为红色至橘黄色的丘疹，逐渐融合成为斑块，常伴糜烂和溃疡，如果继发表

皮细菌感染可有异味。以上两种皮肤表现常常在诊断为 LCH 之前被误诊为其他疾病，需做皮肤组织病理检查以明确诊断。本病还有其他的皮肤表现，比如淋巴结病，表现为耳部炎症和外耳道流脓，还可伴有软组织肿大，后者一般仅见于伴有骨骼受累的患者。患儿还可出现牙龈增生，但较为隐匿，牙齿萌出过早也是一个常见的表现，最易被尚在哺乳期的母亲发现。

约 20% 的患者无任何皮肤表现，仅表现为多系统症状，最常见的皮肤外 LCH，既往被称为嗜酸性肉芽肿，目前被称为单系统单一骨病，表现为儿童受累骨骼部位的无症状的或仅轻

微触痛的软组织肿胀，最常累及的是颅骨。触及肿胀的软组织有波动感，有时还可触及骨缺损，X 线平片可协助判断严重程度。一旦发现一处骨骼受累，需做全身骨骼检查以排除隐匿无症状的其他部位骨骼受累，这可见于 15% 的患者，受累骨骼 X 线表现为境界清楚的透光区。LCH 可累及任何骨骼，大部分患者病变不是致命的，但病变一旦累及脊柱的重要部分，则可能削弱关节强度和发生病理性骨折，甚至危及生命。浮齿征（floating teeth）是指受累的下颌骨 X 线上出现透光区，就像牙齿没有骨骼支撑而呈漂浮状。

儿童朗格汉期细胞组织细胞增生症的表现

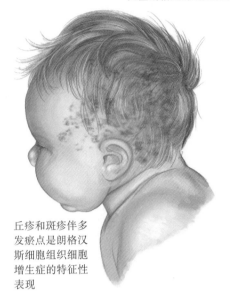

丘疹和斑疹伴多发瘀点是朗格汉斯细胞组织细胞增生症的特征性表现

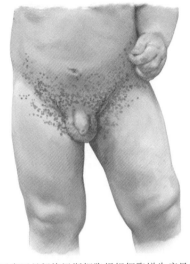

尿布区是朗格汉斯细胞组织细胞增生症最常累及的部位之一，需和尿布皮炎相鉴别，患者针对皮炎治疗无效

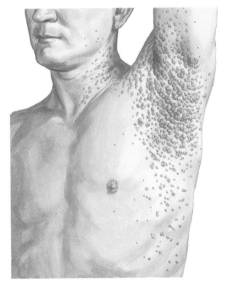

腋下和颈部、躯干的泛发性朗格汉斯细胞组织细胞增生症皮损

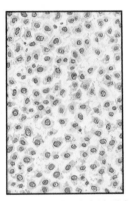

朗格汉斯细胞组织细胞增生症病理切片可见细胞胞质丰富和核皱褶、核沟明显

严重时LCH是一种危及生命的疾病，最常累及淋巴系统、肺、垂体和下丘脑，受累皮肤和骨骼区域的淋巴结病很常见。淋巴结活检可见朗格汉斯细胞或类似皮肤病理改变。

肺部受累往往伴有多系统受累，是成人LCH的常见表现。胸部X线片可表现为囊性改变或非特异性肺间质浸润，肺功能检查可见弥散功能减退和用力呼气量减少。

本病还可累及垂体柄，病名为Hand-Schüller-Christian病，用来描述同时有尿崩、骨溶解和突眼的患者。垂体柄受累表现为多尿，缺少抗利尿激素导致排出大量稀释尿和烦渴。颅骨是最常累及的骨骼。

Letterer-Siwe病表现为同时伴有严重皮肤疾病、肝脾大、贫血和白细胞减少。本病病情严重，于婴儿期早期出现，预后很差。

本病的诊断和预后取决于受累内脏系统的数量和病情严重程度，本病的治疗也取决于以上因素，而且需要多科合作。

发病机制：本病的确切病因不明。有很多针对本病的研究探讨LCH是恶性克隆性疾病还是反应性疾病。受累组织的朗格汉斯细胞和正常朗格汉斯细胞形态不同，受累的朗格汉斯细胞较大、无树突、表达不同的细胞表面标记。以上表现的原因和起始因素目前仅仅是理论上的，本病未见基因缺陷。

组织学：皮肤和内脏的朗格汉斯细胞组织细胞增生症的组织病理学改变仅有轻微差异，切片上可见异常的朗格汉斯细胞，核呈肾形或蚕豆形，有不同程度的亲表皮性，免疫组织化学染色可见CD1a、S-100和CD207阳性。电镜下可见网球拍样的Birbeck小体。

治疗：本病治疗取决于病变部位和严重程度。对于轻微的局限于皮肤的单一系统LCH，需要长期严密监测以评估是否进展为多系统疾病。支持治疗包括外用抗炎药物以及抗生素以治疗和防止可能的感染，特别是婴儿腹股沟区的感染。少数患者可自愈，单一骨损害也有自愈的可能。

骨损害可行局部切除、局部刮出和口服糖皮质激素治疗，口服糖皮质激素治疗在停药后病情可能复发。

多系统LCH的治疗取决于疾病严重程度、受累的系统和患者的症状。本病治疗困难，系统化疗是治疗的关键手段，以长春新碱或依托泊苷为基础的化疗方案是最常用的一线治疗。部分难治的病例可行根治性化疗和随后的骨髓移植治疗。

嗜酸性肉芽肿

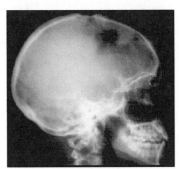

X 线检查可见髂骨髋臼上方有分隔的气泡样的透光区

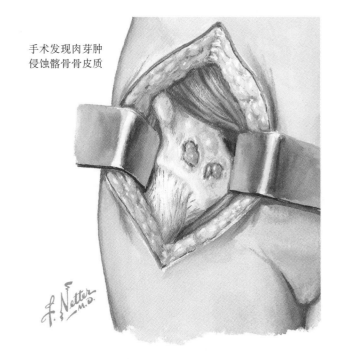

手术发现肉芽肿
侵蚀髂骨骨皮质

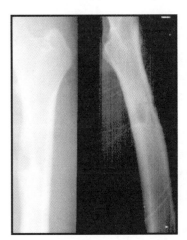

头颅扁骨可见斑驳的骨缺损

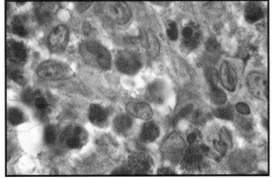

切片可见淡染的泡沫组织细胞，散在分叶核的嗜酸性粒细胞（HE 染色）

正位和后位 X 线片可见股骨干典型的境界清楚透光区

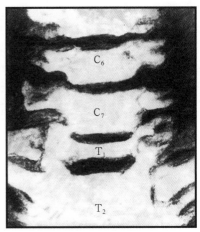

C₆

C₇

T₁

T₂

13 岁男孩第一胸椎明显变窄导致脊柱损伤，年轻患者出现扁平椎强烈提示嗜酸性肉芽肿

三十、白细胞碎裂性血管炎

许多血管炎可累及皮肤，其中最常见的是白细胞碎裂性血管炎，其他的血管炎除了累及皮肤，还伴有内脏受累，比如变应性肉芽肿性血管炎、过敏性紫癜、Wegener 肉芽肿（韦格纳肉芽肿）、结节性多动脉炎和荨麻疹性血管炎。白细胞碎裂性血管炎是最常见的皮肤血管炎，有多种病因和病理机制，治疗上需结合临床和病理评估。

临床表现：白细胞碎裂性血管炎最常累及下肢或承重部位，比如本病常见于行动自如患者的下肢，也常见于卧床患者臀部和背部。典型的皮损表现为可触性紫癜，皮损起初表现为粉红色至紫红色小斑疹，逐渐发展为红色至紫色的可触性丘疹，后者称为可触性紫癜，皮损通常大小一致，直径 1cm 以下或者更大。患者可自觉微痒或无任何不适，患者就诊的原因往往是因为发现皮损。系统症状有低热、疲劳和不适感，皮肤症状可表现为微痒、疼痛或触痛。

白细胞碎裂性血管炎的病因是异质性的，最常见的 3 个原因是感染、药物和特发性的。据报道任何一种感染（细菌、病毒、寄生虫和真菌）均可作为变应性血管炎的启动因素。药物也是一种常见的病因，如果不详细询问病史，常常会被忽略，有效的控制感染或停用可疑药物，血管炎往往可在 1 个月左右缓解，患者症状也会缓解，往往比皮肤表现缓解更快。皮损痊愈后遗留色素沉着斑或含铁血黄素沉积，两者将在 6 ～ 12 个月缓慢消退。

发病机制：白细胞碎裂性血管炎是一种Ⅲ型超敏反应，可溶性的抗原与抗体组成复合物，随着抗原抗体复合物的增大，沉积于小血管，在小血管中激活补体途径，导致内皮细胞死亡，中性粒细胞聚集，血管持续破坏，从而导致临床症状的出现。

组织学：病理表现以真皮小静脉为中心，可见明显的中性粒细胞浸润。可见中性粒细胞退行性变和核尘，后者称为白细胞碎裂，常见血管壁纤维素样坏死，血管附近可见红细胞外溢。血栓形成是继发表现，不是本病的原发病理表现。

治疗：治疗主要是基于病因，停用可疑致敏药物，并换用另一种类的药物，进行有效的抗感染治疗。外用超强效糖皮质激素对部分病例有一定疗效，口服糖皮质激素可用于治疗药物引起的变应性血管炎，特发性血管炎可采用口服糖皮质激素治疗，用药前需除外感染和其他潜在的病因。需详细询问病史和查体，同时监测一些实验室指标，但除非掌握详细的病史和查体，明确诊断的方向，否则仅仅实验室检查是无效的。如果患者有明显的系统症状，需全身查体，排除其他类型的血管炎。

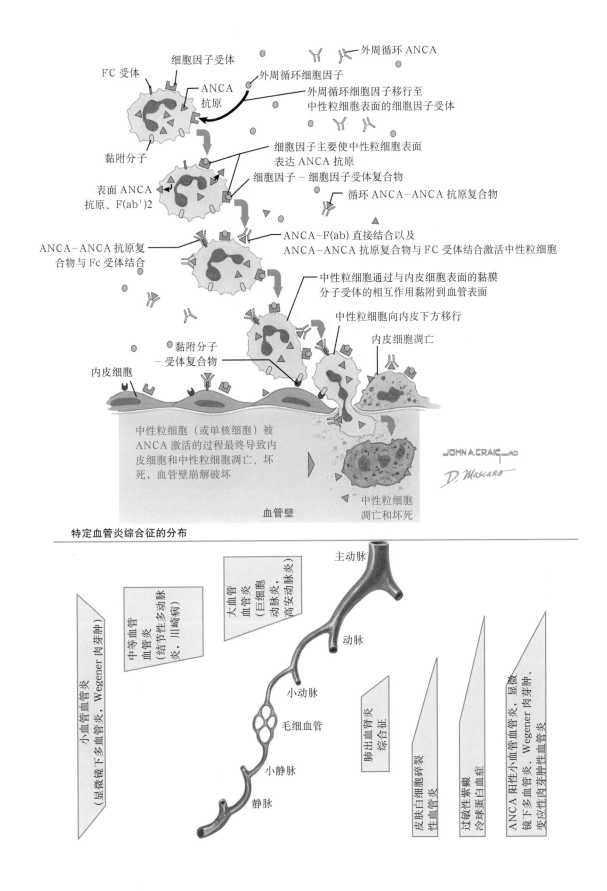

外周循环 ANCA

FC 受体

细胞因子受体

外周循环细胞因子

ANCA
抗原

外周循环细胞因子移行至
中性粒细胞表面的细胞因子受体

黏附分子

细胞因子主要使中性粒细胞表面
表达 ANCA 抗原

表面 ANCA
抗原、F(ab')2

细胞因子－细胞因子受体复合物

循环 ANCA－ANCA 抗原复合物

ANCA－ANCA 抗原复
合物与 Fc 受体结合

ANCA－F(ab) 直接结合以及
ANCA－ANCA 抗原复合物与 FC 受体结合激活中性粒细胞

中性粒细胞通过与内皮细胞表面的黏膜
分子受体的相互作用黏附到血管表面

黏附分子
－受体复合物

中性粒细胞向内皮下方移行

内皮细胞凋亡

内皮细胞

中性粒细胞（或单核细胞）被
ANCA 激活的过程最终导致内
皮细胞和中性粒细胞凋亡、坏
死，血管壁崩解破坏

JOHN A. CRAIG—AD

D. Mascaro

血管壁

中性粒细胞
凋亡和坏死

特定血管炎综合征的分布

小血管血管炎
（显微镜下多血管炎，Wegener 肉芽肿）

中等血管
血管炎
（结节性多动脉
炎，川崎病）

大血管
血管炎
（巨细胞
动脉炎，
高安动脉炎）

主动脉

动脉

小动脉

毛细血管

肺出血肾炎
综合征

皮肤白细胞碎裂
性血管炎

过敏性紫癜
冷球蛋白血症

ANCA 阳性小血管血管炎，显微
镜下多血管炎，Wegener 肉芽肿，
变应性肉芽肿性血管炎

小静脉

静脉

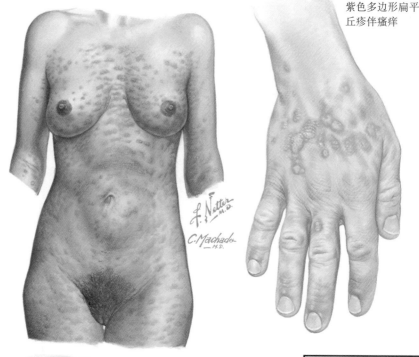

泛发性扁平苔藓

经典扁平苔藓。
紫色多边形扁平
丘疹伴瘙痒

三十一、扁平苔藓

扁平苔藓是一种常见的炎症性皮肤病，常常累及皮肤、黏膜、指甲和毛囊上皮，最常累及皮肤，但也可单独或同时累及其他部位，仅累及皮肤者一般可能在 1～2 年自愈，但口腔皮损往往呈慢性病程。

临床表现：扁平苔藓可发生于任何年龄，但最常发生于成人，发病无性别及种族差异。典型皮损表现为扁平、多边形、瘙痒性的紫红色丘疹，丘疹表面可见白色、花边形的 Wickham 纹。扁平苔藓的瘙痒使患者摩擦皮损而不是搔抓皮损，这与其他疾病不同。本病可有 Koebner 现象（同型反应），于外伤或摩擦处可见线状皮损，这在查体时很容易见到。本病以屈侧明显，特别是手腕部，阴茎头是另一个好发部位。

临床上扁平苔藓有很多类型，患者可表现为多种皮损类型。肥厚性扁平苔藓表现为肥厚的鳞屑性斑块，表面粗糙或呈疣状，周边可见典型的扁平苔藓皮损，本亚型临床不易诊断，需做组织病理检查以明确诊断，治疗也较困难，病程慢性，罕见的情况下，本病可发展成为鳞状细胞癌。大疱性扁平苔藓好发于下肢，水疱或大疱往往见于扁平苔藓皮损的中央。

毛发扁平苔藓一般用来描述发生于毛囊的扁平苔藓，最常见于头皮，可导致瘢痕性秃发，表现为围绕毛囊的红色小斑片，随着病情的进展，可见毛囊消失，预示着瘢痕的形成。本病好发于头顶部，全部头皮受累很罕见，一旦出现瘢痕，秃发即是永久性

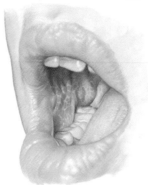

口腔扁平苔藓

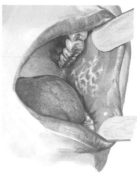

Wickham 纹。
口腔黏膜白色网状斑片

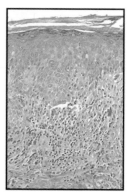

扁平苔藓组织病理。
淋巴细胞苔藓样浸润，皮突锯齿状，颗粒层楔形增厚，表皮真皮交界处裂隙形成

的。本病反复发作，呈慢性病程。

扁平苔藓可累及口腔黏膜、生殖器区和结膜，这些部位的扁平苔藓表现为表面有花边状白色网状纹的发亮斑片。口腔扁平苔藓与皮肤扁平苔藓相比更易出现溃疡，有口腔扁平苔藓转化为鳞状细胞癌的报道。本病还可累及甲母质和甲床，导致甲萎缩和异常改变，最常见的甲改变是甲纵嵴，但最具特征性的是翼状胬肉形成。

发病机制：扁平苔藓是由异常的 T 细胞免疫反应调节的，T 细胞作用于局部角质形成细胞而致病，具体的

发病机制尚不明确。

组织学：典型的组织病理学表现包括表皮真皮交界处致密的淋巴细胞苔藓样浸润，增生的表皮内常可见坏死的角质形成细胞，又称 Civatte 小体，颗粒层呈锯齿状增厚，如果出现嗜酸性粒细胞则需考虑苔藓样药疹或苔藓样接触性皮炎。

治疗：单发皮损可外用糖皮质激素治疗，约 2/3 的皮损可自行消退。泛发皮损较难治疗，方法包括紫外线光疗、口服糖皮质激素和维 A 酸类，如维 A 酸和异维 A 酸。

三十二、慢性单纯性苔藓

慢性单纯性苔藓是一种常见的慢性皮炎，有多种原因可以导致该病，有一定的好发部位，比如小腿、足踝、后枕部等，但也可发生于任何部位。起因是引起瘙痒的任何皮肤损害，瘙痒-搔抓循环不被打断，皮损逐渐形成苔藓样外观。本病是一种局部皮肤疾病，无内在病因，也无系统受累，有很多治疗方法，并有不同的疗效。

临床表现：本病发病率女性略高，无种族差异，大部分患者未发现引起慢性瘙痒的皮肤刺激。部分报道曾有昆虫叮咬、创伤以及野葛导致的变应性接触性皮炎皮疹。本病通常只发生于一个部位，最常见的是足踝部，其他容易累及的部位包括头枕部和生殖器部位，患者主诉皮损处持续瘙痒感或烧灼感，不断搔抓或摩擦。起初皮损表现为红色斑片伴有表皮剥脱，随着病情的慢性化，皮损发展成为临床上慢性单纯性苔藓的外观——皮肤增厚、苔藓化、皮纹加深，常伴有不同程度的色素沉着，当患者瘙痒剧烈无法控制而搔抓时，可出现表皮剥脱甚至溃疡。

如果未经治疗，瘙痒-搔抓循环将长久存在并持续数年，患者常因精神压力而皮损突然加重，夜间睡前皮损瘙痒加重，可能的原因是此时大脑皮质不再繁忙的处理信息，控制瘙痒觉区域开始活跃，脱离大脑皮质的抑制作用。即使在治疗情况下，病情仍可持续数年，患者往往对治疗很沮丧，转而寻求其他医师或医疗辅助治疗师，如针灸治疗师的帮助。

发病机制：本病的确切病理机制不明，最初的诱因包括虫咬反应、潜在的特应性体质、焦虑、应激事件和其他心理因素，有的患者无以上诱因，

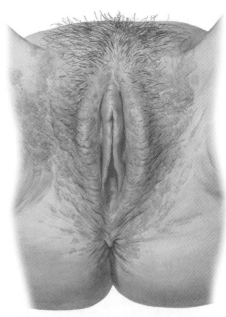
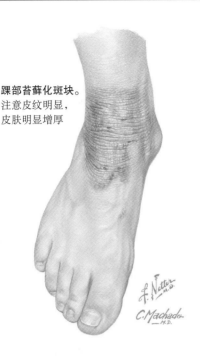

踝部苔藓化斑块。注意皮纹明显，皮肤明显增厚

慢性单纯性苔藓常见于两性生殖器部位，表现为受累皮肤持续瘙痒和苔藓化

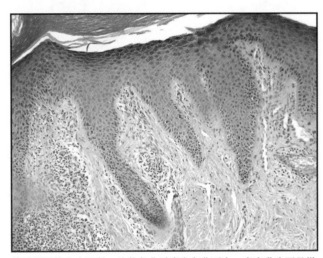

棘层肥厚伴皮突延长。片状角化过度和角化不全，真皮乳头可见纵向排列的胶原

但仍表现出相同的临床和病理表现。

组织学：表皮棘层肥厚、皮突延长，可见不同程度的角化不全，部分病例可见轻度表皮剥脱和浅表溃疡，真皮乳头层胶原束呈垂直排列，与皮突平行，皮突不规则延长，这一点与银屑病的病理表现不同。表皮有不同程度的海绵水肿，但无亲表皮性，浸润的炎症细胞以淋巴细胞为主。

治疗：治疗主要是打破瘙痒-搔抓循环，需联合使用强效糖皮质激素软膏和口服抗组胺药或加巴喷丁，有镇静作用的抗组胺药比非镇静类新型抗组胺药效果好。糖皮质激素软膏封包治疗有助于增加透皮吸收，曲安西龙皮损内注射也有一定疗效。辣椒素是辣椒的提取物，作用是可以减少引起痒觉的由神经末梢分泌的神经递质——P物质的分泌，对于本病有一定疗效。患者最好剪短指甲以免抓破皮肤，行为治疗也可尝试，但最好在心理医师或精神科医师的指导下进行，需避免精神压力等诱因。但患者病情往往多次复发、缓解。

三十三、下肢血管功能不全

下肢血管功能不全常见于老年人，危险因素包括糖尿病、肥胖、吸烟、高血压和高脂血症。动脉和静脉均可出现，临床表现各不相同，老年糖尿病患者中常见动脉和静脉同时受累，特别是在同时吸烟的人群中。淋巴管功能异常的表现与静脉功能不全表现类似，危险因素包括手术（如腹股沟淋巴结切除术）、放疗和原发性的淋巴水肿。

临床表现：静脉功能不全是一种常见疾病，发病率无种族差异，女性稍高。静脉功能不全可逐渐导致静脉淤滞和溃疡，超过50%的下肢溃疡是由静脉功能不全导致的，另一个引起下肢溃疡的常见原因是动脉功能不全，其他的原因包括神经源性和淋巴水肿。

静脉功能不全的最初表现是静脉曲张或扩张的网状静脉，随着病情的进展，可见静脉淤滞，表现为干燥的粉色至红色的湿疹样斑片，周围不同程度的凹陷性水肿。红细胞外渗入真皮，随时间逐渐分解，形成含铁血黄素沉积，临床上表现为棕色至红色的斑疹或斑片。持续的静脉增高、静脉淤滞和水肿，逐渐形成静脉淤积性溃疡，溃疡最常发生于内踝，也可发生于下肢的任何部位，一般是无痛性的，但也可疼痛明显。

动脉功能不全的最常见病因是下肢大动脉粥样硬化，同时存在的危险因素包括老年、糖尿病、吸烟、高血压和高脂血症，常发生于男性，无种族差异，临床上表现为下垂患肢时局部发红、间歇性跛行和静息痛。查体足背动脉和胫后动脉搏动消失可协助诊断，此时患者有极高的发生动脉性溃疡和坏疽的风险，手术治疗是唯一有效的治疗方法。

发病机制：下肢静脉引流是通过下肢深浅静脉共同完成的，两者之间通过横行的交通静脉相连通，下肢静脉存在单向活动的静脉瓣以防止血液反流，后者通过肌肉的收缩使静脉的血液向上流动，逐渐流向下腔静脉，静脉回流入下腔静脉的动力是下肢的肌肉收缩，特别是小腿肌肉。久坐不动的患者有较高发生静脉功能不全的风险，步行可以使静脉压力减小，血液向下腔静脉回流增加。如果静脉功能出现异常而患者仍久坐不动，则会出现静脉压力增高。先天性缺少静脉瓣、静脉瓣功能不全和下肢深静脉血栓是导致静脉功能不全的三大潜在原因。一旦静脉压力增加，则有静脉淤滞和溃疡形成的风险。

动脉功能不全的原因是由粥样硬化斑块形成导致的动脉管腔逐渐变窄，变窄的管腔限制了供给组织的血流量，当血流量减少至一定程度，不能满足肌肉和正常生理功能的需要时，则会出现临床症状。

组织学：对于动脉性溃疡不应行组织病理检查，否则会继发溃疡、感染，甚至急诊手术；静脉性溃疡的组织病理表现为表皮非特异性溃疡、水肿、真皮浅层血管壁增厚，可见红细胞外溢和多少不均的含铁血黄素沉积。

治疗：静脉功能不全采取局部加压和抬高患肢，减肥和增加活动也有一定的疗效；动脉功能不全一般采取手术治疗，如支架置入或动脉旁路移植（搭桥）术，己酮可可碱对于早期的病例也有一定的疗效。

糖尿病血管功能不全

局部皮肤发红，足背动脉搏动消失

糖尿病性溃疡

静脉瓣

健康的静脉

广泛坏疽

拇趾坏疽

溃疡伴有淋巴水肿和淤积性皮炎的皮肤表现

肥大细胞病

孤立的肥大细胞瘤和 Darier 征。
孤立的肥大细胞瘤几乎总能自愈。Darier 征
表现为摩擦肥大细胞瘤出现荨麻疹样皮损

肥大细胞病的 WHO 分类
▶ 皮肤肥大细胞增多症 （皮肤肥大细胞瘤、色素性荨麻疹、 持久性发疹性斑状毛细血管扩张症）
▶ 惰性系统性肥大细胞增多症
▶ 系统性肥大细胞增多症并发相关克隆性 非肥大细胞系的血液病
▶ 侵袭性系统性肥大细胞增多症
▶ 肥大细胞白血病
▶ 肥大细胞肉瘤
▶ 皮肤外肥大细胞瘤

三十四、肥大细胞病

肥大细胞病是一种少见疾病，有多种临床变异和亚型，可仅有单发皮肤表现，如孤立性肥大细胞瘤，也可较为泛发，如色素性荨麻疹。大部分肥大细胞病是由于 *c-kit* 基因（*KIT*）异常导致的。本病大部分为良性，有些肥大细胞病主要累及皮肤，另一些累及内脏系统。一种罕见的系统性肥大细胞病是肥大细胞白血病，也有报道其他系统性肥大细胞病，如肥大细胞肉瘤，预后较差。应注意肥大细胞来源于骨髓，与其他血液细胞有一定的共同特征，世界卫生组织（WHO）发布的本病简化分类如图所示。

临床表现：肥大细胞瘤是最常见的肥大细胞病之一，常发生于童年早期，于出生后几年间出现，表现为黄色至棕色的斑疹、丘疹、斑块，少见水疱、大疱。大部分皮损无症状，摩擦或搔抓皮损可见局部荨麻疹样反应出现在肥大细胞瘤上方，并延伸至周围皮肤，称为 Darier 征。Darier 征可用于任何一种皮肤肥大细胞病的诊断。肥大细胞瘤往往自行缓解，不留后遗症。

色素性荨麻疹是一种较为泛发的肥大细胞病，可能是最为常见的肥大细胞病之一，表现为泛发全身的数个至数百个轻微色素沉着的斑疹或丘疹，有时可见水疱或大疱，常发生于儿童期，但也有成年发病的报道。儿童诊断该病一般根据临床表现和

色素性荨麻疹。为最常见的皮肤肥大细胞增多症，表现为棕红色斑疹和丘疹，严重者可出现水疱和大疱

Darier 征阳性，儿童患者病情呈良性经过，往往可逐渐缓解，并于青春期自行消退。成年期出现的色素性荨麻疹病程较为慢性，很少有自行消退的。成年患者需严密监测是否进展为系统性肥大细胞病的可能。

持久性发疹性斑状毛细血管扩张症是一种少见的肥大细胞病，几乎仅见于成人。表现为背部、胸部和腹部红斑基础上的毛细血管扩张，Darier 征可为阳性或阴性，常有瘙痒。本病一般只累及皮肤，但需查体除外系统受累。

类胰蛋白酶水平测定是判断肥大细胞增多症有否内脏系统受累最准确的方法，类胰蛋白酶在正常范围内提示仅有皮肤受累，超过 20ng/ml 提示可能有系统受累，需进一步检查。还可检测尿组胺或组胺代谢物水平，但较之类胰蛋白酶特异性和敏感性均较低。考虑系统受累的患者应做骨髓活检，并取活检组织行 KIT 基因检测。

组织学：组织病理学特点取决于肥大细胞病的类型，大部分可见大量肥大细胞，特别是在皮肤血管周围。最好采用特殊染色来显示肥大细胞，比如 Leder 染色（氯乙酸酯酶）、姬母萨染色、甲苯胺蓝染色等，这些是最常用的肥大细胞的特殊染色方法，另外肥大细胞免疫组织化学染色 CD117 呈阳性。

发病机制：Darier 征是由于受累皮肤内大量的肥大细胞产生的组胺和其他炎性介质直接导致的，搔抓或摩擦的直接刺激使肥大细胞自行脱颗粒，分泌组胺和其他血管活性物质，导致水肿、红斑和瘙痒。

肥大细胞病是由于 *KIT* 基因突变导致的，*KIT* 是一种原癌基因，编码蛋白干细胞生长因子受体（SCFR），是一种跨膜蛋白酪氨酸激酶蛋白，主要见于两种皮肤细胞，肥大细胞和黑色素细胞，也见于一些原始的血细胞。干细胞生长因子，又称 KIT 配体、青灰因子、CD117、肥大细胞生长因子，作用是与跨膜的 SCFR 结合，促进肥大细胞增殖。SCFR 的活性突变使该信号上调，肥大细胞非控制性增殖。干细胞因子的持续活化使肥大细胞寿命延长、数量增加。目前已知多种 *KIT* 基因突变类型，不同的突变类型与临床上不同的疾病表现相关，其中 D816V 最为常见，816 位的天冬氨酸被缬氨酸取代。

治疗：儿童皮肤肥大细胞病一般是自限性的，可随时间自行缓解，治疗上可采用抗组胺药缓解症状，直至患者病情自行缓解。对于儿童皮肤肥大细胞病，特别是色素性荨麻疹，最重要的是避免导致肥大细胞脱颗粒的药物或生理刺激，药物包括麻醉药、多黏菌素 B 等，生理刺激包括剧烈运动、高温、反复摩擦局部皮肤等。

抗组胺药是主要的治疗药物，白三烯抑制药也可作为抗组胺药的辅助用药，色甘酸是一种肠道不吸收的肥大细胞膜稳定剂，一般仅应用于伴有腹泻的胃肠道肥大细胞病。持久性发疹性斑状毛细血管扩张症治疗上可采用 585nm 染料激光，以治疗毛细血管扩张和红斑。对于系统性肥大细胞病，采用酪氨酸激酶抑制药，如伊马替尼有一定的疗效，根据患者的症状和内脏系统受累程度，还可采用系统化疗以减轻肥大细胞负荷，但这些药物并不能使病情长期缓解，作用都是暂时的，在这个层面上讲，本病没有根治的手段。

肥大细胞的脱颗粒作用

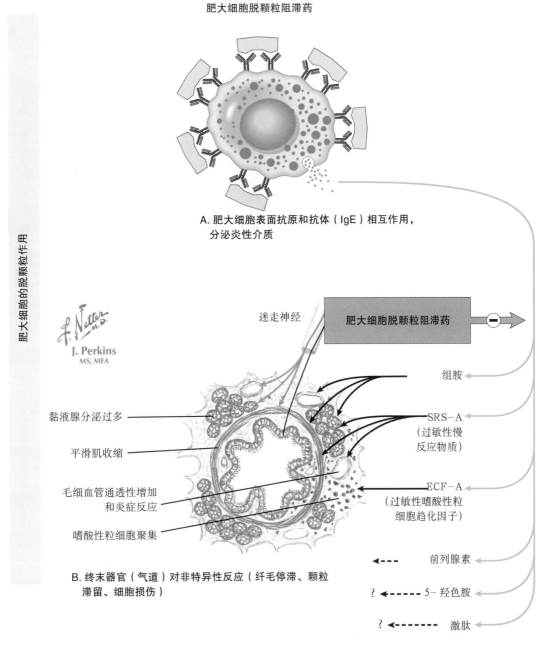

肥大细胞脱颗粒阻滞药

A. 肥大细胞表面抗原和抗体（IgE）相互作用，
分泌炎性介质

迷走神经

肥大细胞脱颗粒阻滞药

J. Perkins
MS, MFA

黏液腺分泌过多

平滑肌收缩

毛细血管通透性增加
和炎症反应

嗜酸性粒细胞聚集

B. 终末器官（气道）对非特异性反应（纤毛停滞、颗粒
滞留、细胞损伤）

组胺

SRS-A
（过敏性慢
反应物质）

ECF-A
（过敏性嗜酸性粒
细胞趋化因子）

前列腺素

? 5-羟色胺

? 激肽

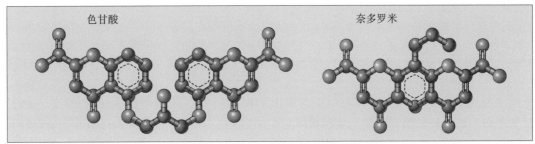

色甘酸

奈多罗米

三十五、硬斑病

硬斑病是一种特发性的皮肤病，一般是单发，有很多临床类型，如线状、点状和泛发型，小部分病例（＜1%）可进展成为严重的系统性硬化症。本病的患者很少求医，因为起病隐匿，或皮损太小难以发现，对生活没有影响。

临床表现：硬斑病最常见于青年高加索女性，男女比例1:2，皮损初起表现为小的红色斑疹，逐渐向外扩展，边缘红色至紫红色，中央逐渐出现色素减退和硬化，最常累及的部位是躯干。患者常无自觉症状或轻微瘙痒，如果累及关节部位，则可能有一定程度的运动障碍，发生在屈伸部位时可能有疼痛感。本病最需要与硬化萎缩性苔藓相鉴别，后者颜色为瓷白色，且硬化不如本病严重。

硬斑病有许多变异型，点状硬斑病表现为散在分布于躯干或四肢的泪滴状色素减退斑伴有轻微的硬化，皮损硬化不明显，不易在临床上与硬化萎缩性苔藓相鉴别，需行组织病理检查，有时组织病理检查也不能得出有诊断性的结论，这时可用硬斑病－硬化性苔藓重叠来描述这种同时有两种疾病特点的情况。泛发性硬斑病皮损泛发全身，较为罕见，但没有内脏系统受累，这一点可与严重的系统性硬化症相鉴别，泛发性硬斑病可伴有受累部位脂肪和肌肉萎缩。

线状硬斑病，又称线状硬皮病，是一种有独特临床表现和潜在并发症的特殊类型硬斑病。本病常发生于四肢，沿四肢长轴分布，儿童多见，随着儿童的生长可出现受累部位皮肤牵拉使双侧肢体不对称，本病的又一潜在并发症是关节功能障碍。有报道称线状硬斑病部位可出现长骨皮质骨肥厚，称为纹状肢骨肥大。线状硬斑病的其他亚型包括刀砍状硬皮病和Parry-Romberg综合征。

刀砍状硬皮病是一种发生于额部的硬斑病，也可延伸至颞部和头皮，表现为从头皮至额部的垂直分布的纵行皮肤沟状凹陷，皮损可较为隐匿

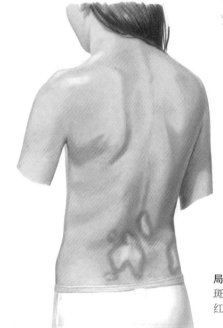

刀砍状硬皮病。局限性硬斑病的少见类型，发生于额部和面部，可合并 Parry-Romberg 综合征

局限性硬斑病。硬化性萎缩性斑片，无弹性、周边通常有紫红色边缘

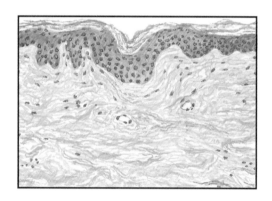

进行性系统性硬化症（硬皮病）。硬皮病的典型皮肤改变，胶原过度沉积伴有表皮萎缩

也可极为明显，严重影响患者美观。Parry-Romberg 综合征是指垂直分布于面部的导致偏侧面部萎缩的硬斑病，下方脂肪组织、肌肉及骨骼均受累，患者容貌毁损，患者可有神经系统受累而出现癫痫发作。

发病机制：本病病因不明，未知的诱发因素导致局部成纤维细胞大量产生胶原，可能的诱发因素包括内皮损伤、伯氏疏螺旋体感染和成纤维细胞异常导致胶原产生增多。螺旋体感染导致的硬斑病尚未在美国报道，在

亚洲和欧洲有病例报道。

组织学：硬斑病的环钻活检标本可见一个形状规则的圆柱体，病理切片上可见真皮充斥着大量胶原束，在真皮与皮下组织交界处可见轻微的炎症细胞浸润，常见浆细胞。

治疗：局限性硬斑病一般无须治疗，可采用外用糖皮质激素、卡铂三醇和光疗。线状硬斑病影响美观可能造成功能障碍，需要及时治疗。免疫抑制药如甲氨蝶呤和泼尼松是目前研究最多的两种治疗药物。

三十六、黏液水肿

黏液水肿可见于未经治疗的严重甲状腺功能减退患者，患者完全缺乏甲状腺激素导致黏多糖沉积于皮肤和内脏。严重的甲状腺功能减退可有多种皮肤和系统表现，常见于成人。婴儿型称为克汀病，目前在某些缺少新生儿筛查的地区仍可见到，如果不经治疗，患儿可出现智力障碍和神经功能障碍。成人黏液水肿是一种少见的疾病。

临床表现：患者一般缓慢出现严重甲状腺功能减退，原因包括自身免疫性甲状腺炎、甲状腺肿瘤、垂体肿瘤或梗死、下丘脑疾病以及甲状腺功能亢进症治疗后激素替代治疗不当，起初表现为轻微的难以形容的症状，随着甲状腺激素缺乏的加重逐渐出现严重的临床症状。患者全身不适，几乎所有患者均主诉疲劳、怕冷和全身乏力，便秘和体重增加也是普遍现象，部分患者可见心包积液和心动过缓，患者神经反应迟钝，思维迟缓。

黏液水肿的皮肤表现比较有特征性，有助于协助诊断。患者出现弥漫的非瘢痕性秃发，毛发干燥易于折断，外侧眉毛脱落，指甲变脆，与甲床分离。面无表情，眶周水肿明显，皮肤非常干燥，似寻常型鱼鳞病，嘴唇增厚，舌头也可增大，舌部外侧缘可见齿痕。如果黏多糖浸润严重，患者头皮可增厚、出现沟回，表现似回状颅皮。患者面部因为胡萝卜素血症而呈黄色，在无毛的皮肤更容易观察到。

实验室检查有诊断价值，表现为非特异性贫血，类似于慢性病性贫血，以及高胆固醇血症和低钠血症。心电图可见心动过缓和 P-R 间期延长。几种甲状腺激素检测结果有特征性，促甲状腺激素（TSH）增加有助于诊断原发性甲状腺功能减退，T_4 水平降低。

鉴别成人泛发性黏液水肿和眶周黏液水肿很重要，后者是甲状腺功能亢进症的表现。

发病机制：多种代谢途径需要甲状腺素的调节，包括黏多糖的代谢，

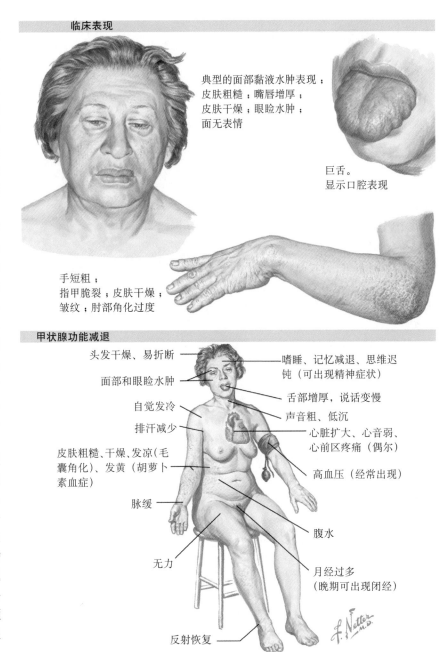

临床表现

典型的面部黏液水肿表现：皮肤粗糙；嘴唇增厚；皮肤干燥；眼睑水肿；面无表情

巨舌。显示口腔表现

手短粗；指甲脆裂；皮肤干燥；皱纹；肘部角化过度

甲状腺功能减退

头发干燥、易折断
面部和眼睑水肿
自觉发冷
排汗减少
皮肤粗糙、干燥、发凉（毛囊角化）、发黄（胡萝卜素血症）
脉缓
无力
反射恢复

嗜睡、记忆减退、思维迟钝（可出现精神症状）
舌部增厚，说话变慢
声音粗、低沉
心脏扩大、心音弱、心前区疼痛（偶尔）
高血压（经常出现）
腹水
月经过多（晚期可出现闭经）

如果甲状腺素减少或整体缺乏，黏多糖无法代谢，沉积于皮下组织，特别是面部和头皮，则会产生黏液水肿的典型临床表现。

组织学：组织病理检查可见胶原束间少量黏液沉积，沉积黏液的主要成分是透明质酸，脱发是非瘢痕性的。

治疗：对于黏液水肿的明确认识和诊断是至关重要的。如果不予治疗，情况可能致命，严重缺乏甲状腺素可

导致黏液水肿性昏迷，需要甲状腺激素替代治疗，可采用左甲状腺素片（人工合成的 T_4），在患者脱离危险之前支持治疗也尤为重要。还需明确甲状腺功能减退的原因，需筛查甲状腺肿瘤、垂体疾病和下丘脑疾病等。通过皮肤表现识别该病，并交由内分泌科医师治疗可挽救患者的生命，一旦及时适当的甲状腺激素替代治疗，患者皮肤和毛发改变都会逐渐缓解。

三十七、类脂质渐进性坏死

类脂质渐进性坏死是皮肤科门诊常见的皮肤疾病之一，大部分与糖尿病相关，称为糖尿病性类脂质渐进性坏死，但不是所有病例都合并有糖尿病。所有患者均应筛查是否有潜在糖尿病，并终身定期监测血糖，因为有60% ~ 80% 的患者可能合并或者将会发展成为糖耐量异常。各个部位均可以发生该病，最常见的是下肢伸侧。本病临床表现有特征性，可根据临床表现做出诊断，无须病理检查。本病病理表现有诊断价值，需做环钻活检或手术活检，刮片检查对于本病不适合。

临床表现：本病发病无性别和种族差异，一般于成年早期发病，好发于下肢伸侧，最初表现为小的红丘疹，逐渐向外扩大、中央凹陷、萎缩，边缘略隆起。本病边缘皮损有特征性，表现为略微隆起，呈红色炎症性的外观，与周围正常皮肤分界清楚。皮损大小不等，可呈数毫米或累及整个下肢伸侧，斑块呈特征性的橘红－棕色外观，伴有明显的萎缩，皮损下方真皮明显变薄，真皮和皮下组织的血管清晰可见，触诊皮损中央，感觉真皮组织缺失，皮损与正常皮肤触诊有明显的差异。

有小部分患者可出现难以愈合的慢性溃疡，罕见有慢性溃疡性类脂质渐进性坏死进展为鳞状细胞癌的报道，鳞状细胞癌可能与慢性溃疡和炎症的关系更大。本病除了与糖尿病相关，与其他疾病关系不大。

发病机制：本病病因不详，虽有相关的猜想，但是无有关本病的科学解释。

组织学：本病病理表现有特征性，需要行环钻活检或手术活检以获得足够厚度的标本。真皮呈蛋糕样分层外观，由组织细胞和多核巨细胞——包括异物巨细胞和朗格汉斯细胞组成的栅栏状肉芽肿，包围坏死的胶原。本病需与环状肉芽肿相鉴别，本病的炎症浸润包含较少的黏液和较多的浆细胞，炎症扩展至皮下脂肪组织。

治疗：治疗上主要是外用强效糖皮质激素，可导致局部萎缩的糖皮质激素用于萎缩的皮损处听起来违反常规，但是本病外用糖皮质激素并不会增加萎缩，反而可减轻炎症反应的出现和持续时间，类固醇激素皮损内注射也有一定的疗效。有很多有关本病的治疗方法报道，这些报道虽然不是安慰剂对照的标准化研究，但也有一定的疗效。控制血糖对治疗本病没有帮助。对于溃疡的患者需要进行积极的伤口处理，出现水肿和静脉功能不全需要穿弹力袜，溃疡愈合需要数月的时间。当皮损炎症消退后，大部分患者遗留萎缩，萎缩随着时间的推移可能持续存在或略微缓解。

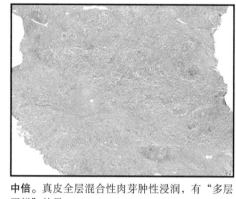

中倍。真皮全层混合性肉芽肿性浸润，有"多层蛋糕"效果

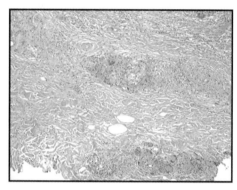

高倍。两层弥漫肉芽肿性炎症间可见渐进性坏死的胶原

胫前萎缩性斑片。真皮血管清晰可见，皮损可能与糖尿病有关

三十八、渐进性坏死性黄色肉芽肿

渐进性坏死性黄色肉芽肿是一种罕见的皮肤病，可能与单克隆性丙种球蛋白病有关。于 1980 年开始报道，之后又有很多有关这种独特罕见皮肤病的报道。本病的组织病理学有特征性，诊断需要组织病理学检查。患者需长期监测是否发生单克隆性丙种球蛋白病和多发性骨髓瘤。

临床表现：目前有关本病的报道较少，无法得知确切的流行病学数据。但这是一种发生于老年的疾病，患者年龄一般＞50岁，可累及任何部位，但常见于额部、双颊、眼周颞区，几乎所有病例都伴有眶周受累。皮损表现为红色至黄色的丘疹或斑块，有时皮损之间可见萎缩，斑块的边缘有时呈红色至紫红色。偶尔形成结节，常继发溃疡和真皮血管扩张，在萎缩区明显，溃疡需很长时间才能愈合。患者往往因皮疹的外观而烦恼，自觉轻微瘙痒或无症状。本病需鉴别扁平黄瘤，可行组织病理检查以协助鉴别。本病一般不能自行消退。

大部分患者主诉干眼和突眼，罕见病例可累及泪腺和眼球后脂肪组织。

本病与免疫球蛋白 G-k(IgG:k) 单克隆丙种球蛋白病相关，出现丙种球蛋白病需咨询血液科医师行骨髓活检以明确是否有多发性骨髓瘤，一小部分患者可能已经伴有或将会出现多发性骨髓瘤，其他的实验室检查异常包括红细胞沉降率升高、补体 C4 降低和白细胞减少。本病可出现多种检查结果异常，提示本病为系统疾病，而不仅是皮肤受累的疾病。本病皮损也可累及上呼吸道和心脏。

发病机制：本病可能是一种针对自身抗原的免疫反应，自身抗原可能

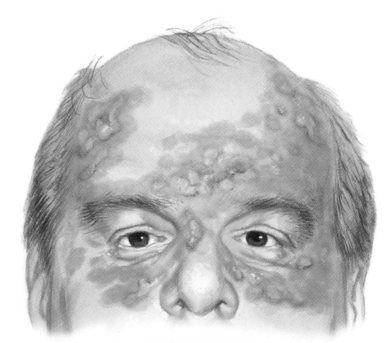

面部斑片和斑块。渐进性坏死性黄色肉芽肿最常见于眼周部位

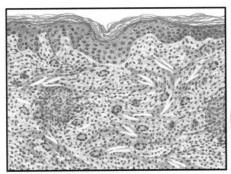

低倍。真皮弥漫肉芽肿性浸润，可见巨细胞

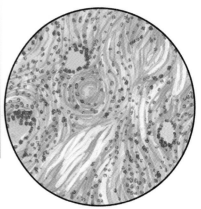

高倍。高倍镜可见较多巨细胞，以 Touton 巨细胞为主

是一种脂质，具体发病机制不详。

组织学：病理表现较为独特，有一定的特征性，需行环钻活检或手术活检以取得足够的活检组织，病理切片可见真皮弥漫炎症细胞浸润，以肉芽肿为主要成分，在肉芽肿成分中可见充满胆固醇的针尖样的裂隙，这很有特征性，可见异物巨细胞和 Touton 巨细胞，肉芽肿包绕着坏死的胶原，下方常见明显的不伴有血管

炎的小叶性脂膜炎。

治疗：本病治疗较为困难，这种罕见的疾病目前没有随机前瞻性的治疗研究。口服和外用皮质类固醇激素有一定的疗效，化疗药物也有一定的疗效，如烷化剂，患者对于治疗的反应不尽相同，部分患者可长时间缓解。需长期监测患者是否有丙种球蛋白病和进展为多发性骨髓瘤，如果进展为多发性骨髓瘤则预后差。

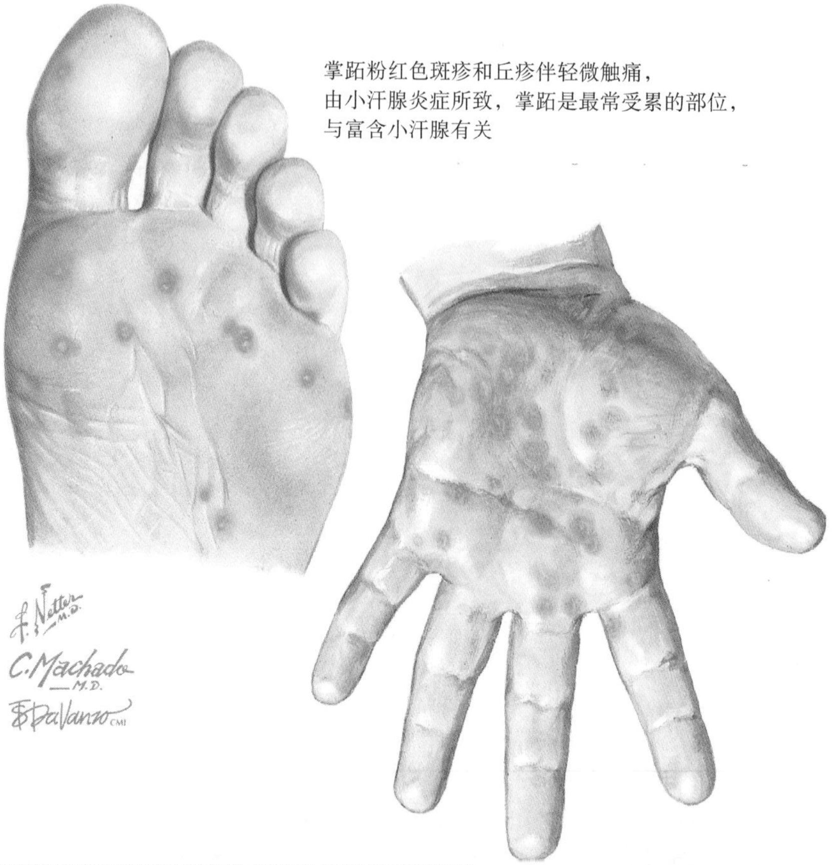

掌跖粉红色斑疹和丘疹伴轻微触痛，由小汗腺炎症所致，掌跖是最常受累的部位，与富含小汗腺有关

三十九、中性粒细胞性小汗腺炎

中性粒细胞性小汗腺炎，又称掌跖汗腺炎、特发性复发性跖部汗腺炎，这两个名称提示本病仅仅累及掌跖部，现在较为公认的名称是中性粒细胞性小汗腺炎，不特指任何部位。本病可发生于任何有小汗腺的部位，好发于掌跖部是因为掌跖部富含小汗腺，本病常发生于正在进行化疗的白血病患者，也可见于其他的情况，如人免疫缺陷病毒感染、细菌感染、其他恶性肿瘤化疗等，也可单独发生，不伴有任何其他疾病。

临床表现：本病可有多种临床表现，可能与一些疾病有关（如前所述），患者突然出现触痛性红色丘疹和结节，几乎无溃疡，皮损压之变白，好发于掌跖，也可见于任何部位，患者可无自觉症状，也可自觉触痛、疼痛或瘙痒。本病需与假单胞菌性热足综合征相鉴别，后者是由假单胞菌感染导致的，常发生于足部，常常伴有毛囊炎，如假单胞菌（热水澡桶）性毛囊炎，患者无应用化疗药物史，近期有热水浴或游泳池洗浴接触史。

发病机制：化疗药物导致的中性粒细胞性小汗腺炎是由于化疗药物在汗腺内沉积至一定程度，对汗腺分泌细胞的毒性作用导致细胞坏死，发生中性粒细胞性炎症的原因不明，具体的发病机制尚不可知。

组织学：需行环钻活检或手术活检以评估小汗腺，刮片活检不能取得足够的组织。病理上可见大量的中性

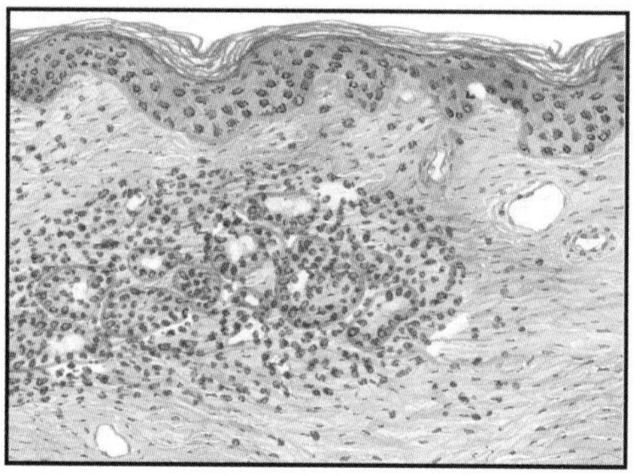

低倍。真皮小汗腺周围中性粒细胞浸润

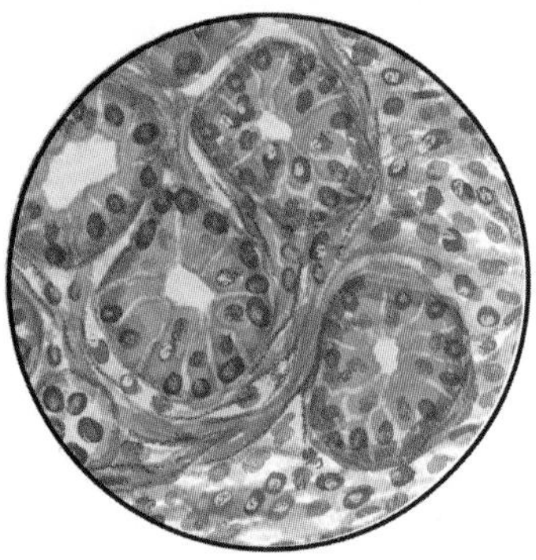

高倍。中性粒细胞浸润小汗腺导管

粒细胞浸润在小汗腺导管和腺腔内及周围，小汗腺有不同程度的坏死。无血管炎改变。

治疗：主要是支持治疗，彻底治疗潜在的感染。治疗的主要目标是镇痛和防止继发感染。对于化疗药物导致的中性粒细胞性小汗腺炎，可换用化疗药物，如果不能换用药物，可外用糖皮质激素和非甾体类抗炎药治疗，如果治疗无效，可采用氨苯砜和秋水仙碱，两者有抗中性粒细胞的作用，口服皮质类固醇激素也有一定的疗效。目前对于本病没有安慰剂对照的临床药物试验。

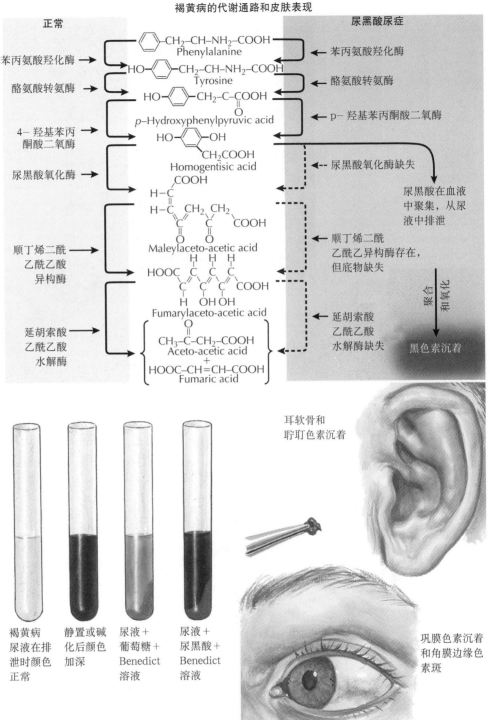

褐黄病的代谢通路和皮肤表现

正常　　　　　　　　　　　　　　　　　　　　　　尿黑酸尿症

苯丙氨酸羟化酶 →　〇-CH₂-CH-NH₂-COOH
Phenylalanine　← 苯丙氨酸羟化酶

酪氨酸转氨酶 →　HO-〇-CH₂-CH-NH₂-COOH
Tyrosine　← 酪氨酸转氨酶

HO-〇-CH₂-C-COOH
‖
O
p-Hydroxyphenylpyruvic acid　← p- 羟基苯丙酮酸二氧酶

4- 羟基苯丙酮酸二氧酶 →　HO-〇-OH
CH₂COOH
Homogentisic acid

尿黑酸氧化酶 →　COOH
H-C　←-- 尿黑酸氧化酶缺失
H-C　CH₂　CH₂
C　C　COOH
‖　‖
O　O
Maleylaceto-acetic acid　尿黑酸在血液中聚集，从尿液中排泄

顺丁烯二酰乙酰乙酸异构酶 →　H H H
HOOC-C-C-C-C-COOH
C　C　C
H　OH OH
Fumarylaceto-acetic acid　← 顺丁烯二酰乙酰乙异构酶存在，但底物缺失

延胡索酸乙酰乙酸水解酶 →　O
‖
CH₃-C-CH₂-COOH
Aceto-acetic acid
+
HOOC-CH=CH-COOH
Fumaric acid　← 延胡索酸乙酰乙酸水解酶缺失

聚合和氧化

黑色素沉着

褐黄病尿液在排泄时颜色正常　静置或碱化后颜色加深　尿液 + 葡萄糖 + Benedict 溶液　尿液 + 尿黑酸 + Benedict 溶液

耳软骨和耵聍色素沉着

巩膜色素沉着和角膜边缘色素斑

四十、褐黄病

本病又称尿黑酸尿症，是由于尿黑酸氧化酶的缺陷或缺失导致先天性代谢缺陷，肝和肾尿黑酸氧化酶的缺失，使尿黑酸逐渐积累。本病属于常染色体隐性遗传。尿黑酸是苯丙氨酸和酪氨酸的代谢产物，尿黑酸通过尿黑酸氧化酶代谢为顺丁烯二酰乙酰乙酸，后者进一步转化为延胡索酸和乙酰乙酸。在黑酸尿症中，尿黑酸氧化酶缺陷，尿黑酸在组织中沉积。本病缓慢隐匿起病，常常发生于成年早期。

临床表现：本病的首发临床表现是婴儿尿布上的黑色尿液，引起家长的重视而求医。如果尿液放置数分钟，尿液会因为空气氧化而变为深黑色。患者尿液可被强碱溶液，如氢氧化钠碱化，在患者尿液中加入强碱，可使其立刻变成深黑色。Benedict 溶液也可用来检测尿黑酸尿症患者尿液，加入 Benedict 溶液可以使上清液变为深黑色，具有诊断意义。

随着尿黑酸的聚集，尿黑酸逐渐在患者的皮肤和软骨组织沉积（两者对尿黑酸有亲和力），并在患者 40 岁左右时出现肉眼可见的皮肤颜色的改变，首先累及的是巩膜，表现为巩膜外侧的浅褐色改变，并随时间逐渐加深。耳部软骨可因尿黑酸沉积而呈深棕色至蓝色，耵聍可呈现深黑色，耳部检查可见鼓膜、镫骨、锤骨、砧骨颜色变深，患者常诉耳鸣。

褐黄病的系统表现

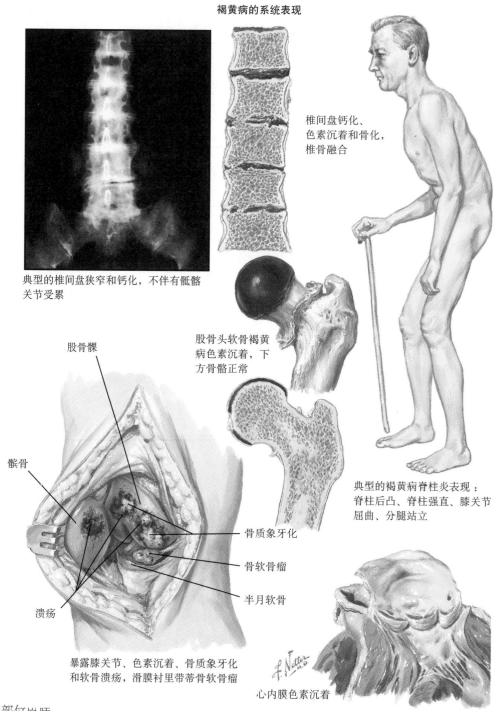

典型的椎间盘狭窄和钙化，不伴有骶髂关节受累

椎间盘钙化、色素沉着和骨化，椎骨融合

股骨髁

髌骨

溃疡

骨质象牙化

骨软骨瘤

半月软骨

股骨头软骨褐黄病色素沉着，下方骨骼正常

典型的褐黄病脊柱炎表现：脊柱后凸、脊柱强直、膝关节屈曲、分腿站立

暴露膝关节、色素沉着、骨质象牙化和软骨溃疡，滑膜衬里带蒂骨软骨瘤

心内膜色素沉着

随着时间的推移，很多部位皮肤出现色素沉着斑，最早是顶泌汗腺丰富的部位，腹股沟和腋窝明显色素沉着，多余的尿黑酸可随着汗液排出，使皮肤出现颜色改变，颊部也可出现明显色素沉着。

本病可因纤维软骨和透明软骨的尿黑酸沉积导致残疾，患者往往在早年出现退行性关节病，尿黑酸使软骨变脆、易折断，软骨可逐渐折断、分离，被滑膜组织包埋形成滑膜息肉。椎间盘也因为软骨的大量破坏出现钙化，椎间盘的破坏使患者身高明显变矮，出现疼痛和脊柱僵硬。患者心脏、前列腺、大动脉均可出现褐黄病的改变。

发病机制： 本病是一种常染色体隐性遗传疾病，患者缺乏尿黑酸氧化酶，使尿黑酸在机体各个组织内沉积，导致临床上褐黄病的表现。

组织学： 本病病理改变有特征性，可见真皮内大量棕褐色色素沉积，在低倍镜下尤为明显，有助于协助诊断。

治疗： 本病无有效治疗方法，物理治疗可增加关节的灵活性和活动范围，可避免残疾。避免食用含苯丙氨酸和酪氨酸的饮食，在无对照的试验中有一定作用。美国国立卫生研究院正在开发一种 4- 羟基苯丙酮酸加氧酶抑制药，可以减少尿黑酸的产生，在理论上能够减少关节畸形的发生。

四十一、血液疾病的口腔表现

很多血液系统疾病均伴有皮肤和口腔黏膜表现，有些口腔黏膜表现有特征性，能够提示潜在的血液疾病，认识血液疾病的口腔表现尤为重要。口腔黏膜表现可见于粒细胞缺乏、恶性贫血、白血病、真性红细胞增多症和血栓性血小板减少性紫癜（TTP）。

临床表现：粒细胞缺乏可出现口腔糜烂和溃疡，造成粒细胞缺乏有多种原因，药物引起的粒细胞减少是最常见的导致白细胞绝对计数低于500/μl的原因，有多种药物可引起粒细胞缺乏，如氨苯砜、甲氨蝶呤和化疗药物。还有一种罕见的常染色体隐性遗传疾病称为婴儿遗传性粒细胞缺乏症或 Kostmann 病，患儿出生数月出现反复口腔溃疡、多种细菌感染和粒细胞绝对计数的严重降低，如果不及时诊断和治疗，患儿往往在1岁以内死亡。粒细胞集落刺激因子（G-CSF）治疗粒细胞缺乏有效，严重病例可采用骨髓移植治疗，虽然经过治疗，患者仍可出现口腔溃疡和严重牙周病。因为患者缺乏抗菌肽，导致某些细菌非抑制性增殖，常见的细菌是放线菌属。

恶性贫血是由于维生素 B_{12} 缺乏引起的，常见于不能吸收维生素 B_{12} 的患者或严格的素食者。恶性贫血表现为巨细胞性贫血和神经症状。Hunter 舌炎是一种萎缩性舌炎，表现为舌部丝状乳头和菌状乳头的萎缩，舌体呈光滑的牛肉红色，患者可出现不同程度的舌痛和味觉下降。

牙龈白血病细胞浸润是急性白血病的标志性表现，牙龈出血是白血病最常见的口腔表现。口腔溃疡往往与牙龈白血病性增生有关，患者出现牙龈红肿伴有不同程度的牙龈炎，牙龈明显增大覆盖牙齿的大半部分，此种类型的白血病性浸润主要见于急性白血病的 M4 和 M5 型，估计可累及约2/3 的 M5 型急性白血病和1/5 的 M4 型急性白血病患者，其他类型的白血病出现牙龈增生的程度较轻。

真性红细胞增多症是一种红细胞产生增多性疾病，伴有血红蛋白和血细胞比容的增高，常常合并有血栓形成。大部分真性红细胞增多症存在 JAK-2 基因的突变，突变的基因编码 Janus 家族酪氨酸激酶蛋白，检测该基因的突变有助于本病的诊断。本病口腔表现局限于舌和牙龈黏膜，舌轻微增大、光滑、发红，牙龈黏膜出血。本病主要以系统症状和体征为主要表现。

TTP 是一种罕见的发展迅速的可危及生命的疾病，表现为小血管系统微血栓形成，如果治疗不及时将导致多器官功能障碍和死亡。大部分患者伴有遗传性 ADAMTS13 基因缺陷，或者因为药物或自身免疫原因导致的血小板减少。ADAMTS13 基因编码血浆金属蛋白酶，后者对于调节假性血友病因子功能有重要作用。本病口腔表现为舌、牙龈、颊、唇黏膜弥漫瘀点和瘀斑，牙龈瘀点出血见于病程晚期。

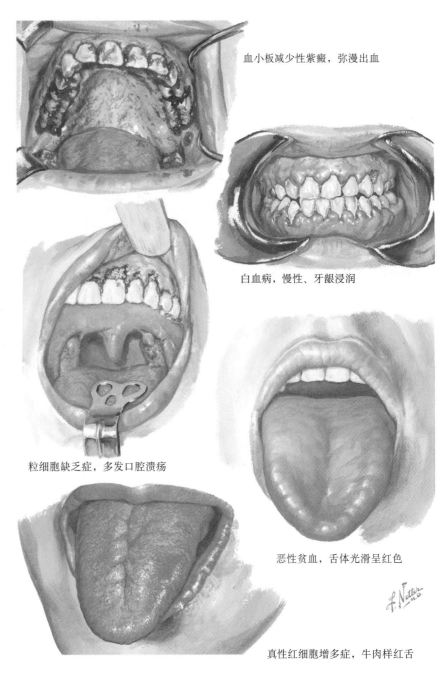

血小板减少性紫癜，弥漫出血

白血病，慢性、牙龈浸润

粒细胞缺乏症，多发口腔溃疡

恶性贫血，舌体光滑呈红色

真性红细胞增多症，牛肉样红舌

四十二、植物光敏性皮炎

植物光敏性皮炎是一种特殊类型的光毒性或光变应性皮炎，一些特殊种类的植物可以诱发该病。本病起病隐匿，几乎无或轻微炎症反应，诊断困难，识别临床表现及导致植物光敏性皮炎的植物有助于帮助诊断。

临床表现：植物光敏性皮炎是由于特定植物接触皮肤导致的，仅仅接触皮肤不足以导致炎症反应及炎症后色素沉着，接触部位需要在一定时间内暴露于紫外线，才会导致临床症状。植物的油脂和树脂与适当的紫外光源同时作用，才会导致典型的临床症状。

最典型的表现是在接触含有补骨脂的植物后出现的，最常报道的植物之一是柠檬，这种植物属于芸香科，芸香科植物是目前广泛报道的能够引起植物光敏性皮炎的植物之一，柠檬是迄今为止最常见的。

患者常诉在海滩度假时饮用含柠檬成分的混合饮料，柠檬汁接触到皮肤，当皮肤暴露于特定波长的紫外线时，会出现植物光敏性皮炎反应，往往无急性反应，如果出现急性反应，则很容易诊断。但大部分患者反应较为隐匿，数天至数周内都可能无临床症状，当患者度假回来，才发现口周和身上溅到柠檬汁或在日光浴时有意涂柠檬汁的部位出现浅色素沉着斑。罕见情况下，可出现急性反应，表现为红斑和水疱形成。

许多导致植物光敏性皮炎的植物均含有补骨脂的成分，补骨脂是一种光敏剂，临床上常用，纯化后可口服或外用于 PUVA 治疗，此种治疗对于手足慢性难治性湿疹有很好的疗效。

受累部位的皮肤一般无症状，且无明显炎症反应，皮损表现为形状不规则的色素沉着斑。皮损一般在数月内自行消退，有很多植物可能导致植物光敏性皮炎。

发病机制：几乎所有能够导致植物光敏性皮炎的植物都属于特定的科，如伞状花科、芸香科、桑科和豆

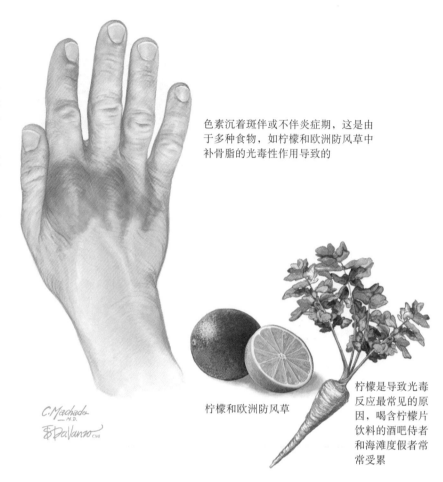

色素沉着斑伴或不伴炎症期，这是由于多种食物，如柠檬和欧洲防风草中补骨脂的光毒性作用导致的

柠檬和欧洲防风草

柠檬是导致光毒反应最常见的原因，喝含柠檬片饮料的酒吧侍者和海滩度假者常常受累

可能导致植物光敏性皮炎的常见植物种类和代表植物
伞状花科
莳萝 (Dill—Anethum graveolens)
荷兰芹 (Parsley—Petroselinum crispum)
欧洲防风草 (Giant hogweed—Heracleum mantegazzianium)
大猪草 (Giant hogweed—Heracleum mantegazzzianium)
桑科
无花果 (Fig—Ficus carica)
芸香料
Rue—Cneoridium dumosum
柠檬 (Lemon—Citrus limon)
莱檬 (Lime—Citrus aurantifolia)
华盛梗脐橙 (Orange—Citrus Sinensls)
豆科
补骨脂 (Scurf pea—Psoralea corylifolia)

科，这些植物均含有不同浓度的强效光敏剂。能够导致光敏的化学成分是呋喃并香豆素类，特别是补骨脂，它是目前最重要的光敏性物质，补骨脂在接触皮肤后，会渗入皮肤，经UVA（320～400nm）照射，会使DNA 双链内形成嘧啶二聚体，影响DNA 的合成。补骨脂和 UVA 还和色素沉着（晒黑反应）有关。

组织学：病理表现取决于取病理活检的时间。急性期皮损病理表现为真皮水肿，浅层血管周围淋巴细胞浸润，表皮内坏死的角质形成细胞。慢性期可见真皮内噬黑色素细胞。

治疗：急性反应可外用糖皮质激素霜剂。重要的是治疗色素沉着斑，目前没有针对色素沉着的有效治疗，但几乎所有皮损都会随时间慢慢缓解，应注意禁用可能加重色素沉着和影响美观的药物。

四十三、色素性紫癜

色素性紫癜是一组特发性的皮疹，可发生于任何年龄，这组疾病有相似的临床和病理表现。是毛细血管的炎症，一种毛细血管炎。本病无明显临床症状，但因涉及美容的关系，应与有类似皮疹的其他疾病相鉴别。本病临床上分为 5 型，分别是进行性色素性紫癜性皮病、Doucas 和 Kapetanakis 湿疹样紫癜、色素性紫癜性苔藓样皮炎、金黄色苔藓和毛细血管扩张性环状紫癜。

临床表现：以上 5 种疾病归为一类是有一定原因的，目前认为这些疾病是同一疾病状态的不同表现，这些疾病的病理表现特别相似。本病是良性的，不合并任何潜在的疾病，患者往往无症状，可发生于任何年龄。因本病没有类似总结报道，故具体发病率不详。本病很常见。

进行性色素性紫癜性皮病是最常见的色素性紫癜性皮肤病，从下肢开始，表现为皮肤上细小的（1mm）胡椒粉样瘀点，随着时间的推移，红细胞外溢，分解释放含铁血黄素，形成红棕色色素沉着背景。皮损压之不褪色、不能触及，皮损可向下肢近端扩展，但很少发生于身体的其他部位。患者无自觉症状，多数患者转诊到皮肤科是为了除外血管炎，通过是否有可触及的紫癜可以很容易排除。如果出现泛发的瘀点，需检查血小板计数以除外血小板减少，如果血小板计数正常，对于上肢或躯干的皮损，需行病理检查除外非常罕见的色素性紫癜样蕈样肉芽肿。

Doucas 和 Kapetanakis 湿疹样紫癜是一种罕见的类型，表现为瘀斑和色素沉着斑，但本病和湿疹重叠发生，患者可伴有瘙痒，皮损可见继发的抓痕。

色素性紫癜性苔藓性皮炎表现为小的粉色至紫色的丘疹，发生于小腿，早期可能被误诊为扁平苔藓，病理检查可见苔藓样浸润。本病和进行性色素性紫癜性皮病的鉴别点是本病的皮损是可触及的，但没有可触及的紫癜。

金黄色苔藓。金黄色苔藓的特征性表现是金色的斑疹或斑片，金黄色苔藓是色素性紫癜性皮病的一个亚型

进行性色素性紫癜性皮病。像胡椒粉样斑点，皮损无症状，几乎仅见于小腿

红细胞外溢和血管淋巴细胞浸润是本病主要病理表现

金黄色苔藓表现为小的金黄色的斑疹，可融合成斑片或斑块，金黄色苔藓皮损往往单发，可发生于任何部位。

毛细血管扩张性环状紫癜表现为受累部位环状斑片，伴有瘀斑和含铁血黄素沉积所致的色素沉着斑，本病较为罕见，一般首发于下肢，逐渐缓慢扩展。

发病机制：本病可能是由于毛细血管炎导致的，具体机制不详。

组织学：所有类型的色素性紫癜病理表现类似。可见明显的红细胞外溢，外溢的红细胞位于毛细血管附近，浸润的细胞以淋巴细胞为主。含铁血黄素一般在慢性期皮损中较容易见到。

治疗：本病没有标准的治疗方法，不予治疗也是一种选择，可试用外用糖皮质激素治疗数周。有经验性报道称口服维生素 C 和生物黄酮素类有一定的效果。

四十四、玫瑰糠疹

玫瑰糠疹是一种有独特皮疹表现和分布的特发性皮肤病，本病有自限性，可在数月内自行缓解，有多种临床表现型，治疗目标是除外与本病有类似临床表现的其他疾病。

临床表现： 常发生于青年人和儿童，无种族差异，常见于春季和秋季，有小部分患者有上呼吸道感染的前驱症状。有学者尝试寻找本病病因是否与感染相关，但并没有发现两者的相关性。本病皮损有多种表现，最常以前驱斑为首发症状，前驱斑又称母斑，在全身泛发皮疹的前几天出现，一般为 2 ~ 4cm，呈粉红色，上覆黏着性细小鳞屑，发生于躯干。几天后，躯干、四肢出现较小的直径为 0.5 ~ 1cm 的粉红色斑片，沿皮纹分布。皮损分布呈独特的"冷杉树"样外观，类似于冷杉树向下倾斜的树枝。一般不累及面部和无毛的皮肤。

患者可主诉轻至中度瘙痒，但大多数无症状。本病主要需与点滴状银屑病相鉴别，皮损累及掌跖部者需与二期梅毒疹相鉴别。本病是自限性的，可自行消退，病程往往不超过 2 ~ 3 个月。点滴状银屑病往往在链球菌感染后出现，无斑片状皮损，皮损呈泪滴状的外观且不沿皮纹分布，这有助于两者的鉴别。体癣需与任何有斑片状皮损和细小鳞屑的疾病相鉴别，皮损刮片镜检可除外，泛发性体癣一般合并甲癣，一般见于口服免疫抑制药者或外用糖皮质激素者，以上特征有助于两者的鉴别。梅毒可类似多种疾病，任何累及掌跖的病例需做化验除外梅毒。

玫瑰糠疹有部分变异型，如丘疹性玫瑰糠疹，见于学龄期儿童和IV、V、VI型皮肤者，皮损更为泛发和瘙痒，表现为小丘疹（0.5cm），表面有少量鳞屑，病程良性，可于数周或

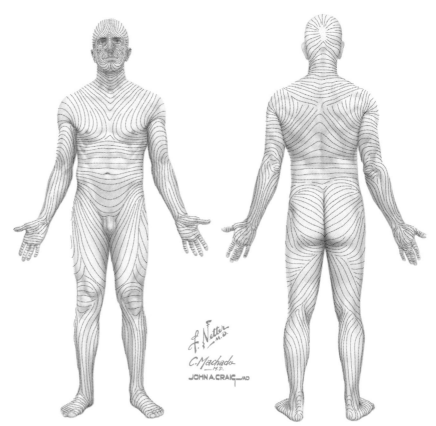

玫瑰糠疹皮损沿着皮肤张力线分布（朗格线）

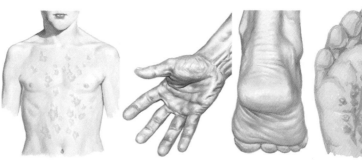

沿着皮肤张力线分布的躯干泛发性椭圆形斑片

玫瑰糠疹掌跖部一般不累及，如果掌跖部受累，应做 RPR 以除外二期梅毒疹

累及足跖的二期梅毒疹

数月内自行消退，愈后遗留色素沉着斑或色素减退斑，可持续数月。

组织学： 可见真皮浅层和深部血管周围淋巴细胞和组织细胞浸润，真皮上部可见不等量的红细胞外溢，角质层可见角化不全及不同程度的棘层肥厚。

发病机制： 很多研究尝试分离出一种与本病相关的病毒或细菌，但这些尝试均以失败告终，至今没有发现与本病相关的感染因素。本病的真正病因和发病机制不明。

治疗： 本病无须治疗，大多数患者无症状或症状轻微，可口服抗组胺药和外用皮质类固醇激素以控制瘙痒。口服红霉素，每日 2 次，治疗 2 周可缩短病程。紫外线照射可有效治疗皮损和瘙痒。任何病史和查体怀疑梅毒的病例需行 RPR（rapid plasma regain）检测以除外。

四十五、毛发红糠疹

毛发红糠疹（pityriasis rubra pilaris，PRP）是一种有多种皮肤表现的特发性皮肤病。本病较为少见，往往表现为红皮病样外观。本病有多种临床类型，病理表现有特征性，但在镜下不常见到。

临床表现：本病在年龄分布上呈双峰，在 5 岁和 60 岁分别有一个发病高峰，无种族及性别差异。起病隐匿，病程慢性，起初表现为毛囊性角化性粉色至红色小丘疹，称"肉豆蔻的碎粒"状丘疹，之后皮损逐渐融合形成斑片或斑块，全身大部分皮肤受累形成红皮病样的外观。皮损之中可见特征性的正常皮岛，表现为小的直径数厘米的完全正常的皮肤，也有直径更大的，皮岛的形状一般为多角形，很少有形状规则的圆形或卵圆形的皮岛。患者掌跖橙红色蜡样角化过度，这在毛发红糠疹中有高度的特征性，掌跖角皮症的皮损中可见皲裂，导致疼痛或继发感染。

毛发红糠疹既往分为 5 种类型，分别是经典成人型、经典儿童型、非典型成人型、非典型儿童型和局限型。经典儿童型和成人型在前文中已经叙述，病程一般呈慢性，可在数年后自行消退。有副肿瘤型毛发红糠疹的报道，肿瘤一般出现在毛发红糠疹之前，治疗潜在的肿瘤有助于毛发红糠疹的好转，此种类型较为罕见。人类免疫缺陷病毒（HIV）感染者有更高的概率患有毛发红糠疹。

经典型毛发红糠疹需与银屑病、药疹和皮肤淋巴瘤相鉴别，皮肤活检和临床病理相结合有助于做出正确的诊断。

发病机制：本病病因不明。可能是由于维生素 A 的代谢异常和对外来抗原的异常免疫反应导致的，但以上机制均未被完全证实，部分毛发红糠疹的患者是家族性的，这可能为本病病因的研究提供一些线索。

组织学：本病的组织病理表现为垂直和水平方向上的角化过度和角化不全的交替出现，这种现象并不总是出现，有时需仔细观察才能发现。

治疗：本病治疗困难，用于治疗本病的很多药物均具有一定的疗效，一线治疗包括外用糖皮质激素封包、口服维 A 酸、紫外线光疗。口服维 A 酸包括异维 A 酸和维 A 酸，其他的免疫抑制药也有一定的疗效，包括甲氨蝶呤、硫唑嘌呤和新的肿瘤坏死因子抑制药。目前没有治疗本病的随机、安慰剂对照的临床研究。

红色皮肤中出现正常皮岛，毛发红糠疹患者常常出现红皮病，伴有中央许多正常皮岛

掌跖橙红色蜡样角化过度是毛发红糠疹的常见临床表现

四十六、结节性多动脉炎

结节性多动脉炎是一种罕见的中小血管血管炎，有明显的皮肤及内脏表现，较为罕见，发病率是5/1 000 000。本病的严重程度取决于内脏受累及血管受累的程度，不累及呼吸系统，其原因不明。在部分病例中，本病仅累及皮肤，不危及生命，但对大部分患者来说，本病为多系统疾病，除了皮肤表现外，还可累及内脏系统，皮肤表现可能是本病的首发表现。手术活检标本组织病理可见典型的真皮网状层中等大小血管的坏死性血管炎。临床上出现皮肤结节性多动脉炎的表现，需警惕系统受累，可做实验室检查以评估是否有其他系统受累。大部分结节性多动脉炎是特发的，但也可与感染、肿瘤和自身免疫病相关，其中合并乙型肝炎病毒感染是与结节性多动脉炎最经典、最紧密相关。

临床表现：结节性多动脉炎最初的皮肤表现是可触性紫癜，皮损有向全身广泛扩展的趋势，而不仅仅累及躯干下部，如白细胞碎裂性血管炎，可逐渐进展为真皮深部疼痛性结节，结节沿着动脉的走行分布，患者可出现下肢网状青斑，随着血管炎的进展，还可出现皮肤坏死、继发溃疡。仅靠临床表现诊断为何种血管炎较为困难，需取皮肤标本以判断是何种血管炎。结节性多动脉炎还可有非特异性的表现，如红色斑疹或丘疹，类似药疹或病毒感染。如果本病仅仅有皮肤受累，则预后很好，病程慢性。

一旦诊断为皮肤结节性多动脉炎，需行全身检查以除外潜在的危及生命的系统受累，一旦出现其他器官受累，需进行多学科协作的系统治疗。感觉神经最常受累，表现为多发的单神经炎，可导致外周神经病，是结节性多动脉炎最常见的皮肤外表现。本病还可累及肾、心脏和胃肠道，其中任何器官受累都是致命的，肾动脉分支微动脉瘤及血栓形成可导致肾楔形梗死和一定程度的肾功能不全，胃肠道血管血栓形成，可导致肠道出血和急腹症。中枢神经系统和骨骼肌肉系统也可受累。

发病机制：本病发病机制不明，病毒感染导致的结节性多动脉炎可能与循环抗原抗体复合物沉积导致血管内皮细胞破坏有关。

组织学：真皮深部网状层中小血管坏死性血管炎是本病的特征性表现，炎症浸润表现为以中性粒细胞为主的混合细胞浸润。可见明显的纤维蛋白坏死和管腔内血栓形成。根据活检组织的不同可见程度不等的皮肤坏死，以梗死和溃疡组织更为明显。

治疗：本病的一线治疗是口服皮质类固醇激素，早期使用免疫抑制药可减少激素的不良反应，最常用的是环磷酰胺。乙肝病毒感染所致的结节性多动脉炎的治疗主要是针对病毒颗粒复制。

结节性多动脉炎的典型系统表现

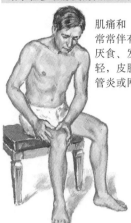

肌痛和（或）关节痛常常伴有腹部不适、厌食、发热和体重减轻，皮肤可表现为血管炎或网状青斑

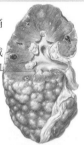

肾粗糙的结节和不规则瘢痕形成，手术标本可见皮髓质区组织梗死和血栓性动脉瘤形成

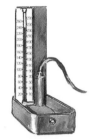

高血压常见

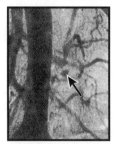

血管造影可见肠系膜动脉微动脉瘤形成

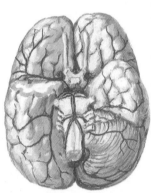

中枢神经系统受累可导致头痛、视觉异常、惊厥、失语、偏瘫和小脑症状

炎症细胞浸润和小动脉壁纤维素样坏死导致多器官和组织梗死

结节性多动脉炎的多发性单神经炎

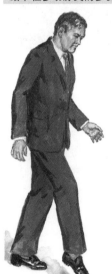

走路时突然出现足下垂（腓神经）

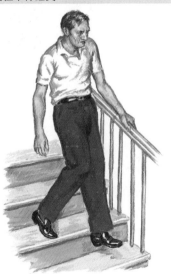

下楼梯突然出现膝关节屈曲（股神经）

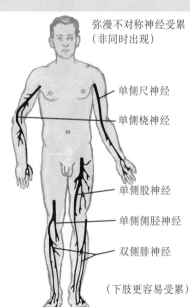

弥漫不对称神经受累（非同时出现）

单侧尺神经

单侧桡神经

单侧股神经

单侧侧胫神经

双侧腓神经

（下肢更容易受累）

四十七、妊娠性瘙痒性荨麻疹性丘疹和斑块

妊娠性瘙痒性荨麻疹性丘疹和斑块（PUPPP）又称为妊娠性多形疹（PEP），是妊娠期最常见的皮肤病，顾名思义，表现为多形性的皮损。本病是特发性的，常见于初产妇，对妊娠或对胎儿和婴儿没有影响，本病可根据临床表现诊断，很少行病理检查，无异常的实验室检查结果，典型的病史和多形性的皮损有助于本病的诊断。

临床表现：本病常见于妊娠的后3个月，或在分娩后不久出现，皮损往往初发于腹部妊娠纹处，表现为妊娠纹处的细小荨麻疹性丘疹或斑块，瘙痒剧烈，影响患者生活。本病的病名提示皮损具有多形性，可见丘疹、斑疹、斑块，甚至小水疱，皮损可从腹部逐渐扩展至身体其他部位。常见于怀有男婴的初产妇，其原因不明。本病于分娩后可消退，大部分在分娩后 2～4 周消退。分娩后出现皮损的患者病程更短，一般剧烈瘙痒 1 周后自行消退。本病通常在之后的妊娠中不复发，不像妊娠疱疹，使用避孕药也不发作。

本病主要需要与妊娠痒疹相鉴别，后者无原发皮疹，表现为弥漫的瘙痒和抓痕，妊娠痒疹可伴有肝酶升高，有可能增加胎儿早产的风险。疥疮感染也可导致剧烈瘙痒，本病还需和疥疮相鉴别，可通过隧道处刮片镜检鉴别，疥疮可于妊娠期任何时候发病，荨麻疹性丘疹和斑块在妊娠纹处不典型，如果在妊娠纹处有丘疹或斑块，则不会像妊娠性瘙痒性荨麻疹性丘疹和斑块的数量那样多。妊娠疱疹，又称妊娠性类天疱疮或妊娠性大疱性类天疱疮，是与妊娠相关的最严重的皮肤病，起初表现为腹部的荨麻疹性斑块，后逐渐扩展至其他部位。发病

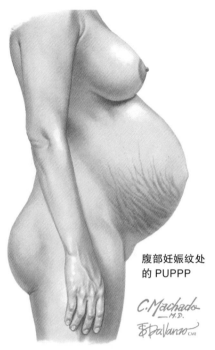
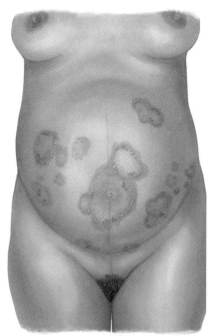

腹部妊娠纹处的 PUPPP

妊娠疱疹。又称妊娠性类天疱疮，表现为在红斑或荨麻疹样斑块基础上出现的瘙痒性大疱

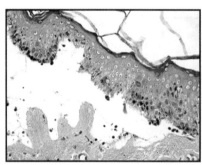
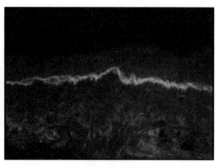

妊娠疱疹（妊娠性类天疱疮）（HE 染色）可见明显的表皮下疱形成，由于 BP180 蛋白抗体导致表皮真皮分离，水疱形成

免疫荧光。妊娠疱疹免疫荧光检查可见基底膜带 C3 呈线状沉积

较妊娠性瘙痒性荨麻疹性丘疹和斑块早一些，本病与妊娠性瘙痒性荨麻疹性丘疹和斑块的最大的鉴别要点是，可出现小水疱，小水疱逐渐融合成大疱，而后者无大疱出现。妊娠疱疹的原因是母体抗半桥粒抗体的形成，可检测到抗体的滴度，主要是抗 BP180 抗体，有早产和低出生体重的风险，需通过口服糖皮质激素来控制，分娩后症状缓解，但再次妊娠时可复发。口服避孕药时，病情也可能会再发加重。

发病机制：本病具体病因不详，

常见于初产妇，特别是多胎妊娠者。目前正在进行有关皮肤膨胀、激素改变和与免疫系统相互作用的病因学研究。

组织学：本病的病理组织学表现不典型，可见浅表和深层血管周围淋巴细胞浸润，偶见嗜酸性粒细胞和真皮水肿。

治疗：本病的主要治疗措施是支持治疗和控制瘙痒，本病对胎儿无不良影响。孕妇可外用中效至强效糖皮质激素控制瘙痒，有时还需口服抗组胺药，如苯海拉明来控制瘙痒。

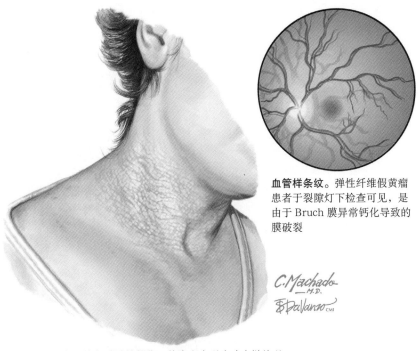

血管样条纹。弹性纤维假黄瘤患者于裂隙灯下检查可见，是由于 Bruch 膜异常钙化导致的膜破裂

颈部皮肤通常是首先受累的部位，临床上表现为鸡皮样外观

四十八、弹性纤维假黄瘤

弹性纤维假黄瘤是一种罕见的累及皮肤和内脏的遗传病，是常染色体隐性遗传，由 ATP 结合蛋白缺陷导致，多种组织中有此蛋白，如皮肤、眼、胃肠道和心血管系统。本病皮肤表现往往出现在内脏病变之前，对皮肤表现的早期认识，有助于减少系统并发症，本病的治疗需要多科协作。皮肤表现不会危及生命。

临床表现：弹性纤维假黄瘤好发于儿童晚期或成年早期，皮肤表现是本病的首发表现，颈部皮肤是最常受累也是受累最早、最严重的部位，呈鸡皮样外观，表现为受累皮肤黄色小丘疹，逐渐融合成为对称性黄色斑块，受累皮肤表面粗糙呈鹅卵石样外观。颈部最明显，但也可累及其他部位，如间擦部位，也可泛发全身，口腔黏膜也可累及，表现为黏膜黄色小丘疹。皮肤逐渐变得松弛，似悬挂在躯干上，通常无自觉症状，也可自觉轻微瘙痒。一种随时间逐渐增多的非特异性皮肤表现为匐行穿通性弹性纤维变性，其有多种临床类型，是由破坏的弹性组织经表皮排出所致，弹性纤维假黄瘤发生此种症状的原因不明。

早期诊断该病很重要，可以预防严重的系统并发症。本病可累及眼球，最初的表现为视网膜黄色变，晚期在检眼镜下可见玻璃膜裂隙和破裂，称作血管条纹样变，血管条纹样变比皮肤表现出现的晚，是由于玻璃膜的弹性纤维异常导致的。血管条纹样变可见于多种结缔组织病，不是弹性纤维假黄瘤的特异性改变。视网膜出血和由此导致的视野缺损是本病最严重的眼部并发症。

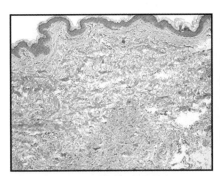

低倍（HE 染色）。弹性纤维断裂、钙化，表现为真皮中层嗜碱性团块，这在弹性纤维假黄瘤中具有高度特征性

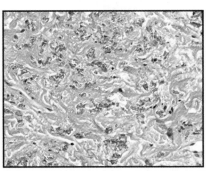

高倍（HE 染色）。清晰可见断裂的钙化的弹性纤维形成的嗜碱性团块，弹性纤维的异常导致了本病的多种临床表现

心血管和胃肠道症状出现的原因是血管壁内弹性纤维钙化，胃肠道出血可危及生命，冠状动脉和肾动脉受累可分别导致心绞痛和高血压。

组织学：本病的组织病理学表现很有特征性，表现为真皮弹性组织的异常断裂和钙化，特殊染色可使钙化的弹性纤维更明显，仅凭常规 HE 染色仍可明确诊断。

发病机制：本病为常染色体隐性遗传，是由 ABCC6 基因缺陷导致的，ABCC6 基因编码多重耐药 - 相关蛋白 6（MRP6），又称 ATP 结合盒转

运载体蛋白 6（ABCC6），此蛋白存在于肝、肾，在弹性纤维假黄瘤患者中数量较低，导致代谢异常，产生的代谢产物使受累组织内的弹性纤维破坏。

治疗：本病的治疗重点在于预防，常规的心血管检查和眼科检查可早期发现高血压和视网膜病变，视网膜出血需眼科急诊处理，常规便隐血及胃肠道检查可除外胃肠道出血，后者是本病致死的主要原因。患者需要控制体重和戒烟，本病对大部分患者的寿命无影响。

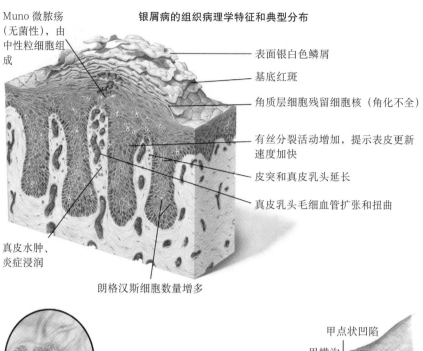

银屑病的组织病理学特征和典型分布

Muno 微脓疡（无菌性），由中性粒细胞组成

表面银白色鳞屑

基底红斑

角质层细胞残留细胞核（角化不全）

有丝分裂活动增加，提示表皮更新速度加快

皮突和真皮乳头延长

真皮乳头毛细血管扩张和扭曲

真皮水肿、炎症浸润

朗格汉斯细胞数量增多

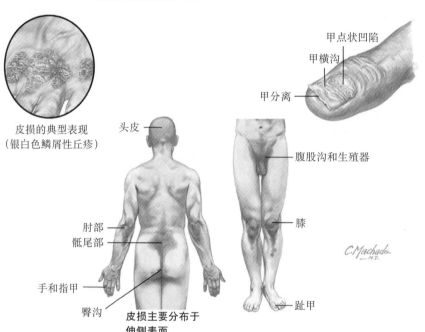

皮损的典型表现（银白色鳞屑性丘疹）

甲点状凹陷

甲横沟

甲分离

头皮

腹股沟和生殖器

膝

趾甲

肘部

骶尾部

手和指甲

臀沟

皮损主要分布于伸侧表面

四十九、银屑病

银屑病是一种自身免疫相关性疾病，美国人中发病率 1%～2%，本病不同地域发病率有一定差异，斯堪的纳维亚国家的发病率比其他地域高，美国土著人种的发病率最低。有关本病发病机制的研究很多，使本病在治疗上有了很大的进展。本病属于丘疹鳞屑性皮肤病，不但累及皮肤，还可累及关节。判断银屑病对患者的影响不能仅仅看受累皮肤的面积，因为本病对患者有很大程度的心理和社会影响。本病没有治愈方法，随着研究的深入，目前不断有新的治疗方法出现。

临床表现：银屑病是一种丘疹鳞屑性疾病，任何年龄均可发病，不同性别发病率无明显不同，约 40% 的患者有家族史，儿童早期发病的患者病情更为严重。本病皮损早期表现为银白色蛎壳状鳞屑性斑块，好发于膝、肘和头皮。"蛎壳状鳞屑"是指角化性鳞屑的牡蛎壳样的外观；青贝壳样鳞屑是指银屑病的斑块类似青贝壳的外观。典型的临床表现是 Woronoff 环，表现为早期苍白环包绕银屑病

斑块；另一个可与其他疾病鉴别的典型临床表现是 Auspitz 征，是指刮除表面鳞屑后出现的点状出血。Woronoff 环是银屑病的特异性表现，很可能是由于皮损处血流增多，皮损边缘血管收缩导致的。本病皮损呈对称分布，有多种皮肤表现。本病有多种已知的临床类型，每种类型都有其独特的临床表现。

寻常型银屑病是最常见的类型，表现为对称分布的银白色鳞屑性丘疹和斑块，好发于肘、膝、头皮和下背部，可躯体小部分受累，也可以广泛

累及全身呈红皮病样外观，面部往往无银屑病样丘疹和斑块，受累皮肤面积较大者发生银屑病型关节炎和银屑病甲的风险更大。所有患者均有同形反应（Koebner 征），表现为外观正常的皮肤在外伤后出现银屑病皮损。

反常型银屑病是一种常见的临床类型，累及间擦部位，如腹股沟、臀沟、腋和脐部，斑块不如其他类型厚，鳞屑也较少，受累部位潮湿的环境使鳞屑较少，本病皮损呈亮红色，常常被误诊为皮肤念珠菌感染。本病皮损呈对称性，治疗有一定困难。

点滴状银屑病常继发于感染，特别是链球菌感染后，一般于感染后不久或感染时即出现小的泪滴状斑块，上覆黏着性细小鳞屑，"点滴"的意思是小水珠，点滴状银屑病的水滴样皮损广泛分布于全身，似小水珠喷洒过一样。儿童点滴状银屑病，一般仅于链球菌感染后发作一次，之后不再发作，而成人点滴状银屑病往往在之后发展为寻常型银屑病。

头皮银屑病是一种仅发生于头皮的独特类型的银屑病，表现为头皮肥厚性、鳞屑性斑块伴瘙痒，导致大量的皮脂溢出。大部分患者躯干、四肢逐渐出现银屑病皮损。

脓疱型银屑病是一种罕见的独特类型，可在原有银屑病的基础上发生，也可以单独发生。有长期银屑病病史的患者突然出现脓疱可明确诊断脓疱性银屑病。最常见的原因是突然停用口服糖皮质激素，如银屑病患者因为其他原因，如野葛导致的变应性接触性皮炎而口服甲泼尼龙，甲泼尼龙的快速减量可能导致脓疱出现。银屑病斑块上出现针尖大小（1～2mm）脓疱，融合为浅表脓湖。患者呈急性病容，可伴有低钙血症。无银屑病病史的脓疱型银屑病在诊断上有一定困难，鉴别诊断包括银屑病、脓疱型药疹和角层下脓疱病，组织病理学检查和随诊观察有助于该病的诊断。

银屑病甲常见于严重的寻常型银屑病和银屑病性关节炎的患者，偶尔可单独发生。表现为油滴现象、点状凹陷、甲分离和不同程度的甲增厚，银屑病甲对一般外用药物治疗抵抗，需采用系统治疗才能达到很好的疗效。银屑病甲是银屑病性关节炎的一个标志，有银屑病甲的患者发生银屑病性关节炎的风险更大。

掌跖银屑病是另一种临床上不太常见的类型，表现为掌跖鳞屑性红色斑片或斑块，也可表现为红斑基础上的小脓疱，此类型常见于女性，吸烟可加重病情。

反常型银屑病和生殖器区域的银屑病

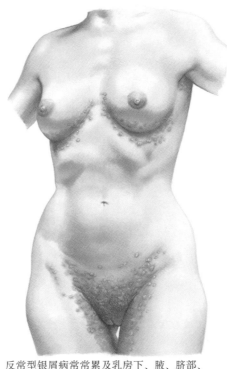

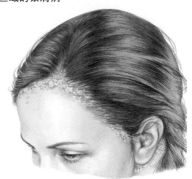

头皮厚的黏着性银白色鳞屑性斑片和斑块

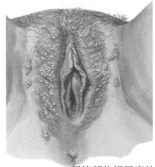

间擦部位银屑病的典型表现

反常型银屑病常常累及乳房下、腋、脐部、腹股沟和臀沟

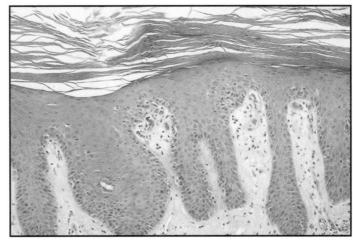

规则的棘层肥厚和皮突延长，伴有真皮乳头毛细血管扩张

红皮病型银屑病是一种罕见的类型，继发于停用糖皮质激素或其他未确定的诱因，表现为几乎全身弥漫的潮红，其原因是皮肤血管扩张，患者易出现高输出性心力衰竭，需要住院综合治疗。

银屑病性关节炎常表现为关节炎和甲改变伴发银屑病皮损，可表现为单一和不对称的单关节炎、对称的多关节关节炎、远端指／趾间关节病、脊柱炎和残毁性关节炎。其中残毁性关节炎是最罕见也是最严重的，影响患者生活，导致关节功能丧失。银屑病性关节炎是一种血清反应阴性的关节炎。

发病机制：银屑病是一种由于免疫细胞功能异常导致的自身免疫相关性疾病，可能与遗传相关，在银屑病中人白细胞抗原（HLA）Cw6位点是最常见的（不是唯一的）易感因素。用环孢素（具有明显抑制T细胞功能的药物）成功治疗是本病发病机制的重要线索之一。银屑病患者应用环孢素往往迅速出现临床疗效。

T 淋巴细胞和树突状细胞是最有可能导致银屑病的两种前体细胞，两者在银屑病斑块中数量均增加，CD8$^+$T 细胞是表皮中最常见的细胞，CD8$^+$T 细胞表面有人淋巴细胞抗原（CLA），CLA 抗原在细胞迁移至表皮的过程中起重要作用；树突状细胞是 T 淋巴细胞的潜在刺激物，对于产生炎症反应是必需的。T 淋巴细胞和树突状细胞相互作用，产生促炎性反应的细胞因子，为临床上银屑病皮损的发生提供了微环境。而对于以上反应的原始起因，以及炎症反应是如何发生、发展的尚不得而知。

组织学：寻常型银屑病组织病理学检查可见表皮银屑病样增生，角质形成细胞内可见正常的有丝分裂象，角质层和真皮乳头毛细血管腔内可见中性粒细胞浸润，可见角化不全，角化不全中可见较多中性粒细胞，真皮

毛细血管扩张、增生，血管周围可见淋巴细胞、朗格汉斯细胞、组织细胞浸润。角质层中性粒细胞聚集，形成 Munro 微脓疡。颗粒层可变薄，随着时间的推移，皮突末端逐渐融合增宽。表皮棘层中性粒细胞聚集形成 Kogoj 微脓疡。

脓疱型银屑病表皮内可有多个大小不等的脓疱，棘层肥厚和银屑病样增生不明显，真皮乳头毛细血管增生、扩张。

治疗：本病无有效治愈方法，治疗需考虑皮损的多少以及患者个体的心理情况。散在小片皮损可外用糖皮质激素、地蒽酚、煤焦油复合物、维生素 D 或维生素 A 衍生物等，也可不予治疗。紫外线光疗也有很大的疗效，如自然光、窄谱紫外线、光化学疗法等。通常需要联合各种治疗方法。

随着皮损受累面积的增加，患者

心理受到一定的影响，需采用系统治疗，有多种药物可用于治疗银屑病。窄谱紫外线或 PUVA 光疗应用了数十年，有非常好的疗效，但长期治疗可能增加患皮肤癌的风险，需终身进行随访监测。

口服药物也可用于中至重度银屑病，每周口服甲氨蝶呤疗法已有多年。口服环孢素对于治疗脓疱型银屑病和红皮病型银屑病有很好的疗效，但疗程一般在 6～12 个月，因为该药有一定的肾毒性。近年来有许多生物制剂上市，可皮下、肌内或血管内给药，如依那西普、阿法赛特、阿达木单抗、英夫利昔单抗和优斯它单抗等，这些药物均有免疫抑制作用，长期应用有增加感染风险和发生系统恶性肿瘤（如淋巴瘤等）的可能性。患者需长期随访。

银屑病性关节炎

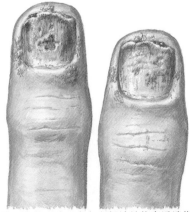

指甲点状凹陷、变色和侵蚀并伴有远端指间关节肿胀

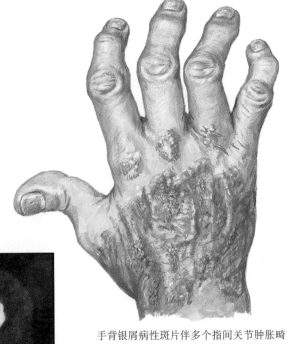

手背银屑病性斑片伴多个指间关节肿胀畸形，手指因为骨组织减少而缩短

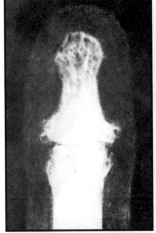

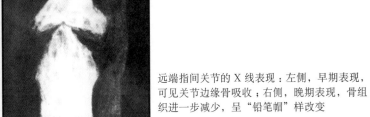

远端指间关节的 X 线表现：左侧，早期表现，可见关节边缘骨吸收；右侧，晚期表现，骨组织进一步减少，呈"铅笔帽"样改变

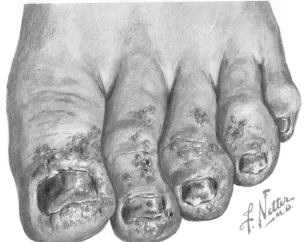

足趾"腊肠样"肿胀，皮损和甲改变

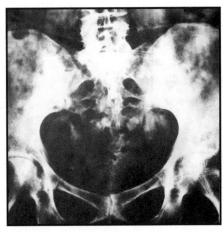

骶髂关节 X 线片可见骶骨和髂骨软骨变薄，表面不规则，邻近骨压缩

五十、放射性皮炎

随着辅助放射治疗癌症的增多，放射性皮炎的发病率逐渐增高。放射性皮炎分为急性和慢性，取决于放射治疗的总剂量。皮肤对放射损伤很敏感，对放射有多种反应。在20世纪50年代，临床上采用放射治疗痤疮和体癣，以及其他一些泛发常见皮肤病，后来人们逐渐发现了长期放射治疗的不良反应，这种治疗才被停止。目前局部或全身放射治疗仍被用来治疗一些皮肤病，但最常用于治疗恶性疾病，如肿瘤期蕈样肉芽肿，或者作为恶性黑色素瘤、鳞状细胞癌、梅克尔细胞癌和不能切除治疗的基底细胞癌的辅助治疗。放疗可因照射部位不同，导致其他并发症，头颈部放疗可能导致口腔干燥和黏膜炎，也可发生吞咽困难，如果不注意保护眼部，还会导致视力下降和失明。

给予放射剂量的方法（分次的、超分割的、加速超分割的）对于放射性皮炎产生的影响不大，放射性皮炎的发生主要取决于照射的总剂量和是否联合化疗，联合化疗会使放射性皮炎的发生显著增加。

临床表现：放射性皮炎分为急性型和慢性型。急性型发生于放疗开始后的数周内，急性放射性皮炎根据严重程度可分为 I – IV级，几乎所有接受放疗的患者都有一定程度的 I 级放射性皮炎的症状，表现为放疗部位轻微红斑和皮肤干燥，II级表现为炎症性红斑片和水肿，III级表现为亮红色斑片、水肿和表皮剥脱，IV级最为严重，表现为表皮全层的坏死、红斑和溃疡。IV级最少见，但也最严重，需要立即处理。

慢性放射性皮炎常见于放疗数月至数年后，皮肤异色症最为显著，还可见放射部位皮肤的增厚和变硬。皮肤异色症表现为毛细血管扩张、皮肤萎缩、色素沉着和色素减退。常见脱发，脱发是永久性的，同时伴有所有皮肤附属器的减少，包括小汗腺和顶泌汗腺。

治疗：急性放射性皮炎的治疗需根据分级而定，无有效的预防放射性皮炎的方法。I 级急性放射性皮炎治疗采用保湿剂和可的松软膏。II级和III级急性放射性皮炎治疗采用保湿作用的乳膏如氧化锌糊，需严格防晒，可使用中效糖皮质激素软膏，需预防表皮感染，可疑皮肤感染需行细菌培养，并使用敏感的抗生素。IV级急性放射性皮炎应在烧伤病房由烧伤科医师团队治疗。

慢性放射性皮炎一般不需治疗，除非患者感觉皮肤非常紧绷、僵硬。有报道己酮可可碱可使慢性放射性皮炎的皮肤变软。皮肤干燥可外用保湿剂。关键要定期监测发生放射性皮炎的部位，以防发生皮肤肿瘤，最常见的是基底细胞癌和鳞状细胞癌。

放射对于人体的影响

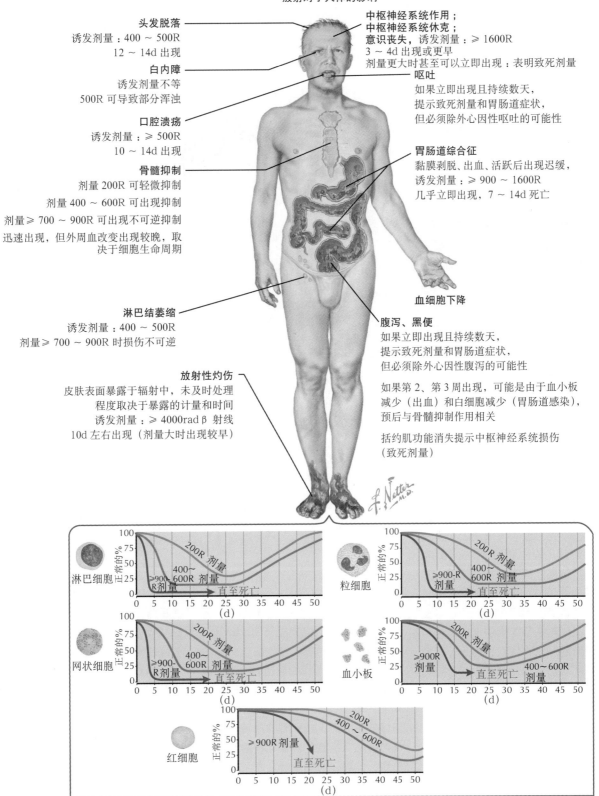

头发脱落
诱发剂量：400 ~ 500R
12 ~ 14d 出现

白内障
诱发剂量不等
500R 可导致部分浑浊

口腔溃疡
诱发剂量：≥ 500R
10 ~ 14d 出现

骨髓抑制
剂量 200R 可轻微抑制
剂量 400 ~ 600R 可出现抑制
剂量 ≥ 700 ~ 900R 可出现不可逆抑制
迅速出现，但外周血改变出现较晚，取决于细胞生命周期

淋巴结萎缩
诱发剂量：400 ~ 500R
剂量 ≥ 700 ~ 900R 时损伤不可逆

放射性灼伤
皮肤表面暴露于辐射中，未及时处理程度取决于暴露的计量和时间
诱发剂量：≥ 4000rad β 射线
10d 左右出现（剂量大时出现较早）

中枢神经系统作用；
中枢神经系统休克；
意识丧失， 诱发剂量：≥ 1600R
3 ~ 4d 出现或更早
剂量更大时甚至可以立即出现：表明致死剂量

呕吐
如果立即出现且持续数天，
提示致死剂量和胃肠道症状，
但必须除外心因性呕吐的可能性

胃肠道综合征
黏膜剥脱、出血、活跃后出现迟缓，
诱发剂量：≥ 900 ~ 1600R
几乎立即出现，7 ~ 14d 死亡

血细胞下降

腹泻、黑便
如果立即出现且持续数天，
提示致死剂量和胃肠道症状，
但必须除外心因性腹泻的可能性

如果第 2、第 3 周出现，可能是由于血小板
减少（出血）和白细胞减少（胃肠道感染），
预后与骨髓抑制作用相关

括约肌功能消失提示中枢神经系统损伤
（致死剂量）

淋巴细胞

粒细胞

网状细胞

血小板

红细胞

五十一、反应性关节炎

反应性关节炎（之前称为 Reiter 综合征）包含一组临床症状，目前认为本病有感染因素参与，如志贺菌属和衣原体。

临床表现：反应性关节炎好发于30～50 岁的男性，常见的皮肤表现包括环状阴茎头炎和黏液溢出性皮肤角皮病。环状阴茎头炎表现为阴茎头粉红至红色的银屑病样斑片。黏液溢出性皮肤角皮病较环状阴茎头炎少见，好发于掌跖，以足跖明显。小的鳞屑性丘疹和斑片，斑块常见于无毛的皮肤，受累皮肤可见散在湿润的丘疹或脓疱，类似银屑病。有学者认为本病和银屑病是同一种疾病，但本病的其他的一些特点可显示出两者的不同。

本病区别于银屑病的特殊表现是尿道炎、结膜炎、关节炎三联征。尿道炎是最早出现的，于感染后数天至1 周内出现，常见感染是沙眼衣原体感染，胃肠道细菌感染也可以诱发本病，包括弗氏志贺菌属、沙门菌、小肠结肠炎耶尔森菌和空肠弯曲菌。尿道炎表现为排尿困难、尿频和脓尿，女性患者严重时可出现宫颈炎、膀胱炎和肾盂肾炎，男性患者可出现膀胱炎和前列腺炎。出现尿道炎数天至数周后可出现结膜炎和关节炎，结膜炎表现为发红、充血和泪液分泌增多。少见表现包括虹膜炎和葡萄膜炎。

反应性关节炎是一种血清反应阴性关节炎，通常为多关节性的，累及膝关节、骶髂关节等大关节，表现为受累关节的肿胀、发红、疼痛，患者因疼痛明显而活动受限，大部分病例病情可自行缓解，但部分患者可发展为慢性进展性残毁性关节炎。

部分患者可出现难以表述的、散在的口腔小溃疡，似口腔阿弗他溃疡，溃疡是无痛性的，这一点可与其他类型的口腔溃疡相鉴别，大部分患者溃疡可自行消退。本病是血清反应阴性的，血清类风湿因子和抗核抗体均为阴性，红细胞沉降率明显增高，大部分患者可检测到标志性的人白细胞抗

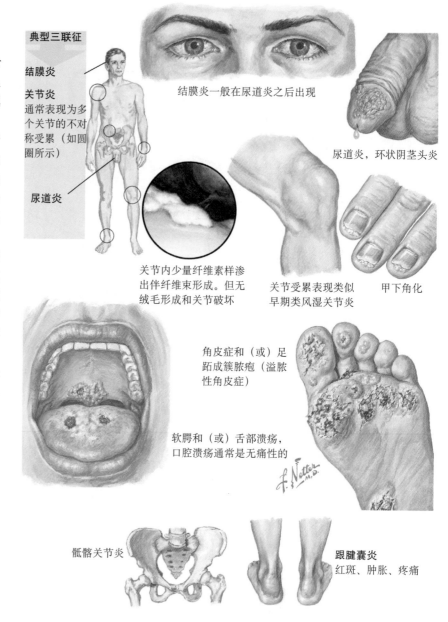

典型三联征

结膜炎

关节炎
通常表现为多个关节的不对称受累（如圆圈所示）

尿道炎

结膜炎一般在尿道炎之后出现

尿道炎，环状阴茎头炎

甲下角化

关节内少量纤维素样渗出伴纤维束形成。但无绒毛形成和关节破坏

关节受累表现类似早期类风湿关节炎

角皮症和（或）足跖成簇脓疱（溢脓性角皮症）

软腭和（或）舌部溃疡，口腔溃疡通常是无痛性的

骶髂关节炎

跟腱囊炎
红斑、肿胀、疼痛

原（HLA）-B27。HLA-B27 在强直性脊柱炎和反应性关节炎的患者中阳性率很高，但大部分 HLA-B27阳性的患者终身都不发生以上两种疾病。没有诊断本病的实验室检查，X线检查可用于评估关节炎症和残毁的程度。本病诊断主要基于临床表现，但多数患者无上述所有临床表现，则需结合临床症状的数量和疾病时间来诊断，美国风湿病学会发布了复杂的标准以协助做出诊断。

发病机制：主要理论是在易感者中感染激发了这种免疫反应。HLA-B27 在本病患者中常呈阳性，似乎是一种标志，但是只有小部分

HLA-B27 阳性的患者存在本病，本病具体发病机制不详，可能是细菌抗原导致了表位扩展，从而诱发了自身免疫反应。

组织学：本病组织病理学不具有诊断价值，表现类似于银屑病，可见明显的表皮银屑病样增生，伴有中性粒细胞浸润，真皮血管增生明显。

治疗：必须找到潜在的感染，并采用合理的抗生素治疗。非甾体类抗炎药可用于治疗关节炎，需请眼科医师评估患者眼部受累情况，可应用糖皮质激素滴眼液治疗。外用糖皮质激素用于治疗皮损。大部分患者可于数月内自行缓解。

五十二、酒渣鼻

酒渣鼻是很常见的慢性皮肤病，本病是由于某些诱因导致的炎症反应，有许多临床类型，如红斑毛细血管扩张型、丘疹脓疱型、眼酒渣鼻、肥大性和暴发性酒渣鼻，其中毛细血管扩张型最为常见，暴发性最罕见且最严重。

临床表现：酒渣鼻最常见于高加索人种，特别是北欧裔的高加索人，女性发病较多，肥大型酒渣鼻几乎仅见于男性，发病高峰是 30~40 岁。大部分患者皮损起初表现为鼻部和双颊的淡红，额部和耳部很少受累，患者往往因某些诱因或刺激因素导致面部潮红，诱因包括乙醇、辛辣食物、热饮料（咖啡或茶）或高温等，患者诱因刺激后，自觉面部发热、受累区域出现潮红。

本病根据临床表现可明确诊断，某些病例鉴别诊断包括引起面部潮红的其他原因和红斑狼疮。红斑狼疮的蝶形红斑和酒渣鼻的皮损非常类似，有时需行病理活检以鉴别，但这种情况较为少见，因为酒渣鼻很少有红斑狼疮的系统症状。对于红斑狼疮患者，面部出现潮红时，需将红斑狼疮合并酒渣鼻相鉴别。

其他类型的酒渣鼻包括丘疹脓疱型和眼酒渣鼻。前者常继发于原有红斑毛细血管扩张型，随时间逐渐进展为丘疹脓疱型酒渣鼻，但不是所有的红斑毛细血管扩张型酒渣鼻均会进展。皮损表现为鼻部和双颊成簇分布的丘疹和脓疱，也可累及额和下颌，很难与痤疮的表现鉴别，但本病往往有诱因，伴有面部潮红，且发病时间较晚。前胸和背部很少发生酒渣鼻。眼酒渣鼻表现为结膜炎和眼睑炎，临床上表现为结膜发红和沙砾感，眼酒渣鼻可单独出现，但大多时候与皮肤表现伴发。

肥大性酒渣鼻是由于皮脂腺过度增生伴水肿和体积增大导致的，最常见于男性鼻部，称作鼻赘。鼻部外观扭曲，表现为红色、水肿性、球状畸

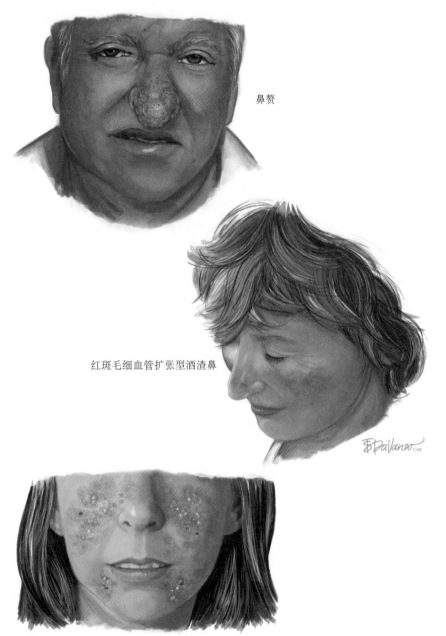

鼻赘

红斑毛细血管扩张型酒渣鼻

暴发性酒渣鼻

形，毛囊口扩张。

暴发性酒渣鼻是一种罕见类型，急性发病，表现为丘疹、脓疱、结节和囊肿形成。

发病机制：本病病因不明，临床亚型可能是一组各种各样相似疾病状态。

组织学：病理组织学表现取决于活检标本的临床亚型，红斑毛细血管扩张型可见真皮毛细血管扩张，附属器周围可见散在淋巴细胞浸润；丘疹型可见毛囊周围脓肿形成，有趣的表现是，可见毛囊内蠕形螨，与本病的

关系尚不明确，病理上可见肉芽肿形成。

治疗：防晒和外用防晒霜对于所有患者都非常重要，特别是对于红斑毛细血管扩张型患者更重要。外用和口服抗生素（外用甲硝唑、醋酰磺胺、口服四环素类）一直以来都是本病的首选治疗。外用壬二酸也有一定疗效。585nm 染料激光可用于治疗毛细血管扩张导致的红斑。口服维 A 酸可用于治疗严重病例，包括暴发性病例。鼻赘一般需要手术治疗去除多余组织和重塑鼻子。

五十三、结节病

结节病是一种可以累及多个系统的常见疾病，是一种有多种表现的病谱性疾病，可仅累及皮肤，也可广泛累及皮肤、肺、心脏、肾、胃肠道、眼、内分泌、神经和淋巴系统。大部分患者病情较轻，适当的治疗可以控制病情。本病可能与感染相关，但目前对于这个观点尚无定论。本病有多种皮肤表现，皮肤表现需引起皮肤科医师的注意，以发现潜在的系统疾病。

临床表现：结节病可发生于任何种族，以非洲裔美国人多见，女性发病率稍高，常 40 岁前发病，约 90% 的患者病程良性。部分患者有家族史，故有学者欲寻找本病致病基因缺陷解释本病。然而，本病仍是一种特发性多系统疾病，有很多不同的临床表现，包括 Löfgren 综合征、冻疮样狼疮、Darier-Roussy 结节病、Heerfordt 综合征和 Mikulicz 综合征。

结节病可以从多种途径影响皮肤，有特异性和非特异性皮肤表现，最常见的非特异性皮肤表现是结节性红斑，表现为小腿伸侧的疼痛性皮下结节和斑块，病理检查可见非特异性脂膜炎，结节病患者发生结节性红斑的原因不清。

结节病在皮肤的表现多种多样，最常见的特征性皮损是棕色至棕红色丘疹、斑块和结节，伴有色素沉着。本病可类似多种疾病的临床表现，尤其是皮损表现多样。斑疹、溃疡、皮下结节、环状斑块、鱼鳞病样红皮病和脱发均曾作为结节病的皮损被报道过。

皮肤外最常受累的系统是呼吸系统，呼吸系统病变有一套分级系统，主要是根据 X 线表现作为分级依据，分级越高，病情越严重。最常见的表现是孤立的双侧肺门淋巴结增大，这是 I 级的表现基础，患者常常无自觉症状，常规体检中发现淋巴结肿大，有任何肺部结节病表现的患者均应到呼吸科行肺功能检查。

结节病的皮肤表现

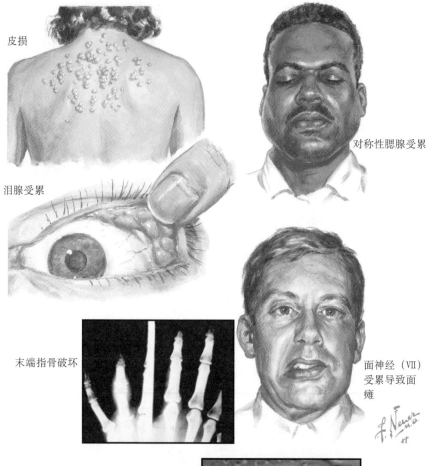

皮损

泪腺受累

对称性腮腺受累

末端指骨破坏

面神经（VII）受累导致面瘫

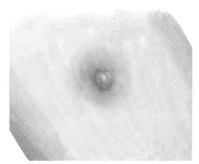

针刺试验阳性。皮内注射结节病患者脾或淋巴结的混悬液会在 2～6 周出现红斑结节表现

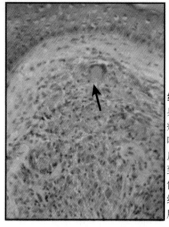

结节活检。典型的结节病肉芽肿[巨噬细胞、上皮样细胞的致密浸润，偶见多核巨细胞（箭头所示）]

Löfgren 综合征表现为急性发作的结节性红斑，几乎仅见于青年女性，发热、双侧肺门淋巴结增大和葡萄膜炎，同时伴有一些非特异性的表现，红细胞沉降率升高。本病好发于高加索青年女性，原因不明，一般在 2～3 年自行缓解。

冻疮样狼疮是一种特殊类型的皮肤结节病，累及鼻部和面部其他区域。此种结节病对治疗抵抗，病程慢性。皮肤表现为亮红棕色斑块、丘疹和结节，累及鼻部和面部其他区域，严重时亮红棕色丘疹和斑块可导致鼻部畸形。本病与自身免疫病红斑狼疮无关，治疗困难，通常需系统应用免疫抑制药治疗。

结节病的系统表现

结节病中各个器官受累的相对频率

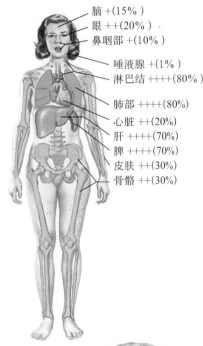

脑 +(15%)
眼 ++(20%)
鼻咽部 +(10%)
唾液腺 +(1%)
淋巴结 ++++(80%)
肺部 ++++(80%)
心脏 ++(20%)
肝 ++++(70%)
脾 ++++(70%)
皮肤 ++(30%)
骨骼 ++(30%)

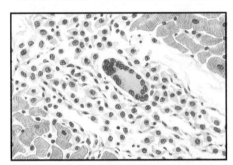

心肌间质血管周围以组织细胞为主的细胞浸润

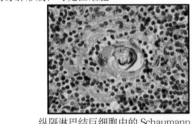

心壁肉芽肿形成，可见巨细胞

纵隔淋巴结巨细胞中的 Schaumann 小体（中心分层的钙化小体）

进展期结节病切除的肺叶。中央区纤维化，上叶表面大疱形成，其中一个大疱中含有曲菌球

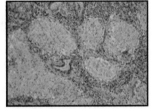

典型的上皮样细胞肉芽肿，可见散在的巨细胞

皮下型结节病，又称为 Darier-Roussy 结节病，是一种少见的表现为大小不等的皮下结节的皮肤病，在结节病患者中较为罕见，表现为真皮结节、轻微触痛，表面皮肤色素沉着或正常。皮肤病理检查可见典型的结节病表现。

Heerfordt 综合征是一种极为罕见的结节病，好发于青年男性，表现为发热、腮腺肿大、泪腺肿大伴有面神经麻痹和葡萄膜炎。结节病累及神经系统可导致视盘水肿和脑脊液细胞增多，提示炎症反应表现。可出现假性脑膜炎症状，表现为头痛、脊柱僵直和畏光。

Mikulicz 综合征对于结节病不是特异性的，表现为多腺体的对称性增大，包括腮腺、下颌下腺、泪腺等，扁桃体也可受累，常伴有发热和眼干、口干。本病还可伴有葡萄膜炎，也认为是干燥综合征的一种变异型。

确诊结节病的诊断性试验，最重要的是组织病理检查，病理学表现具有诊断意义，可提示医师寻找结节病是否存在其他系统受累。实验室检查可见血清钙和血管紧张素转化酶水平升高，胸部 X 线片表现可协助本病分级。患者可特异性的出现迟发型超敏反应能力降低，表现为皮内给予异种抗原如结核菌素和念珠菌呈无反应性。既往对于结节病的诊断采用针刺试验，这种试验目前已经不再使用，因为有传播血源性病原体的可能性。操作方法是将少量结节病患者的脾或淋巴结混悬液进行皮内注射，类似 PPD 试验诊断结核病的操作原理和方法，本试验的阳性率超过 85%。

本病致死少见，但在继发严重的心脏、肾和肺部受累者中可发生。

发病机制：结节病的发病机制不详，研究者一直在寻找本病和感染源之间的关系，感染源通常是非典型分

枝杆菌，但目前并没有结论性的证据证明本病是由感染导致的。

组织学：本病的典型病理组织学表现为多发的伴有散在炎症细胞浸润的非干酪性肉芽肿，在结节病累及的多个系统中均可见类似的肉芽肿形成，本病可存在其他非特异性临床表现，如 Schaumann 小体和星状小体，但在各个系统表现不一致。

治疗：本病的治疗包括非特异性的免疫抑制药，常用口服皮质类固醇如泼尼松。仅有皮肤表现可外用糖皮质激素和皮损内注射糖皮质激素。甲氨蝶呤作为一种激素替代药物，可用于治疗难治性结节病和冻疮样狼疮。肿瘤坏死因子抑制药，如英夫利昔单抗和阿达木单抗有一定的疗效。羟氯喹治疗皮肤结节病也有一定的疗效。

五十四、硬皮病（进行性系统性硬化症）

硬皮病，或进行性系统性硬化症，是一种特发的危及生命的结缔组织病，表现为隐匿出现的皮肤弥漫性硬化、指端硬化、雷诺现象、甲周毛细血管扩张和口周皮肤发紧。顾名思义，本病呈进行性，可导致死亡。

临床表现：进行性系统性硬化症是一种慢性结缔组织病，常累及青年女性，非洲裔美国人比高加索人发病率稍高，可见于任何种族。临床表现因人而异，但均可见持续性的皮肤硬化。本病起病隐匿，表现为皮肤缓慢增厚、变硬。由于指端外周血管血栓形成而出现溃疡，受累部位的毛发因为真皮胶原纤维增多毛囊减少而逐渐脱失。

随着真皮硬化的加重，患者逐渐注意到皮肤发紧，自觉手指活动受限，口周皮肤发紧表现为口周放射性沟纹增多和张口受限，面部皮肤硬化致面无表情，呈面具样。

硬化上方表皮色素沉着和色素减退，称"胡椒粉盐色"。甲周毛细血管襻扩张充血，无须放大镜即可见，3/4 患者可见甲周毛细血管改变。

指（趾）硬皮病是指／趾端进行性增厚、紧绷，是由于真皮胶原产生过多所致。

进行性系统性硬化症是一种多系统的疾病，不但累及皮肤，还可累及内脏系统，甚至危及生命。食管常早期受累，出现吞咽困难，吸入食物和饮料导致吸入性肺炎。肺纤维化是患者致病和致死的主要原因，患者常诉气短和咳嗽。肺动脉高压常见。心血管系统可见传导阻滞，心肌增厚导致限制型心肌病。肾也可受累，部分患者可出现肾功能不全和高血压。

发病机制：导致成纤维细胞非控制性产生大量胶原的始动因素不明。

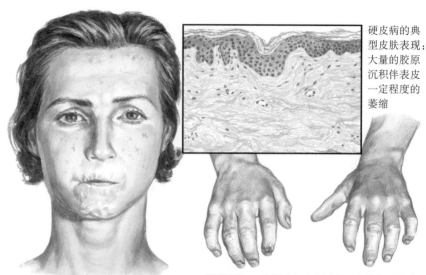

硬皮病的典型皮肤表现：大量的胶原沉积伴表皮一定程度的萎缩

面容。在硬皮病萎缩期、面部皮肤增厚、发紧、刻板、伴有张口受限、嘴唇变薄

指端硬化。手指固定于半屈位；末端指骨萎缩；指尖突出、溃疡

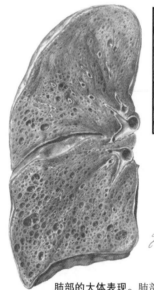

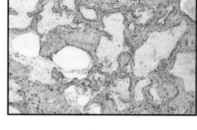

肺部的镜下表现。纤维化伴有微囊泡形成，后者为扩张的小支气管

肺部的大体表现。肺部广泛纤维化和大量小囊腔形成，脏胸膜增厚，但不与胸壁粘连

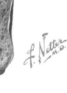
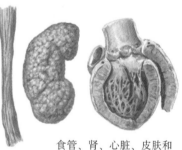

食管、肾、心脏、皮肤和其他器官，以及关节受累

可能导致进行性系统性硬化症的因素包括成纤维细胞、内皮细胞、环境抗原和 T 细胞的内在缺陷。

组织学：本病的病理组织学表现具有特征性，环钻活检标本大体看来呈方形，是因为真皮胶原数量增加所致。镜下可见大量的胶原增生替代了皮肤附属器和皮下脂肪，增生明显的胶原呈嗜酸性无定型，胶原纤维间空隙消失，在胶原和其下残留的组织间界面处可见散在细胞浸润，可见明显的浆细胞。

治疗：本病治疗困难，瘙痒可通过口服抗组胺药和外用皮质类固醇激素控制。可采用紫外线光疗，UVA 照射深度较深故效果好，一般采用补骨脂素 +UVA 治疗（PUVA）。本病主要系统应用糖皮质激素和非类固醇激素性免疫抑制药治疗，需通过多科协作以达到良好的治疗效果。

五十五、脂溢性皮炎

脂溢性皮炎是一种常见的皮肤病，年龄分布呈双峰状，分为成人型和婴儿型。两种类型临床表现各不相同，婴儿脂溢性皮炎又称"摇篮帽"，提示好发部位为头皮，成人脂溢性皮炎虽然可作为一种独立疾病广泛发生，但也可合并一些潜在疾病。

临床表现：婴儿脂溢性皮炎出现在出生后几周内，持续数月，男女发病率相同，可发生于任何种族，最常累及头皮，大多数患儿病情轻微，家长不会因此而就医。轻微者表现为细小鳞屑，鳞屑呈油腻或黏着性，患者无自觉症状，病情可自行缓解。少见的情况下，患者出现黄色、油腻性鳞屑性斑片甚至斑块，累及整个头皮(摇篮帽)，炎症明显，可出现渗出，婴儿有时搔抓患处，提示婴儿自觉瘙痒，在这些严重的病例当中，渗出性斑片或斑块还可累及腹股沟和腋下皱褶部。虽然本病可发生于任何部位，但泛发皮损非常少见。

成人脂溢性皮炎病程慢性，发病率较婴儿脂溢性皮炎高，患者病程呈慢性经过，常常会因此求医。成人脂溢性皮炎有多种临床表现型，好发于面部鼻唇沟、眉、耳部和头皮，其他部位的皮损表现和面部类似，大多数患者病情轻微，表现为黄色至红色斑片伴油腻性鳞屑。本病好发于皮脂腺密集的部位，部分患者皮损不但可累及面部，还可发生于前胸和上背部。

许多潜在疾病与成人脂溢性皮炎相关，如帕金森病和其他神经系统疾病，据报道成年严重脂溢性皮炎在人类免疫缺陷病毒（HIV）感染者中发病率高，HIV 相关脂溢性皮炎皮损泛发，面部受累严重，出现严重脂溢

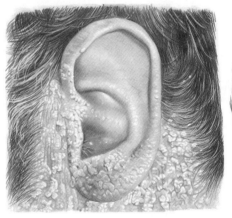

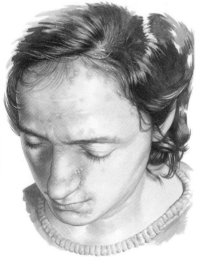

婴儿脂溢性皮炎，又称为摇篮帽，因为表现为发生于头皮的油腻性结痂性斑片，这种表现在婴儿中很常见，随着时间的推移大部分可自行缓解

严重的脂溢性皮炎可能与人类免疫缺陷病毒（HIV）感染有关

成人脂溢性皮炎常常表现为头皮、耳、眉和鼻唇沟处的油腻性黄色鳞屑性斑片

性皮炎的患者需评估是否伴有 HIV 感染。

发病机制：本病发病机制不清，可能是皮肤多种成分相互作用导致的，比如皮脂分泌、皮肤对糠秕孢子菌的正常免疫反应等。各种因素在脂溢性皮炎形成过程中所起的作用尚不明确。

组织学：脂溢性皮炎几乎不需要病理活检即可明确诊断，典型病理表现是角化不全、棘层轻微水肿和真皮血管周围散在少许淋巴细胞浸润。表皮表面偶尔可见真菌孢子。

治疗：大多数婴儿脂溢性皮炎不需治疗，仅需每日清洗，外用无刺激保湿剂，严重者可使用洗发液清洗头皮，外用保湿剂及糖皮质激素软膏。部分病例可使用酮康唑软膏治疗。

成人脂溢性皮炎呈慢性经过，一线治疗采用酮康唑软膏，其他唑类的外用药物也有一定疗效，间歇加用弱效糖皮质激素软膏也有很好的疗效。头皮脂溢性皮炎可采用含酮康唑成分的洗发液，或使用含焦油或硒成分的洗发液。本病无治愈方法，多数治疗方法可以达到很好的疗效。

五十六、炎症性肠病的皮肤表现

克罗恩病（Crohn 病）和溃疡性结肠炎是两种常见的有多种皮肤表现的自身免疫性胃肠道疾病，大多数患者无皮肤表现，少数患者可有以下某种皮肤表现，包括坏疽性脓皮病、口腔阿弗他溃疡、口腔念珠菌病、结节性红斑、转移性克罗恩病、虹膜炎和结膜炎。关节炎虽然不是皮肤表现，但往往伴有受累关节处皮肤发红、肿胀和触痛。

临床表现： 溃疡性结肠炎和克罗恩病常见于高加索人，克罗恩病好发于女性，溃疡性结肠炎男女发病率相等，约 20% 的炎症性肠病患者有家族史。溃疡性结肠炎累及大肠，而克罗恩病可累及胃肠道任何部位。

5% ～ 10% 的炎症性肠病患者有皮肤表现，最常见的皮肤表现是结节性红斑，好发于胫部的触痛性皮下结节，通常呈对称分布。结节性红斑不但与本病相关，还可与其他的一些情况相关，如妊娠、口服避孕药、结节病、球孢子丝菌病和特发性等。结节性红斑的病因和发病机制不明，除了累及胫部之外还可累及其他部位，但不常见。

坏疽性脓皮病是炎症性肠病的最严重的一种皮肤表现，起初表现为红色小丘疹或小脓疱，迅速扩大形成伴有潜行性边缘的溃疡，溃疡可呈筛状排列，中央多发小的筛状溃疡逐渐向外融合成大的溃疡面，疼痛明显。坏疽性脓皮病也可是特发性的，或合并其他潜在恶性疾病，特别是恶性淋巴增生性疾病，据估计约 1% 的炎症性肠病患者合并坏疽性脓皮病。

口腔阿弗他溃疡可发生于口腔黏膜的任何部位，表现为浅表溃疡，基底呈白色，疼痛明显，患者无法进食。口腔念珠菌病是由于治疗炎症性肠病引起的，炎症性肠病的患者常系统应用糖皮质激素，使患者更易产生口腔和阴道的念珠菌感染。

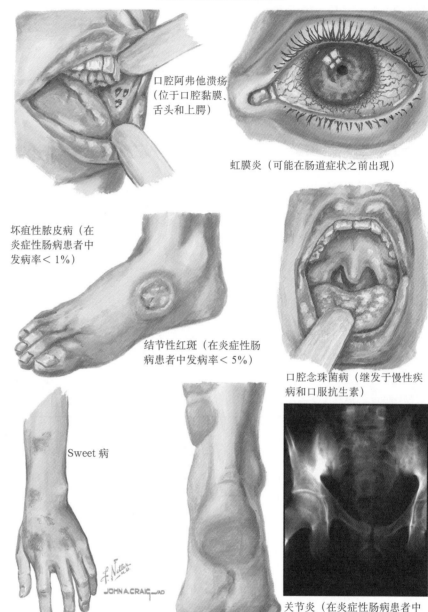

炎症性肠病的皮肤黏膜表现

口腔阿弗他溃疡（位于口腔黏膜、舌头和上腭）

虹膜炎（可能在肠道症状之前出现）

坏疽性脓皮病（在炎症性肠病患者中发病率＜ 1%）

结节性红斑（在炎症性肠病患者中发病率＜ 5%）

口腔念珠菌病（继发于慢性疾病和口服抗生素）

Sweet 病

关节炎（在炎症性肠病患者中发病率＜ 10%）

约 10% 的炎症性肠病患者合并关节炎，是一种血清反应阴性的关节炎。

转移性克罗恩病是克罗恩病的一种独特表现，提示肉芽肿性改变扩展至皮肤，常见于与胃肠道结构类似的部位，如肛周和口周，表现为疼痛性渗出性丘疹或结节。有一种特殊类型的转移性克罗恩病发生于腹股沟皱襞，皮损表现为深达真皮甚至皮下脂肪组织的裂隙或溃疡，似裂缝样或刀切样外观。还有一种特殊类型的转移性克罗恩病，表现为孤立的生殖器肿胀。本病也可发生于其他部位，治疗较为困难。

炎症性肠病合并的其他皮肤病包括皮肤瘘管、结节性多动脉炎等血管炎、荨麻疹、Sweet 病、获得性大疱性表皮松解症和银屑病。

发病机制： 炎症性肠病出现皮肤表现的发病机制不明。可能与细胞免疫缺陷导致的自身免疫机制相关。转移性克罗恩病的病因认为是炎症性肠病将皮肤组织识别为肠道，在皮肤组织中产生同样的肉芽肿样改变。

组织学：坏疽性脓皮病组织病理学上可见非特异性溃疡，病理检查不具有诊断价值，坏疽性脓皮病的诊断是排除性的。较多中性粒细胞提示感染，在诊断坏疽性脓皮病前，应做适当的组织培养以除外感染。坏疽性脓皮病病理表现取决于取材时期和皮损类型，早期皮损表现为毛囊为中心的中性粒细胞浸润伴有真皮脓肿形成，随着病情进展，可见溃疡伴有明显中性粒细胞浸润，浸润较深，可深达皮下组织。可见血管炎改变，由其上溃疡所致，血管炎不是本病的主要病理过程。

结节性红斑组织病理表现为间隔性脂膜炎，纤维间隔可见淋巴细胞为主的混合细胞浸润。增宽的间隔中可见巨细胞。特征性表现是 Miescher 放射性肉芽肿，由组织细胞围绕中央裂隙排列组成，Miescher 肉芽肿的原因不明。结节性红斑是最常见的间隔性脂膜炎。

口腔阿弗他溃疡活检标本病理可见黏膜溃疡或糜烂，以中性粒细胞浸润为主，表现不具特征性。

口腔念珠菌病不需病理检查即可诊断，轻刮口腔白色斑片可见易于刮除的白色黏着性物质，镜检可见念珠菌。病理检查可见黏膜表面念珠菌，下方可见混合炎症细胞浸润。

转移性克罗恩病是一种独特的现象，病理表现为非干酪性肉芽肿，与肠道肉芽肿病理表现类似，肉芽肿可位于真皮中央，也可见于血管周围和脂肪组织。

治疗：主要针对控制潜在的炎症性肠病。如果炎症性肠病得到控制，皮肤表现可逐渐缓解，相反如果炎症性肠病未得到控制，皮肤表现也难以控制。皮肤表现可作为炎症性肠病活动的标志，如果处于缓解期的炎症性肠病患者突然出现坏疽性脓皮病，则患者病情很有可能已经复发。溃疡性结肠炎可通过结肠切除术治疗，克罗

炎症性肠病的皮肤表现

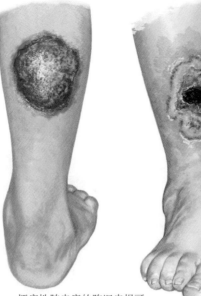
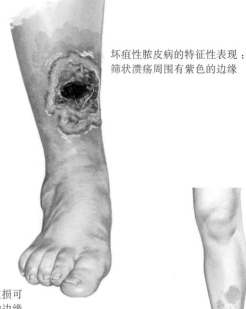

坏疽性脓皮病的特征性表现：筛状溃疡周围有紫色的边缘

坏疽性脓皮病的陈旧皮损可出现肉芽组织、卷曲的边缘不如急性期皮损明显

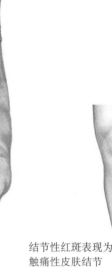

结节性红斑表现为触痛性皮肤结节

克罗恩病

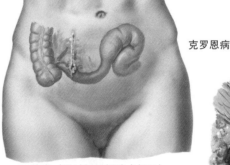

外瘘（通过阑尾切除术切口）

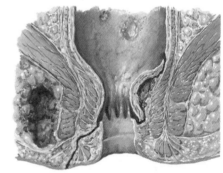

肛瘘和（或）脓肿

恩病累及整个胃肠道，不能通过切除治疗。口服或静脉应用免疫抑制药物可用于治疗以上两种炎症性肠病，药物包括口服泼尼松、柳氮磺吡啶、硫唑嘌呤、甲氨蝶呤、麦考霉酚酸酯和静脉应用英夫利昔单抗，均有一定的效果，对皮肤症状也有一定的帮助。泼尼松和环孢素治疗坏疽性脓皮病有很好的疗效。皮损内注射曲安西龙对小的新发坏疽性脓皮病皮损亦有一定疗效。

糖皮质激素凝胶或乳膏混合于口腔糊膏，增加与口腔黏膜的黏附性，用于治疗口腔阿弗他溃疡，局部麻醉药也常用于治疗。

结节性红斑可通过外穿弹力袜、外用强效糖皮质激素软膏和口服糖皮质激素治疗，曲安西龙皮损内注射也有一定的疗效。转移性克罗恩病治疗困难，需系统应用免疫抑制药，如泼尼松、硫唑嘌呤和英夫利昔单抗，多科协作可达到更好的治疗效果。

五十七、淤积性皮炎

淤积性皮炎是一种常见的慢性皮肤病，几乎仅见于下肢。炎症可导致慢性皮肤颜色改变、溃疡和感染。潜在的疾病如充血性心力衰竭和肾功能不全可能增加本病发病风险，任何导致下肢水肿的疾病均有导致淤积性皮炎的风险。

临床表现：淤积性皮炎是一种慢性皮肤病，提示有潜在的静脉回流功能不全。最常见于老年人，发病无明显性病及种族差异。通常充血性心力衰竭是导致水肿的原因，其他导致静脉功能不全的情况也可导致本病，如静脉曲张和手术后并发症，如冠状动脉旁路移植术的大隐静脉取材，还有腹股沟淋巴结切除术。

淤积性皮炎是一系列静脉疾病的皮肤表现，99%的淤积性皮炎发生于下肢，发生于其他部位的病变，诊断淤积性皮炎需谨慎。下肢可出现不同程度水肿，轻度水肿表现为站立 1d 后出现，严重者可表现为持续存在的严重水肿。皮损表现为红棕色斑片，部分可伴有亮黄色颜色改变，最常发生于内踝，常发生于膝关节及以下部位，随着病情进展可逐渐融合累及整个下肢。

皮损常是对称性的，很难误诊为双下肢蜂窝织炎。患者自觉瘙痒，有时剧烈瘙痒，可见抓痕和溃疡。严重者可出现渗出性斑块，罕见大疱，此时需和大疱性类天疱疮相鉴别。查体可见静脉曲张或旁路移植手术史。如果不经治疗，静脉曲张可致静脉性溃疡，表现为发生于外踝的轻微疼痛性溃疡。溃疡可发生于下肢任何部位，部分病例疼痛非常明显。外周血管搏动正常，这一点可与动脉功能不全相鉴别。如果溃疡和水肿得不到控制，溃疡持续扩展导致继发感染，如果深度足够，可导致骨髓炎和蜂窝织炎。

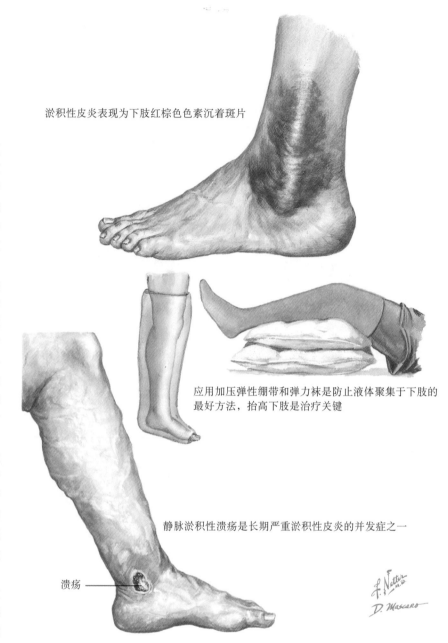

淤积性皮炎表现为下肢红棕色色素沉着斑片

应用加压弹性绷带和弹力袜是防止液体聚集于下肢的最好方法，抬高下肢是治疗关键

静脉淤积性溃疡是长期严重淤积性皮炎的并发症之一

溃疡

如果不能控制感染和溃疡，部分患者可能面临受累肢体部分截肢的风险。

发病机制：下肢静脉系统压力大导致血浆和血液外溢至真皮和皮下组织。随着下肢水肿的加重，皮肤逐渐出现因液体分布异常导致的慢性炎症改变。

组织学：淤积性皮炎常规不做组织病理学检查，本病诊断一般依靠临床表现。组织病理学上可见小血管增多、红细胞外溢和真皮含铁血黄素沉积。表皮可见不同程度的棘层水肿。

治疗：本病的皮损可外用糖皮质激素和润肤药治疗。治疗的主要目标是恢复静脉血流，根据淤积性皮炎的不同病因，这个目标可能达到或不能达到，如果不能达到这个目标，唯一的治疗是使用加压弹性绷带和弹力袜，但由于很难穿上或不舒适，患者对于此治疗方法的依从性较差。如果患者能用弹力袜和外用糖皮质激素软膏，通常预后好。

五十八、荨麻疹

荨麻疹是一种常见的由多种原因导致的皮肤病。分为原发性和继发性，继发性病程急性，可由某种疾病、药物和食物所引起。荨麻疹可作为某些疾病的表现之一，如 Muckle-Wells 综合征。荨麻疹还可继发于某些恶性疾病、急性或慢性感染、遗传性疾病、风湿性疾病等。荨麻疹还是急性过敏症状的表现之一。

原发性荨麻疹可分为多种类型，最常见的是慢性特发性荨麻疹，另外还有物理性荨麻疹。物理性荨麻疹有很多类型，皮肤科医师可行激发试验确定类型。荨麻疹无治愈方法，但大多数患者可在 2 ~ 3 年自愈。

临床表现： 原发性特发性荨麻疹是最常见的荨麻疹类型，如果荨麻疹未找到病因，且持续超过 6 周，则称为原发性特发性荨麻疹，此类型在无明确诱因和缓解因素的情况下发作或消退，表现为易于消退的粉色至红色的水肿性斑块或风团，可出现在身体各个部位。因为皮损的外观和瘙痒剧烈，使患者感觉很痛苦，皮损出现在面部导致眶周或眼周水肿时为甚。对于慢性荨麻疹的患者需做一系列的实验室检查，包括全血细胞计数、代谢相关检查、X 线胸片、促甲状腺激素、甲状腺相关抗体等。如果病史提示可能有感染，需做感染相关实验室检查，包括筛查乙型肝炎、丙型肝炎、人类免疫缺陷病毒等，有外出旅行史的患者还需做粪便检查以查明是否有虫卵或寄生虫。患者同时需做全身体格检查，以及与年龄相当的肿瘤筛查。大多数慢性荨麻疹患者没有以上病因，则诊断为慢性特发性荨麻疹。

物理性荨麻疹是慢性特发性荨麻疹的一种，较为独特，由某些诱因导致，如水源性、胆碱能、寒冷性、压力性、日光性、震动性等，这些是根据激发试验结果分类的。患者的病史可提示物理性荨麻疹的类型和适合做的激发试验，比如说患者仅仅在穿紧

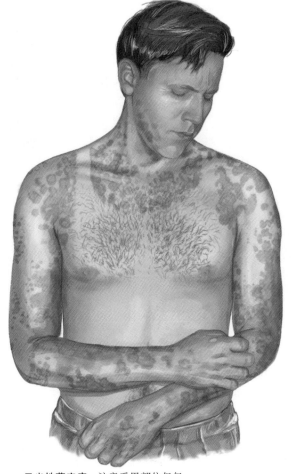

日光性荨麻疹。注意受累部位仅仅是穿无袖 T 恤衫男性曝光部位

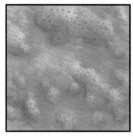

荨麻疹。 因为真皮水肿导致的粉红色水肿性斑块伴有明显的毛囊

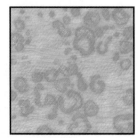

匐行性环状荨麻疹。 是一种少见的荨麻疹

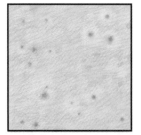

胆碱能荨麻疹。 这种类型的荨麻疹可由于运动导致的体温升高和温水泡浴诱发

身袜时出现风团，则考虑压力性荨麻疹，如果激发试验出现风团，则诊断明确。

发病机制： 荨麻疹的发病机制不清。肥大细胞在发病中起重要作用。某种刺激可导致肥大细胞释放组胺，后者使血管通透性增加，进而导致局部水肿。许多类型的荨麻疹，如变态反应（过敏反应）的发生，与 I 型超敏反应相关。而其他类型的继发性荨麻疹和特异性 IgE 抗体与肥大细胞的相互作用相关。

许多药物可以不经过 IgE 介导使肥大细胞脱颗粒，最常见的是阿片

类和麻醉药物。除组胺以外，其他的一些化学介质也在荨麻疹的发生中起重要作用，如白三烯、血清素和多种激肽。

组织学： 本病的组织病理学改变很不明显，表现为真皮不同程度水肿，浅层血管周围淋巴细胞浸润，表皮正常。

治疗： 治疗慢性特发性荨麻疹主要是控制症状。抗组胺药作为一线治疗，可联合应用，部分患者可能对药物无反应。治疗物理性荨麻疹同慢性特发性荨麻疹类似，同时应着重强调避免刺激，如果患者能够避免导致物理性荨麻疹的物理刺激，则临床效果好。

五十九、白癜风

白癜风是一种有多种临床表现型的获得性皮肤病，发病原因是表皮和毛囊上皮黑色素细胞功能丧失，有关本病的病因有多种学说，但大多数认为本病是一种自身免疫性疾病，白癜风可合并其他自身免疫性疾病，影响患者心理健康。

临床表现：本病发病率约为1%，任何年龄均可发病，但以青少年和20岁左右人群为多见，发病无种族及性别差异，部分患者有家族史，确切的遗传类型和原因不清。各种临床类型均伴有不同程度的皮肤受累，当黑色素细胞不产生黑色素后，将出现色素脱失斑片，呈瓷白色，直径数毫米至数厘米不等，境界清楚，其上毛发也可色素脱失，但毛发色素脱失的现象并不普遍，受累皮肤上仍可生长有色素的毛发。本病通常无炎症发生，患者无自觉症状。

Fitzpatrick Ⅵ型皮肤的患者比Ⅰ型者皮损更明显，白癜风皮损部位不会晒黑，日晒通常会使皮损与正常皮肤的差异更明显，因为日晒使正常皮肤产生黑色素增多，使白癜风周边正常皮肤颜色加深。白癜风部位的皮肤易晒伤，需要注意保护。

白癜风有多种临床类型，包括局限型、泛发型、节段型、三色白癜风和blaschkoid白癜风。泛发型白癜风全身皮肤几乎全部变白，仅在白色皮肤中存在数片正常小皮岛。节段型白癜风较为罕见，累及某一肢体。blaschkoid白癜风沿着胚胎学blaschko线分布。

组织学：本病组织病理学上无炎症表现，HE切片看起来似乎是正常的，将其与未受累的皮肤对比，可见黑色素产生减少和黑色素细胞减少，黑色素细胞特殊染色可使以上表现更为明显。

发病机制：本病的具体发病机制不详，最新的有关本病发病学说是免疫学说。某种未知的病因导致免疫系统将黑色素细胞识别为异常的，并破坏它们。免疫学说同时也解释了为什么白癜风常合并糖尿病、甲状腺疾病和其他自身免疫性疾病。

治疗：白癜风患者需检测是否合并糖尿病、甲状腺疾病等自身免疫性疾病，但治疗这些疾病并无助于白癜风的治疗。本病无须治疗，如果患者要求治疗，本病有很多治疗方法，但对于这些方法都是经验性的。可外用强效糖皮质激素和免疫调节药，如他克莫司和吡美莫司。窄谱UVB和PUVA治疗也有一定疗效，但白癜风部位易于被灼伤，治疗时应注意。面积较小的皮损采用手术治疗，如自体移植。如果治疗有效，再生的黑色素以毛囊为中心，呈散点状。毛囊是皮肤黑色素细胞再生的产生地。

当患者白癜风泛发，仅存在小片外观正常的皮肤时，可采用去色素治疗，以保持皮肤颜色一致。氢醌可去除残留的黑色素细胞使皮肤褪色。

（徐晨琛　译　刘跃华　校）

白癜风同时累及皮肤和毛发

白癜风部位的皮肤局部晒伤是光疗的潜在不良反应

对称性白癜风

白癜风的多种临床表现型

第 5 章

自身免疫性大疱病

一、基底膜带、半桥粒和桥粒

基底膜带

表皮基底膜带是一种美丽而复杂的结构，是生物工程的奇迹。基底膜带将表面覆盖的表皮和下方的间质组织，即主要由胶原束组成的真皮乳头层，连接到一起。大量独特和特异性蛋白在基底膜带的正常功能中发挥了关键作用。破坏基底膜带正常结构的任意缺陷或异常抗体都能导致基底膜带断裂以及水疱形成。

在常规苏木素－伊红（HE）染色的玻片上，基底膜带显示为基底层角质形成细胞下方的嗜酸性条带。基底膜带的组成部分产生于以下部位：表皮角质形成细胞和真皮成纤维细胞。这些细胞以正确的比例生成所需蛋白，以维持基底膜功能。基底膜最重要的功能是保证表皮与下方真皮牢固地连接在一起。这对于生命不可或缺。这种特殊结构也支持细胞的迁移和外伤后表皮－真皮屏障的修复。许多其他关键的生物过程和生理作用依赖于基底膜带的正常功能，包括对水和其他化学物质、蛋白、细胞组分的通透性。基底膜带是一种高度精密的结构，在不同个体中具有一致性。

为研究起见，基底膜带的结构可以分为独立的部分，但需要理解的是，它们作为一个整体承担功能。基底膜带可以分为表皮基底细胞骨架、半桥粒、透明板、致密板、致密板下真皮乳头层。每个组成部分均由特异性蛋白组成，它们协调作用以保证基底膜带的功能。基底层角质形成细胞包含的细胞内细胞骨架成分，由角蛋白中间丝组成，主要是角蛋白 5 和角蛋白 14。角蛋白中间丝相互交织形成半桥粒斑块，以将基底细胞牢固地黏附于半桥粒上。

角蛋白中间丝与大疱性类天疱疮抗原 1（BP230）相互作用。这两种蛋白是半桥粒斑块的主要组成部分。

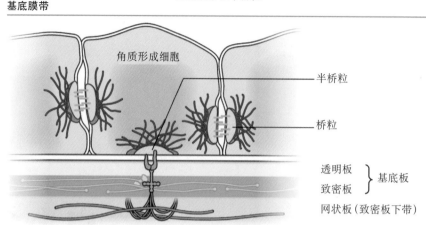

基底膜带和半桥粒

基底膜带

角质形成细胞

半桥粒

桥粒

透明板
致密板 } 基底板

网状板（致密板下带）

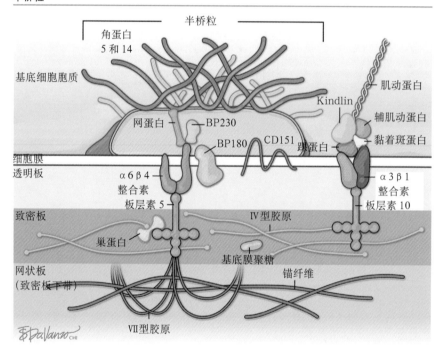

半桥粒

半桥粒

角蛋白 5 和 14

基底细胞胞质

网蛋白 —— BP230

BP180 CD151

细胞膜
透明板

α6β4 整合素
板层素 5

巢蛋白

致密板

IV 型胶原

网状板（致密板下带）

VII 型胶原

Kindlin

肌动蛋白

辅肌动蛋白

黏着斑蛋白

踝蛋白

α3β1 整合素
板层素 10

基底膜聚糖

锚纤维

网蛋白和 BP230 紧密结合在一起，两者又与整合素家族蛋白和大疱性类天疱疮抗原 2（BP180）结合在一起。整合素和 BP180 是跨细胞蛋白，与细胞内分子整合素和 BP230 相连接，它们也从基底层角质形成细胞中伸出，并与透明板和致密板中的板层素 5 和 IV 型胶原分子相互作用。

透明板是因其在电子显微镜下呈透明外观而命名的，与之相反，致密板则是位于透明板下的电子致密区域。透明板由整合素和 BP180 蛋白的横断面组成，这两种分子与致密板

的板层素类蛋白相连接。透明板被认为是基底膜带最薄弱的部分，是引起水疱、交界性大疱性表皮松解症和盐裂皮肤形成水疱的层面。致密板由 IV 型胶原组成网格状结构，IV 型胶原仅见于致密板。它的独特性在于它能够保持两端的球形结构，这样可以与其他 IV 型胶原分子相结合形成网格结构。IV 型胶原与哑铃形巢蛋白紧密结合，巢蛋白在板层素蛋白与致密板的结合中发挥了关键作用。巢蛋白将 IV 型胶原与板层素锁住，板层素与上方的整合素和 BP180 相连接。

板层素蛋白看起来像倒十字架，其功能是通过与Ⅶ型胶原的相互作用将前述蛋白连接到致密板下方的真皮乳头层。Ⅶ型胶原，也称锚纤维，是由 3 条完全相同的 α 链组成的。这些纤维在真皮乳头层的Ⅰ型和Ⅱ型胶原之间相互交织，将任一端与致密板的板层素蛋白相结合，因此将其上方的整个表皮和基底膜带牢固地锚在真皮乳头层的胶原上。

由基底膜带蛋白的基因异常引起的大疱性疾病属于大疱性表皮松解症类疾病。这类疾病中每一种都很独特，因为不同的蛋白缺陷导致了不同的表型。类天疱疮类自身免疫性大疱病，以基底膜带及其组成部分，包括半桥粒，为作用靶点。天疱疮类自身免疫病的作用靶点是桥粒。

半桥粒

半桥粒是基底膜带主要组成部分之一。其作用是将基底层角质形成细胞与下方的间质组织，即真皮乳头层连接在一起。半桥粒由许多独特而高度整合的蛋白－蛋白间连接组成，半桥粒斑块的主要蛋白是BP180、BP230、整合素、网蛋白和板层素。它们之间的相互作用以及它们如何将角质形成细胞骨架连接到下方胶原见前文阐述。直接作用于半桥粒组成部分的抗体见于类天疱疮类疾病。

桥粒

桥粒是角质形成细胞之间的主要连接，它是角质形成细胞连接点中最复杂的一种，其他连接方式还包括紧密连接、黏着连接和间隙连接。桥粒存在于基底层到颗粒层的全部角质形成细胞上。一旦达到角质层，随着角质层细胞脱离皮肤表面，桥粒开始退变并分解。桥粒的主要作用是将角质形成细胞的肌动蛋白细胞骨架，连接到相邻的角质形成细胞上，它们通过

一系列高度协调的蛋白连接实现这一目标。主要蛋白允许相邻细胞间连接和连接强度的是钙黏素、桥粒芯糖蛋白和桥黏素，它们都是钙离子依赖性黏附分子。桥粒芯糖蛋白和桥黏素是跨膜蛋白。相邻角质形成细胞的桥黏素蛋白按照 1∶1 比例相互作用。存在不止一种的桥粒芯糖蛋白和桥黏素，其相互作用是类似的。部分亚型在不同的部位表达率略有不同，比如

黏膜部位和表皮不同层面。每个角质形成细胞内的桥粒芯糖蛋白或桥黏素分子均锚于桥斑珠蛋白上，后者则结合于一组桥斑蛋白上。桥斑蛋白最终与细胞间肌动蛋白细胞骨架相连。

天疱疮类疾病是因为形成了桥粒芯糖蛋白或桥黏素的自身抗体而引起的自身免疫性大疱病，这些自身抗体干扰了细胞－细胞间黏附过程，导致皮肤和黏膜表面形成水疱。

桥粒

细胞膜
细胞间隙
黏着斑 { 桥粒斑珠蛋白　Plakophilins　桥粒斑蛋白 }
角蛋白中间丝

桥黏素
桥粒芯糖蛋白

桥黏素
桥粒芯糖蛋白
桥粒斑珠蛋白
Plakophilins
桥粒斑蛋白
角蛋白中间丝

二、类天疱疮

类天疱疮是所有自身免疫性大疱病中最常见的一型，有典型的临床病程和外观。发病机制已进行了细节描述。病因是产生了作用于两种半桥粒蛋白 BP180 和 BP230 的自身抗体。这两种蛋白对于稳定半桥粒斑至关重要，如果半桥粒斑被损失或破坏，最终结果就是皮肤出现表皮下水疱。

临床表现：半桥粒斑是真皮–表皮连接的主要锚固系统，是一种复杂的系统，包括多种蛋白，它们相互作用，将表皮与下方真皮连接到一起。如果受到损伤，就可能发生类天疱疮类疾病。这些疾病包括大疱性类天疱疮、妊娠疱疹和瘢痕性类天疱疮。其中，大疱性类天疱疮最常见，好发于 50~70 岁老年人，无种族或性别倾向性。

临床上，患者常有前驱症状，包括躯干，尤其是腹部，剧烈瘙痒的斑片和斑块。此后不久，开始出现大而紧张的水疱，水疱直径为 1~10cm，平均 2cm。水疱触之紧张，不易破裂。疱壁破裂后，可见细致、透明或淡黄色的浆液流出，暴露下方真皮。表皮再生十分迅速，患者不断形成新的大疱，随后愈合，此后重复这种起疱模式，直至得到治疗。瘢痕少见，除非发生继发感染。与天疱疮类疾病不同的是，大多数类天疱疮患者口腔未受累。

大疱性类天疱疮可以随时间进展自行消退并复发，大多数患者寻求治疗并应用多种药物。患者通常对治疗反应良好，整体预后良好。继发感染和药物不良反应可以致残或致死。实验室检查显示 BP180 和（或）BP230 的 IgG 抗体阳性。

发病机制：大疱性类天疱疮是因为产生 IgG 自身抗体而引起的疾病。这两种自身抗体攻击 BP180 和 BP230 蛋白，两者均是半桥粒斑的内在组成部分。BP180 是一种跨膜蛋白，而 BP230 是一种细胞内蛋白，它位于角质形成细胞内部，与 BP180 和角蛋白纤维相连。产生这些自身抗体的原因尚未明确。一旦形成，它们与半桥粒蛋白相结合，激活多种致病机制，诱导表皮和真皮分离。发病机制的关键是 IgG 抗体引起的补体级联激活。补体激活可以进一步募集炎症细胞，炎症细胞可以激活，并随后释放细胞因子和酶类，使这种反应持续下去。

组织学：常规 HE 染色显示表皮下水疱，疱液中细胞数目较少，散在嗜酸性粒细胞。大疱性类天疱疮可以与获得性大疱性表皮松解症（EBA）进行组织学鉴别诊断。免疫荧光染色有助于鉴别两者。IgG 和补体 C3 局限于基底膜带，呈线状分布。盐裂实验技术也可用于区别这两种疾病，方法如下：将皮肤在 1M NaCl 溶液中孵育，使皮肤在透明板部位分离。盐裂皮肤进行免疫荧光染色时，免疫反应物位于大疱性类天疱疮水疱的表皮侧、EBA 水疱的真皮侧。

治疗：大疱性类天疱疮的严重程度各有不同，治疗方案因人而异。许多患者年龄大，需要考虑并发症。轻度、局限性疾病可以通过外用强效激素治疗。严重疾病开始即应用口服激素治疗，之后换成非激素类药物。常规应用的药物包括麦考酚酸酯、硫唑嘌呤，以及联合应用四环素和烟酰胺。严重顽固性疾病也曾应用静脉免疫球蛋白（IVIG）等新型药物治疗。

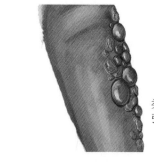

自身抗体介导的水疱：裂隙的位置

PF（Dsg1）
PV(Dsg3)
BP(BP180,BP230)
CP,HG,LABD
EBA(Col Ⅶ),LABD

BP，大疱性类天疱疮；
Col Ⅶ，Ⅶ型胶原；
CP，瘢痕性类天疱疮
Dsg1，桥粒芯糖蛋白 1；
Dsg3，桥粒芯糖蛋白 3；
EBA，获得性大疱性表皮松解症；
HG，妊娠疱疹；
PF，落叶型大疱疮；
PV，寻常型大疱疮；
LABD，线状 IgA 大疱性皮病

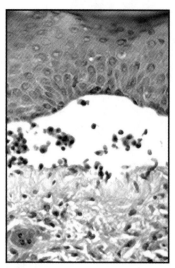

大疱性类天疱疮。表皮下水疱腔内大量嗜酸性粒细胞

类天疱疮的张力性水疱

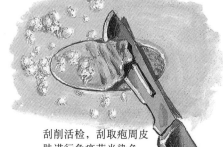

刮削活检，刮取疱周皮肤进行免疫荧光染色，做出诊断

三、黏膜类天疱疮

黏膜类天疱疮的别名包括瘢痕性类天疱疮、Brunsting-Perry 类天疱疮、眼类天疱疮和良性黏膜类天疱疮。良性黏膜类天疱疮这一名称并不合适，因为这是一种慢性、进行性、致残性疾病，有着很高的致残率和致死率。瘢痕性类天疱疮这一名称显示这种疾病与瘢痕有关，但也有例外。因此，未伴发瘢痕形成的患者可以称为眼类天疱疮，伴发瘢痕形成的患者可以称为瘢痕性眼类天疱疮。如果监测足够长时间，几乎所有患者都出现了某种形式的瘢痕形成，尽管有时很轻微。实际上，这些都是这组异质性自身免疫性大疱病的病名，这类疾病表现了一种独特的疾病表型，它们产生的基底膜带自身抗体有细微的差异。

临床表现：黏膜类天疱疮可见于任一种族，女性多发，男女发病比例为 1:2。好发于老年人，尤其是 70~80 岁的老年人。黏膜类天疱疮是一种严重的慢性自身免疫性大疱病，常伴严重的后遗症。其致残率和致死率高，治疗困难。高达 1/4 患者眼部受累，导致视力下降或失明。黏膜损害是典型的初始症状，患者常主诉鼻腔、口咽、外生殖器和呼吸道的痛性糜烂面，并主诉严重不适引起的进食疼痛及进食困难。糜烂是最常见的临床表现，也可见水疱和大疱。肺部和食管受累可导致狭窄，进而引起呼吸或进食困难。随后常出现体重下降、乏力、疲劳等。

本病可累及皮肤，引起水疱形成，愈后遗留瘢痕和粟丘疹。如果水疱发生于头皮，愈后遗留瘢痕性脱发。此型疾病被称为 Brunsting-Perry 类天疱疮，该名称主要限于头皮和皮肤受累，但未累及黏膜的病例。

眼类天疱疮是一种慢性对称性疾病，初始症状是结膜炎、不适、疼痛和眼泪增多。随后出现瘢痕形成，在睑结膜和球结膜之间形成纤维性粘连，这种瘢痕称为睑球粘连。瘢痕进行性加重，可引起眼球固定。随病情

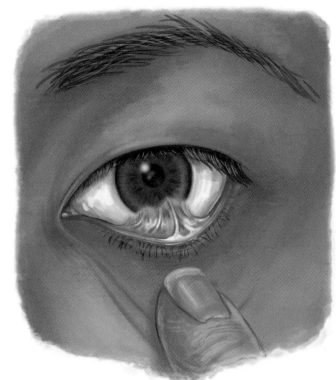

眼瘢痕性类天疱疹。瘢痕严重时可以引起失明，常见睑球粘连

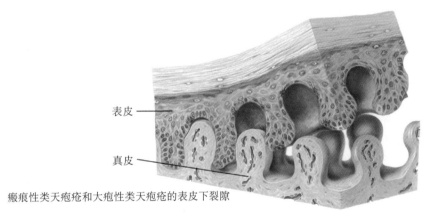

瘢痕性类天疱疮和大疱性类天疱疮的表皮下裂隙

进展，常见睑内翻，睫毛向内翻转（倒睫）并刺向角膜，导致严重的疼痛、刺激以及角膜溃疡。严重的瘢痕使患者不能完全闭合眼睑。受损的角膜会角质化，导致角膜浑浊和失明。

组织学：表皮下水疱愈后遗留瘢痕形成是本病的特点。水疱发生于角质形成细胞下方，在透明板内。Ⅳ型胶原免疫组化染色示水疱形成的层面在致密板上方。免疫染色和常规 HE 染色显示的图像与大疱性类天疱疮十分相似。免疫荧光染色中 IgG 和补体 C3 线状沉积于基底膜带。

发病机制：瘢痕性类天疱疮与基底膜带蛋白自身抗体的形成有关。这

些蛋白存在多种不同的抗体，包括板层素、BP180、BP230 的自身抗体，还有许多尚未分类的其他蛋白。自身抗体形成的异质性可能是不同临床表型的原因。

治疗：泼尼松是最初的治疗用药。疾病控制后，应该试着加用免疫抑制药以使激素减量。常见的药物包括硫唑嘌呤、甲氨蝶呤、麦考酚酸酯和环磷酰胺。氨苯砜和柳氮磺吡啶也有成功治疗本病的报道，柳氮磺吡啶与氨苯砜的用法类似，可以用于代替氨苯砜。静脉免疫球蛋白（IVIG）也曾应用于顽固性病例的治疗，有成功报道。

四、疱疹样皮炎

疱疹样皮炎是一种独特的慢性大疱病，可独立发病，也可伴发乳糜泻。疱疹样皮炎是潜在谷胶过敏的皮肤表现。患者有遗传倾向性，产生与谷胶蛋白和皮肤及胃肠道某种成分交叉反应的 IgA 自身抗体的风险高。疱疹样皮炎常与小肠疾病有关，在某些病例中，与乳糜泻并发。疱疹样皮炎的患者发生胃肠道淋巴瘤的风险升高，可能与胃肠道相关淋巴组织的慢性炎症和刺激有关。采取无谷胶饮食可使患者皮肤和胃肠道损害痊愈。

临床表现：疱疹样皮炎最常见于 30～50 岁患者，白种人女性患病率较高，其原因可能在于疱疹样皮炎与人类白细胞抗原（HLA）DQ2 和 DQ8 单倍体有关。疱疹样皮炎表现为对称性水疱性皮疹，起病前常有烧灼感或瘙痒感。可以累及肘、膝、腰伸侧和头皮。水疱易破裂。常见糜烂、抓痕。患者可能反复主诉腹泻，这是小肠受累导致的。患者常述皮疹和腹痛在进食某些食物后发作。

常需进行实验室检查。常检测到高水平的抗组织谷氨酰胺转移酶（tTG）和抗肌内膜（EMAs）IgA 抗体，对此病有高度特异性。在部分可疑乳糜泻病例中，可进行上消化道内镜检查以及小肠活检，以评价特征性绒毛萎缩。

发病机制：疱疹样皮炎是一种自身免疫性大疱病，是由特异性自身抗体引起的，即抗 tTG 抗体和抗 EMAs 抗体。组织谷氨酰胺转移酶（tTG）与表皮谷氨酰胺转移酶十分相似，均可受到 tTG 抗体的攻击。表皮谷氨酰胺转移酶的破坏引起了大疱性皮损，激活了补体级联反应和多种细胞毒性细胞事件。抗 EMA 抗体检测是疱疹样皮炎最特异性的抗体检测。

组织学：疱疹样皮炎的早期皮损显示表皮下裂隙，伴真皮乳头层富中性粒细胞浸润。随皮损进展，表皮下水疱愈加明显，真皮乳头层充满中性粒细胞。在常规 HE 染色上，疱疹样皮炎的组织学表现与线状 IgA 大疱皮病鉴别困难。两者的鉴别需要进行直接免疫荧光检查。疱疹样皮炎的直接免疫荧光染色模式是真皮乳头层 IgA 散在分布，而线状 IgA 大疱性皮病则沿基底膜带呈线状分布，正如其病名所示。

治疗：疱疹样皮炎的治疗要从两方面入手。治疗的第一方面是控制瘙痒和水疱，通过服用氨苯砜或柳氮磺吡啶，这一目标可以迅速达到。患者对于这两种药物的反应十分迅速，大多数患者可以在 1d 内观察到症状几乎缓解。在组织学未明确诊断的可疑疱疹样皮炎病例中，氨苯砜可用于诊断性治疗：如果患者在氨苯砜治疗后 1d 内迅速见效，几乎可以确定为疱疹样皮炎。氨苯砜或其他替代药物可以治疗水疱和瘙痒，但不能降低小肠淋巴瘤的长期风险。降低或消除淋巴瘤风险的唯一方法是让患者严格坚持无谷胶饮食。需要进行营养教育。如果患者能够完全避免含谷胶产品，不但皮疹会消退，胃肠道异常也会缓解，淋巴瘤风险下降到正常人群水平。

乳糜泻和疱疹样皮炎

体格检查表现

诊断评价

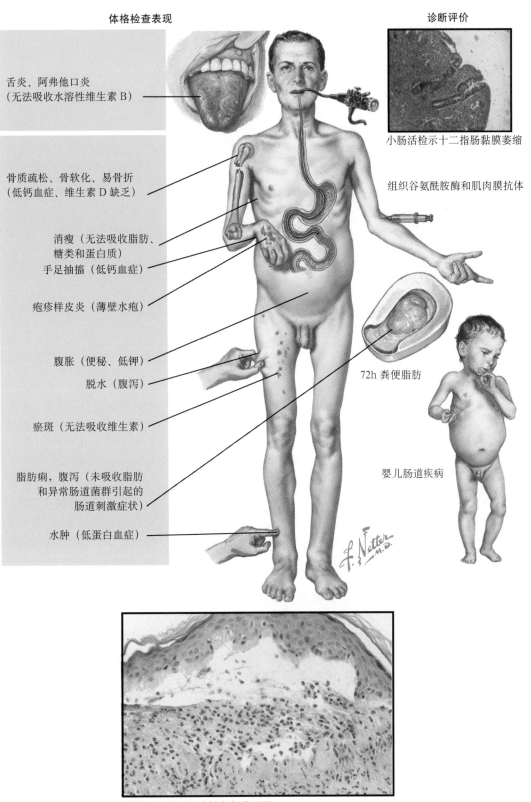

舌炎、阿弗他口炎
（无法吸收水溶性维生素 B）

小肠活检示十二指肠黏膜萎缩

组织谷氨酰胺酶和肌肉膜抗体

骨质疏松、骨软化、易骨折
（低钙血症、维生素 D 缺乏）

消瘦（无法吸收脂肪、
糖类和蛋白质）
手足抽搐（低钙血症）

疱疹样皮炎（薄壁水疱）

腹胀（便秘、低钾）

脱水（腹泻）

72h 粪便脂肪

瘀斑（无法吸收维生素）

脂肪痢，腹泻（未吸收脂肪
和异常肠道菌群引起的
肠道刺激症状）

婴儿肠道疾病

水肿（低蛋白血症）

表皮下水疱下方中性粒细胞浸润

五、获得性大疱性表皮松解症

获得性大疱性表皮松解症(EBA)是一种少见的慢性自身免疫性大疱病，由抗Ⅶ型胶原的自身抗体引起。EBA与显性遗传的大疱性疾病——营养不良性大疱性表皮松解症（DEB）有许多共同特征。DEB由Ⅶ型胶原的遗传性缺陷引起，该缺陷导致Ⅶ型胶原数量减少或缺乏。Ⅶ型胶原作为锚纤维，通过一系列蛋白连接，将表皮固定在真皮上。Ⅶ型胶原生产中的任意缺陷或者该蛋白的异常破坏均可导致皮肤起水疱。EBA已被证实与许多潜在性系统疾病有关，包括炎症性肠病、白血病和其他自身免疫性疾病。

临床表现：EBA是一种极少见的疾病，患病率为1/（2 000 000～3 000 000）。几乎全部见于成人群，40-50岁发病率最高。也有少量儿童患EBA的病例见诸报道。无种族或性别倾向性。EBA表现为水疱形成、皮肤脆性增加，以及轻微创伤后出现糜烂面。上述表现与迟发性皮肤卟啉病（PCT）相似。水疱多发生于机械摩擦或易外伤的部位。手伸侧面是最常见的受累部位，患者主诉皮肤脆性增加，轻微创伤后起水疱。水疱愈合缓慢，伴瘢痕形成，仔细观察水疱愈合部位可见粟丘疹。黏膜常受累，口腔损害可导致体重下降。EBA的其他临床亚型也有报道，与其他自身免疫性大疱病的临床表现相似。因此，正确诊断大疱病的唯一方法就是临床结合病理。

发病机制：EBA的病因是产生了Ⅶ型胶原的自身抗体。Ⅶ型胶原的非胶原部分最具抗原性。Ⅶ型胶原是真皮内锚纤维的主要组成部分。已发现的自身抗体属于IgG亚类，它们激活补体，引起炎症和锚纤维的破坏，进而导致真皮表皮连接处断裂，并最终形成水疱。抗体形成的病因尚不清楚。

组织学：EBA活检标本显示乏细胞性表皮下水疱。炎症细胞数量一般很少，但在某些亚型中可以看到淋巴细胞浸润。组织学鉴别诊断包括大疱性类天疱疮，只有通过免疫荧光染色，才能最终做出正确诊断。对致密板的主要组分——Ⅳ型胶原进行免疫组化染色，可以发现大疱性类天疱疮的水疱位于致密板上方，而EBA位于致密板下方。盐裂皮肤试验指在1M NaCl溶液中孵育皮肤标本，使皮肤沿透明板分离。盐裂皮肤的免疫荧光染色显示EBA荧光位于盐裂部位下方，而大疱性类天疱疮荧光位于盐裂部位上方。

治疗：治疗困难。治疗潜在性自身免疫性疾病或恶性肿瘤有助于控制水疱。即便进行治疗，EBA仍易形成慢性病程、时轻时重、频繁复发。免疫抑制药治疗EBA已有不同程度的成功报道。硫唑嘌呤、甲氨蝶呤、泼尼松、静脉免疫球蛋白（IVIG）、利妥昔单抗、麦考酚酸酯和环磷酰胺均有应用。氨苯砜和秋水仙碱也有治疗成功的个案报道。

支持治疗至关重要。保护皮肤免受外伤有助于减少水疱形成。早期发现感染以及干预治疗多重感染十分关键。即便采用全部现有可用的EBA治疗方案，该疾病仍倾向于迁延不愈，成为慢性疾病。

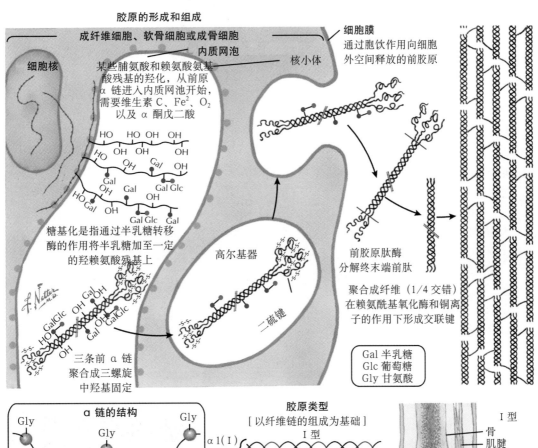

胶原的形成和组成

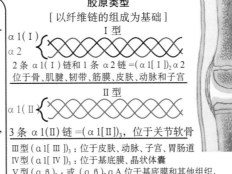

胶原的类型和分布			
Ⅰ型	真皮。其他组织（最常见形式）	ⅩⅡ型*	毛囊周围真皮
Ⅱ型	透明软骨	ⅩⅢ型*	细胞、细胞黏附
Ⅲ型	皮肤和血管组织、胎儿真皮	ⅩⅣ型*	真皮、角膜
Ⅳ型	基底膜带致密板	ⅩⅤ型*	基底膜带
Ⅴ型	与Ⅰ型胶原有关	ⅩⅥ型*	真皮、软骨
Ⅵ型	软骨、真皮	ⅩⅦ型*	BP180
Ⅶ型	锚纤维	ⅩⅧ型*	基底膜带
Ⅷ型	血管组织、眼	ⅩⅨ型*	基底膜带
Ⅸ型*	关节软骨	ⅩⅩ型*	未知
Ⅹ型	软骨	ⅩⅪ型*	细胞外血管壁基质
Ⅺ型	软骨		
*FACIT 胶原、纤维相关胶原伴断裂三螺旋			

六、线状 IgA 大疱性皮病

线状 IgA 大疱性皮病是一种常见的自身免疫性大疱病，1979 年首次报道。该病具有特征性免疫荧光染色模式，可以与疱疹样皮炎等其他大疱病进行鉴别。正如病名所示，IgA 线状沉积于真皮表皮连接处。大多数学者认为，慢性儿童大疱病是同一种疾病，但在起病年龄和合并症上有一些临床差别，这种差别支持将它们分为两种独立、但十分相似的病种。大多数慢性儿童大疱病病例是特发性，而大多数线状 IgA 大疱性皮病病例是药物诱发的，并且患病人群年龄较大。

临床表现：线状 IgA 大疱性皮病少见，据估计每 2 000 000 人中有 1 人发病。本病无种族或性别倾向性。最常见于成年人群。起病隐匿，水疱较小，类似疱疹样皮炎。水疱为瘙痒性，没有疱疹样皮炎发病时的烧灼感，也与饮食无关。线状 IgA 大疱性皮病的水疱排列呈典型的"香肠串"外观。每个水疱都伸长并逐渐缩窄至尾部，在下一个新水疱逐渐隆起区之前，有一小片外观正常的皮肤。水疱串可呈线状或环状。疱壁紧张，最终破裂，愈后仅有轻微瘢痕。黏膜受累常见，形态与黏膜类天疱疮相似。

慢性儿童大疱病在儿童早期出现（4~5 岁），其水疱与线状 IgA 大疱性皮病类似，组织学表现几乎相同。慢性儿童大疱病常局限于腹部和下肢，但可以发生于任何部位的皮肤上，也常累及黏膜部位。慢性儿童大疱病常为特发性，而线状 IgA 大疱性皮病常与潜在的药物、恶性肿瘤或其他自身免疫病有关。许多药物均有可能引起线状 IgA 大疱性皮病，目前最常见的是万古霉素。

组织学：免疫荧光染色模式具有特征性，IgA 呈线状沉积于基底膜带。这种现象对于线状 IgA 大疱性皮病和儿童慢性大疱病的诊断有高度特异性和敏感性。常规 HE 染色显示表皮下水疱，其下方中性粒细胞浸润。这

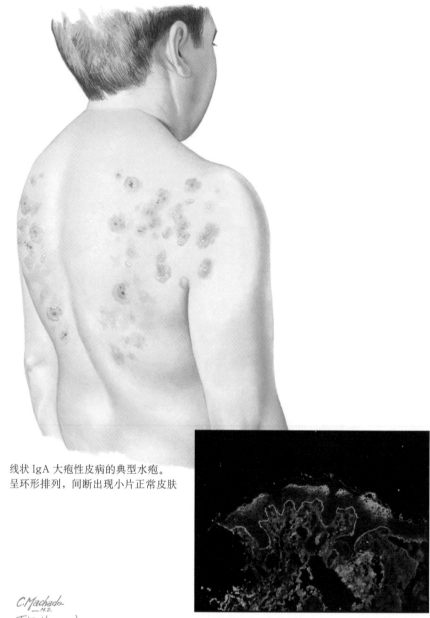

线状 IgA 大疱性皮病的典型水疱。呈环形排列，间断出现小片正常皮肤

IgA 沿基底膜带线状沉积

种特点无法与疱疹样皮炎和大疱性红斑狼疮区分开来，因此需要免疫荧光染色检查。

发病机制：线状 IgA 大疱性皮病的准确抗原仍是未知的。据推测，IgA 抗体作用于 BP180 的一小段区域。基底膜带的透明板和致密板区域也可能存在其他抗原，这些抗体形成的原因以及药物如何诱发其形成均未知。这些抗体一旦存在，就会作用于基底膜带，通过不同的机制引起炎症反应，最终导致真皮表皮连接的破坏和水疱形成。

治疗：一线治疗是氨苯砜。患者对该药反应迅速。低剂量氨苯砜即可。氨苯砜的替代药物包括柳氮磺吡啶和秋水仙碱。口服泼尼松开始时有效，但由于长期治疗的不良反应，患者应转至任一上述药物治疗。药物导致的线状 IgA 大疱性皮病的最佳治疗方法是识别可疑药物并迅速去除诱因。在数周之后，大多数停用致敏药物的患者会恢复正常状态。如果发现该疾病与潜在恶性肿瘤或其他自身免疫病有关，确保应用氨苯砜治疗，同时也应治疗潜在疾病。如果恶性肿瘤或其他相关疾病得到缓解，大疱病很可能也会缓解。

七、副肿瘤性天疱疮

副肿瘤性天疱疮是 20 世纪 90 年代早期报道的,是天疱疮类疾病中一种少见的亚型,与同时发生的系统性肿瘤有关。肿瘤性疾病可能发生在诊断副肿瘤性天疱疮之前。该疾病因其独特的抗体类型和染色模式可与其他类型天疱疮鉴别诊断。绝大多数病例继发于血液系统恶性肿瘤之后,但实体肿瘤也可并发副肿瘤性天疱疮。

临床表现:副肿瘤性天疱疮易发生于老年人群,60~80 岁常见。儿童肿瘤患者伴发副肿瘤性天疱疮的病例也有报道。本病无性别或种族倾向性。大多数患者在诊断内科肿瘤之后或同时出现副肿瘤性天疱疮。

口腔黏膜通常是最先受累的皮肤黏膜部位。整个口咽部均可发生重度糜烂和溃疡,引起剧烈疼痛和进食困难。患者因严重而无间歇的疼痛回避进食。体重下降、水疱形成以及潜在的恶性肿瘤导致病情严重,甚至危及生命。本病的特点是重度口腔黏膜损害。事实上,如果患者口腔未受累,那么副肿瘤性天疱疮的诊断需要重新评价,患者很可能患了另外一种天疱疮。口腔损害出现后不久,患者皮肤开始暴发性出现水疱和松弛性大疱。这些水疱与寻常型天疱疮的水疱几乎完全相同。组织学方面,两者在免疫荧光中有细微差别。

水疱可以扩散,皮肤表面大片区域可以受累,其他临床形态的皮损也曾有描述,包括多形红斑样皮损、类天疱疮样皮损和苔藓样皮损,后者类似移植物抗宿主病和扁平苔藓的损害。这些亚型并不常见。副肿瘤性天疱疮合并潜在恶性肿瘤的患者通常预后差,病程顽固,治疗十分困难。诊断依据包括:持续性临床皮损、潜在恶性肿瘤、存在某些蛋白的血清自身抗体,其中最常见的是斑蛋白家族成员。

发病机制:副肿瘤性天疱疮是由针对各种角质形成细胞间蛋白的循环自身抗体引起的。最常见的自身抗体是斑蛋白家族蛋白抗体,包括包斑蛋白和周斑蛋白。也发现了许多其他自

身抗体。理论上,潜在肿瘤会刺激细胞和体液免疫系统,产生上述自身抗体。肿瘤致病的准确发病机制尚不明确。

组织学:常规染色的主要组织学特点是棘层松解,也可观察到不同数量的角质形成细胞坏死,表皮内水疱形成。常规染色不能鉴别不同类型的天疱疮类疾病。直接免疫荧光染色显示为渔网状荧光模式,是由角质形成细胞间半桥粒染色形成的。鼠膀胱上皮间接免疫荧光染色时,副肿瘤性天疱疮比其他类型天疱疮更易呈阳性,而猴食管上皮间接免疫荧光染色时副肿瘤性天疱疮常为阴性。其他类型天

疱疮染色模式相反。副肿瘤性天疱疮特殊的组织学和免疫荧光染色模式具有诊断意义,也可进行免疫印迹实验。

治疗:治疗需要针对潜在肿瘤性疾病。整体预后极差。2 年存活率约为 10%。必须进行支持治疗以保护皮肤免受多重感染。免疫抑制药有助于减少水疱,但对于潜在肿瘤可能有不良影响。如果潜在肿瘤能够治愈,则本病缓解的概率较大,但这种情况并不常见。糖皮质激素、硫唑嘌呤、IVIG、利妥昔单抗、血浆透析、骨髓移植以及其他多种治疗手段在临床中均有应用,疗效有限。

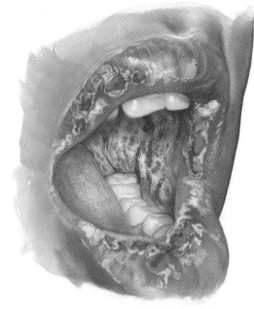

口腔黏膜严重受累,是副肿瘤性天疱疮的特征

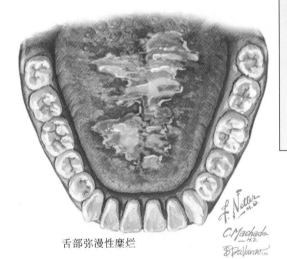

舌部弥漫性糜烂

副肿瘤性天疱疮中的抗体
类天疱疮抗原 II
类天疱疮抗原 I
桥粒芯糖蛋白 1
桥粒芯糖蛋白 3
桥粒斑蛋白 1
桥粒斑蛋白 2
包斑蛋白
周斑蛋白
网蛋白
副肿瘤性天疱疮相关疾病
血液系统恶性肿瘤(85%病例)
非霍奇金淋巴瘤
霍奇金淋巴瘤
慢性淋巴细胞白血病
淋巴结增生
Castleman 病
实体肿瘤(15%病例)
胸腺瘤
肉瘤-主要位于腹膜后
腺癌
乳腺
胰腺
肺
前列腺
结肠
鳞状细胞癌
口腔
黑色素瘤

八、落叶型天疱疮

落叶型天疱疮是一种慢性自身免疫性大疱病。落叶型天疱疮可以单发，也可以呈地方流行性，称为巴西天疱疮。此病是由桥粒蛋白的自身抗体引起的。地方流行性落叶型天疱疮见于南美洲丛林区域，主要在巴西。落叶型天疱疮与寻常型天疱疮关系紧密，在某些病例中，天疱疮的临床皮损和抗体谱可能从一型转变为另一型，导致分类困难。

临床表现：落叶型天疱疮是一种少见疾病，最常影响 50 岁左右的患者。没有性别或种族倾向性。皮肤水疱明显，可以累及大片体表面积。水疱一般比寻常型天疱疮更表浅。很少见到完整水疱，因为水疱位置浅表而且易破裂。黏膜很少受累，因为黏膜表面没有高浓度的桥粒芯糖蛋白 1（Dsg1）。患者尼氏征阳性，表现为对未受累皮肤施加压力（摩擦）会导致其出现水疱或糜烂。

巴西天疱疮（葡萄牙语为"野火"）发生于年轻人群，患者年龄在 25 岁左右。有观点认为是黑蝇或蚊子叮咬易感人群传播了该疾病。有观点推测叮咬引起了免疫系统产生抗体的级联反应，导致抗 Dsg1 致病性抗体的形成。黑蝇传播的感染病原体尚未明确。相当高比例的患者有家庭成员患病史，这为该病的遗传倾向性提供了临床证据。该病对中波紫外线波谱具有光敏性。

患者血清的直接免疫荧光检查显示抗 Dsg1 自身抗体。

组织学：落叶型天疱疮与地方流行性巴西天疱疮的组织学表现几乎完全相同。棘层松解引起表皮内水疱。棘层松解在表皮上层最突出，常始于颗粒细胞层及以上。通常真皮内可见混合性炎症细胞浸润。慢性糜烂部位可见数量不等的结痂和表面细菌。免疫荧光染色显示 IgG 和补体在细胞间呈渔网状染色。

发病机制：异常抗体作用于 Dsg1 蛋白，这是相邻角质形成细胞间桥粒连接的关键组成部分。桥粒芯

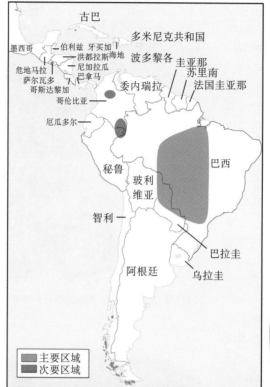

局部流行地区

古巴
多米尼克共和国
墨西哥 — 伯利兹 牙买加
洪都拉斯海地 波多黎各 圭亚那
危地马拉 — 尼加拉瓜 苏里南
萨尔瓦多 巴拿马 法国圭亚那
哥斯达黎加 委内瑞拉
哥伦比亚
厄瓜多尔
秘鲁 巴西
玻利维亚
智利
巴拉圭
阿根廷 乌拉圭

■ 主要区域
■ 次要区域

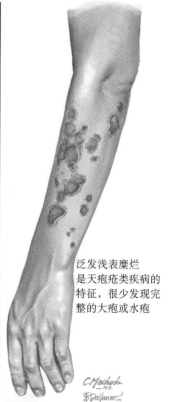

泛发浅表糜烂是天疱疮类疾病的特征，很少发现完整的大疱或水疱

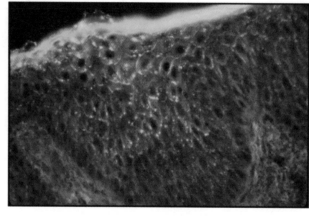

直接免疫荧光显示皮肤角质形成细胞之间均匀染色，抗体作用靶点是桥粒芯糖蛋白 1

糖蛋白是一种钙离子依赖的黏附蛋白，即钙黏素。自身抗体与桥粒芯糖蛋白相连，沉积于表皮内，激活补体。补体活化，与淋巴细胞的细胞毒效应协同作用，导致了角质形成细胞棘层松解，最终形成表皮内水疱。半桥粒未受影响，基底层角质形成细胞仍与基底膜带固定在一起。

治疗：因为几乎无黏膜受累，而且水疱较表浅，落叶型天疱疮的病情一般比寻常型天疱疮轻，但并非总是如此。治疗方向是减少抗体形成。免疫抑制药是主流治疗药物，为了控制疾病，有时需要联合用药。口服糖皮质激素通常是首选药物，同时应用非

激素类药物。硫唑嘌呤、麦考酚酸酯、环磷酰胺和利妥昔单抗均有应用，疗效不一。IVIG 也有应用报道。非免疫抑制性药物，如四环素和烟酰胺也有不同程度的改善。羟氯喹同上。治疗落叶型天疱疮需要长期治疗方案，因为本病是一种慢性复发性疾病。需要进行支持治疗以避免皮肤的过度创伤和摩擦而引起水疱。细菌性继发感染需要立即治疗。

巴西天疱疮的治疗在许多方面与落叶型天疱疮相似。控制蚊子、黑蝇的措施有助于控制地方性流行，因为有观点认为这些昆虫是易感人群的传播媒介。

九、寻常型天疱疮

寻常型天疱疮是棘层松解性自身免疫性大疱病的原型。它是所有水疱病中最重的一型。在此型皮肤病中，水疱继发于表皮内棘层松解后。桥粒斑是本病自身抗体的作用靶点。

临床表现：起病年龄平均约为55岁。患者迅速出现水疱和大疱，容易破裂。很少见到完整的松弛性大疱。本病常始发于口腔，口腔损害可以发生在皮损之前或与皮损无关。口腔中几乎看不到水疱和大疱，因为天疱疮的水疱表浅易破，几乎刚形成就破裂。口腔糜烂疼痛剧烈，常被误诊为单纯疱疹感染。常在形成慢性糜烂面后，天疱疮的诊断才确立。患者最终因疼痛而避免进食，常主诉体重下降、乏力、疲倦等。

如果能观察到临床皮损，就可以在临床表现基础上做出更自信的诊断。然而，患者必须进行皮肤活检以除外其他天疱疮亚型。副肿瘤性天疱疮一般始发于口腔，比寻常型天疱疮病情更重而且治疗更困难。如果患者同时患恶性肿瘤且治疗抵抗的天疱疮，则应考虑本病。免疫印迹是一种寻找副肿瘤性天疱疮准确自身抗体的特异性检测方法，可以在高度专业性实验室中进行。在寻常型天疱疮中，间接免疫荧光几乎总能显示高滴度的Dsg3。抗体滴度与疾病活动度有关，监测滴度可以评价治疗情况。天疱疮患者很少瘙痒，绝大多数主诉都是皮肤疼痛。如果不治疗，疾病呈进行性加重，病死率为60%～65%。

寻常型天疱疮的水疱在形成早期就破裂了，但剩下的糜烂面可以变得相当大。表面浆液渗漏，也可见到糜烂面出血。继发感染常见，可以促进自身抗体生成。

发病机制：寻常型天疱疮是一种慢性自身免疫性大疱病，产生了作用于桥粒斑的自身抗体。桥粒斑是使相邻的角质形成细胞固定、交联在一起的最关键的因素。角质形成细胞之间存在其他细胞间连接，包括间隙连接、黏着连接和紧密连接。桥粒斑是

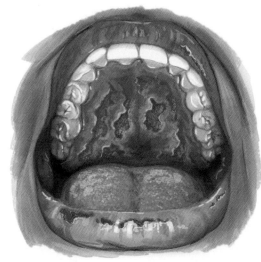

天疱疮亚型
▶ 寻常型天疱疮
▶ 落叶型天疱疮
▶ 地方流行性天疱疮
▶ 红斑型天疱疮
▶ 副肿瘤性天疱疮
▶ 增殖型天疱疮
▶ IgA 天疱疮

口腔损害是寻常型天疱疮首发的黏膜体征

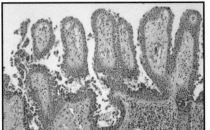

棘层松解致水疱形成是寻常型天疱疮的组织学特点

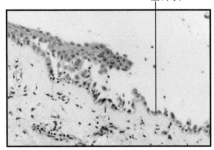

寻常型天疱疮。重度棘层松解细胞沿基底膜带呈墓碑状外观。这种现象是因为未受累的半桥粒使基底层角质形成细胞固定于基底膜带上

由不同蛋白组成的，其作用是将角质形成细胞的细胞内肌动蛋白细胞骨架互相连接在一起，包括桥粒芯糖蛋白、桥黏素、桥斑蛋白、桥粒斑菲素和桥斑珠蛋白。桥粒的中心部位包括桥粒芯糖蛋白和桥黏素，它们负责将相邻角质形成细胞的紧密连接。每个桥粒芯糖蛋白和桥黏素家族都包括许多成员。

桥粒芯糖蛋白家族成员的自身抗体，尤其是 Dsg3，是寻常型天疱疮的病因。寻常型天疱疮和落叶型天疱疮患者均存在 Dsg1 抗体。

组织学：寻常型天疱疮的皮肤活检显示表皮内水疱形成，棘层松解形成水疱，角质形成细胞似乎在水疱腔内自由漂浮。可见"墓碑效应"，是

指基底层角质形成细胞通过未受累的半桥粒，黏附于基底膜带上。基底层角质形成细胞似乎呈列状直立，拟似墓碑。免疫荧光染色显示 IgG 在整个表皮层呈渔网状沉积。角质形成细胞之间的细胞间连接都需仔细观察。

治疗：一旦诊断明确，需要尽快进行正确治疗。大剂量口服或静脉糖皮质激素是治疗主要药物。然而，患者需逐渐转至非激素类药物治疗。许多免疫抑制性药物曾应用于治疗寻常型天疱疮。比较常见的有硫唑嘌呤、麦考酚酸酯、环磷酰胺和其他新型药物、IVIG 和利妥昔单抗。自从开始应用激素和非激素类药物后，该病的死亡率和致死率已经有了显著下降。

（李 峰 译 刘跃华 校）

第 6 章

感染性疾病

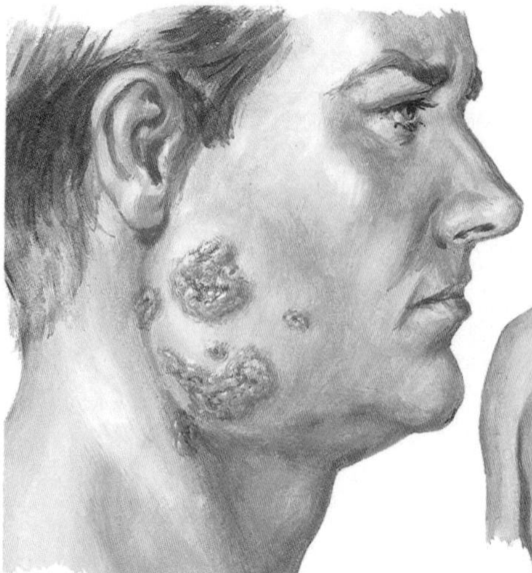

面颈型放线菌病
"肿块颌"

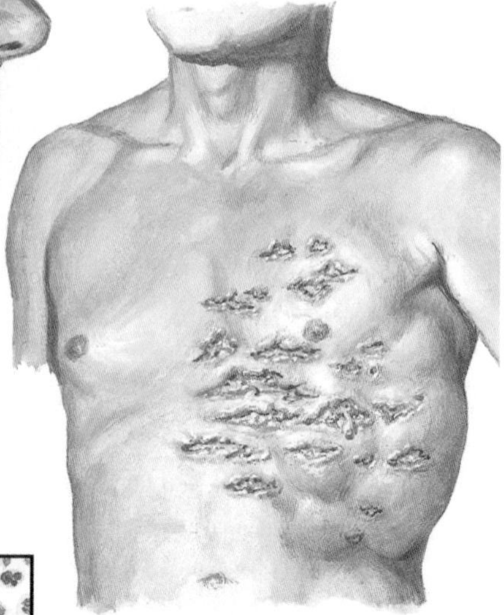

放线菌病所致胸壁脓肿和脓性窦道，
经由肺部感染直接播散至皮肤

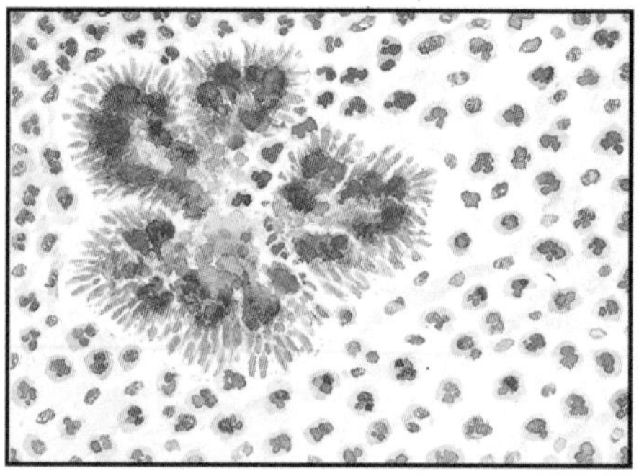

一、放线菌病

多种放线菌对人类具有致病性，其感染往往引起皮肤慢性化脓性肉芽肿。临床表现为痛性流脓、组织学肉芽肿形成时可考虑本病，确诊有赖于组织或脓性分泌物培养。若治疗不当，病情可呈进行性发展。病原微生物常寄生于口腔或胃肠道。

临床表现：好发于男性，男女比例约为 3：1，高发年龄为 30-50 岁。易感因素包括口腔卫生不良。常为内源性感染，此病美国罕见。临床表现如图。面颈部放线菌病（cervicofacial actinomycosis）是最常见的亚型，占 50% 以上，与口腔创伤如牙科操作有关。细菌从创伤处侵入，于该部位形成一个逐渐增大的皮下硬结，最终破溃，并从多个皮肤瘘管引流排出。疼痛剧烈，随瘘管自发引流后疼痛缓解。"肿块颌"（lumpy jaw）一词可用于描述面颈部放线菌病患者典型的硬结和瘘管形成。

肺放线菌病（pulmonary actinomycosis）是放线菌病第 2 常见亚型，由吸入致病菌所致。常表现为咯血和低热，X 线胸片特征类似于结核感染。所有肺叶均可受累，由于本病常由吸入感染引起，故右下叶受累最为常见。若不加干预，可最终形成穿透肺内壁、肌肉、通向胸壁的窦道。因此，若胸壁处出现皮肤脓肿和脓性窦道，应高度怀疑肺部放线菌感染，并确定有无脓胸。腹部放线菌病（abdominal actinomycosis）往往发生于肠道创伤后，最常见于阑尾切除术后，放线菌定植于该区域的机制不明。除面颈

HE 染色组织切片中"放射状真菌"，周围有中性粒细胞浸润

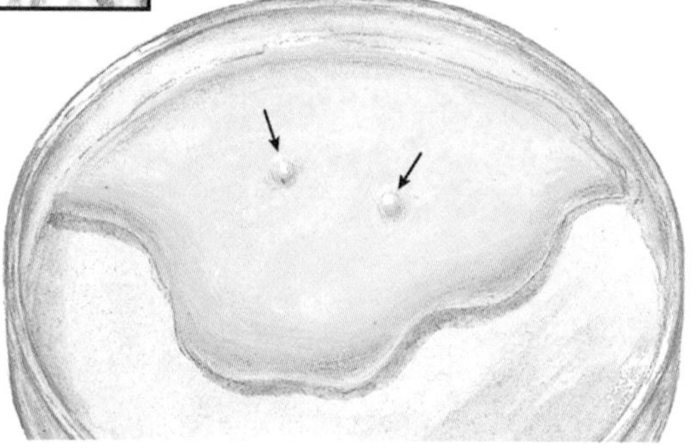

脓液培养可见两个硫黄颗粒（箭头所示）

型、肺型、腹型放线菌病之外，还包括播散型放线菌病，此型较为罕见，可由以上 3 种类型治疗不当迁延而来，所有器官均可受累。

组织学：组织活检示化脓性肉芽肿形成，以中性粒细胞、组织细胞和淋巴细胞为主的炎性细胞浸润。嗜碱性颗粒（硫黄颗粒）周围密集中性粒细胞浸润。

脓性分泌物或组织的厌氧培养对于病原体的鉴定和治疗方案的选择十分关键。取材后应在无氧条件下立即送至实验室培养。随着培养的进行，逐渐形成黄白色的硫黄颗粒。油镜下观察硫黄颗粒可见呈细丝状细菌。

发病机制：放线菌病可由以下几种革兰染色阳性、放线菌属引起：以色列放线菌、纽氏放线菌、Lingnae 放线菌、Gravenitzii 放线菌、麦氏放线菌、内氏放线菌及龋齿放线菌等细菌。厌氧、抗酸染色阴性的以色列放线菌是最常见的致病菌，呈多个分支的细丝状。确诊有赖于细菌培养。

治疗：首选青霉素，疗程需持续数个月，治疗及时者预后良好。青霉素过敏者可选用四环素类抗生素。

二、芽生菌病

芽生菌病是一种主要发生于北美的真菌感染性疾病，又称"北美芽生菌病"或"吉尔克里斯病"。由于在中美和南美亦有报道，故更倾向于称之为"芽生菌病"。本病主要发生于美国和加拿大境内邻近五大湖、圣劳伦斯河道和密西西比河流域的地区，多数病例报道来自于威斯康星和安大略。芽生菌感染常发生于犬等哺乳动物。自然条件下绝大多数病例是散发的，在一些接触相同环境的人群中偶有暴发感染的情况发生。

临床表现：病原体首先被吸入肺部并迅速转换为酵母状态。大多数感染可被局部的免疫反应控制，因而不产生症状。芽生菌感染常局限于呼吸系统，但在免疫抑制的个体可播散至其他任何器官。吸入分生孢子后，最常见的症状是咳嗽、发热、胸膜炎、体重下降、不适、关节痛和咯血，早期症状类似流感。有症状的患者中约50% 仅有肺部表现，另外50% 患者同时有肺部和其他系统受累的表现。

皮肤表现无特异性，分为疣状皮损和溃疡性皮损。疣状皮损既可表现为小丘疹、斑块，也可表现为大结节、伴窦道形成，好发于面部中央和鼻部。溃疡性皮损可发生于任何部位，伴脓肿形成和流脓。皮损有时类似肿瘤，需行活检以鉴别。

组织学：活检示表皮呈假性上皮瘤样增生，真皮内可见非干酪样肉芽肿，较多的中性粒细胞。常规 HE 染色可发现酵母菌，其细胞呈卵圆形、细胞壁厚而坚硬，可见宽基芽体。这种独特的出芽生殖方式是皮炎芽生菌的一个特点。其他特殊染色如 PAS 染色和银染也可用于更好地显示这种真菌。

最佳诊断方法是在沙氏培养基上行真菌培养，真菌迅速生长并形成灰白色蜡样菌落。特殊的 DNA 探针可用于快速鉴定培养基中生长的真菌。

发病机制：芽生菌病是由双相型真菌"皮炎芽生菌"感染而直接导致的。这种微生物以真菌或菌丝形态栖居于土壤和植被中，当其栖居的环境被破坏时，真菌孢子可通过直接接种或吸入的方式进入人体（或其他哺乳动物）。一旦进入人体，温度的升高会刺激其转变为酵母菌形式。酵母菌形式不具有传染性，因此人体此时可作为真菌繁殖的宿主，但不会传染其他人。正常宿主可将吸入的孢子限制于肺泡巨噬细胞和肉芽肿内，但酵母菌形式很难被天然宿主反应杀死。若宿主免疫功能低下，则真菌可能以酵母菌形式血行播散至其他器官，尤其是皮肤表面。

治疗：播散性芽生菌病、伴严重系统疾病或免疫抑制者应尽早使用两性霉素 B 治疗。病情较轻者可使用唑类抗真菌药物治疗并延长疗程，若疗效欠佳可改为两性霉素 B。尽管目前存在多种抗真菌药物，但氟康唑和伊曲康唑仍是最常用的两种抗真菌药。抗真菌治疗应用前，本病致死率高达 80%。

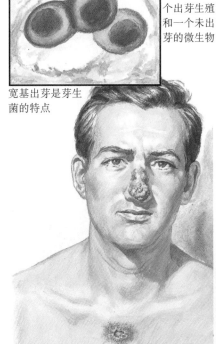

高倍镜下一个出芽生殖和一个未出芽的微生物

宽基出芽是芽生菌的特点

疣状溃疡性斑块和结节

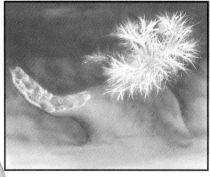

肉芽肿性反应，伴多个吞噬微生物的巨细胞，高倍镜下吞噬微生物的巨细胞

微生物具有厚而坚硬的细胞壁

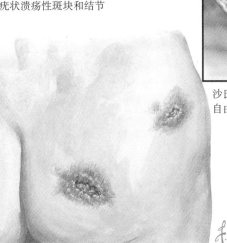

沙氏葡萄糖琼脂培养基行微生物培养：自由生长或感染阶段的皮炎芽生菌

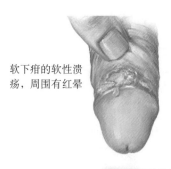

软下疳的软性溃疡，周围有红晕

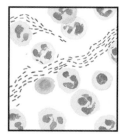

呈"鱼群"样排列的杜克雷嗜血杆菌，周围有中性粒细胞

包皮下的软下疳伴淋巴结炎

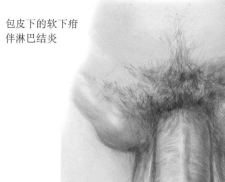

横痃可自行破溃引流至皮肤表面

三、软下疳

软下疳是由杜克雷嗜血杆菌引起的性传播疾病，是全球范围内急性生殖器溃疡最常见的原因之一。好发于非洲和亚洲，亦可见于世界各地。往往同时伴随其他性传播疾病，并可增加暴露后 HIV 感染的风险。特异性的血清学检测正在研制，目前诊断仍主要依靠临床表现和病原体培养。

临床表现：杜克雷嗜血杆菌通过性接触传播，暴露后平均 3～5d 于感染部位形成一个丘疹，周围有红晕，并迅速转变为小脓疱，其后形成疼痛性溃疡。溃疡质地不硬，具有潜蚀性边缘、边界清晰，若不经治疗可逐渐蔓延扩大。溃疡基底呈灰色，可见颗粒状肉芽组织增生。约 50% 患者可并发巨大的腹股沟淋巴结炎，即"软下疳横痃"。本病的传播方式是与感染个体进行无保护性交。女性可因亚临床感染而成为病原携带者，因此与女性性工作者的性接触可增加感染风险。活动性感染多见于男性，男女比例为 4:1。

发病机制：杜克雷嗜血杆菌是一种革兰染色阴性杆菌，通过宿主之间的密切接触传播。由表皮破损处侵入人体后于局部繁殖并形成最初的丘疹，随后形成包含大量细菌的脓疱。一旦脓疱破溃，细菌载量较高、可进一步传播；而未破溃的皮损中亦可有

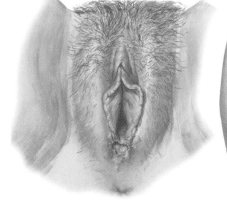

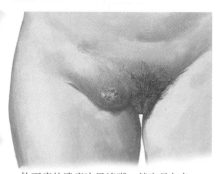

软下疳的溃疡边界清晰，基底呈灰色

细菌排出。细菌自体接种于皮肤后形成原发溃疡的"对吻溃疡"。细菌在宿主体外存活时间短，故培养困难。目前已经检测到了该细菌的多种毒性因子，包括细胞表面的脂寡糖蛋白。可用巧克力琼脂培养基培养。

组织学：于溃疡边缘处取材行皮肤活检有助于诊断。从浅至深共有 3 个炎症区域：第一层是坏死组织；第二层最宽，由增殖的新生血管构成；最后一层较深，可见大量浆细胞浸润。组织切片难以发现细菌，除非细菌载量巨大，在显微镜下可见细菌呈"鱼群"样一字排列，但在皮肤活检中非常罕见。细菌培养是最可靠的诊断方法。

治疗：治疗可选用阿奇霉素、红霉素或头孢曲松，同时经验性治疗与之并发的性传播疾病，尤其是淋病，淋球菌常与杜克雷嗜血杆菌重叠感染。与 HIV 重叠感染者则治疗困难，可能由于 HIV 阳性患者细胞免疫功能低下，而清除杜克雷嗜血杆菌有赖于正常的细胞免疫功能。除口服抗生素外，波动性的结节可行外科切开引流术以降低细菌载量、增加抗生素疗效。

四、球孢子菌病

球孢子菌病，即"山谷热"，主要发生于美国西南部。吸入球孢子菌属的真菌孢子后被感染，绝大多数患者感染后无活动性症状，往往由于对该真菌的迟发过敏试验阳性后才得以证实。原发于皮肤的球孢子菌病非常罕见，主要由真菌自体接种于皮肤所致，目前皮肤球孢子菌病主要由肺部球孢子菌感染播散而来。

临床表现：非裔美国人的发病率略高，菲律宾人群更易进展为严重感染。男女发病率相当。由于真菌感染后通常潜伏或局限于肺部肉芽肿内，因此多数患者吸入孢子后无活动性症状。约 1/3 患者发展为急性肺炎，主要表现为发热、咳嗽、不适和胸膜炎，多数患者病情轻、类似感冒，少数患者肺炎较重而就诊于医院。当机体处于获得性免疫抑制状态、妊娠或年龄老化时真菌可再活化。

皮肤球孢子菌病的皮疹具有多形性，丘疹、斑块和结节是播散性球孢子菌病最常见的皮损。皮疹好发于面部，尤其鼻唇沟。未经治疗者晚期可出现多发的引流性皮肤脓肿伴瘘管和窦道形成。另外，慢性溃疡也是皮肤球孢子菌病的表现之一。

球孢子菌属真菌感染的非特异性皮疹易于识别，其中结节性红斑最为常见，其可见于多种内科疾病或皮肤病中，几乎任何一种深部真菌感染均可诱发。有疫区接触史者均应排除球孢子菌感染。多形红斑和 Sweet 综合征偶可同时出现于球孢子菌病中。

由于皮肤球孢子菌病常与肺球孢子菌病并发，因此对于皮肤球孢子菌病患者应筛查有无肺部受累。X 线胸片可表现为空洞性改变、肺门淋巴结增大、肺炎、胸腔积液和肺叶疾病等。

确诊依靠组织真菌培养，其诊断的敏感性和特异性大于临床表现及病史。若高度怀疑球孢子菌病，可尽快开始治疗，其后再根据培养结果调整治疗方案。

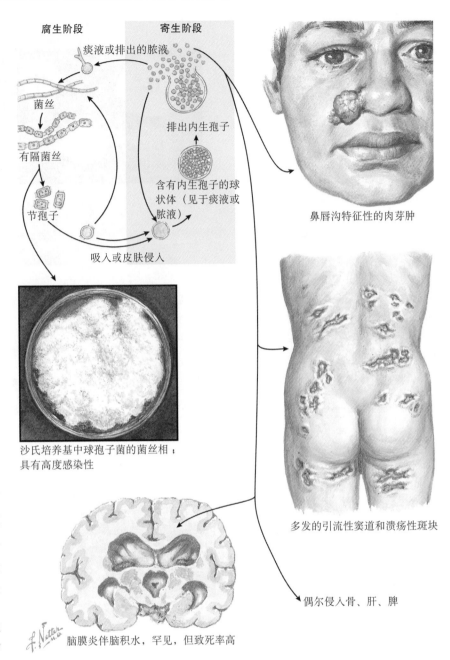

腐生阶段　　寄生阶段
痰液或排出的脓液
菌丝
有隔菌丝
节孢子
吸入或皮肤侵入
排出内生孢子
含有内生孢子的球状体（见于痰液或脓液）

沙氏培养基中球孢子菌的菌丝相；具有高度感染性

鼻唇沟特征性的肉芽肿

多发的引流性窦道和溃疡性斑块

偶尔侵入骨、肝、脾

脑膜炎伴脑积水，罕见，但致死率高

组织学：环钻活检或切除活检均提示弥漫的肉芽肿性炎症浸润，其上方呈假性上皮瘤样增生。真皮肉芽肿内可见特征性的含有内生孢子的球子囊。囊壁厚，常规 HE 染色易见，银染则更易识别。

发病机制：球孢子菌病由栖息于土壤中的球孢子菌属真菌引起。这种真菌流行于美国西南部、中美洲和南美洲的部分地区，自然条件下表现为菌丝相或真菌相，可产生白色、光亮、蓬松的关节孢子，具有很高的传染性。一旦被吸入，这种双相型真菌就会转变成酵母菌相。酵母菌相由含有许多内生孢子的厚壁球孢子囊构成，通过宿主的呼吸道咳出体外或通过破溃的脓肿引流排出体外。随后，排出的内生孢子转变为菌丝相而感染另一宿主。

治疗：唑类抗真菌药氟康唑和伊曲康唑是治疗球孢子菌病的一线药物。标准疗程为 6～12 个月，部分病例需要延长疗程。病情危重或对唑类抗真菌药反应差者可使用两性霉素 B 治疗。还可采用外科治疗清除脓肿和孤立的肺部病变。

五、隐球菌病

隐球菌病是一种机会致病性真菌感染，主要由新型隐球菌感染所致，少数由格特隐球菌所致。主要见于免疫抑制者，如长期使用免疫抑制药或获得性免疫缺陷综合征（AIDS）患者。发生于 HIV 感染者的隐球菌病被认为是一种艾滋病定义性疾病。

隐球菌病主要累及肺，亦可播散至皮肤或中枢神经系统，且和其他机会致病性真菌相比更容易感染中枢神经系统。单独发生于皮肤的隐球菌病罕见，由酵母菌直接自体接种至皮肤所致。

临床表现：接触酵母菌后可发生不同的反应。免疫力正常的宿主通常无症状，真菌偶尔可暂时定植于口、咽或上呼吸道，不造成任何危害，北美洲的大部分人群都曾暴露于真菌且有血清学证据。免疫抑制者接触户外环境中的真菌后则可能被感染。隐球菌常分布于鸟类，尤其是鸽子的粪便中，亦见于土壤中。通过吸入感染，进入肺组织后可生长繁殖，宿主可有咳嗽、咯血、胸痛、胸膜炎、肺炎等表现并可通过血液传播感染其他组织。

播散性感染中皮肤受累者占25%，尤其是 AIDS 患者。皮疹可表现为中央有脐凹的白色小丘疹，类似传染性软疣；最常见的皮疹是蜂窝织炎样的进展性红斑；除此之外还可有多种表现，表现为皮肤结节者亦不少见，可伴有结节基底部脓肿形成或结节表面溃疡。临床怀疑隐球菌感染者应行组织病理检查或微生物培养以明确诊断。

发病机制：新型隐球菌和格特隐球菌是包裹于荚膜内的机会致病性酵母菌。荚膜有助于真菌抵抗宿主的防御。人类存在多种血清型。宿主通过吸入或皮肤外伤处接种而感染隐球菌。当宿主免疫系统下降时，酵母菌可克服宿主的细胞免疫反应，导致脓肿形成或真菌的血源播散。隐球菌具有嗜神经性，易累及中枢神经系统。

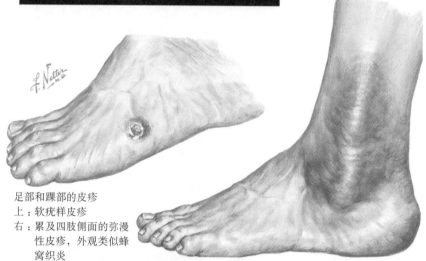

新型隐球菌印度墨汁染色，未见菌丝
A. 具有较厚荚膜的出芽酵母
B. 非出芽酵母
C. 无荚膜包裹的出芽酵母

足部和踝部的皮疹
上：软疣样皮疹
右：累及四肢侧面的弥漫性皮疹，外观类似蜂窝织炎

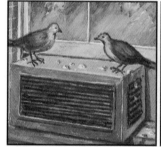

鸽粪或空调是呼吸道感染的常见渠道

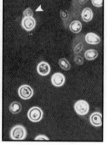

印度墨汁染色可见出芽和荚膜

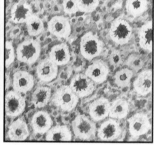

蛛网膜下积聚了大量荚膜包裹的隐球菌（PAS 或银染）

组织学：组织病理特征取决于患者的免疫状态。严重免疫抑制患者的组织病理呈胶质性损害，伴大量酵母菌和混合性炎细胞浸润。免疫功能正常者组织病理呈显著的肉芽肿性损害，而菌体少见。安申兰染色、印度墨汁染色、黏蛋白染色可显示荚膜。PAS 染色可用于区分酵母菌的中央区域。

真菌培养可见生长迅速、灰白色的黏液状菌落。隐球菌的特点在于其可以在不同温度下生长，包括常规的培养温度 24 ~ 25℃或体温 37℃。镜检可见圆形、出芽、有荚膜的酵母菌，无菌丝。新型隐球菌具有其独特的生化特征，即无发酵糖的能力，这可作为其与其他种类真菌或其他种类隐球菌鉴别的要点。

治疗：诊断为皮肤隐球菌病的患者需要确定有无中枢神经系统受累，因为二者疗法完全不同。若脑脊液分析提示真菌感染，应选用两性霉素 B 或联合氟康唑治疗；若无神经系统受累，可长疗程应用伊曲康唑或氟康唑。皮肤脓肿应行切开引流以降低真菌载量。另外，疗法的选择也要根据患者的免疫状态，注意筛查有无合并 HIV 感染。

寄生虫感染性疾病，板口线虫和钩口线虫

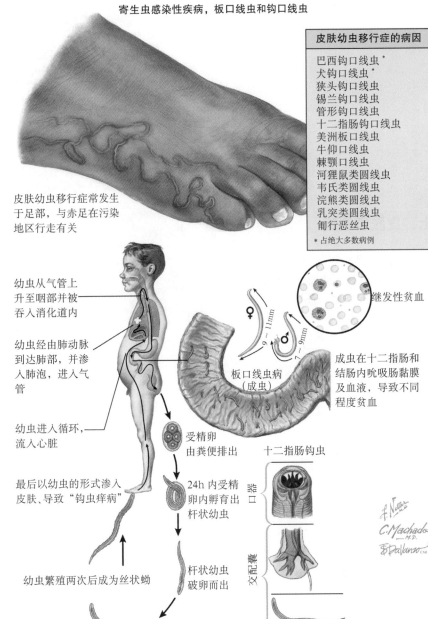

皮肤幼虫移行症常发生于足部，与赤足在污染地区行走有关

皮肤幼虫移行症的病因

巴西钩口线虫*
犬钩口线虫*
狭头钩口线虫
锡兰钩口线虫
管形钩口线虫
十二指肠钩口线虫
美洲板口线虫
牛仰口线虫
棘颚口线虫
河狸鼠类圆线虫
韦氏类圆线虫
浣熊类圆线虫
乳突类圆线虫
匐行恶丝虫

* 占绝大多数病例

幼虫从气管上升至咽部并被吞入消化道内

幼虫经由肺动脉到达肺部，并渗入肺泡，进入气管

幼虫进入循环，流入心脏

最后以幼虫的形式渗入皮肤，导致"钩虫痒病"

幼虫繁殖两次后成为丝状蚴

受精卵由粪便排出

24h 内受精卵内孵育出杆状幼虫

杆状幼虫破卵而出

继发性贫血

板口线虫病（成虫）

成虫在十二指肠和结肠内吮吸肠黏膜及血液，导致不同程度贫血

十二指肠钩虫

器口

交配囊

六、皮肤幼虫移行症

皮肤幼虫移行症是由线虫幼虫在皮肤移行所引起的一种热带性皮肤病，也称"匐行疹"，感染初期线虫幼虫于皮下缓慢爬行，随后即表现出典型的皮疹。钩虫线虫的幼虫和犬钩虫线虫的幼虫是最常见的病原体，但所有线虫幼虫引起的皮疹表现相似，因此无须鉴定线虫幼虫的类型。

临床表现：线虫幼虫经皮肤擦伤处、切伤处或其他皮肤破损处侵入表皮，赤足行走在被污染的沙滩上或类似的环境中是最常见的感染方式，例如去中美洲或南美洲旅行时躺在沙滩上或在沙滩上玩耍时经常感染线虫幼虫。感染初期常无任何症状，数天至数周后出现皮疹，首发表现为粉红色至红色的水肿性匐行疹。皮肤可见曲折的红色匐行线，若不经治疗，匐行线可缓慢延长。仅一个幼虫感染者可见一条匐行线，多个幼虫感染者可见多条匐行线相互交叉。多伴瘙痒，疼痛者少见。典型皮疹呈隆起状，也可出现水疱。

发病机制：皮肤幼虫移行症由致病性幼虫侵入表皮所致。犬等被感染的动物肠道内含有虫卵，虫卵经粪便排出后进入土壤并转化为幼虫。人类是其意外宿主或终末宿主，因为幼虫在人体内无法复制或完成其生命周期，这点不同于胃肠道十二指肠钩虫或美洲钩虫感染，这两种寄生虫的繁殖都有赖于宿主。幼虫在表皮内匐行，无法穿透基底膜而进入真皮。若不经

治疗，数月后幼虫可死于皮肤内。幼虫可分泌有助于其在表皮内匐行的酶，但缺乏可使其穿透真表皮连接的酶。

组织学：组织病理表现不特异，除非活检取到了幼虫。由于活检多于匐行疹处取材，而幼虫通常处于匐行疹前方 2～3cm，因此活检很少能取到幼虫。组织病理示真皮内淋巴细胞和嗜酸性粒细胞浸润。偶尔可见表皮棘层增厚伴隧道形成，提示幼虫曾经爬行经过该处。

治疗：主要行驱虫治疗，常用阿

苯达唑和伊维菌素。口服伊维菌素耐受性好、效果佳，它可与寄生虫的氯离子通道结合，使氯离子自由通过、细胞死亡。噻苯达唑和阿苯达唑通过抑制寄生虫的微管聚合而导致其死亡，但可能引起严重的胃肠道不良反应，因此最好经药剂师调配后作为外用药涂于患处。其他疗法包括液氮冷冻，但由于幼虫可在低于冰点的环境中生存，而且难以精确估计幼虫的部位，冷冻的面积较大，故目前不推荐使用。

面癣和体癣

面癣。弥漫性环状斑片。外用糖皮质激素可能加重病情

七、皮肤癣菌病

真菌学家和医师对于皮肤癣菌的分类方式较多。最简单的方法是根据真菌在自然状态下的生存环境，分为亲动物性真菌（仅感染哺乳动物）、亲人性真菌（主要感染人类，偶可传播至动物）及亲土性真菌（主要存在于土壤中，但可通过居住环境感染哺乳动物），医师广泛应用这种分类法，其他较复杂的分类方法均对诊断和预后影响意义不大。大部分真菌感染可使用非处方的外用抗真菌药治疗，治愈率较高。毛干和指甲感染则需要系统性抗真菌药治疗，因为外用抗真菌药难以渗透入角质层深层、甲板或毛干。

临床表现： 文献记载浅部真菌感染的历史十分悠久，文献中对其有不同的命名及描述，大多根据疾病的部位对其命名。患者可能同时感染几种真菌。免疫抑制个体比免疫功能正常者更易发生播散性感染。

体癣（环状癣）是发生于躯干或四肢的浅部真菌感染。首发表现为一个小的红斑或红丘疹，一段时间后发展为环状或多环状皮疹。原发表现为鳞屑性斑片，仔细检查可发现皮疹处少量毛发脱落。大部分患者病情较轻，仅 1 ~ 2 片皮疹，但一些病例皮疹可泛发全身，并伴甲真菌病。若体癣不经治疗，真菌可从皮疹中心处向外扩展，最后累及整个躯干和四肢。

面癣发生于面部，表现为境界清楚，且伴有鳞屑的环状斑片，鳞屑易刮除。在成年男性，面癣特指发生于面部非胡须、头皮等毛发生长处皮肤的真菌感染。面癣表现为环形斑片状

体癣。环状的脱屑性斑片，边缘清晰，有鳞屑

皮疹，常伴有瘙痒。这种浅部真菌感染多见于儿童，和宠物共住一床可能增加患浅部真菌病的风险。断发毛癣菌是北美最常见的病原体。

须癣是发生于青春期后男性胡须处的一种真菌感染，常累及皮肤和毛囊，表现为红色斑片和毛囊性的脓疱。多种真菌可导致须癣，亲动物性真菌是最常见的病原体，如疣状毛癣菌或其他种类的毛癣菌。皮疹可表现为脓癣样的结痂性斑块，如果斑块累及毛囊，则需要系统性抗真菌治疗。

股癣是最常见、最有特征性的浅

部真菌病，这种真菌易于生长在有体温、阴暗、潮湿的部位，如腹股沟。皮疹常伴瘙痒，因此俚语也称"运动员瘙痒"。运动员好发。红色毛癣菌和絮状表皮癣菌是最常见的病原体。

足癣（即运动员足）是百姓最熟知的一种浅部真菌病，因为大多数人或其周围的人都曾被感染过。趾间型和全足型是足癣最常见的两种类型。趾间型表现为趾蹼间的红斑或糜烂浸渍，伴瘙痒，常并发甲癣。全足型累及整个足部，较趾间型少见。红色毛癣菌是最常见的病原体。

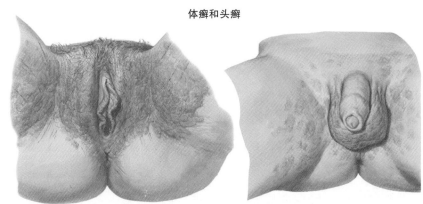

体癣和头癣

股癣（女性）

股癣（男性）"运动员瘙痒"，
男性中较为常见的一种感染

手癣主要由红色毛癣菌引起，仅发生于手部。它常与双侧的足癣并发，因此被称为"单手双足病"。仅累及单侧手部的原因不明确。表现为瘙痒性环状红斑。

马约基肉芽肿（Majocchi's granuloma）是由皮肤癣菌引起的一种真菌性毛囊炎，主要见于使用糖皮质激素治疗皮肤病的患者。若患者持续外用激素治疗真菌感染性皮疹，则红斑会进一步扩大，皮疹区可有脓疱形成。脓疱形成于毛囊的基础上，毛发容易脱落或易于被牵拉。取毛发并滴氢氧化钾（KOH）后镜检可找到真菌。由于外用抗真菌药物不容易穿透毛囊或毛干的深度，因此需要系统性抗真菌疗法治疗发内癣菌感染。根据是否可穿透毛干上皮细胞，真菌可分为发内癣菌或发外癣菌。

头癣主要发生于儿童，多由断发毛癣菌引起。感染初期表现为头皮部位小的瘙痒性斑片，逐渐扩大。真菌可侵犯毛干导致毛发脱落。"黑点癣"是临床常见的类型，头发刚伸出头皮时即断裂，故头皮可见小的黑点。常伴后枕部淋巴结肿大，若缺乏这一体征需要怀疑头癣的诊断是否正确。发生于儿童头皮的脱屑性斑片、伴毛发脱落，都可按头癣治疗，除非有证据支持其他诊断。拔毛发或刮头皮后滴1滴氢氧化钾进行直接镜检偶可发现皮肤癣菌。如怀疑头癣但真菌镜检阴性，可行真菌培养以明确诊断。取材时可用牙刷摩擦头皮鳞屑性斑片处，以无菌瓶装标本，培养于皮肤真菌试验培养基上，2～4周后可见真菌生

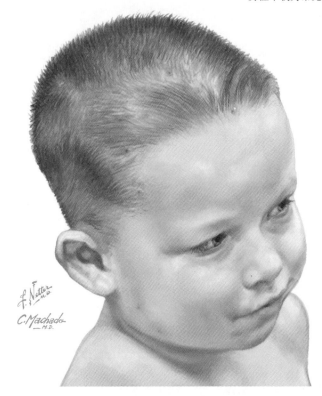

头癣。鳞屑性斑片，伴斑秃

长。治疗头癣需持续口服抗真菌药6周以上，患者的所有宠物尤其是猫需要由兽医排除有无真菌感染。

脓癣是头癣中较为少见的类型，多由亲动物性真菌引起，由于患者对真菌感染发生强烈的免疫反应所致。表现为大的、凹凸不平的炎症性斑块，伴流脓、结痂，皮疹处发生斑秃。斑块触之柔软，儿童自觉静息时疼痛明

显。斑块处发生斑秃，严重者可导致永久的瘢痕性脱发。枕骨后和颈部淋巴结肿大，易于触及。脓癣常继发细菌感染，发生脓疱疮，尤其是葡萄球菌感染。治疗方面主要选用口服抗真菌药联合口服糖皮质激素治疗，以减轻炎症反应。合并细菌感染者应同时治疗细菌感染。瘢痕性脱发是永久的，可对儿童造成一定影响。

甲真菌病，即甲癣，表现为指（趾）甲增厚、营养不良、残损。手、足的单个或多个指（趾）甲可受累，趾甲受累较指甲常见。大多数患者首先患足癣，其后真菌蔓延感染甲板。起初表现为趾甲变黄、增厚，随时间进展趾甲增厚进一步加重，伴甲下碎屑，用刮匙等钝器易被除去，趾甲可从甲床脱落。多数患者无症状，少数患者自觉修剪指（趾）甲困难。糖尿病及其他患周围血管疾病的患者易发生细菌性蜂窝织炎，其营养不良的指（趾）甲可作为各种细菌感染的病灶。甲癣需要口服抗真菌药治疗，外用制剂可发挥一定疗效，但仅用于轻度患者。甲下深绿色斑提示假单胞菌感染，该细菌产生淡绿色的色素，易于被识别。以 1:4 比例用水稀释的醋酸溶液浸泡甲，有助于清除继发的假单胞菌。

任何一种皮肤真菌感染均可出现癣菌疹，但比较少见，表现为散在的形态单一、粉红色至红色的丘疹，常伴瘙痒，多见于头癣和脓癣。癣菌疹的另一表现是掌跖部位出现深在性水疱，类似汗疱疹。潜在的真菌感染得到治疗后癣菌疹即可痊愈。外用或口服糖皮质激素可以一直用到抗真菌药物治疗真菌感染治愈时。

最直接、敏感、特异性的诊断方法是滴 KOH 后镜检。刮皮疹边缘皮屑后涂片，滴 KOH，加热玻片数秒，在显微镜下观察皮肤癣菌特征性的分支和分隔真菌。但这种方法不能辨别真菌种类，可在真菌培养基中行真菌培养以鉴定菌种。每种真菌都有其特定的生长需要，镜下菌落表现稍有不同。

组织学： 体癣很少行活检，若仔细观察病理标本，可在角质层内发现真菌菌丝。菌丝可以通过多种染色方法显示。角质层内以中性粒细胞浸润为主。

发病机制： 皮肤癣菌感染主要由毛癣菌、小孢子菌、表皮癣菌 3 个菌属的真菌引起，其中毛癣菌属和小孢子菌属的多种真菌可累及皮肤，而表皮癣菌属中仅絮状表皮癣菌是已知的可引起皮肤疾病的真菌。其他属的真菌引起皮肤癣菌病者偶见报道，99% 皮肤癣菌感染由以上 3 个属的真菌引起。

治疗： 外用抗真菌药主要用于治疗体癣、足癣、手癣及股癣，特比萘芬和唑类抗真菌药效果较好，每日 2 次，连用 2～4 周后治疗有效。由于真菌在干燥环境中不易生存，因此保持患处皮肤的清洁和干燥对于治疗十分必要。免疫抑制、皮疹泛发的患者需要口服抗真菌药治疗。

头癣、须癣、马约基肉芽肿和甲癣都需要口服抗真菌药治疗。外用抗真菌药对于这些患者无效，因为外用制剂无法渗入毛干或甲床内，但可与口服抗真菌药联用。最常用的两种口服抗真菌药是特比萘芬和灰黄霉素，唑类抗真菌药也较为常用，有效率很高。

足癣和甲真菌病

足癣

足癣最常见的两种类型：趾间型和全足型

趾间型的典型感染区域

全足型的典型感染区域

全足型

甲真菌病

继发于甲沟炎的 PSO
真菌通过角质层破损处由
侧方和近端甲沟到达甲板

远端和侧方甲下型甲癣临床表现为
甲剥离、甲下过度角化、甲断裂、
甲残损和纵行黄色条纹

**近端甲下型甲癣（PSO），
近端白色甲下型甲癣（PWSO）**
真菌经由角质层、甲上皮或
近端甲沟的腹侧面到达甲板

浅表白色型甲癣（SWO）
真菌累及指甲背侧表面

甲剥离
（甲板甲床分离）

甲下角化过度

C.Machado
M.D.

远端和侧方甲下型甲癣（DLSO）
系甲癣最常见的类型
真菌由甲缘侵入，累及附近的甲床

黄色
纵行条纹

甲残损

甲断裂

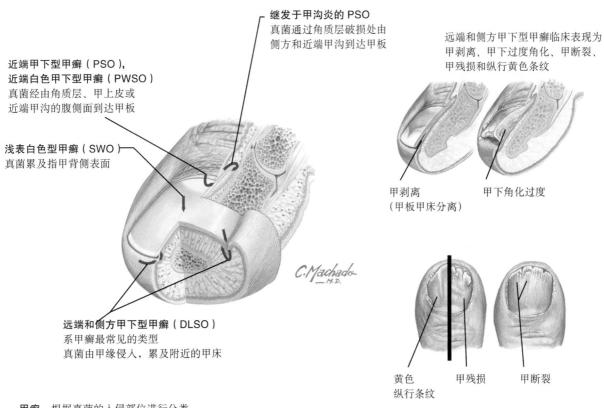

甲癣。根据真菌的入侵部位进行分类

单纯疱疹的皮损

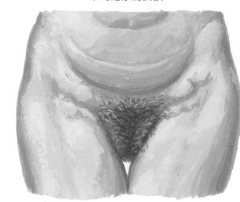

生殖器疱疹常伴有轻度的局限性淋巴结炎

八、单纯疱疹病毒

单纯疱疹病毒 1 型（HSV1）和 2 型（HSV2）可累及皮肤黏膜或导致 HSV 脑炎等系统性疾病，但前者更为多见。HSV 感染在人类非常普遍，几乎所有成人都会产生针对某种 HSV 的抗体。大部分感染是亚临床感染，或症状极其轻微、不被察觉。主要通过口腔或生殖器感染，病毒在局部神经节处潜伏，再次活化后可再次发作。目前共有包括 HSV1 和 HSV2 在内的 8 种已知的疱疹病毒可感染人类。HSV 感染可导致免疫功能低下的个体或新生儿发生严重的致命性中枢神经系统疾病。多种累及皮肤的 HSV 病毒具有其独特的临床特点。

临床表现：HSV 通过密切接触（接吻、性交等）从感染者传播至未感染者。不论感染者有活动性皮损还是无疾病的临床证据，病毒都可以排出感染其他个体，而且大多数病毒都是由亚临床感染者排出并传播的。HSV 可导致皮肤黏膜疾病，其中以口唇疾病（如龈口炎或口唇疱疹）或生殖器疾病最为常见。多数累及口唇者由 HSV1 感染引起，HSV2 主要累及生殖器，但并不绝对，因此不能根据病变部位而断定 HSV 类型。其他部位 HSV 感染逐渐增多，如反复发生于臀部的 HSV 感染是较常见的表现之一。

HSV 初次感染可能是亚临床的、轻微感染，也可能较为严重。之后病毒的再次活化均达不到初次感染的严重程度，但免疫抑制的患者例外，他们可能出现播散性感染或慢性局限性感染。初发感染表现为严重的、疼痛性黏膜皮肤水疱及糜烂，初发的口唇疱疹导致体重下降、发热、牙龈炎和疼痛。多见于儿童，并伴轻度颈部淋巴结炎。感染 2 ～ 3 周可自愈。早期

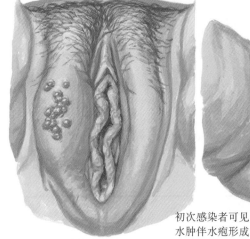

轻度红斑基底上群集性的水疱、脓疱

初次感染者可见明显水肿伴水疱形成

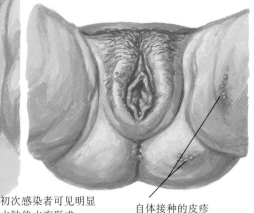

自体接种的皮疹

初次 HSV 感染往往较复发者严重

JOHN A. CRAIC AD

诊断并治疗有助于缩短病程，减轻病情严重程度。

"唇疱疹"特指发生于口唇的复发性疱疹，症状较初发感染轻，复发前有前驱症状。大部分患者称出现唇疱疹前的数小时至 1d 内自觉口唇部刺痛感或疼痛感，一旦出现此前驱症状，患者即可开始抗病毒治疗以减轻症状或将复发扼杀于摇篮里。唇疱疹也称"感冒疮"，初期可能表现为水疱或大疱，之后迅速破溃，形成糜烂面或结痂性丘疹、斑块。皮疹持续几

天至 1 周，对精神影响较大。

生殖器部位的疱疹感染通过性交传播，是最常见的性传播疾病之一。初次感染生殖器疱疹表现为发热、淋巴结炎和受累区域的痛性溃疡、水疱。初发感染通常较病毒后续的再次活化严重。水肿性基底上形成群集性水疱、脓疱，可形成溃疡。水疱壁薄、易破溃，形成表面有浆液性痂的穿凿性溃疡。宫颈常受累，出现瘢痕。生殖器疱疹通常伴有尿痛和轻度腹股沟淋巴结炎。

单纯疱疹的皮损（续）

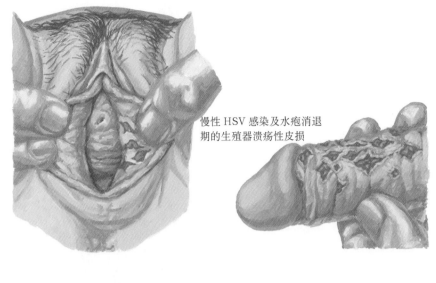

慢性 HSV 感染及水疱消退
期的生殖器溃疡性皮损

复发生殖器疱疹较初发感染时的病情轻，通常不伴全身症状，但群集性水疱和溃疡可导致剧痛，并可致使患者有自卑感。每位患者复发的频率和严重性不尽相同且无法预测，但一般初发感染病情严重者复发感染亦较重、复发频率较高。

疱疹性瘭疽特指主要发生于医学实验室人员或医务工作者的疱疹感染，由于疱疹病毒意外接种于皮肤所致。好发于手指，由于意外的针刺引起。接种部位出现疼痛性原发病毒感染。

疱疹性湿疹，即卡波西水痘样疹，好发于曾接触疱疹病毒的特应性皮炎幼儿。由于湿疹常泛发全身，因此病毒可感染体表的大部分区域，导致皮肤广泛受累，伴多发水疱和穿凿性溃疡形成。

产程中 HSV 的母婴传播应引起重视，为减少母婴传播风险，HSV活动感染的母亲最好选择剖宫产。新生儿的 HSV 感染是一种致死性疾病，新生儿可有多器官受累，其中以中枢神经系统（CNS）受累最常见、病死率最高，颞叶受累可致惊厥、脑炎甚至死亡。皮肤常受累，一旦发生皮肤受累应积极寻找有无其他器官尤其是 CNS 和眼部的受累，眼部感染可导致角膜瘢痕形成甚至致盲。

HSV 性脑炎是一种可引起坏死性脑炎的致死性疾病。患者常出现急性发热和头痛，伴进行性加重的癫痫和局灶性神经功能缺陷，好发于颞叶。若不经治疗，3/4 患者可昏迷或死亡，早期识别并治疗可将病死率降

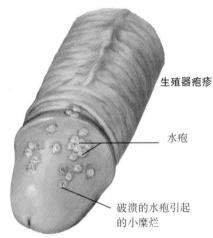

生殖器疱疹

水疱

破溃的水疱引起
的小糜烂

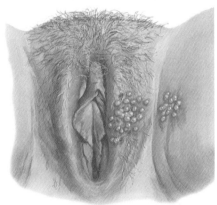

红色基底上群集的质软水疱

生殖器疱疹。常出现局限性淋巴结炎

低至 1/4。

Tzanck 涂片是长期以来用于诊断 HSV1、HSV2 和水痘－带状疱疹病毒（VZV）感染的一项床旁试验，方便快捷，但无法区分这 3 种病毒。HSV 感染与水痘可通过临床鉴别。Tzanck 试验的过程是：用 15 号手术刀片去除水疱顶后刮取水疱基底的碎屑进行涂片并风干 1 ~ 2min；以姬姆萨或甲苯胺蓝等方法染色 60s 后轻轻冲洗；待载玻片干燥后滴 1 滴矿物油并盖上盖玻片，之后即可镜下观察。镜下可见标本中含有较多多核巨

细胞，证实病毒是导致水疱的原因。

快速的免疫染色法敏感度及特异度高，可用于诊断或鉴别疱疹病毒的类型。直接荧光抗体（DFA）试验的流程和 Tzanck 试验类似，刮取水疱基底的碎屑涂片，用代表不同类型病毒的特异性抗体染色后再在荧光显微镜下观察，与特异性抗体对应的疱疹病毒可发出荧光。进行该试验需要 1 ~ 2h。

病毒组织培养也可用于鉴定 HSV 病毒型别，且敏感度和特异度最高，但需要数天至 1 周才能得到结果。

组织学：水疱处取材行病理检查可见表皮内角质形成细胞呈气球样变，这种变性构成了水疱；真皮浅层和深层血管周围有混合性炎症细胞浸润；水疱基底处可见多核巨细胞。但皮肤活检不能鉴定 HSV1、HSV2 及 VZV 感染。

发病机制：HSV1、HSV2 均是被一层脂膜包裹的双链 DNA 病毒，与 VZV 一样，都归属于疱疹病毒甲亚科的亚家族，其他 5 种人类疱疹病毒的分类则稍有不同。病毒首先通过其脂膜表面的特异性糖蛋白黏附于宿主的细胞，然后脂膜与宿主细胞融合，病毒进入胞质中。多种糖蛋白与病毒的黏附、定位和穿透入宿主细胞有关。HSV 的衣壳呈二十面体结构，从宿主细胞胞质迁移至细胞核内，衣壳通过不同膜之间的相互作用黏附于核膜，并将病毒 DNA 转导至宿主细胞核内。

一旦 HSV DNA 进入核内，它既可以静止、潜伏于核内，也可以活跃地复制新的病毒颗粒。当它们活跃地复制时，HSV 颗粒通常对被感染的细胞产生细胞毒性效应，这确保了病毒的后代可以顺利产生并从宿主细胞释放出去。HSV 可以阻断宿主细胞复制蛋白，借助宿主细胞的 DNA 聚合酶复制病毒 DNA，借助宿主细胞的细胞器产生病毒复制所需要的蛋白。病毒携带多种 DNA 基因，可在感染初期或后期即将复制时表达。感染初期表达的基因对于病毒 DNA 基因的复制和调节至关重要，晚期的基因编码病毒衣壳。一旦病毒组件以恰当的比率源源不断地供应，病毒颗粒即可产生衣壳，将病毒 DNA 包裹于其中。这个过程发生于宿主细胞核。病毒经过核膜和细胞质膜，获得其磷脂双分子层。基于这个特性，病毒可自由感染其他宿主。

除此之外，病毒进入细胞核后也可处于潜伏状态，尤其在神经系统。病毒 DNA 嵌入宿主 DNA 中并潜伏于此，当再次活化时才表达。病毒 DNA 与组蛋白复合物特异性折叠以阻止病毒基因的表达，从而完成该过程；当病毒再次活化、准备产生病毒颗粒时，这一潜伏的机制即失效，使得病毒发生复制。

治疗：治疗方案和效果与就诊时间密切相关。抗病毒药物的机制是抑制病毒合成，病程早期应用时治疗效果最佳。初次感染者均需以阿昔洛韦一类的药物治疗，主要包括阿昔洛韦、泛昔洛韦、伐昔洛韦和外用的喷昔洛韦。复发者可于病毒暴发时治疗或予以长期的每日抑制疗法。泛发的疱疹性湿疹、CNS 感染或发生于免疫抑制患者的感染需要静脉抗病毒药物治疗。阿昔洛韦类的药物通过病毒特异性胸腺嘧啶激酶转化为其活化形式，转化后，这一代谢产物是病毒 DNA 聚合的一个潜在的抑制药。这类药物对病毒的酶具有高度特异性，但也有较大的不良反应。对阿昔洛韦顽固者可使用膦甲酸钠治疗。膦甲酸钠不需要胸腺嘧啶激酶的调节即可转化为 HSV 复制的活性抑制药，故避开了 HSV 的耐药机制。到目前为止尚没有药物对病毒的潜伏感染有效。

单纯疱疹病毒性脑炎

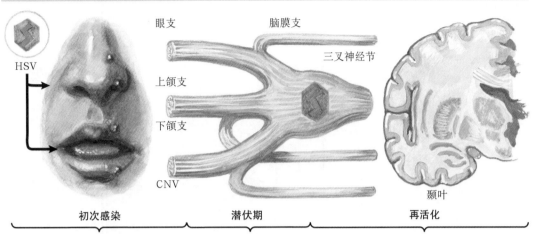

HSV 性脑炎中 HSV 可能的传播途径

眼支　　　　脑膜支

HSV

上颌支　　　　三叉神经节

下颌支

CNV　　　　　　　　　　　　　　　　　颞叶

初次感染	潜伏期	再活化
病毒经皮肤或黏膜表面侵入后累及感觉或自主神经，并传播至神经节的细胞体	病毒进入潜伏期之前在神经节内复制	三叉神经节的 HSV 再活化可导致 HSV 通过第 V 对脑神经的脑膜支播散至大脑（颞叶）

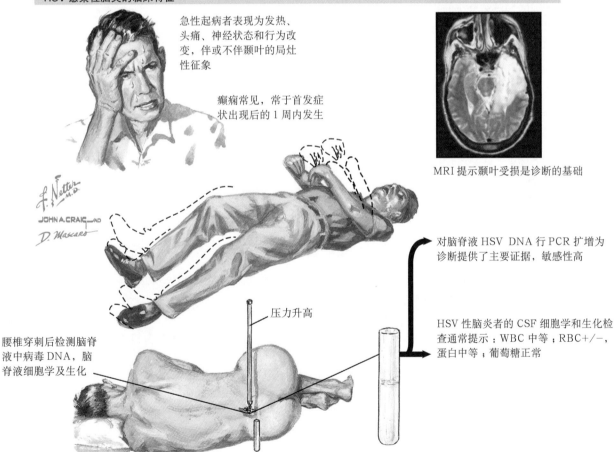

HSV 感染性脑炎的临床特征

急性起病者表现为发热、头痛、神经状态和行为改变，伴或不伴颞叶的局灶性征象

癫痫常见，常于首发症状出现后的 1 周内发生

MRI 提示颞叶受损是诊断的基础

压力升高

对脑脊液 HSV DNA 行 PCR 扩增为诊断提供了主要证据，敏感性高

腰椎穿刺后检测脑脊液中病毒 DNA，脑脊液细胞学及生化

HSV 性脑炎者的 CSF 细胞学和生化检查通常提示：WBC 中等；RBC+/−，蛋白中等；葡萄糖正常

九、组织胞浆菌病

组织胞浆菌病流行于俄亥俄河山谷，也见于北美洲的大部分地区，中美和南美亦见报道。它是一种原发于肺部的疾病，播散感染时可累及皮肤，直接接种也可仅累及皮肤。主要见于免疫功能不全的患者，传染性孢子被吸入后进入肺内。大部分感染是亚临床感染。

临床表现：主要发生于免疫功能不全者。其他危险因素包括一些经常接触疫区蝙蝠或鸟粪的职业。粪便为真菌生长和繁殖提供了最佳环境。患者将孢子吸入肺内后大部分患者无症状，一些患者有轻度的流感样症状，易被误诊为上呼吸道感染。初次感染痊愈后，X线胸片仍有特征性改变，最常见的是肺门区域对称分布的粟粒状钙化灶，可出现类似结核、肺癌或转移癌的肺部改变。还可出现双侧肺门淋巴结肿大或大叶性肺炎。

免疫功能不全的患者感染可播散至其他器官，皮肤常受累。皮疹表现为丘疹、斑块或结节，伴不同程度的溃疡。可出现皮下脓肿，伴明显的瘘管和窦道形成。周围的红晕类似蜂窝织炎。常伴引流淋巴结肿大。诊断有赖于组织病理及组织培养结果。

组织学：皮肤活检提示表皮假性上皮瘤样增生伴其下方肉芽肿浸润。溃疡、脓肿和广泛坏死亦不少见。组织细胞胞质内可见酵母样的微生物。这是为数不多的几种出现组织细胞吞噬现象的感染性疾病之一。酵母菌呈圆形至椭圆形结构，酵母菌细胞周围包绕一圈透明区。真皮内浸润的炎症细胞内或细胞间亦可出现酵母菌，通过 PAS 染色或六胺银染色等特殊染色其更明显。

组织胞浆菌的最佳培养基是沙氏培养基，菌丝阶段的真菌生长缓慢，表现为棕色、蓬松的菌落。

发病机制：荚膜组织胞浆菌是一种双相型真菌，可感染肺部、心包及皮肤等多种器官，在自然界中普遍存在，腐生于土壤中。菌丝阶段的孢子可被吸入或直接接种于皮肤，一旦进入人体，温度的变化导致其由孢子转变至荚膜组织胞浆菌酵母形态。大部分患者感染后无症状，其他患者可能出现亚临床感染或轻度的流感样症状。大多数病例独立发生，唯一的证据是肺内肉芽肿形成及皮肤的迟发过敏试验阳性。如果一例以前感染或新感染者发生免疫抑制，则有再次复发或出现严重后果的风险。

治疗：大部分原发于肺部的感染未被诊断，患者的免疫系统控制着真菌。某些免疫功能正常的患者可出现轻度的肺部症状，但此时可暂不治疗，因为多数病例可自发缓解。而另一些严重感染或免疫功能不全者可给予治疗。氟康唑、伊曲康唑和两性霉素 B 是最常用、疗效最好的 3 种药物，可选其一治疗，疗程需延长。获得性免疫缺陷综合征的患者行抗 HIV 病毒治疗即可使组织胞浆菌病好转。长期使用免疫抑制药的患者应尽量暂停或将其免疫抑制药减量。

组织胞浆菌引起的舌部溃疡性斑块，临床表现需与舌部肿瘤鉴别

自然或培养的荚膜组织胞浆菌的菌丝或自由生长相

荚膜组织胞浆菌菌丝阶段的孢子，吸入这些孢子是感染的起源

双相型真菌，组织中的荚膜组织胞浆菌

巨噬细胞中的荚膜组织胞浆菌，称为"组织细胞吞噬现象"这一酵母或组织阶段的微生物不具有传染性

十、麻风（汉森病）

麻风是一种可累及皮肤的慢性、多系统性疾病，挪威医师格哈德汉森于1873年首次发现麻风分枝杆菌是麻风的病原体，因此本病也称"汉森病"。麻风好发于非洲、东南亚和南美洲，也见于北美洲的个别地区。

临床表现：皮损表现为单发的色素减退性斑疹，伴皮疹区域浅感觉和温度觉消失，这一初期阶段称为界限型麻风，不确定宿主会发生何种类型的免疫反应。一段时间后，若宿主的细胞免疫反应仍能控制住该细菌，则患者发展为结核样型麻风或称"少菌型麻风"。结核样型麻风表现为1～3个斑片或斑块，边界多隆起，中央凹陷。毛发等附属器结构消失，皮疹色素减退。这种类型的麻风常累及周围神经（如正中神经、尺神经等），触诊可发现神经粗大伴不规则结节形成，神经病变导致该神经支配区域的皮肤和肌肉功能受损。

细胞免疫功能低下的患者发展为瘤型麻风或称"多菌型麻风"。皮肤可存在上百个色素减退性斑片或斑块，皮疹区域的毛发及患者的睫毛、眉毛均脱失。这种类型的麻风可波及的神经病变区域更广，导致神经系统疾病。基于细胞免疫反应的程度不同，可按照 Ridley–Jopling 系统对本病进行分类。

发病机制：麻风分枝杆菌是一种抗酸染色的分枝杆菌，生存于平均温度29℃的环境中。通常，其通过吸入和血源播散感染皮肤组织和其他组织。麻风分枝杆菌被界定为一种细胞内寄生的微生物，它可生存于组织细胞内以逃避宿主的攻击。免疫功能低下的个体感染后患瘤型麻风，免疫功能正常的个体则患结核样型麻风。研究发现几个基因是潜在麻风易感性标志基因，因为该微生物不具有高度传染性。据估计仅5%的暴露者最终患病。麻风分枝杆菌的独特之处在于它可累及周围神经。细菌表达一种称为酚糖脂1（PGL–1）的蛋白，该蛋白可与外周神经细胞结合，这种结构有助于细菌侵入宿主，并为细菌提供了一个复制的场所。其他多种组织亦可受累。

组织学：皮肤活检对于确诊麻风非常有意义，活检结果与麻风的类型有关。少菌型麻风表现为肉芽肿性浸润、细菌量少。细菌散在分布，对组织进行抗酸染色（Fite法）后可见小的、红色的杆状细菌。这些只有在油镜下可见。

多菌型麻风主要表现为真皮内混合炎症细胞浸润，包括浆细胞、淋巴细胞和泡沫细胞，表皮下方有"无浸润带"。油镜下观察可见组织细胞内吞噬了大量细菌。真皮内也散乱分布较多细菌。

治疗：WHO制定了麻风的诊疗指南，临床治疗中应参考最新版的指南。主要根据细菌载量选择治疗方案。少菌型麻风可予利福平、米诺环素、氧氟沙星或氨苯砜治疗。根据病程决定其疗程，约6个月，规律治疗极为重要。多菌型麻风常选用氨苯砜、氯法齐明、利福平三联疗法，且需要更长的疗程。

患病率（每10000人口）
- 0（无病例报道）
- <1
- 1.0～1.5
- 1.5～2.0
- ≥2
- 无数据

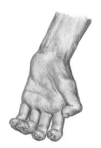

2009年初麻风的患病率，来自WHO

麻风（汉森病）早期典型的浅感觉缺失区域，好发于皮肤较冰冷处，不呈阶段性神经分布；手表皮温高处则不受累

面部、耳部的斑片和斑块

瘤型麻风多发斑片，皮疹中央消退区感觉减退或消失

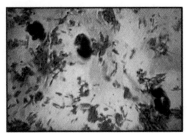

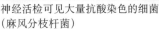

神经活检可见大量抗酸染色的细菌（麻风分枝杆菌）

感觉缺失造成晚期手指挛缩伴溃疡形成

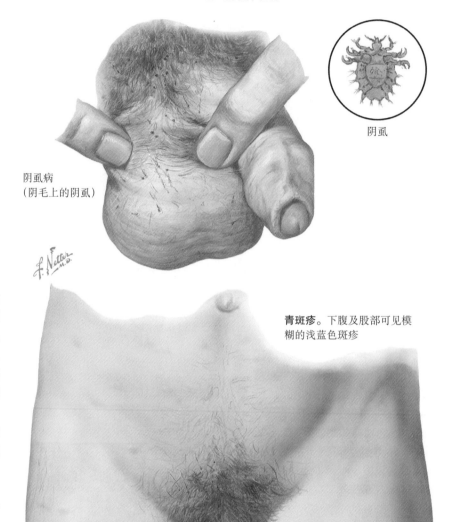

阴虱的临床表现

阴虱

阴虱病
（阴毛上的阴虱）

青斑疹。下腹及股部可见模糊的浅蓝色斑疹

十一、虱病

　　虱是一种不能飞的昆虫，以吸食人类宿主的血为生，数千年来一直困扰人类，目前每年仍有数百万人患虱病。虱分为头虱、体虱、阴虱 3 种。虱通常在叮咬处引起局限性皮疹，某些虱还可以传播疾病，如体虱可传播细菌引起流行性斑疹伤寒、回归热、战壕热，虽然这些感染在美国和北美洲不常见，但亦有报道，故应了解其病因和传播媒介。

　　临床表现：虱可感染任何人群，不论年龄、性别、种族。体虱常见于经济水平和社会地位较低的人群，尤其是流浪者，有心理问题者也易被感染。阴虱是一种好发于青壮年的性传播疾病，但任何年龄人群均可感染。

　　头虱病（头虱感染）是北美和欧洲最常见的一种虱病。头虱主要局限于头皮，生长于毛干之间，通过密切接触传播或通过梳子、枕头等被污染物而传播。患者自觉头皮和颈部剧烈瘙痒，可出现 1 ~ 2mm 大小、红色的被抓破的丘疹，且皮疹处抓痕逐渐加重。发现虱即可确诊，其为 2 ~ 4mm 长，呈淡棕色。偶尔可见到刚吸食完宿主血液的虱，其腹部呈红色。虱移动较慢，且不能飞或跳，因此易于发现并被捕捉。幼虱牢牢地黏着于距头皮约 0.5mm 的毛发处，不易被除去。幼虫 2 周内孵化为成虫。距离头皮 2cm 以外的幼虫通常不能存活。长期虱感染可继发细菌感染，导致脓

皮病及颈部淋巴结炎。

　　阴虱病（阴虱感染）是一种常见的获得性性传播疾病。阴虱的结构不同于体虱和头虱，易于被识别。患者自觉瘙痒，常在其内衣上发现针尖大小的出血点，这是由于阴虱叮咬后少量出血引起的。阴虱具有特异性的爪，可在全身爬行，因此在全身各处均可能发现阴虱。阴虱亦有累及睫毛和眉毛的倾向。因此，临床上应仔细检查以确保所有受累区域均得到治疗。

　　体虱病（体虱感染）好发于流浪

汉或卫生状况差的人群。在战争期间体虱病曾广泛流行，因为长期的密切接触使体虱容易在宿主间传播。在肉眼下难以区分体虱和头虱，仅鉴别物种的昆虫学家可以辨别。体虱生长在衣物上以便于吸血。患者全身泛发多个红色至粉红色的瘙痒性丘疹，大部分被抓破。查体常常发现不了体虱，只有仔细检查衣物及寝具时才可发现体虱，尤其是在衣服的缝合线等隐蔽之处可发现成百上千的体虱及虫卵、幼虫。

回归热螺旋体、战壕热巴尔通体、伤寒立克次体分别是引起回归热、战壕热和流行性斑疹伤寒的病原体，而体虱是这些病原体的传播媒介，其消化道携带这些病原体。

回归热由回归热螺旋体引起，当体虱的粪便进入人体血液时可传播回归热螺旋体。回归热螺旋体的独特之处在于可以重新调整其表面蛋白，因此会引起反复的回归热，即宿主的免疫系统对不断变化的表面蛋白所产生的周期性反应。

战壕热巴尔通体是通过虱粪便传播的一种细菌。当虱在患者皮肤或抓痕处排泄时，战壕热巴尔通体随虱粪一起定植于皮肤，也可通过虱叮咬后产生的皮肤裂口进入皮肤。战壕热巴尔通体是战壕热、杆菌性血管瘤病和紫癜的病原体，也可引起心内膜炎。好发于艾滋病患者及流浪汉。

普氏立克次体（伤寒立克次体）是一种专性细胞内寄生物，通过人类体虱的粪便传播。鼯鼠是普氏立克次体的传染源。被感染的虱叮咬人类宿主后将含有普氏立克次体的粪便堆积在宿主的新鲜伤口处，可以进一步传播。流行性斑疹伤寒在战争时期多见，因为个体之间长时间密切接触，感染后患者可出现发热、皮疹、疼痛、谵妄及其他系统性症状。

发病机制：头虱具有亲人类头皮性，以定期吸食宿主头皮和颈部的血为生。对于长发的患者，头虱则在背部或其他与头发接触的区域吸食宿主血液。雌虱较雄虱稍大，虱繁殖快，4 周内即可从虱卵发育为性成熟的虱。

组织学：几种虱叮咬后的皮肤活检病理表现类似，且组织病理无法将

虱病的临床表现和治疗

临床表现

外阴的剧烈瘙痒（夜间尤甚），是寄生虫感染的一个特点，常见抓痕

淡蓝色的皮肤斑疹（青疹）常见于阴虱病患者

抓痕和叮咬处可继发脓疱性皮疹

外阴和阴毛处可发现阴虱和虫卵

阴虱

阴毛处的虫卵。常紧紧黏附于阴毛上

治疗

杀虫剂

感染者的家人及性伴侣均需外用杀虫香波或乳剂治疗，并注意卫生

彻底打扫房间，尤其对内衣或寝具进行消毒、洗涤

虱叮咬和其他昆虫叮咬鉴别开来，因此虱病很少进行皮肤活检，主要靠临床诊断。组织病理表现为浅层和深层的非特异性的、以嗜酸性粒细胞为主的炎症细胞浸润，这是昆虫叮咬后的反应。蜱叮咬的组织活检有时可见蜱的部分结构，疥疮的组织活检有时可发现疥螨，但虱病的组织活检见不到虱的结构。

治疗：几种虱病的治疗方法类似，主要应用苄氯菊酯（扑灭司林），只要使用恰当治愈率较高。除此之外，

还需要联合一些方法以除去毛干处的幼虫，用篦子刮是必要的。需要连续治疗数周。将寝具和衣物消毒。六氯己烷（即"林丹"）因其具有潜在的神经毒性目前应用较少。马拉磷酸和口服的伊维菌素也具有较好疗效。口服伊维菌素治疗后 1 周需再重复治疗，以杀灭正在孵化的幼虫。

治疗体虱时也需要对住处全面消毒，并同时治疗同住的家人。被虱污染的衣物应丢弃，或进行彻底的烟熏消毒。

十二、莱姆病

莱姆病（Lyme 病）是一种由伯氏疏螺旋体感染引起、经蜱传播的感染性疾病。鹿蜱，即肩突硬蜱，是向人类传播伯氏疏螺旋体的主要媒介。首例莱姆病于 1975 年发现于美国康涅狄格州莱姆镇，它是美国最常见的一种蜱媒病。好发于蜱活跃的季节——春夏及初秋。本病不仅累及人类，还可累及犬、马和牛。

临床表现：游走性红斑是莱姆病的特征性皮疹。典型的游走性红斑表现为蜱叮咬处单发的"牛眼状"红斑，中央为红斑，周围为未受累皮肤，外围完全被红斑包绕。游走性红斑直径 > 2cm。一旦蜱将病原体传播至皮肤，立即出现皮疹。偶尔红斑中央处形成水疱或大疱。大多数皮疹单发，莱姆病偶尔也可早期播散导致多个皮疹。多发皮疹较原发皮疹小、颜色淡，无"牛眼征"的典型表现。1/4 感染者可出现早期播散。大部分患者诊断时出现系统性症状，如头痛、发热、不适。

约 75% 的螺旋体感染者可出现游走性红斑。不出现皮疹或未经治疗者容易发展为慢性感染，可有多种临床表现，其中莱姆病性关节炎最为常见，表现为单关节炎，另一常见表现是由于累及中枢神经系统所导致的面神经麻痹（贝尔面瘫）。除此之外，慢性莱姆病还可累及心血管、神经、肌肉骨骼及血液系统。

组织学：游走性红斑处行皮肤活检可见真皮浅层及深层的淋巴细胞浸润，同时可见大量浆细胞和嗜酸性粒细胞。近半的标本可发现螺旋体。游走性红斑的病理结果可进一步证实临床表现，但只要临床支持莱姆病即可开始治疗，不必等待病理结果完善后再治疗。

发病机制：伯氏疏螺旋体通过鹿蜱叮咬后传播给人类。白尾鹿和白足鼠是伯氏疏螺旋体的传染源，但这两种动物却不受病原体的累及。蜱的虫卵、幼虫或成虫吸食这两种动物的血后携带了病原体，但螺旋体不对蜱造成任何伤害，可在蜱的肠道中长时间生存。之后，蜱将病原体传播给人等意外宿主。蜱接触宿主的时间越长传播病原体的可能性越大，通常认为蜱接触 24h 才能传播螺旋体。

治疗：游走性红斑的治疗常用多西环素，需持续 3 周，疗效好且安全性高。多西环素禁忌者或幼儿可服用阿莫西林。中枢神经系统受累者需要静脉注射头孢曲松或青霉素。预防治疗也较为重要，苄氯菊酯（扑灭司林）驱虫疗法对驱除鹿蜱有效，在疫区的户外工作者可购买苄氯菊酯处理过的衣物。

去过树丛后应检查皮肤表面有无蜱，若有应立即去除，因为蜱需要吸附皮肤 24h 才可传播伯氏疏螺旋体。但这种方法仅可避免蜱成虫，蜱幼虫和虫卵因为太小而经常被忽视。

莱姆病由伯氏疏螺旋体感染引起，肩突硬蜱叮咬传播

早期播散的莱姆病可见多个游走红斑，呈牛眼样表现，见于接近 25% 的患者

贝尔面瘫：慢性莱姆病的常见表现

听觉过敏	左侧第Ⅶ周围面神经衰弱	左侧第Ⅶ中枢面神经衰弱

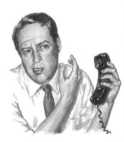 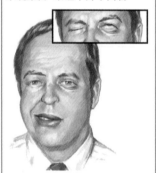 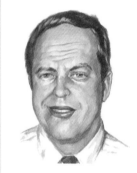

闭眼时眼球震颤，露出巩膜（贝尔现象），眼睑本身不闭合

第Ⅶ周围神经麻痹的早期表现：患者对声音敏感、刺激后耳痛，常把电话听筒远离耳朵。受累侧的味觉也可消失

患者不能皱额，眼睑轻度下垂，受累一侧微笑时不能露齿，下唇轻度下垂

患者微笑不完全，患侧鼻唇沟变浅，眉及额部的活动相对正常

十三、性病性淋巴肉芽肿

性病性淋巴肉芽肿（lymphog-ranuloma venereum，LGV）是一种由 L1、L2、L3 血清型沙眼衣原体感染引起的性传播疾病（STD），病程分为 3 个阶段。曾经仅发生于热带地区，目前可见于全球各地。皮肤表现主要发生于腹股沟及外阴。常与其他 STD 并发，因此诊断为 LGV 的患者应同时筛查有无合并其他 STD。

沙眼衣原体可导致多种感染性疾病，如肺炎、泌尿生殖道感染、结膜炎及沙眼等。沙眼，早期表现为结膜炎，若不经治疗可导致球结膜和睑结膜发生严重的炎症反应甚至形成瘢痕。沙眼和结膜炎的病原体是沙眼衣原体的 A、B、C 血清型。

临床表现：LGV 在美国和欧洲罕见，但需要与所有发生于肛门及生殖器的溃疡性疾病鉴别。本病好发于社会及经济地位较低或具有多个性伴侣的人群。通过性交在个体间传播。经过短暂的潜伏期（数天至数周）后，出现一个无痛性丘疹并最终破溃。溃疡较小（直径 ≤ 1cm）、质不硬，虽然不痛，但常让患者不适并产生精神压力。这一初期阶段不经治疗即可自愈，溃疡愈合后遗留一个浅瘢痕。

疾病的第 2 个阶段表现为腹股沟淋巴结炎，出现于溃疡愈合后的 2 ～ 3 周，表现为双侧腹股沟淋巴结肿大、疼痛，但淋巴结孤立不融合。之后，淋巴结渐渐相互融合并形成一个大斑块，称为"横痃"。 若普帕尔韧带（腹股沟韧带）的双侧均受累则可导致特征性的"沟槽征"，它形象地描述了腹股沟韧带两侧淋巴结肿大，但韧带表面未受累所形成的中间凹陷的沟槽。巨大的淋巴结可能发生坏死，常出现淋巴结化脓，并形成从淋巴结至皮肤表面的窦道和引流。这一阶段常伴随发热和系统性症状。

LGV 的第 3 阶段即最后 1 个阶段较为少见，表现为外阴的瘢痕化、纤维化和象皮肿。如果原发或继发病累及直肠，可出现肠瘘及狭窄，导致

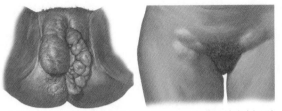
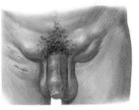

LGV 导致的慢性淋巴水肿(左图)及腹股沟淋巴结炎(右图)

LGV 患者的"沟槽征"。由于腹股沟韧带双侧的淋巴结肿大所致

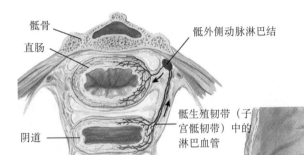

骶骨
直肠
阴道
骶外侧动脉淋巴结
骶生殖韧带（子宫骶韧带）中的淋巴血管

骶生殖韧带（子宫骶韧带）中的淋巴血管

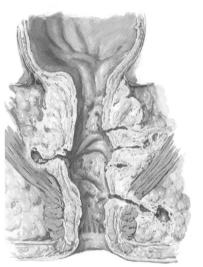

直肠狭窄伴多发盲性窦道形成；狭窄导致慢性疼痛，是患病的重要原因

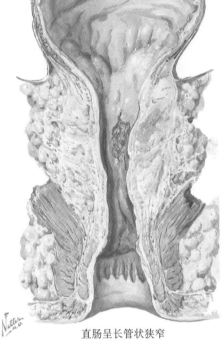

直肠呈长管状狭窄

慢性疼痛。直肠受累常发生于男同性恋人群。

发病机制：沙眼衣原体是一种革兰染色阴性的专性细胞内寄生菌，其特殊之处在于不能产生自己需要的三磷腺苷（ATP）能量来源，这种特性使其不得不寄生于宿主细胞内。其感染形式称为"原粒体"，可进入宿主细胞内。在细胞内，原粒体形成一个大的、繁殖活跃的网状体，网状体进行二分裂并产生后代（原粒体），随后原粒体从细胞内释放并再次感染其他细胞或宿主。

组织学：对 LGV 早期的溃疡进

行皮肤活检可见表皮坏死，伴混合性非特异性炎症浸润，因此 LGV 的组织病理表现无特异性。组织培养（McCoy 细胞培养）是唯一可靠的诊断手段。碘染色发现含有糖原的包涵体是存在沙眼衣原体的敏感性和特异性指标。也可进行多种血清学试验检测沙眼衣原体，但无法区分既往感染和新近感染。

治疗：对新生儿常规应用红霉素滴眼液大大降低了患沙眼的风险。治疗 LGV 常口服四环素或红霉素类的抗生素。即使其无 LGV 的临床表现也需要同时治疗所有性伴侣。

急性肾上腺功能衰竭（沃－佛综合征）

血液、脑脊液或喉部中的脑膜炎球菌

休克，严重低血压

严重的紫癜、休克、虚脱、苍白

肾上腺的出血性破坏

十四、脑膜炎球菌性血症

脑膜炎球菌性血症可导致多种临床疾病，其中最严重、病死率最高的是奈瑟菌性脑膜炎。脑膜炎奈瑟菌感染可导致败血症、肺炎及脑膜炎，这些疾病若得不到早期治疗则病死率均较高。该细菌还可导致严重的弥散性血管内凝血（DIC）以及沃－佛综合征（Waterhouse-Friderichsen syndrome）。沃－佛综合征即急性肾上腺皮质功能不全，由于双侧肾上腺出血所致，可导致感染等一系列症状，其中脑膜炎奈瑟菌是最常见的病原体之一。

临床表现：小于1岁的幼儿好发，且男童发病率较高，无种族差异。家庭中有吸烟者是发病的危险因素之一，可能原因是二手烟损伤了幼儿的呼吸道上皮，因此细菌可入侵黏膜并进入血液循环。其他危险因素包括 C5、C6、C7、C8 补体缺陷；脾缺失也增加感染风险，因为脾是将荚膜包裹的细菌从血液循环内清除的关键器官；慢性免疫抑制状态也可增加感染的风险；除此之外，居住环境过于拥挤也会增加感染风险，因此军营和宿舍是暴发感染的常见场所。

脑膜炎患者可出现发热、头痛、呕吐、颈强直及各种脑膜刺激征如克氏征和布氏征。凯尔尼格征（Kernig sign）阳性即将患者的臀部和膝盖摆放呈90°，向上抬小腿时可引出膝关节疼痛。布鲁津斯基征（Brudzinski sign）阳性即向上屈患者项部时可导致其臀部和膝盖屈曲。脑膜炎患者布氏征较克氏征更为敏感，这些脑膜刺激征常有助于临床诊断。随病情进展，患者可出现惊厥或昏迷。

皮疹表现为可触及性紫癜、瘀

特征性的热型图

斑或泛发的斑点状紫癜，也可表现为伴水疱及脓疱的皮肤坏死。紫癜为多角形，边缘不规则，中央皮肤常见暗灰色的斑点，皮肤疼痛。皮肤坏死严重者可导致四肢末端或手指、足趾的坏疽，严重者可导致整个肢体全部坏疽。若出现DIC，可紧接着皮疹出现DIC的皮肤表现，出现DIC者预后较差。

暴发性脑膜炎球菌性败血症可引起肾上腺出血坏死，被称为沃－佛综合征，最终导致急性肾上腺功能不

全。沃－佛综合征在脑膜炎球菌性败血症患者中的发生率小于5%，但死于脑膜炎球菌性败血症的患者中50%以上均伴有沃－佛综合征。患者出现泛发性的紫癜及发绀，并伴有血流动力学异常、低血压、急性肾衰竭及双相热的症状和体征。皮疹的发生机制是败血症导致小血管的栓塞或内皮的破坏，血液从破坏的血管壁中渗出并形成严重的紫癜，因此脑膜炎球菌性败血症中皮肤紫癜越显著，沃－佛综合征的发生率越高。

实验室检查有助于诊断，但临床上高度怀疑脑膜炎球菌感染时不必等待检查结果完善即可开始治疗。脑膜炎球菌的血培养、脑脊液培养及组织培养具有诊断价值。脑膜炎球菌是一种革兰阴性的双球菌，在巧克力琼脂培养基上培养可见小而湿润的、灰色的圆形菌落。对脑脊液行革兰染色后可见细胞内的革兰染色阴性双球菌。在 Thayer–Martin 培养基上生长亦较好。脑膜炎球菌氧化酶阳性，可酸化特定的糖。这些辅助检查可用于鉴别脑膜炎球菌和其他细菌。可取脑脊液标本进行聚合酶链式反应（PCR）以检测脑膜炎球菌，但本实验不常规进行。所有脑膜炎球菌感染的病例均应上报。

发病机制：脑膜炎球菌是一种革兰染色阴性双球菌，感染后可导致败血症和脑膜炎。它的生存需要铁的存在，由于这个独特的代谢需要，人类是其唯一宿主。抽样研究发现，接近 10% 的个体口咽部曾经暂时存在脑膜炎球菌，这些携带人群无明显症状，但可能成为脑膜炎球菌的潜在传染源。病原体通过密切接触及唾液传播。如果细菌可以复制并达到引起菌血症的程度，那么它就成为潜在的病原体。菌血症可快速进展为败血症（脑膜炎球菌性血症），这是一种危重的致命性疾病。脑膜受累可引起奈瑟菌性脑膜炎，脑膜炎奈瑟菌是一种亲神经性的细菌，可攻击中枢神经系统的通路。

目前已知的脑膜炎奈瑟菌至少有 13 种，其中 9 种被证实可导致人类患病。目前，针对最常见的 A、C、Y 及 W-135 血清型的脑膜炎奈瑟菌疫苗已经上市，另外 5 种血清型的脑膜炎奈瑟菌可累及所有个体，不论其是否接种疫苗。脑膜炎奈瑟菌的表面表达一种毒性的脂寡糖抗原，可引起多种系统性症状。另外，脑膜炎奈瑟菌被荚膜所包裹，有助于其抵御宿主免疫系统的攻击。

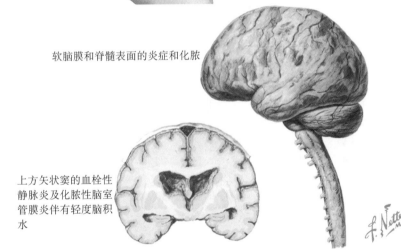

细菌性脑膜炎
感染源

颅底骨折
中耳炎
乳突炎
皮肤窦道
皮肤（疖）

筛板病变
筛窦炎
鼻疖
鼻咽炎
肺炎

软脑膜感染通常由血行播散导致，但也能通过鼻旁窦、中耳或乳突小房直接感染。另外，还能通过因筛板破坏或皮肤窦道而引起的脑脊液漏直接感染

软脑膜和脊髓表面的炎症和化脓

上方矢状窦的血栓性静脉炎及化脓性脑室管膜炎伴有轻度脑积水

组织学：组织活检大多提示血管炎，伴中性粒细胞和纤维素样坏死以及红细胞渗出。组织革兰染色后病原体更加清晰。常见小静脉及毛细血管栓塞，可继发坏死和溃疡。

治疗：早期诊断后需要立即行静脉抗生素治疗。与感染者密切接触的个体均需要排除本病，并给予口服药物预防性治疗。最常用的静脉抗生素是头孢曲松，其次为青霉素，青霉素过敏者可给予氯霉素。沃－佛综合征患者需行肾上腺替代疗法。

接触者可选用环丙沙星、利福平或头孢曲松进行预防性治疗。只要临床高度怀疑本病即可开始预防用药或静脉疗法，即使数小时的延迟治疗也可能改变患者的结局。

正常的免疫系统有助于降低本病的发生率，已经建立了高危人群注射脑膜炎球菌疫苗以及何时接种的指南。虽然疫苗仅能保护人类免受脑膜炎奈瑟菌 13 种血清型中 4 种的感染，但它仍然降低了感染本病的发生率，挽救了许多生命。

十五、传染性软疣

传染性软疣是一种传染性很高但发病率较低的病毒感染性疾病，好发于儿童，诊断主要根据临床上特征的皮疹。当传染性软疣发生于成人的外阴时则认为是一种性传播疾病，除此之外，很少见于免疫功能正常的成人。若成人发病但无确切的性传播证据，则需要排除该患者是否处于免疫功能抑制的状态。长期使用免疫抑制药的患者或艾滋病患者常发生本病。

临床表现：幼儿常通过相互接触而传播病毒，潜伏期是 2 ～ 4 周。特征性皮疹表现为 35mm 大小、中央有脐凹的圆顶形小丘疹，粉红色至乳白色。皮疹常多发，亦可单发，可出现于全身任何部位，伴瘙痒或无自觉症状。软疣易发炎，发炎后疣体变软。发炎的皮疹呈淡红色，被儿童搔抓或弄破后出血。皮疹发炎越明显，该处遗留瘢痕的可能性越大，皮疹继发感染时也可出现瘢痕。大多数未受刺激的皮疹 6 个月内可自愈。

成人可通过性接触感染本病，皮疹发生于外阴区域，易局限于腹股沟处，皮疹较多。不经治疗亦可自愈。免疫抑制的个体尤其是 HIV 感染者易于感染传染性软疣病毒，且感染易播散，皮疹较儿童的皮疹大。

发病机制：传染性软疣由传染性软疣病毒（MCV）引起，该病毒是一种较大而折叠的双链 DNA 痘病毒，共有 4 种亚型，即 MCV1 ～ MCV4。人类是该病毒的唯一感染者。病毒通过密切的身体接触传播，也曾报道通过污染物间接传播。病毒吸附于靶细胞表面的黏多糖上，然后进入细胞并复制，病毒携带着 RNA 聚合酶以转录病毒基因，同时携带 DNA 聚合酶以进行 DNA 复制，合成早期和晚期蛋白。早期蛋白主要用于病毒的复制，晚期蛋白主要用于产生病毒的衣壳。这些过程均在被感染细胞的

会阴、臀部、大腿处散在分布的软疣。皮疹通过身体接触及自体接种传播。成人可通过性传播

放大可见典型的脐凹状皮疹

软疣皮疹的组织切片见痘病毒包涵体及中央角栓

角栓

包涵体

用棉签蘸液氮对皮疹行冷冻治疗

局部清除皮疹可采用干燥、冷冻、激光、化学腐蚀、刮除等方法

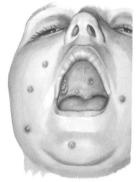

传染性软疣好发于儿童

细胞中进行。一旦病毒复制完毕，感染的细胞通常死亡，然后砖形的病毒颗粒释放出来。

组织学：传染性软疣的组织病理非常有特征性，通过组织学易于诊断。然而，本病通常依靠临床即可诊断，故很少进行组织活检。病毒感染的细胞存在软疣小体。软疣小体从基底层内小的嗜酸性小体到上部表皮转变成较大的嗜碱性小体。随着其变大，压迫感染细胞的细胞核。这些胞质内的包涵体被称为亨德森－帕特森小体（Henderson–Patterson bodies）。

治疗：由于大多数儿童患者可自愈，因此对于儿童患者可暂时观察随诊。也可使用一些方法将软疣破坏，如液氮冷冻，其疗效较好，但大多数儿童无法忍受疼痛。其他方法如外用维 A 酸类软膏、水杨酸、斑蝥素、咪喹莫特及刮疣治疗等也可应用。使用免疫抑制药的患者可使用其中的任何一种方法，应与其器官移植医师和主管医师协调是否可尝试免疫抑制药减量。播散性的传染性软疣患者及合并 HIV 感染的患者可使用高活性抗逆转录病毒疗法（HAART）。

十六、副球孢子菌病

副球孢子菌病又称南美芽生菌病，由双相型真菌巴西副球孢子菌感染所致，主要见于中美及南美洲。大部分感染由吸入厚壁孢子引起。自然环境下该真菌表现为菌丝型或真菌型，体温下则转化为酵母型。巴西是副球孢子菌病发病率最高的国家。原发于肺部的感染可导致全身播散，继发皮肤感染。真菌直接接种于皮肤可导致原发于皮肤的副球孢子菌病。

临床表现： 本病好发于男性，原因不明，可能与男性的职业暴露（如务农）有关。具推测雌激素具有保护作用。发病率无种族差异性。免疫功能正常的宿主多表现为亚临床感染，之后可能有两种转归：肺内形成肉芽肿将真菌局限于其中，或患者出现临床症状。血清学试验可检测无临床症状的个体是否曾暴露于病原体。一些感染者可出现一系列流感样症状，如不适、体重下降、疲劳、发热、肺炎或胸膜炎。不论免疫状态如何均可出现进行性肺部病变，但免疫抑制患者更为严重。

X 线胸片可见双侧肺部浸润，类似肺结核的表现。浸润常相互融合并出现穴蚀现象，痊愈后呈肺气肿改变。几乎所有副球孢子菌病均有肺部受累。肺部感染后，真菌又可播散至皮肤、引流淋巴结、肾上腺、中枢神经系统、腹膜及消化道。

副球孢子菌病皮损分为两种类型，播散型和皮肤型，其中以播散型更为常见。皮疹好发于面颈部尤其是口周及鼻周。可累及口腔黏膜和舌，亦常累及鼻、咽部，形成桑葚样的溃疡性口腔炎，被称为"Aguiar-Pupo口腔炎"。黏膜损害常布满针尖状出血点。皮肤表现为丘疹、结节或蕈样斑块，溃疡常见，患者自觉疼痛和肿胀。颈部淋巴结肿大。感染的淋巴结常形成皮肤表面的窦道并自发引流。

皮肤型副球孢子菌病由真菌直接接种于皮肤引起。真菌存在于土壤中，当真菌通过被污染的物体进入皮肤后

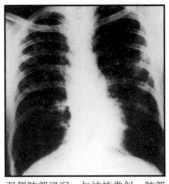

双侧肺部浸润，与结核类似。肺部病变可以很轻微，亦可很严重

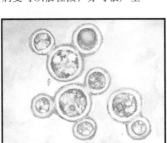

加入 10% NaOH，未染色的新鲜痰培养可见巴西副球孢子菌的酵母相，具有双层壁，并可见一个或多个出芽

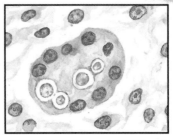

唇、鼻、舌部的斑块，伴颈部淋巴结炎

皮损组织活检可见一个巨细胞，内含几个双轮廓的酵母相细胞，伴单个出芽

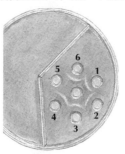

沉淀素试验。 中央孔内加入抗原，周围 6 个孔内加入不同患者的血清，可见沉淀素条带，其中第 4 孔和第 5 孔分别为同一患者治疗前后的血清，以观察治疗反应性

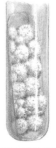

室温下以沙氏培养基培养巴西副球孢子菌，可见菌丝构成的菌落，纤维样的菌丝之间或菌丝末端可见厚壁孢子，因此整个菌落呈现绒毛状的外观

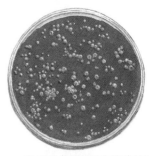

在 37℃ 条件下以血培养基培养巴西副球孢子菌，可见其酵母相的菌落

导致原发性皮肤副球孢子菌病。皮疹表现为丘疹或质软、破溃的结节，表面伴或不伴溃疡，部分可自愈，但大多数逐渐增大。

组织学： 皮肤活检可见表皮假上皮瘤样增生及不同程度溃疡或脓肿形成，伴混合性炎症细胞浸润。真皮深层可见化脓性肉芽肿性炎症浸润。常规 HE 染色可发现真菌。酵母型菌体的壁厚、有折光性，呈"航海轮"状的轮廓，这是巴西副球孢子菌的突出特征。真菌可通过多种特染方法显色，包括 PAS 染色及银染。在沙氏培养基中易于生长，表现为蓬松的白色菌落。

发病机制： 巴西副球孢子菌有特殊的生长需求，在自然界生长依赖于土壤的酸碱度、海拔及恒定的温度。理想的生存条件被打破后真菌的生存能力则降低。针对该真菌，宿主依赖 Th1 辅助 T 细胞反应。

治疗： 伊曲康唑对本病疗效佳，大大改善了预后。和其他系统性真菌病一样，疗程需要持续数月至 1 年，若不经治疗，本病病死率较高。磺胺类药物也曾被应用，酮康唑和氟康唑亦对本病有效，两性霉素 B 仅用于危重病例或对唑类及磺胺类药物不敏感的患者。

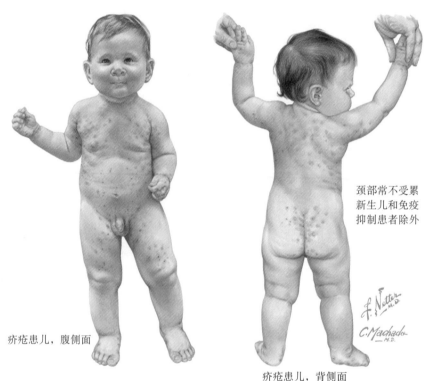

剥脱性炎性丘疹
（注意阴茎受累）
生殖器、脐、手
指缝是疥疮的特
征性的发病部位

疥疮
（圆圈内示人疥螨）

十七、疥疮

疥疮由人疥螨（*Sarcoptes scabiei var. hominis*）感染所致，人类是该寄生虫的唯一宿主，本病通过身体密切接触传播。

临床表现：任何人均可被疥螨感染，男性和女性发病率相同，无种族差异。疥疮常引起剧烈瘙痒，夜间入睡前尤甚。患者因自觉奇痒难忍而持续搔抓、无法控制，故查体时可见大量抓痕。穿凿性隧道是疥疮特有的皮肤表现。

隧道宽 0.5 ~ 1mm，长 0.5 ~ 1.5cm，蜿蜒起伏，盲端可见一小黑点，疥螨在这个小黑点处挖掘隧道。于隧道处刮皮屑行镜检可见疥螨，有时还可见疥虫卵及其排泄物。以上表现均提示疥疮的诊断。隧道在手指缝及手腕处最常见。

手掌常受累，掌纹处可见 1mm 大小的斑疹，剧烈瘙痒，伴抓痕。由于疥螨会避开皮脂腺丰富的区域，故青春期后的患者面部不受累，而婴幼儿的皮脂腺尚未发育成熟故其面部可受累。另外，疥疮亦好发于外阴，几周以上的病例大多有阴囊受累，表现为阴囊表面散在的丘疹、结节。具有阴囊表面瘙痒性结节表现者均应排除本病。

结痂性疥疮即挪威疥，是疥疮的一种少见亚型，见于免疫抑制个体。结痂代表成百上千的疥螨在活动，患者多全身广泛受累，极痒。刮屑镜检可发现大量的疥螨。结痂性疥疮的患者应多法联合治疗。

疥疮可在慢性病疗养院内暴发，累及很多患者，且感染难以消灭。

疥疮患儿，腹侧面

颈部常不受累
新生儿和免疫
抑制患者除外

疥疮患儿，背侧面

组织学：表现为真皮内以嗜酸性粒细胞为主的混合性炎性细胞浸润，但任何昆虫叮咬后均可出现类似表现，因此本病的病理表现不特异、很少进行皮肤活检。表皮内可能发现疥螨的部分结构。

发病机制：个体之间通过身体接触而传播疥螨。疥螨向表皮内挖掘隧道，但无法穿透基底膜。疥螨的存在导致机体发生炎症反应。雌性疥螨经由隧道进入表皮产卵，每日可产 3 个虫卵。卵在 2 ~ 3d 孵化并释放幼虫，幼虫迅速生长形成若虫，然后成为成

熟的疥螨。这一过程需要 1 周时间。疥螨的生存期是 2 个月。

治疗：苄氯菊酯（扑灭司林）可用于治疗疥疮，涂抹后保留一夜，1 周后应再次重复使用。苄氯菊酯是杀虫药而非杀卵药，重复使用的目的是确保新孵化的疥螨在达到育龄之前被消灭。孕妇可使用硫黄胶，有效且安全，但气味难闻。若慢性病疗养院内暴发疥疮，应口服伊维菌素治疗，效果较好。六氯环己烷（林丹）因其神经毒性目前较少应用。若苄氯菊酯无效时可选用马拉磷酸。

十八、孢子丝菌病

申克孢子丝菌是一种自然环境中存在的真菌，可通过直接接种于皮肤而感染人类，被认为是一种深部真菌。文献中也曾报道通过吸入感染孢子丝菌病者，可引起中枢神经系统感染，这些病例见于免疫抑制的宿主。孢子丝菌病与玫瑰花刺伤而接种于皮肤相关，并且有很多报道。玫瑰花及多种其他植物或土壤中可分离出申克孢子丝菌。

临床表现： 园丁、花匠及户外运动爱好者最容易感染申克孢子丝菌，因为这些职业或运动增加了与土壤真菌接触的风险。真菌生存于自然界中，人类通过真菌植入皮肤而感染。真菌接种于皮肤的常见方式包括被植物刺伤，或皮肤伤口与土壤及植物接触。真菌进入皮肤后数日内接种处出现一个丘疹或脓疱。最初患者通常认为是细菌感染而使用抗生素治疗，直到丘疹破溃而形成一个较大的斑块时才考虑孢子丝菌病。感染发生后，真菌进入淋巴管并向肢体近端迁移，皮损表现为丘疹或结节，由于真菌从淋巴系统穿行，因此，不断有液体通过窦道向皮肤表面排出。这种特征性的通过淋巴管播散的方式，称为孢子丝菌病样播散，见于大部分皮肤孢子丝菌病患者。

尽管其他一些感染也可通过淋巴管播散，但有外伤史且出现淋巴管播散时仍提示孢子丝菌病。若出现淋巴管播散，应进行皮肤活检及真菌、细菌和非结核性分枝杆菌培养。孢子丝菌病表现为单发斑块而无淋巴管播散者较少见，斑块不能愈合、逐渐扩大，伴不等数量的溃疡及瘘管。

发病机制： 申克孢子丝菌是一种广泛分布于自然环境中的双相型土壤真菌，人类通过皮肤直接植入真菌的形式而导致感染。一旦真菌进入体内即转化成酵母型以适应恒温环境。感染大多局限于皮肤，严重的免疫抑制者感染时可播散，例如艾滋病患者。

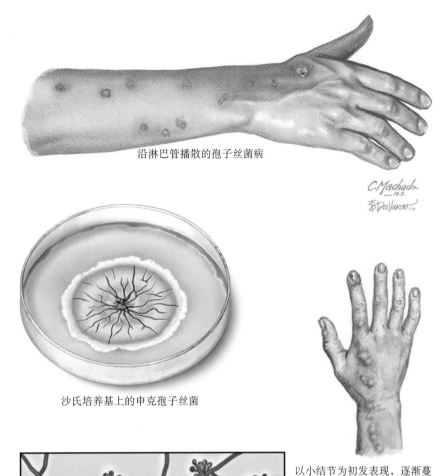

沿淋巴管播散的孢子丝菌病

沙氏培养基上的申克孢子丝菌

申克孢子丝菌的生长模式

以小结节为初发表现，逐渐蔓延至手、腕、前臂（甚至系统性）。通过组织活检和微生物培养与其他真菌感染相鉴别

组织学： 在许多病例中皮肤活检没有诊断价值。主要的病理学特征是肉芽肿浸润。PAS 染色和银染可显示真菌，病理学家可在密集的炎症区域内找到少量的雪茄形的真菌。除非在免疫缺陷患者，一般很难见到大量真菌。

将申克孢子丝菌在室温下培养于沙氏培养基中可见白色至棕色真菌型的菌落。一段时间后，真菌形成棕色的色素使整个菌落由棕色变为黑色。因为具有双相型的特性，申克孢子丝菌也可以生长于 37℃ 的环境中，尽管在此温度下生长较慢。

治疗： 碘化钾溶液治疗孢子丝菌病已被应用数十年，其治疗真菌感染的机制不明，但可干扰真菌的蛋白合成并增强宿主的免疫功能。还可应用唑类抗真菌药物治疗。伊曲康唑是研究及应用最广泛、首选的药物。所有的唑类抗真菌药可抑制真菌的细胞色素 P450 酶 $14-\alpha-$ 甾醇 - 脱甲基酶（CYP51A1），由此抑制一种重要的细胞膜成分——麦角固醇的合成。肺部及中枢神经系统孢子丝菌病或播散性孢子丝菌病应使用两性霉素 B 治疗。

十九、金黄色葡萄球菌皮肤感染

皮肤金黄色葡萄球菌感染可有多种表现。由于耐甲氧西林的金黄色葡萄球菌（MRSA）的存在，这种皮肤感染再一次受到高度的关注。大多数 MRSA 感染为社区获得性感染，与医院获得性感染的 MRSA 敏感模式不同。MRSA 皮肤感染的发病率升高，而且其不但可以导致严重的皮肤感染，也可引起败血症、肺炎、骨髓炎及其他内脏感染。金黄色葡萄球菌是皮肤及咽部的一种暂住性细菌，具有较强的产生耐药性的能力。金黄色葡萄球菌和 MRSA 是主要的医院获得性金黄色葡萄球菌，而目前社区获得性的 MRSA 感染也同样重要。MRSA 占医院获得性金黄色葡萄球菌感染中的 50% 以上。

社区获得性 MRSA 的出现增加了严重的金黄色葡萄球菌感染性疾病的发生率。这种社区获得性菌株可增加皮肤疖病、脓肿及严重肺炎的发生率。这些感染大多发生于健康的青壮年。

临床表现：金黄色葡萄球菌和 MRSA 可导致一系列皮肤表现。其中最表浅的皮疹是脓疱疮。脓疱疮好发于儿童或患有其他皮肤病的患者，最常见的两种病原体是金黄色葡萄球菌和化脓性链球菌或 A 组链球菌。皮疹见于面部，表现为表浅的、小的蜜黄色的结痂伴黄色澄清的浆液渗出。该病具有传染性，可在儿童中传播。通常无须口服药物治疗，外用药即可收到较好的疗效。组织病理可见角质层内浅表性感染，并可发现中性粒细胞和细菌。

毛囊的金黄色葡萄球菌感染即毛囊炎，可由多种细菌引起，包括金黄色葡萄球菌及链球菌。还有多种其他病原体也可引起毛囊炎。热水浴毛囊炎由铜绿假单胞菌引起，铜绿假单胞菌生长于消毒不良的热水浴缸中。革兰染色阴性毛囊炎可见于长期使用抗生素治疗痤疮或其他疾病的患者。除了病原体不同，所有类型毛囊炎的皮疹表现均相似，即毛囊周围的 1 ~ 3mm 大小的脓疱，脓疱易破，患者自觉轻度瘙痒或疼痛。脓疱处的毛发可轻易拔掉。脓疱周围见 1 ~ 2mm 宽的红晕，红晕周围有数毫米宽的白晕。全身均可受累，如腿部、臀部。

毛囊炎可导致疖或痈，但大多数疖都不能由原有的毛囊炎引起。疖是一种深在、红肿、柔软的炎性结节，可出现于身体任何部位，好发于鼻孔内，而鼻孔是金黄色葡萄球菌的一个繁殖区。疖可逐渐增大，并自发引流至皮肤表面。破溃引流之前，疖中央形成一个脓疱。痈由多个疖相互融合而成，其更大而且有多条引流性窦道通向表皮，引流出现以前形成多个脓疱。疼痛和局部淋巴结炎是疖和痈的特点。

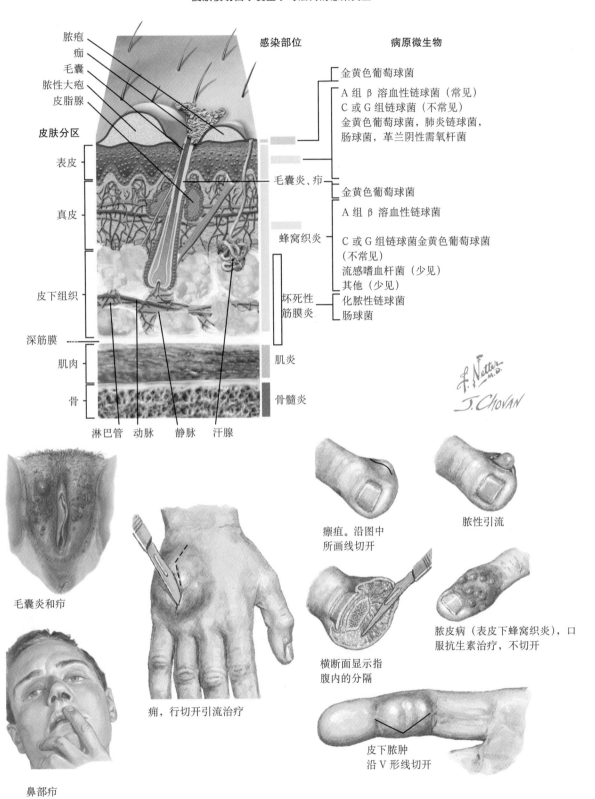

皮肤感染的类型
皮肤横切面示发生于每层内的感染类型

感染部位 | 病原微生物

金黄色葡萄球菌

A 组 β 溶血性链球菌（常见）
C 或 G 组链球菌（不常见）
金黄色葡萄球菌，肺炎链球菌，
肠球菌，革兰阴性需氧杆菌

皮肤分区

脓疱
痂
毛囊
脓性大疱
皮脂腺

表皮

真皮

皮下组织

深筋膜

肌肉

骨

毛囊炎、疖 ── 金黄色葡萄球菌

蜂窝织炎

A 组 β 溶血性链球菌

C 或 G 组链球菌金黄色葡萄球菌
（不常见）
流感嗜血杆菌（少见）
其他（少见）

坏死性
筋膜炎 ── 化脓性链球菌
肠球菌

肌炎

骨髓炎

淋巴管　动脉　静脉　汗腺

毛囊炎和疖

痈，行切开引流治疗

鼻部疖

瘭疽。沿图中
所画线切开

脓性引流

横断面显示指
腹内的分隔

脓皮病（表皮下蜂窝织炎），口
服抗生素治疗，不切开

皮下脓肿
沿 V 形线切开

蜂窝织炎由真皮或皮下脂肪内细菌感染引起，好发于下肢，多见于糖尿病、皮肤外伤、血液循环不良或免疫抑制的患者。首发表现为粉红色至红色的小斑疹，逐渐扩大并累及大片皮肤，伴肿胀、显著疼痛。大多发生于单侧，可出现感染区域的淋巴结炎，且常伴有发热及系统性症状。红斑每天可扩大数厘米。若出现红色线状皮疹，提示淋巴结炎而非蜂窝织炎，但二者可合并存在。丹毒是一种较为表浅的蜂窝织炎，发生于真皮浅层，临床上表现为边界清晰的水肿性红斑，质软，好发于下肢和面部。

中毒性休克综合征（TSS）指发热、低血压、红皮病三种表现并存。皮疹表现为泛发性红色、苍白的斑疹，如及时治疗，皮肤脱屑数周后能恢复正常。TSS 最初见于月经期持续使用超强吸附能力的止血棉条者，此后这种止血棉条不再使用。这种止血棉条为金黄色葡萄球菌提供了一个有利

的生长环境，细菌产生毒素并导致症状。TSS 可见于任何金黄色葡萄球菌感染者，但出现脓肿者更容易发生TSS。毒素作为超抗原，不经正常免疫系统加工激活 T 细胞，导致剧烈的免疫系统活化。

发病机制：金黄色葡萄球菌是一种革兰染色阳性细菌，广泛分布于环境中，亦可在人体内繁殖。鼻孔、趾蹼和脐是常见的繁殖之处。细菌在血琼脂培养基上呈葡萄样成簇生长。金黄色葡萄球菌是导致人类感染的最常见的细菌之一。

组织学：组织病理表现取决于感染的形式。常见中性粒细胞广泛浸润。组织革兰染色可见阳性细菌。脓疱疮的炎症局限于表皮，角质层内可见细菌和中性粒细胞，大疱性脓疱疮的颗粒层内可见表浅的水疱形成。毛囊炎示毛囊周围水肿及中性粒细胞浸润。疖、痈、脓肿示真皮内大量的中性粒细胞浸润和细菌碎片。

蜂窝织炎的病理改变更轻微，血管周围中性粒细胞浸润。蜂窝织炎的组织病理或组织培养均较难见到细菌。大多蜂窝织炎病理未行活检。TSS 示浅表和深层的混合性炎性浸润，因其皮疹由毒素介导，故见不到细菌。

治疗：脓疱疮可外用针对金黄色葡萄球菌和链球菌的药物，如莫匹罗星。其他感染需要口服抗生素治疗。头孢氨苄或双氯西林效果较好，社区获得性 MRSA 感染高发的区域可以磺胺类或四环素类药物代替以上两种药物。所有病例均应行细菌培养及药敏试验。

严重的蜂窝织炎及所有 TSS 病例均应住院治疗。首选静脉滴注万古霉素，待分离金黄色葡萄球菌并完善细菌药敏结果后可调整。TSS 患者需要重症监护治疗及血压、呼吸支持。

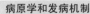

中毒性休克综合征

病原学和发病机制

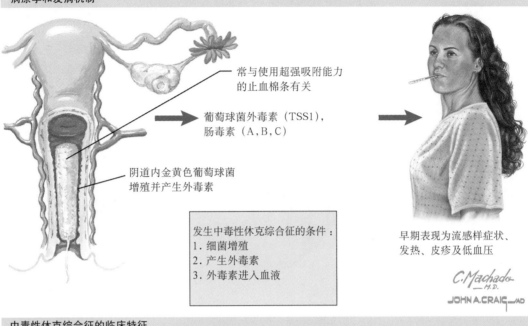

常与使用超强吸附能力的止血棉条有关

葡萄球菌外毒素（TSS1），肠毒素（A，B，C）

阴道内金黄色葡萄球菌增殖并产生外毒素

发生中毒性休克综合征的条件：
1. 细菌增殖
2. 产生外毒素
3. 外毒素进入血液

早期表现为流感样症状、发热、皮疹及低血压

C.Machado
—M.D.

JOHN A.CRAIG—AD

中毒性休克综合征的临床特征

是一个病谱，轻者仅轻度的流感样症状，重者可短时间内多器官功能衰竭

发热 > 39℃

弥漫性红斑，类似于日晒伤的表现

予以器官支持治疗即抗休克治疗

头痛、易激惹、思维混乱

可能并发成人呼吸窘迫综合征
低血压（可能很重）

恶心、呕吐

腹泻

全血计数，肝、肾功能检查

掌跖脱皮（出现较晚）

金黄色葡萄球菌培养

除去卫生棉条（除去感染病灶）

生殖器梅毒

一期梅毒，硬下疳伴腹股沟淋巴结炎

二期梅毒，扁平湿疣

冠状沟处的硬下疳，
无触痛性溃疡

阴茎头硬下疳
有韧性、无触痛性溃疡

多发硬下疳

阴茎阴囊的硬下疳
伴腹股沟淋巴结炎

暗视野检查
可见螺旋体

二十、梅毒

梅毒自 15 世纪以来就被人类所记载。在当时，梅毒是一种致死率极高的疾病，通过无数科学家几个世纪以来的不懈努力，对这一疾病终于有了深入的认识。法国科学家 Philip Ricord 发现了梅毒的 3 期病程并将其与其他性病如淋病鉴别开来。德国动物学家 Fritz Schaudinn 及德国皮肤病学家 Erich Hoffman 于 1905 年发现了梅毒的病原体——苍白密螺旋体。随后，德国科学家 Paul Ehrlich 和他的团队一起研制出首个特异性治疗梅毒的口服药 606，因为这是他们尝试的第 606 种用于治疗梅毒的药物。这种有机砷分子很快被更名为洒尔佛散（salvarsan），这是一种针对梅毒螺旋体的特效药。

苍白密螺旋体属于螺旋体的一种。螺旋体是一种革兰阴性细菌，呈线圈样或螺旋样的线状。苍白密螺旋体有 3 种亚型：引起梅毒的亚型称为梅毒螺旋体，另外两种亚型引起地方性梅毒、品他病或雅司病。梅毒是一种传染性很强的疾病，通过性交或母婴垂直传播。梅毒的病程具有 3 期，但并非所有病例此 3 期均出现，只有 1/3 未经治疗者最终发展为三期梅毒。二期和三期梅毒出现以前要经历一段潜伏期，时间长短不一。

临床表现：无论过去还是现在，大多数梅毒病例均由性传播引起。梅毒经常与其他性传播疾病（STDs）并发，尤其是 HIV 感染。这两种感染能互相促进对方的发生。发病无种族或性别差异，只要接触病原体任何人均可能被感染。多数病例生殖器部位原发感染导致临床症状。

一期梅毒是一个无痛性溃疡，最初表现为一个红色的丘疹，数天至数周后破溃。溃疡多发生于暴露后的 3 ～ 4 周，也可发生于暴露后的 3 ～ 4 个月后。这种溃疡触之较硬，称为"硬下疳"。可见于外阴的任何部位，包括女性的阴唇、阴道口、阴阜，以及男性的阴茎头、包皮、阴茎体。发生于男性包皮的硬下疳常出现"翻船征"（Dory flop sign），即患者经常搔抓有溃疡的包皮处，使其逐渐向近端边缘缩进，当溃疡到达一个角度时整个溃疡则翻转过来，这是由于溃疡具有一定硬度，因此受外力时不能被折叠。若不经治疗，溃疡 1 ～ 3 周即可自愈。一期之后，梅毒螺旋体即通过血行播散至其他器官。

口腔梅毒

"桑葚状"第一磨牙
（先天性梅毒）

Hutchinson 齿，鞍裂痊愈
后形成的瘢痕（先天性梅毒）

舌部硬下疳；
淋巴结炎

唇部硬下疳

黏膜斑片和
裂开的丘疹

上腭树胶肿、易穿通

二期梅毒发生的时间不一，既可于一期梅毒之后立即出现，也可发生于硬下疳痊愈的 6 个月后。平均出现于硬下疳愈合后的 6 周。若不经治疗绝大部分患者均出现二期梅毒疹，且常伴有不适、发热、寒战、疲劳、体重下降等系统症状。二期梅毒疹形态多样，最常见为皮色至深红色的丘疹或斑片。手掌和足底受累是梅毒疹的特征性表现，可为诊断提供线索。

扁平湿疣即二期梅毒中腹股沟区出现的潮湿斑块，皮疹中含有大量梅毒螺旋体，几乎均出现淋巴结炎。二期梅毒的其他较少见的表现包括口腔溃疡，类似阿弗他溃疡，以及非瘢痕性斑疹。斑秃表现为"虫蚀状"，由于小片状的脱发区散乱的分布所致。二期梅毒的所有皮疹内均含有细菌，故标本直接在暗视野下镜检即可观察到螺旋形、移动的螺旋体。二期梅毒患者可出现中枢神经系统受累的早期表现，如头痛或其他脑膜征。二期梅毒的症状和体征出现后的 3 ～ 4 个月可自愈，这也意味着三期梅毒的开始。三期梅毒的表现多种多样，一些患者不发展为三期梅毒，约 1/5 患者二期梅毒可反复复发。

30% ～ 40% 未经治疗的患者可出现三期梅毒。从首次出现梅毒的表现到发展为三期梅毒大约需要 4 年时间。三期梅毒可累及皮肤、骨骼及黏膜。特征性的皮疹是梅毒树胶肿。树胶肿多单发，亦可多发，起初表现为丘疹，然后变为结节，数天至数周后结节破溃。受累组织的严重坏死导致

深在性溃疡，溃疡边界清，表面覆着凝胶状的分泌物。三期梅毒的另一表现是结节性梅毒疹，即逐渐扩大的、红色至红棕色的结节，可发展为匐形或环状的皮疹，这些皮疹罕见，如果出现则有溃疡。

还有一些特殊类型的梅毒，如神经梅毒、先天性梅毒、隐性梅毒。梅毒螺旋体累及中枢神经系统（CNS）称为神经梅毒。神经梅毒可出现于梅毒的任何一期或任何一种类型中，由于螺旋体直接感染 CNS 所致。大多数梅毒患者无 CNS 受累的征象，即使其 CNS 中分离出病原体。然而，

多数无症状的神经梅毒患者最终出现临床症状。一些常见的症状包括头痛、听力下降、颈项强直及肌力下降等。若不经治疗疾病可进展，患者可出现癫痫、谵妄、脊髓痨（脊髓结核）。脊髓结核由脊髓后柱的退化引起，后柱对于感觉的形成很关键，因此脊髓结核患者可出现步态异常、反应减弱、本体感觉异常、疼痛、感觉异常以及其他一系列神经症状。神经梅毒不经治疗可导致患者死亡，故出现神经梅毒症状及体征的患者均应行腰椎穿刺以评估脑脊液内是否存在梅毒螺旋体。

先天性梅毒

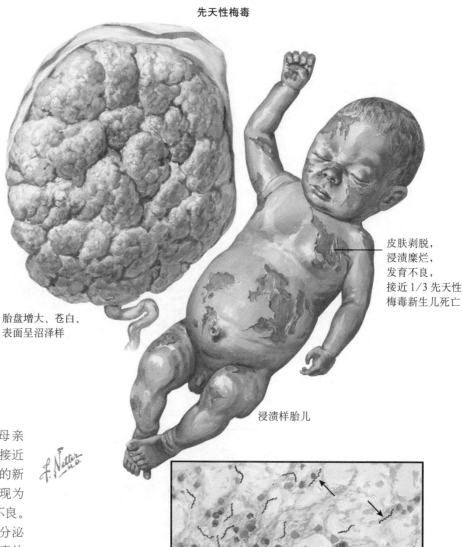

皮肤剥脱，浸渍糜烂，发育不良，接近 1/3 先天性梅毒新生儿死亡

胎盘增大、苍白、表面呈沼泽样

浸渍样胎儿

胎儿组织内的螺旋体（Levaditi 染色法）苍白密螺旋体

先天性梅毒即患有梅毒的母亲通过垂直传播导致其胎儿感染。接近 1/3 被感染的新生儿死亡。存活的新生儿可有多种表现，新生儿可表现为皮肤浸渍、糜烂、恶病质和发育不良。"涕溢"（Snuffles）指伴脓血性分泌物的慢性流涕。皲裂是先天性梅毒的另一种常见表现，表现为口周及眼周的放射状裂痕。也可发生骨骼异常，如鞍鼻畸形、Higoumenakis 征（胸锁连接处增厚）、马刀胫、Clutton 关节等。牙齿异常，如 Hutchinson 齿（中切牙呈锯齿状），亦可出现桑葚状磨牙，较为少见。

组织学：皮肤活检行 HE 染色，不同期或不同类型梅毒的病理表现不同，但共同的特征是大量浆细胞为主的炎性浸润。常出现溃疡、肉芽肿及血管炎表现。常规 HE 染色无法显示螺旋体，Steiner 染色及 Warthin-Starry 染色是常用的两种染色方法。免疫组化染色也具有较高的敏感性和特异性。

发病机制：梅毒由苍白密螺旋体引起，该螺旋体具有高度传染性，主要通过性交及母婴传播。

治疗：苍白密螺旋体对抗生素的耐药性小，目前治疗仍首选青霉素。推荐肌内注射苄星青霉素 240 万 U，每周 1 次，连续治疗 2 周后再维持治疗 1～2 周。神经梅毒者需要静脉滴注青霉素 2 周以上。大部分患者治疗后出现吉赫反应，这是由于青霉素导致梅毒螺旋体大量破坏引起的一种炎症反应。表现为发热、寒战、疲劳、不适及多形态的皮疹，并可导致二期梅毒疹更加严重。吉赫反应不是梅毒螺旋体的特异性反应，亦可见于其他感染性病原体。治疗后的长期随访也很关键，定期复查快速血浆反应素（RPR）滴度或性病研究实验室检查（VDRL）试验以确保疗程足够。所有梅毒患者均应筛查有无合并 HIV 感染。

二十一、水痘

水痘－带状疱疹病毒(varicella-zoster virus, VZV) 可引起两种不相关的疾病——水痘和带状疱疹。尽管水痘曾是儿童普遍发生的一种感染性疾病，但目前水痘疫苗的广泛应用大大降低了该病的发生率。VZV 属于疱疹病毒家族，是一种原发感染于呼吸道，同时伴有皮肤表现的病毒。

临床表现：水痘主要见于儿童和青年人，成人水痘更为严重。主要通过与被感染者接触后吸入高致病性的病毒颗粒而感染。病毒在肺上皮组织内复制后通过血液播散至皮肤及黏膜，但大部分患儿无明显的肺部症状。前驱症状包括头痛、发热、咳嗽、不适，数天后出现皮疹。

几乎所有水痘患者均会出现皮疹。皮疹具有特征性，初起表现为小红斑或小红丘疹，表面逐渐起疱并形成丘疱疹，随后其立即破溃、形成覆着薄痂的糜烂。水疱中央有脐凹，基底有红斑，因此对水痘皮疹的经典描述是"玫瑰花瓣上的露珠"。皮疹好发于躯干及头颈部，四肢皮疹较少。黏膜疹是水痘的一个特征性表现。口腔黏膜常受累，表现为针头大小水疱，周围绕以红晕。各个时期的皮疹同时存在是水痘的另一个特征。大部分患者可自愈，不留或遗留轻微瘢痕，若继发感染则可遗留明显瘢痕。儿童从皮疹暴发前的 1～2d 开始即有传染性，直至所有水疱全部结痂后无传染性。水痘主要依靠临床诊断，对于不典型的病例可行 Tzanck 试验、直接免疫荧光或病毒培养以明确诊断。

初次感染水痘的成人患者有患肺部并发症的风险，皮疹也更为严重，容易形成瘢痕。初次暴露于 VZV 的成人更易患肺炎及脑炎。水痘患儿若并发肺炎则多半是继发细菌感染引起的肺炎。

由于 1995 年起美国对全部儿童常规接种水痘疫苗，水痘的发生率已经显著下降。水痘疫苗是一种减毒活疫苗，可达到保护性的滴度水平。接种水痘疫苗后出现水痘的个体病情较轻，仅出现散在水疱及红斑。这种不典型的水痘经常被漏诊，或者由于病情轻微而未就医。

组织学：对水疱行活检可见角质形成细胞气球样变性导致表皮内水疱形成。真皮可见血管周围淋巴细胞浸润。水疱基底部见多核巨细胞。

发病机制：水痘由 VZV 感染引起。VZV 是一种具有脂质荚膜的双链 DNA 病毒，在人类之间通过呼吸道传播。一旦吸入，这种高致病性的病毒即侵入呼吸道上皮细胞，迅速播散至淋巴组织及其他器官。VZV 具有亲神经性，可潜伏于背根神经节，当再次活化时引起带状疱疹。

治疗：儿童感染大多无须特殊治疗，可予对症治疗并预防继发细菌感染。对于免疫抑制的个体及孕妇则需要予以阿昔洛韦等抗病毒药物。新生儿同样是严重感染的危险人群，故需要治疗。水痘疫苗可产生长达几十年的保护作用。需要更长时间确定加强接种的必要性和时机。

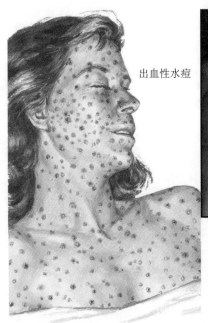

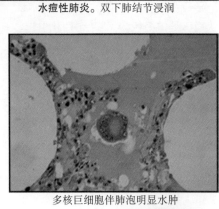

水痘性肺炎。双下肺结节浸润

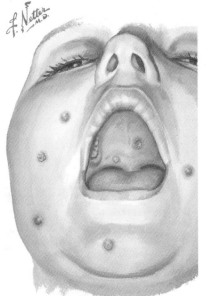

多核巨细胞伴肺泡明显水肿

出血性水痘

胸膜出血性痘痕

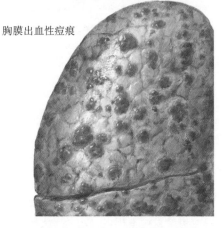

儿童水痘：玫瑰花瓣上的露珠

带状疱疹的临床表现

右侧三叉神经眼支支配区
出现疼痛性红斑、水疱

二十二、带状疱疹

水痘－带状疱疹病毒（VZV）是导致水痘和带状疱疹的病原体。带状疱疹是由潜伏的 VZV 再活化引起，因此只有感染过 VZV 的宿主才会患带状疱疹。由于带状疱疹疫苗对增强宿主对抗病毒的免疫力卓有成效，未来带状疱疹的发生率必将逐渐降低。由于 60 岁以上的个体免疫力下降或初次感染 VZV 时产生的抗体滴度已经减弱，其患带状疱疹的风险增高，故 60 岁以上、符合接种活性疫苗的老年人均推荐接种带状疱疹的减毒活疫苗。VZV 疫苗是否对带状疱疹有保护作用尚有待研究。美国自 1995 年以来对全部儿童接种水痘疫苗，所有接种过的儿童目前均未满 60 岁。是否需要进一步加强免疫或再次接种 VZV 疫苗都有待进一步研究。

临床表现：带状疱疹由 VZV 引起，VZV 先前感染后潜伏于脊髓背根神经节或脑神经节内。好发于老年人，很少发生于儿童。随年龄增长发病率升高，75 岁是发病的高峰年龄。男女发病率相当。初发症状是隐痛、刺痛或瘙痒，1 ~ 2d 后出现皮疹，全身性症状主要见于老年患者。前驱症状之后于一个皮节分布区出现特征性的水疱皮疹，好发于胸椎区域，但三叉神经是最容易受累的神经。水疱可在受累神经支配的整个皮节区内蔓延。皮疹不超过躯体中线，这是诊断的线索之一。发生于双侧的带状疱疹非常罕见，主要见于免疫抑制的个体。

皮疹伴有刺痛感，常可导致睡眠障碍，且发生率很高。1 ~ 2 周后痊愈，常形成瘢痕。一段时间后疼痛可消失，但一小部分患者，尤其是 50 岁以上的老年患者常出现疱疹后遗神

带状疱疹皮节区水疱

出现于左侧第 6 至第 7 皮
节区的带状疱疹

经痛。疱疹后遗神经痛是带状疱疹受累区域影响生活的异常感觉。患者常自觉疼痛及感觉异常。皮肤与衣物或寝具摩擦可暂时缓解症状，随即疼痛加重。带状疱疹后遗神经痛可持续数周、数月甚至数年，并且可能是剧烈的。

尽管大部分病例发生于胸椎背部神经根，但三叉神经是最常受累的单根神经。感染的严重性取决于受累神经分支及分支数量。面部带状疱疹通

常较发生于躯干、四肢者严重。发生于面部者可累及眼睛、耳，严重者甚至导致失明或听力丧失。如果带状疱疹的水疱累及鼻尖，则眼部也易受累，这是由三叉神经眼支的鼻睫状神经分支刺激鼻尖所导致，故该处受累提示三叉神经眼支的受累。鼻尖部受累后眼球受累称为 Hutchinson 征。VZV 感染眼部是一种急症，应尽快至眼科就诊。

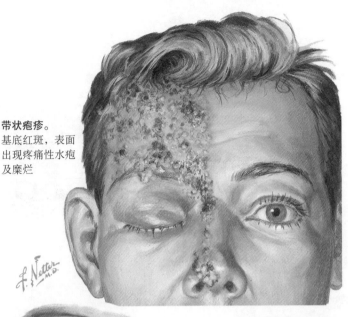

带状疱疹合并角膜炎

带状疱疹。
基底红斑，表面
出现疼痛性水疱
及糜烂

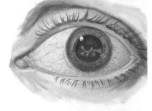

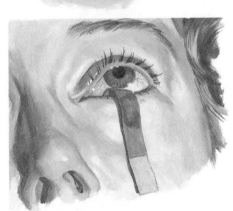

荧光下可见树
突状角膜炎
（单纯疱疹）

在已经麻醉好的眼内使用荧光条技术

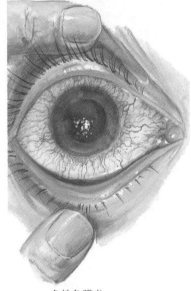

急性角膜炎
（睫状充血，角膜表面不规则）

面神经和前庭神经同时受累并不罕见，被称为 Ramsay Hunt 综合征。二者起源的位置较近，膝状神经节内的 VZV 再活化可同时累及两种神经。前庭神经和面神经受累可分别导致听力丧失及运动丧失。VZV 感染亦常见耳及舌前部出现水疱。运动丧失类似于贝尔面瘫，听力丧失可能是永久性的。Ramsay Hunt 综合征中亦见其他脑神经受累，但第Ⅶ和第Ⅷ对脑神经仍是目前最常受累的神经。

瘢痕是本病的一个严重的后遗症，若合并细菌感染则后果更严重。蜜色结痂以及皮节区外扩大的红斑提示继发脓疱疮或蜂窝织炎的可能，此时应尽快治疗以防止严重瘢痕形成。

根据临床表现可做出诊断，Tzanck 试验用于确诊，于皮节区水疱处取材行 Tzanck 试验见多核巨细胞可以确诊。也可行病毒培养，但可行性差。直接免疫荧光抗体试验（DFA）是一种快速检测病毒的方法，但造价高，因此较少应用。

组织学： 诊断不需行皮肤活检。若行皮肤活检取一个水疱，病理可见角质形成细胞呈气球样变，导致水疱及大疱形成；水疱基底部可见多核巨细胞；真皮内混合性炎症细胞浸润。

发病机制： 任何先前感染 VZV 患水痘者容易在年长时患带状疱疹。随着年龄增长细胞介导的免疫反应退化，患带状疱疹的风险提高。病毒再活化之前一直潜伏于神经节，再活化的能力和准确的信号尚不明确。一旦再次活化，病毒开始复制并导致受累神经细胞坏死。病毒沿皮肤的感觉神经播散，并最终累及受累神经支配区域的皮肤。

治疗： 应尽早使用阿昔洛韦家族的抗病毒药物治疗，越早开始治疗，病程越短，发生疱疹后遗神经痛的风险越小。曾经提倡口服皮质类固醇激素联合抗病毒药物治疗以减少疱疹后遗神经痛的风险，但大量研究表明该疗法的效果并不确切。出现症状后的最初 72h 使用该疗法有助于缩短病程。

60 岁以上老人接种带状疱疹病毒减毒活疫苗以阻止带状疱疹的发生。该疫苗可增强个体抗 VZV 的天然免疫力，减少带状疱疹的发生，对于已发生带状疱疹的个体可降低发生疱疹后遗神经痛的风险。和其他活性疫苗一样，禁用于免疫抑制个体。

目前，疱疹后遗神经痛的治疗尚未达到理想效果。阿米替林、加巴喷丁、利多卡因贴、普瑞巴林、抗惊厥药以及阿片类药物均有不同疗效。

人乳头瘤病毒（HPV）感染

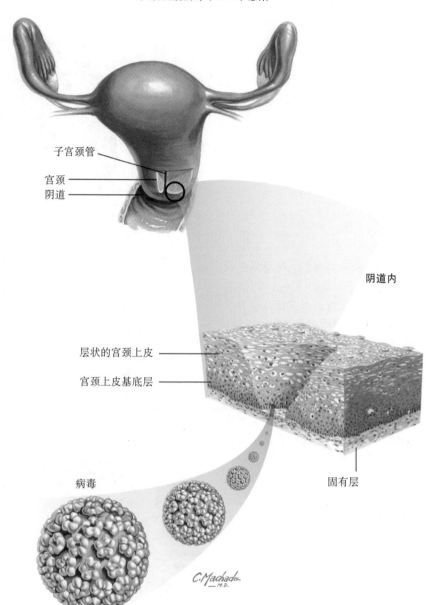

子宫颈管

宫颈

阴道

阴道内

层状的宫颈上皮

宫颈上皮基底层

固有层

病毒

C.Machado
_M.D._

二十三、疣

疣是人类最常见的一种病毒性疾病，任何个体均可被感染，免疫功能不全者容易发生严重感染。疣可见于任何皮肤表面，不同类型的疣病毒引起不同部位的症状。到目前为止，人乳头瘤病毒（HPV）感染最重要的方面是病毒导致恶性转化的能力。特定的亚型具有恶性潜质，尤其对妇女具有患宫颈癌的风险。大部分宫颈癌患者都曾感染过特定亚型 HPV。2006 年 6 月，美国 FDA 批准对青春期前的少女预防性接种 HPV 疫苗。该疫苗是一种重组的四价疫苗，预防 HPV 6、11、16、18 亚型感染。70% 的宫颈癌与 16、18 型 HPV 有关。

临床表现：寻常疣是人类最常见的疣，可见于皮肤表面任何部位。通常表现为小丘疹，表面粗糙、可见针尖大小深紫色至黑色的小点。这些小点是由于疣内的微血管形成血栓所导致。大部分疣直径为 0.5 ~ 1cm，但一些疣可非常大，甚至超过某一部位的皮肤面积。多发疣融合成一个较大的疣称为镶嵌疣，多见于足跖。寻常疣可表现为任何大小和形状。大部分皮疹几年后可自愈，约 50% 疣可在 2 年内自愈。疣有多种临床亚型。

丝状疣表现为具有指状突起的疣状丘疹，这些突起物一般 1 ~ 2mm 厚、4 ~ 7mm 长，好发于面部。扁平疣亦较常见，表现为 3 ~ 5mm 大小的扁平丘疹，淡粉色、红色或紫色，好发于女性腿部和男性胡须区域，剃须时皮疹可线状播散。扁平疣与 HPV3 和 10 型高度相关。

跖疣见于足跖，主要由 HPV1、2、4 型引起。表现为深在的丘疹和斑块，可互相融合为较大的镶嵌疣。镶嵌疣边界清晰，可隔断皮纹是其一个特征性表现，而胼胝的皮纹保留，可利用此特点鉴别跖疣和胼胝。跖疣若发生于承重部位如足跟或横跨于跖骨下方的皮肤，则有不适及疼痛。掌疣和跖疣的临床表现相似。

甲下疣和甲周疣是掌疣或跖疣的一种亚型，见于甲下和甲周。可导致甲营养不良、持物体时疼痛。好发于多个手指，比寻常疣更加顽固难治。长期不愈的甲下疣或甲周疣应行组织活检以排除向鳞状细胞癌转化。这在临床并不罕见，因此遇到这种亚型的疣时应高度警惕。

尖锐湿疣（生殖器疣）

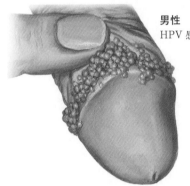

女性
表现为菜花状的斑块

宫颈 HPV 感染是
导致宫颈癌的首要原因

男性
HPV 感染是最常见的性传播疾病

环状疣多见于寻常疣治疗后，尤其见于液氮冷冻治疗之后。疣体中央消退，遗留一个环形或炸面圈形的疣。这些疣可以扩大，甚至比治疗前的尺寸更大。

尖锐湿疣（生殖器疣）是美国最常见的性传播疾病。通常表现为皮色或轻度色素沉着的小斑疹和丘疹。呈外生型生长，通常被比作"菜花状"。皮疹可以小而局限，也可逐渐增大至很大，甚至影响排尿和性交。患有宫颈尖锐湿疣的女性无症状，因此可能未意识到已被感染。常规的妇科检查及宫颈脱落细胞涂片是唯一可信的诊断宫颈尖锐湿疣的方法，诊断是极其重要的，因为宫颈尖锐湿疣是宫颈癌的首要病因。

组织学：取疣组织行活检，病理可见特征性的凹空细胞，即角质形成细胞内含有一个嗜碱性的小细胞核，其周围有空晕，凹空细胞内无或仅有少量透明角质颗粒。凹空细胞对 HPV 感染的诊断具有高度的特异性和敏感性。其他病理表现包括角化过度、棘层增厚及明显的乳头瘤样增生。

发病机制：疣由 HPV 感染引起，超过 150 种亚型的 HPV 对人类具有致病性。HPV 是一种无脂膜的小病毒，可长期存活。其具有双链、环状 DNA。不同亚型可累及身体不同部位。可累及人类上皮组织，包括角化的皮肤和黏膜。通过轻微的刮擦进入皮肤或黏膜，通常不感染角质层，而感染基底层细胞。和大多数病毒一样，HPV 可生产早期和晚期基因产物。早期基因编码复制所必需的多种蛋白，这些早期基因产物也对被感染细胞的恶性转化起作用。准确的机制尚不完全明确。晚期基因产生衣壳蛋白。病毒 DNA 中至少存在 8 种早期基因，2 种晚期基因。

治疗：寻常疣有多种治疗方法。近 50% 患者皮疹可自愈。其余患者可能治疗有效或无效。缺乏一个通用的疗法，这让患者和医师都很苦恼。可选用一些破坏性的方法，包括液氮冷冻、水杨酸、三氯醋酸、斑蝥素、鬼臼毒素及博来霉素等。也可应用免疫疗法来增强免疫力，如咪喹莫特、干扰素、羟基环丁烯及念珠菌皮肤试验抗原。无一种疗法明显优于其他疗法，因此患者可能会接受多种治疗最终找到一种对其有效的方法。

尖锐湿疣应使用咪喹莫特或某一种破坏性的方法治疗以减少传播风险。性活跃的女性需要进行常规的妇科筛查。HPV 疫苗的出现将降低尖锐湿疣和宫颈癌的发病率。

（吴　超　译　刘跃华　校）

第 7 章

毛发和甲疾病

一、斑秃

斑秃是一种自身免疫性疾病，表现为散在的圆形或卵圆形非瘢痕性脱发区。斑秃有几种临床变异型，包括全秃、普秃和匍行性脱发。治疗通常比较困难。精神因素对斑秃有重要影响，尤其是年轻患者。意识到这一点非常重要，因为相对于脱发本身而言，斑秃对患者的精神心理健康往往产生更严重的影响。

临床表现： 斑秃可发生于任何年龄，但最常见于儿童和青年人。患病率约为 1%。两性均可患病，没有人种差异。最早出现的体征是头皮出现脱发区，通常呈圆形或椭圆形，可为 1～10 个。脱发区边缘的头发松动，容易拔出。头皮是最常受累的区域。脱发处头皮光滑，没有瘢痕或毛囊萎缩的表现。毛囊开口处可见小而短粗的头发，被称为"感叹号样"发。有毛发生长的任何部位均可受累，包括眉毛、睫毛和胡须。

斑秃的自然病程往往难以预料，此起彼伏，在原有脱发区逐渐长出新发的同时又出现新的脱发区。临床上单发的脱发区自愈后不再复发的情况并不少见，但部分患者一生中反复复发。头皮所有头发完全脱落称为全秃。最少见的临床亚型是普秃，即所有部位的毛发全部脱落。上述两种类型的斑秃治疗非常棘手。全秃和普秃患者应接受心理评估，这两种疾病往往对患者的精神心理状况和社交造成严重影响。咨询专业的精神科医师或心理学家会让患者受益，斑秃支持小组会很有帮助。

匍行性脱发比较少见，是指沿着两侧颞部和枕部头皮边缘呈条带状的脱发。根据典型的临床表现即可诊断，通常不需要行皮肤活检。拉发试验是一种简便易行的辅助诊断方法，在脱发区内及其周围拔出 3 根以上头发即为阳性。如果疾病处于活动期，拉发试验只能进行 1 次，否则拔掉的头发

近乎全秃的斑秃患者，头发几乎全部脱落

斑秃表现为典型的圆形或卵圆形非瘢痕性脱发区域

太多会使患者非常苦恼。新生的头发呈灰白或白色，随着毛囊色素功能的恢复，这些白发会逐渐变黑。

组织学： 脱发区活检组织病理表现为毛球周围致密的淋巴细胞浸润，称之为"蜂巢"模式。退行期和休止期毛发数目增多。表皮正常。

发病机制： 目前认为斑秃是一种自身免疫性炎症性疾病，组织病理上可见 T 淋巴细胞攻击毛囊，机制不明。斑秃可伴发其他自身免疫病，如自身免疫性甲状腺疾病。斑秃本质上是一种多基因疾病。

治疗： 首先要正确评估病情以及斑秃对患者生活质量的影响。对于精神心理状况较好的患者，随诊观察是最佳治疗方法。而对于心理健康状况受到严重影响的患者，即使病情很轻也应给予积极治疗。然而，目前的治疗方法多数仅限于个例报道有效。如果皮损面积较小，可选择外用维 A 酸、糖皮质激素和皮损内注射糖皮质激素。外用二羟基环丁烯二酮（方酸）诱发接触致敏的疗效是有争议的。考虑到长期用药的不良反应，口服糖皮质激素应该避免。

二、雄激素性脱发

雄激素性脱发是最常见的脱发类型。各年龄均可发病，可能与遗传因素相关。男性的雄激素性脱发又称为男性型脱发，部分患者顶部头发完全脱落，导致秃顶。女性的雄激素性脱发又称为女性型脱发，女性患者很少出现秃顶，以不同程度的头发稀疏变薄为主要表现。

临床表现：Hamilton-Norwood 分级系统被用来评价男性型脱发的严重程度。1 度表现为前额发际线后退，7 度是指除枕部少许头发外几乎所有头发均脱落。男性型脱发可从青春期到成年后的任何年龄发病，而 50 岁以上的大多数男性都会表现出不同程度的雄激素性脱发。高加索人比非洲裔美国人和亚洲人更易发生雄激素性脱发。

脱发对外表和心理的影响在女性患者中更为明显，而女性型脱发的治疗更为棘手。大多数女性患者不会发展为秃顶，但可能出现顶部头发明显变薄稀少。女性型脱发的显著特征之一是前额发际线的保留，这种类型的脱发更常见于绝经后女性。

组织学：将 4mm 环钻钻孔活检的组织做水平切片是评估脱发的最佳方法。雄激素性脱发患者的毛囊数量正常，但形态上明显微型化，毳毛的数量增多。正常头皮中毳毛和休止期毛发的比例约为 1:7，而雄激素性脱发患者为 1:3.5。终毛毛干的直径大小不一，与毛囊微型化的表现相符。

发病机制：雄激素性脱发属于常染色体显性遗传，目前认为与毛囊对雄激素（即二氢睾酮）的异常反应有关。二氢睾酮持续作用于毛发生长周期，导致终毛微型化。毛囊微型化导致毛干直径缩小，临床表现为头发变薄、稀疏，而毛囊本身并未萎缩或形成瘢痕。抑制睾酮转化为二氢睾酮是临床治疗策略之一。

治疗：男性型脱发的治疗包括外用 5% 米诺地尔，每日 2 次，可联合口服 5α 还原酶抑制药——非那雄胺。5α 还原酶是将游离睾酮转化为二氢睾酮的关键酶。多个随机临床试验已证实上述药物可以减轻脱发并使毛干增粗。这些药物耐受性好，不良反应轻微。前列腺癌患者应避免使用非那雄胺，除非得到肿瘤科医师的许可。女性型脱发患者目前治疗的唯一选择是外用 2% 米诺地尔，已证实可减轻脱发程度。

大多数应用米诺地尔的患者脱发减轻，部分可观察到新生头发增多。在病程早期及时给予治疗非常关键，这可使药物治疗效果最大化。米诺地尔用在前额和两鬓可导致多毛，给患者带来困扰，因此有必要向患者说明正确的用法。

头发移植技术一直在改进，手术的目的是使头发外观正常。一次移植 1 ~ 2 个毛囊的微移植技术是最佳选择。从患者枕部头皮取下正常头发和毛囊，然后将每一根头发仔细分离并依次移植到目标区域，这一过程需要耐心和细致。治疗效果常常令人满意，而移植的头发表现出对二氢睾酮不敏感。

男性型脱发的 Hamilton-Noruood 分级系统

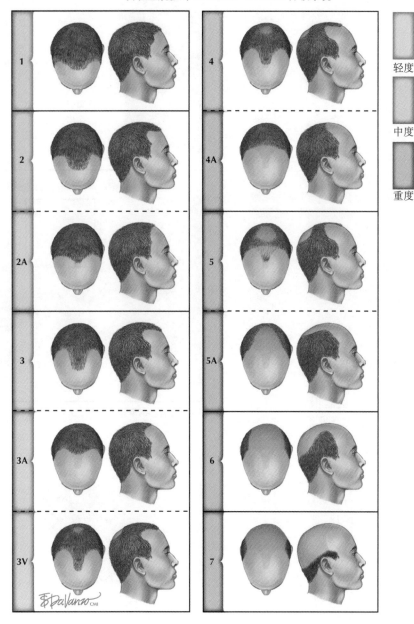

轻度
中度
重度

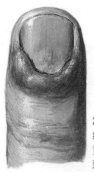

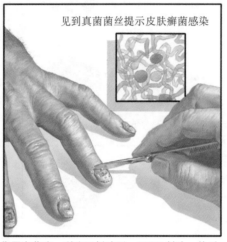

常见的指甲疾病

Mees 线。指甲的 Mees 线和足底色素沉着是砷中毒的典型表现

急性甲沟炎。甲皱襞红肿、疼痛、常由金黄色葡萄球菌感染导致

见到真菌菌丝提示皮肤癣菌感染

指甲真菌病。刮取甲板碎屑、KOH 制片，然后在显微镜下观察

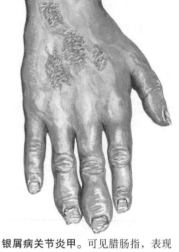

银屑病关节炎甲。可见腊肠指，表现为红色斑块的银屑病皮损和指甲改变

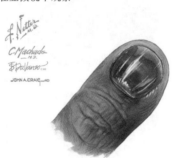

外伤导致的**甲下血肿**

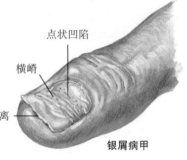

点状凹陷
横嵴
甲剥离
银屑病甲

三、常见甲疾病

临床上甲疾病很常见，可原发于甲单位，也可继发于潜在的系统疾病。甲单位包括甲母质、甲床、甲板以及近端和侧方甲皱襞。甲板和甲床疾病可表现为多种形式，系统疾病可伴有甲单位异常。Beau 线和 Mees 线是系统疾病的两种甲改变。Beau 线由非特异性甲母质生长障碍导致，Mees 线是重金属中毒的特征性表现。近端甲皱襞毛细血管扩张或表皮红斑是结缔组织病的体征之一。全面的皮肤科查体应包括甲的检查，它们常常会对患者的健康状况有所提示。

甲母质黑色素瘤是最严重的甲疾病之一，可表现为沿着甲纵行生长的色素沉着条带。随着时间延长，肿瘤可累及近端甲皱襞和甲下皮，出现色素沉着。近端甲皱襞色素沉着被称为 Hutchinson 征，这一体征不会在甲下血肿中出现。所有新发的甲色素沉着条带均应评估并考虑活检。活检需去除甲板并取近端甲皱襞和甲母质。由于甲母质受损，活检后可能出现甲板变薄、慢性甲营养不良等并发症。甲母质黑色素瘤很容易被漏诊或误诊为甲下血肿，这两种疾病的鉴别诊断非常关键。

甲下血肿很常见，多数情况下是由甲板和甲床直接的创伤导致出血。急性血肿多见于手指，由于甲板受到挤压或爆炸伤导致。血液在甲板下积聚造成的压力可导致剧烈疼痛，甲板钻孔术可有效缓解症状。用热而薄的金属工具或环钻在甲板上钻一个小孔，甲板下积聚的血液顺着小孔流出，患者剧烈的疼痛感瞬间即可缓解。大多数情况下，甲单位外伤不会导致非常疼痛的血肿，而是造成少量的血液聚集在甲板下，疼痛十分轻微甚至没有自觉症状。大多数患者能够回忆有

外伤史，但部分患者不能。这种甲下血肿可累及部分或者整个甲板，呈蓝色、紫色或红色。极少数情况下，受累甲板会呈现黑色外观，与甲下黑色素瘤非常难以鉴别。由于很多患者都能回忆起甲外伤史，这可能导致临床医师将黑色素瘤误诊为甲下血肿。如果诊断存在任何疑问，都应考虑甲活检。当甲板去除后，甲下血肿很容易与肿瘤鉴别开来。大多数甲下血肿沿着甲板远端缓慢移动，随着甲的生长，甲板近端逐渐恢复正常。当血肿越过甲下皮后，最终被剪掉或者脱落消失了。

常见的趾甲疾病

远端甲下型甲真菌病

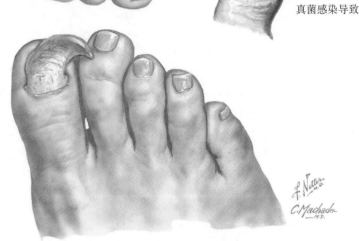

甲剥离
(是指甲板与甲床分离)　　甲下角化过度　　黄色纵嵴　　碎裂　　分裂

甲下外生骨疣

嵌甲。侧方甲皱襞红肿、疼痛

趾甲畸形。甲板增厚、变黄、甲下积屑，由慢性真菌感染导致

钩甲。公羊角甲，甲板增厚，弯曲

　　嵌甲几乎在所有人的踇趾均可见到，由于甲板侧缘被侧方甲皱襞包裹而导致。甲板穿过甲皱襞产生炎症反应，导致红肿、疼痛，偶尔伴有脓性分泌物，继发感染十分常见。行走产生的压力导致疼痛加剧。造成嵌甲的具体原因尚不清楚，但可能与修剪侧缘甲板的方法不当有关。如果修剪甲的角度不当或者将甲从甲床撕裂下来，可能会造成甲板游离缘进入侧方甲皱襞。穿太紧的鞋也可能是造成嵌甲的原因之一。本病见于任何年龄，但年轻人更常见。指甲通常很少受累。治疗包括去除侧方甲板，或者联合切除侧方甲母质。麻醉满意后，先将受累甲板游离，然后切除侧方 1/3 甲板，动作要轻柔。反复发生的嵌甲应联合切除侧方 1/3 甲母质，使这部分甲板不再生长，从而去除病灶。当甲板去除后在甲母质表面涂上酚也是破坏甲母质的有效方法之一。双侧甲皱襞受累的情况并不少见，这种情况下应去除整个甲板。嵌甲并非甲单位的原发感染，任何感染都是继发于严重的炎症反应，这与急性甲沟炎形成鲜明对照。

　　甲沟炎是指甲皱襞的细菌感染（急性甲沟炎）或真菌感染（慢性甲沟炎）。急性甲沟炎表现为甲皱襞的红、肿、热、痛，潮红、肿胀持续进展，导致疼痛和脓性分泌物。去除甲上皮或甲襞外伤导致感染的风险增加。金黄色葡萄球菌和链球菌属是最常见的致病菌。慢性甲沟炎炎症反应较轻，表现为甲襞红肿，可累及多个指（趾），病程长达 6～8 周或以上。相对于急性甲沟炎而言，触痛明显减轻。慢性甲沟炎通常由白色念珠菌感染导致。从事双手持续暴露于水中的工作是慢性甲沟炎的危险因素。治疗包括外用抗真菌和抗炎药物。

　　急性甲沟炎易与瘭疽混淆。瘭疽是指指尖软组织的感染，它可继发于急性甲沟炎。临床表现为指尖的红肿、疼痛。治疗需要手术切开引流，联合口服覆盖金黄色葡萄球菌和链球菌属的抗生素。

　　甲真菌病可见于任何年龄的患者，患病率随年龄增长而升高，患者可表现为任何类型的甲真菌病，最常见的是远端和侧方甲下型。其他类型还包括白色浅表型和近端甲下型。须发癣菌是白色浅表型最常见的致病菌，而红色毛癣菌是其他类型甲真菌病最常见的致病菌。白色浅表型甲真菌病甲板呈白色、易脆、有碎屑，刮除表面白色物质后可发现真菌只侵及甲板的最外层。白色物质由真菌成分和甲的角蛋白组成。治疗包括刮除表面受累甲板，然后外用抗真菌药物，疗程至少 1 个月。

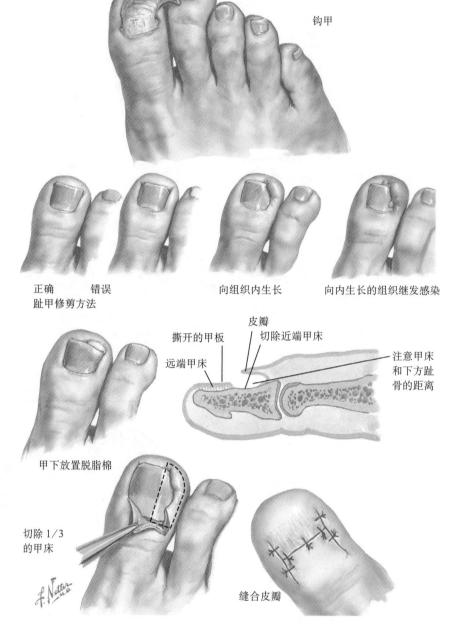

钩甲

正确　　错误　　向组织内生长　　向内生长的组织继发感染
趾甲修剪方法

撕开的甲板　　皮瓣　　切除近端甲床
远端甲床　　　　　　　　　　　注意甲床和下方趾骨的距离

甲下放置脱脂棉

切除 1/3 的甲床

缝合皮瓣

远端和侧方甲下型甲真菌病临床表现为甲板增厚、变黄、甲营养不良和甲下积屑。可以是单个指（趾）甲受累，但多个指（趾）甲同时受累更常见，病甲周围皮肤常合并真菌感染。与指甲真菌感染相比，甲真菌病更常累及趾甲。病甲可出现疼痛，行走时尤为明显。严重的甲真菌病偶尔可导致整个甲板的脱落，而新生的甲板也会出现真菌感染。增厚和营养不良的甲板可能成为细菌感染机体的途径，尤其是糖尿病患者。甲和甲皱襞之间的屏障功能异常，为细菌入侵皮肤和软组织提供了通道，这可能导致甲沟炎、瘭疽和更为严重的蜂窝织炎。远端和侧方甲下型甲真菌病几乎都需口服抗真菌药才能治愈。病变局限者可予外用药物治疗，但只起到辅助作用。也可选择口服唑类抗真菌药、灰黄霉素、特比萘芬，疗效相似。

银屑病可有甲改变，临床表现多种多样。银屑病甲更常见于病情严重或银屑病关节炎患者，表现为油滴征、点状凹陷、纵嵴、甲剥离和甲肥厚（甲下角化过度）。油滴征是指甲板下方的棕色或淡黄色斑点，与甲剥离合并存在，这种现象是由于各种糖蛋白沉积在甲板下造成的。甲板凹陷见于银屑病和斑秃，由于近端甲母质角化不全引起。纵嵴和甲肥厚由甲床角化过度导致，与银屑病有直接关系。银屑病甲的治疗包括病损内注射糖皮质激素局部封闭，或系统应用针对银屑病免疫异常起调节作用的药物。

钩甲（"公羊角"甲畸形）是指甲板异常增厚并弯曲呈公羊角的外观。

在系统性疾病中可以见到多种甲改变。Beau 线是指甲板的水平切迹，可能与精神压力过大有关，导致甲母质暂时产生过多的甲板。随着患者整体状况改善，甲改变会随之消失。Mees 线表现为每个指甲都出现单发的白色水平条带，由重金属中毒导致，最常见于砷中毒。也有报道 Mees 线见于营养不良患者。Terry 甲是指充血性心力衰竭和肝硬化患者出现的甲改变，表现为近端 2/3 以上的甲板呈灰白色，甲半月消失。对半甲也称

Lindsay 甲，见于慢性肾衰竭患者，表现为近端 1/2 甲板正常，而远端 1/2 甲板呈棕褐色。黄甲综合征是指 20 个甲颜色变黄、甲板增厚，几乎仅见于胸腔积液患者，常常继发于肺部恶性肿瘤。匙状甲（反甲）是最容易识别的甲疾病之一，由铁缺乏造成，甲板表面凹陷呈勺状外观。裂片状出血是细菌性心内膜炎的体征之一。杵状指是指 Lovibond 角消失，是慢性肺疾病的典型甲改变。许多疾病都伴随甲改变，各种甲改变的体征可以帮助临床医师识别和处理这些疾病。

四、毛干异常

毛干异常多种多样，其中大多数为非特异性改变，见于各种潜在疾病或正常人。毛发纵裂症，俗称头发分叉，是最常见的毛干异常。这种改变是非特异性的，与其他任何疾病或综合征无关。目前认为毛发纵裂症与毛干远端受到外伤有关。结节性脆发症是另一种常见的不伴系统疾病的毛干异常。少数特异性的毛干异常与特定的疾病相关，例如，三角形小管发和套叠性脆发症分别见于蓬发综合征和 Netherton 综合征。有经验的临床医师通过观察毛干异常来帮助进行鉴别诊断，甚至直接明确诊断。

扭曲发又称卷曲发或螺旋发，毛干沿纵轴呈螺旋形卷曲排列。由于毛干压力增大，导致毛发容易断裂，长度短，质地脆，几乎仅累及头皮。扭曲发是非特异性改变，可见于多种遗传性皮肤病，包括 Björnstad 综合征、Menkes 综合征和 Crandall 综合征，也可为原发毛干异常，不伴随系统疾病。

念珠状发是一种高度特异的毛干异常。毛干粗细不一，呈串珠状或波浪状，粗大部分为菱形或梭形结节，结节间的毛干萎缩变细，容易折断，且缺乏色素，这一特征可与假性念珠状发区别开来。本病为常染色体显性遗传，由毛发基础角蛋白 6 基因 (*hair basic keratin 6*，*HB6*，正式命名为角蛋白 *86*，*KRT 86*) 突变导致。目前没有治疗方法。多数患者青春期后症状减轻，不伴随系统疾病。

结节性脆发症可见于健康人，是一种非特异性改变。这种毛干异常被称为"扫帚状发"，由于毛发远端碎裂散开呈扫帚毛状而得名。结节性脆发症是导致头发折断最常见的原因。外伤常常是诱因，摩擦或缠绕头发时的外力可导致头发折断，形成结节性脆发症的外观。显微镜下的这种改变有助于与拔毛癖和化学物质导致的脱发鉴别。

三角形小管发，也称玻璃丝发，

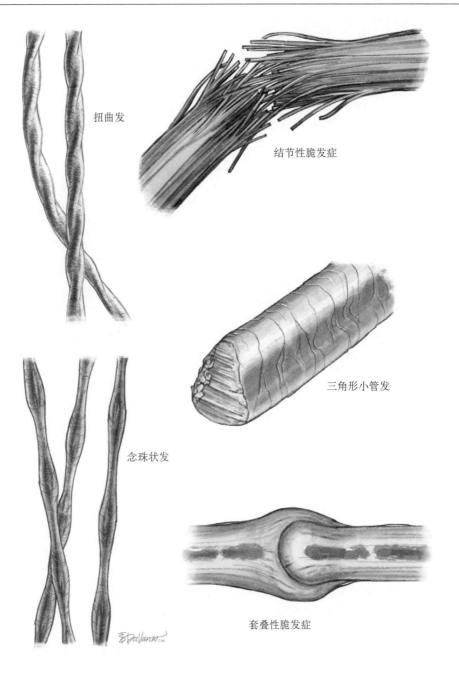

扭曲发

结节性脆发症

三角形小管发

念珠状发

套叠性脆发症

是蓬发综合征的标志性改变。这一罕见又高度特异的综合征不伴随其他疾病，表现为头发弥漫性稀疏，发干扭曲，不易梳理。这与发干呈异常的三角形和头发生长方向紊乱有关。常染色体显性遗传，由内毛根鞘异常导致。不需要治疗，绝大多数患儿随着年龄增长会自发缓解。电镜下毛干呈三角形。

套叠性脆发症仅见于 Netherton 综合征。毛干的异常改变被称为"竹节样毛发"或"高尔夫球座发"，由于毛干远端内陷入近端的头发皮质形

成套叠而得名。头发脆弱易折断，导致脱发。眉毛是观察套叠性脆发症的最佳部位。Netherton 综合征是多系统受累的疾病，呈常染色体隐性遗传，由 *SPINK5* 基因突变导致，表现为红皮病、脱发和血清免疫球蛋白 E 水平升高。回旋形线状鱼鳞病仅见于 Netherton 综合征，临床表现为游走性、双边状不规则匍行性斑片和斑块。*SPINK5* 基因编码丝氨酸蛋白酶抑制药，Kazal 5 型蛋白，在上皮脱屑中起重要作用。

五、毛囊附属器的正常结构 和功能

毛囊皮脂腺单位是一种复杂的附属器，由毛干、毛囊、皮脂腺、立毛肌及顶泌汗腺（某些部位）组成。毛发的结构复杂，由多种角蛋白组成，相邻的半胱氨酸分子通过二硫键交联。角蛋白有酸性角蛋白和碱性角蛋白之分，二者通过二硫键互相交联。

毛发的确切功能尚不清楚，理论上推测可能与保温和吸引异性有关。

毛发的颜色各异，由毛干中黑色素和褐黑素的数量来决定。随着年龄增长，毛发中的色素生成减少，毛发逐渐变为灰白或白色。在特定个体中，这一过程是无法预测的，即便同一家族的成员，毛发颜色的改变也可能有显著差异。随着年龄增长，头发逐渐变薄稀少，这是一种正常的生理现象。

成年人有两种类型的毛发。终毛是分布于头皮、腋窝、腹股沟和男性胡须部位的粗的毛发。毳毛分布于终毛区域之外的绝大部分体表，纤细、色浅的。唇、掌跖、阴茎头和小阴唇没有毛发。胎毛在胚胎发育过程中出现，主要见于早产儿。胎毛于出生前在子宫内脱落，并由毳毛取代。毳毛和终毛蜕变为胎毛是神经性厌食症的体征之一。胎毛白而柔软，呈绒毛状。

毛发生长周期是十分复杂又高度协调的过程。生长期是毛发的生长阶段，典型成人头发的生长期大约持续2年，接下来是退行期，退行期是暂时的过渡阶段，约持续2周，毛发由生长的、功能性毛发逐渐转变为杵状发。随后是休止期，大约持续2个月，然后以杵状发脱落告终。生长期毛发末梢柔软、色素沉着，很容易与休止期毛发区别。休止期毛发也称为杵状发，它的根部有色素减退性毛球。退行期毛发的形态介于生长期毛发和休止期毛发之间，难以识别。生长期的长短决定了毛发的长短，即生长期越长，毛发长得越长。这一过程是预先程序化的，随毛发类型不同而变化。正常头发每天可脱落100根。毛发进入休止期后，具有很强的再生能力。位于隆突部的毛囊干细胞受到未知的信号调节后开始分化和产生新的毛发，重新进入生长期。隆突部是紧邻着立毛肌插入毛囊的区域。

终毛毛干横切面的组织学检查展示了这一复杂结构。毛干由多个同心圆组成，最内层是色素沉着的髓质，由内而外依次是皮质、毛小皮、内毛根鞘（Huxley 和 Henley 层）和外毛根鞘，外毛根鞘与表皮融合。毛囊进行毛透明蛋白角化，与表皮角质透明蛋白角化不同。

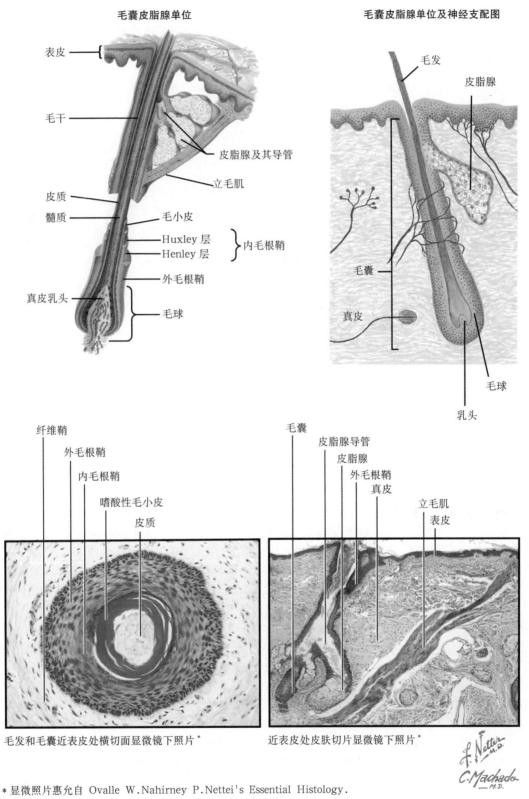

毛囊皮脂腺单位

- 表皮
- 毛干
- 皮质
- 髓质
- 毛小皮
- Huxley 层
- Henley 层 } 内毛根鞘
- 外毛根鞘
- 真皮乳头
- 毛球
- 皮脂腺及其导管
- 立毛肌

毛囊皮脂腺单位及神经支配图

- 毛发
- 皮脂腺
- 毛囊
- 真皮
- 毛球
- 乳头

- 纤维鞘
- 外毛根鞘
- 内毛根鞘
- 嗜酸性毛小皮
- 皮质

- 毛囊
- 皮脂腺导管
- 皮脂腺
- 外毛根鞘
- 真皮
- 立毛肌
- 表皮

毛发和毛囊近表皮处横切面显微镜下照片 *

近表皮处皮肤切片显微镜下照片 *

* 显微照片惠允自 Ovalle W.Nahirney P.Nettei's Essential Histology.
Philadelphia：Saunders，2008.

六、甲单位的正常结构及功能

甲由特定类型的角蛋白构成。20个甲具有相同的化学成分，唯一的区别在于甲的大小。甲单位是一种高度特异的结构，其中甲母质位于近端甲皱襞的后方几毫米处，终止于甲上皮，在甲板下延伸，功能为生成甲板。在近端甲床下，甲母质通常呈半圆形，称为甲半月。甲半月呈乳白略带粉红色。甲母质受到任何损伤都可能造成暂时或永久性甲营养不良。

远端甲母质负责生成甲板腹侧，而近端甲母质负责生成甲板背侧。甲板由角蛋白组成，是指甲的坚硬部分，理论上有保护甲母质和远节指骨以及帮助指尖完成抓握和灵巧动作的作用。甲板通过微小的、垂直排列的突起紧密附着在其下方的甲床上。甲板没有血管，而甲床富含血管。

甲床通过近端和侧方甲皱襞及甲上皮附着在表皮上。无论是意外或人为修剪造成的甲上皮损伤，都会增加甲和甲皱襞细菌或真菌感染的风险，导致急性、慢性甲沟炎或甲真菌病。甲板侧缘修剪不当可使趾甲向组织内生长，称为嵌甲。远端甲板通过甲下皮与表皮连接，这部分甲单位受到损伤会导致甲板内或甲板下的细菌或真菌感染。

甲在人的一生中持续生长。指甲平均每个月长 3mm，趾甲生长较慢，平均每个月 1mm。然而，甲的生长速度个体差异极大。毛发角蛋白和皮肤角蛋白分别构成甲单位的不同部分，成人甲大部分由毛发角蛋白 Ha1 和皮肤角蛋白 K5、K6、K16 和 K17 组成，目前发现其他类型的角蛋白也参与甲的发育。

临床中经常遇到原发和继发甲病变。原发甲病变包括甲真菌病、嵌甲、甲分裂（水平分裂）、钩甲（公羊角甲）、白甲病、甲中部营养不良和甲剥离。这些病变通常独立出现，不伴随系统疾病。继发性甲病变见于潜在的系统疾病，包括反甲（铁缺乏所致）、甲板凹陷（主要见于银屑病和斑秃）、翼状胬肉形成（扁平苔藓）、纵行红色和白色条带及远端 V型凹痕（Darier 病）、杵状指（肺疾病）和黄甲综合征（胸腔积液和淋巴水肿）。许多系统疾病伴随甲的改变，而甲改变可能是疾病最早出现的体征，因此详尽的皮肤科查体应包括甲的检查。

指（趾）甲的解剖

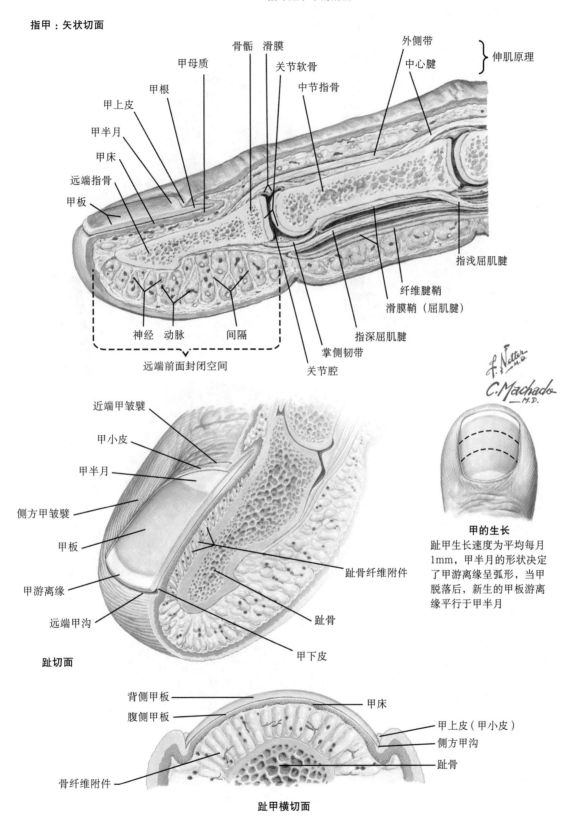

指甲：矢状切面

骨骺　滑膜
甲母质　　关节软骨
甲根　　　　中节指骨
甲上皮
甲半月
甲床
远端指骨
甲板

外侧带　　　伸肌原理
中心腱

指浅屈肌腱
纤维腱鞘
滑膜鞘（屈肌腱）
指深屈肌腱
掌侧韧带
关节腔

神经　动脉　　间隔
远端前面封闭空间

近端甲皱襞
甲小皮
甲半月
侧方甲皱襞
甲板
甲游离缘
远端甲沟
趾切面

趾骨纤维附件
趾骨
甲下皮

甲的生长

趾甲生长速度为平均每月1mm，甲半月的形状决定了甲游离缘呈弧形，当甲脱落后，新生的甲板游离缘平行于甲半月

背侧甲板
腹侧甲板
骨纤维附件
甲床
甲上皮（甲小皮）
侧方甲沟
趾骨
趾甲横切面

七、休止期脱发和生长期脱发

休止期脱发和生长期脱发是临床常见的非瘢痕性脱发。

临床表现：休止期脱发是一种非瘢痕性脱发，可导致头发显著变薄但很少完全脱落。有许多诱因可导致生长期毛发突然进入休止期，休止期毛发数量异常增多，头发脱落的数量增加。脱发可十分严重，使患者非常苦恼。诱因包括分娩、重大疾病或精神压力、手术和药物。休止期脱发较生长期脱发速度慢。

生长期脱发是一种特殊类型的脱发，典型者由化疗药物引起。烷化剂如白消安、顺铂和抗生素类抗肿瘤药（博来霉素和放线菌素 D）最为常见。其他相关药物包括抗代谢药、拓扑异构酶抑制药和长春碱类。生长期毛发对这些化疗药物十分敏感，它们会抑制快速分裂细胞的增殖。根据有相关化疗药物应用的病史，生长期脱发很容易诊断。

组织学：头皮活检是明确诊断的最佳方法之一。标准的操作方法是用 4mm 环钻在受累部位钻孔活检。与常规的垂直切片方法不同，水平切片更佳。应评估是否有瘢痕形成、炎症浸润模式和生长期与休止期毛发的比例。休止期脱发中，毛囊形态与数目均正常，休止期与生长期毛发的比例为 20:100，而正常头皮这一比值为（5 ~ 10）:100。生长期脱发的组织病理提示生长期与休止期毛发的比例正常，但生长期毛发有一定程度的异常，表现为毛干断裂或细胞凋亡。

发病机制：休止期脱发几乎都能追溯到近期的疾病、手术、铁缺乏、分娩或其他重要诱因的病史。已报道许多药物会导致休止期脱发，临床医师应详细了解患者的用药史。饮食习惯，尤其是过度节食和神经性厌食症，可能导致休止期脱发。当诱因去除后，毛囊会逐渐恢复正常，不会形成瘢痕。通常在诱因出现后 3 ~ 4 个月时开始脱发，所以患者可能意识不到两者之间的相关性。

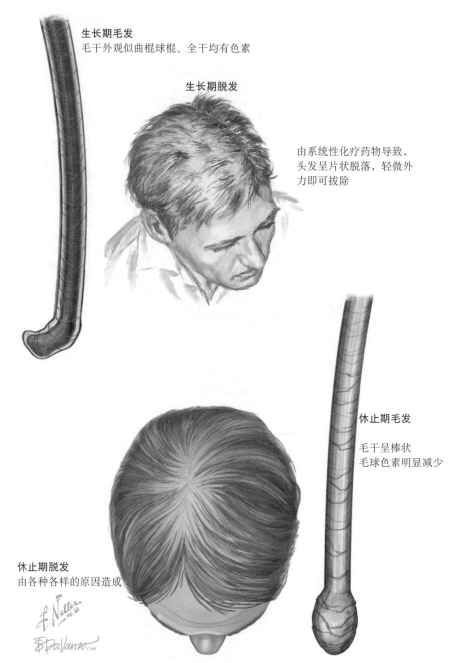

生长期毛发
毛干外观似曲棍球棍、全干均有色素

生长期脱发

由系统性化疗药物导致，头发呈片状脱落，轻微外力即可拔除

休止期毛发
毛干呈棒状
毛球色素明显减少

休止期脱发
由各种各样的原因造成

治疗：休止期脱发的治疗包括明确病因和患者教育。排除可能导致脱发的潜在疾病也很重要（如铁缺乏症、甲状腺功能减退症）。一旦明确诊断，应向患者宣教，使其意识到休止期脱发几乎都会在 6 ~ 8 个月自然缓解，且能完全康复。不推荐常规补充维生素和外用米诺地尔来治疗休止期脱发。对于因过度节食或神经性厌食症导致的休止期脱发患者，建议咨询心理咨询师。

生长期脱发与应用化疗药有关，但不能因为脱发的不良反应而终止治疗。当治疗结束后，绝大多数患者会重新长出头发，但新发的颜色、质地和卷曲程度较前有所不同，发生这种现象的机制尚未阐明。外用米诺地尔可能会缩短生长期脱发的病程，但预防性应用米诺地尔并不能阻止脱发的发生。需要更多的研究来证实这些现象。教育和宽慰是最重要的治疗策略。绝大多数患者头发会再生，对于极少数例外患者，还有其他的治疗方案可供选择，比如佩戴假发。

八、拔毛癖

拔毛癖是指难以控制的故意牵拉、缠绕或摩擦毛发使其折断或脱落的行为。根据发病年龄不同将本病分为两组，第一组发病年龄较小，最常见于小学生，第二组为成人。确诊时年龄越小，预后越好，治愈的可能性越大。

临床表现：脱发区域形状奇特而不规则，这常常是提示诊断的第一线索。仔细检查会发现，发干通常在靠近头皮处折断。用一张 3in×5in（1in=2.54cm）大小的白色卡片作为背景可以帮助判断头发的损伤。残留发根的长短不一，毛干呈扭曲状。如果患者刚刚拔过头发，在毛囊口处可见针尖大小的出血点。镜检时可见毛干断面及结节性脆发症。大多数患者意识不到脱发与这种行为有关，因此在患者就诊时不要急于下结论，建立和谐融洽的医患关系至关重要。一个有效的小技巧是询问患者："请展示一下您是如何打理头发的"，患者通常会无意识地开始缠绕和拉拽头发。要教育患儿的父母留心观察孩子拔拽头发的行为。通过这种方式的宣教，患儿父母往往能意识到孩子的这种行为是导致脱发的原因。要告诉父母当孩子发生这种行为的时候一定不能责备，而是想办法转移孩子的注意力，通过这种正强化逐渐纠正孩子的行为。几乎所有患儿随着年龄增长会逐渐改掉这种习惯，他们的头发也会恢复正常。

相对而言，成人拔毛癖病程要漫长得多。他们往往意识不到这种行为，多方求医寻找治疗方法。成人患者行头皮活检寻找客观的诊断依据至关重要，还应建议患者看心理科或精神科医师。

组织学：组织病理改变提示非炎症性、非瘢痕性脱发。毛囊内毛的破坏，即毛软化，是诊断的要点，毛囊内有不同程度的红细胞。常见毛囊内黑色素颗粒管型。毛干的数目正常。作为明确诊断的客观依据，头皮活检病理被许多皮肤科医师所采纳。

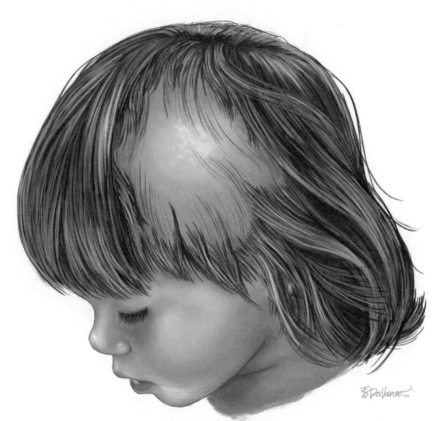

拔毛癖：患儿的脱发区域呈现奇特的模式

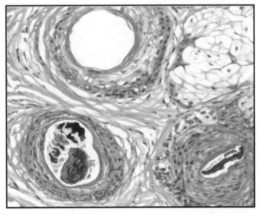

毛软化是拔毛癖标志性的组织学改变

发病机制：拔毛癖是由于患者自身的拔、拉、缠绕或其他行为造成毛干的损伤，这种行为可以是有意识或无意识的。临床医师在接诊患者及其家属时必须清楚地认识到大多数患者都有不同程度的精神心理障碍。

治疗：拔毛癖属于强迫症范畴，大多数儿童患者因精神压力而诱发，去除诱因后症状逐渐减轻，最终会摒弃这种行为。正强化是治疗方法之一，而消极的惩罚收效甚微。部分患者寻求精神心理科医师的帮助会非常有效。

成人拔毛癖患者临床经过完全不同，多数呈慢性病程，而且始终意识不到这种行为是导致脱发的根本原因。潜在的精神心理障碍是导致这一行为的根源，在精神心理科医师指导下的认知疗法可能会对患者有所帮助。传统治疗强迫症的药物也适用于拔毛癖的治疗。

（何春霞 译 刘跃华 校）

第 8 章

营养和代谢性疾病

一、维生素 B_1 缺乏症

维生素 B_1 缺乏症，又称脚气病（Beriberi），是由饮食中硫胺素（维生素 B_1）缺乏或吸收不良直接导致的一种营养缺乏状态，全球多数地区发病率均较低，主要见于以精磨白米为主食的地区。酗酒为另一主要病因，酗酒者主要从乙醇获取能量，可发生包括维生素 B_1 在内的多种 B 族维生素缺乏。还可见于母乳维生素 B_1 缺乏的新生儿和婴儿。获得性维生素 B_1 缺乏症的一种罕见原因为摄入硫胺酶，此酶能将维生素 B_1 分解至无功能状态。维生素 B_1 的主要食物来源是新鲜肉类、动物肝脏、小麦面包和蔬菜。未加工的棕米也富含维生素 B_1。维生素 B_1 在消化道的近端空肠中吸收。

已有短肠综合征和胃旁路减肥术后患者发生本病的报道，手术将大部分空肠切除，致使术后吸收维生素 B_1 的能力显著下降，大多未遵处方饮食的患者并发本病。人类免疫缺陷病毒（HIV）感染和一些长期应用呋塞米而未摄入足量维生素 B_1 的患者也可发生，呋塞米能增加维生素 B_1 在肾的排泄率。

维生素 B_1 是一种水溶性维生素，主要存在于新鲜肉类、肝脏、全麦面包、蔬菜和糙米，于近端空肠被吸收，对能量存储单位三磷腺苷（ATP）的形成、糖酵解和三羧酸循环都至关重要。美国国家科学院医学研究所营养委员会推荐维生素 B_1 每日摄入量男性为 1.2mg/d 和女性 1.1mg/d。

临床表现：本病最常见于以精米为主食的亚洲，无种族及性别差异，可发生于任何人，酗酒者为高发人群。因维生素 B_1 缺乏程度和合并症不同而临床表现各异，中枢神经系统（CNS）和肌肉系统最易受累。可分为两型，两型间有很多重叠：干型维生素 B_1 缺乏症以神经系统症状为主，湿型维生素 B_1 缺乏症以水钠潴留和充血性心力衰竭为主。婴儿维生素 B_1 缺乏症罕见，常为干型和湿型维生素 B_1 缺乏症的混合型，表现为严重的中枢神经系统抑制、心力衰竭和猝死。

干型维生素 B_1 缺乏症的首发症状和体征通常为周围神经病和肌肉疾病，骨骼肌和平滑肌均可受累，常表现为疲劳感增加、肌无力、感觉异常、深部腱反射减低和感觉丧失。随着疾病进展，可出现足或腕下垂（弛缓性麻痹），下肢受累多早于上肢。体格检查可见肌容积显著缩小，肌力严重下降。实验室检查示肌酐磷酸激酶升高，可出现肌酸尿。

湿型维生素 B_1 缺乏症主要影响肌肉组织，尤其是心脏系统。终末期出现高输出量性心力衰竭，如不及时治疗，患者常会死亡；如能早期诊断，并在发生终末期心力衰竭前给予适当治疗，多不会致死。患者舒张压明显降低而收缩压仅轻微改变，脉压升高，心动过速明显。随着心力衰竭进展，将出现肺水肿和液体潴留，引起坠积性水肿和呼吸困难；缺氧时可出现发绀。实验室检查示血清乳酸、丙酮酸、α-酮戊二酸升高；心电图示 Q-T 间期延长；X 线胸片示心脏增大、右心界扩大和肺充血、水肿。

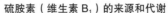

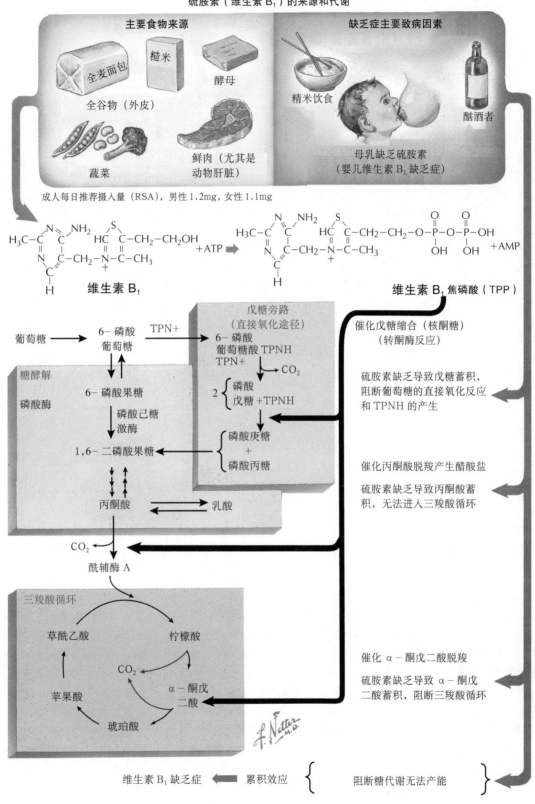

皮肤表现不特异，结合其他临床特点确定诊断。湿型维生素 B_1 缺乏症的皮肤表现有发绀，伴不同程度的外周水肿，呈蜡样苍白和病态外表。皮肤苍白也常见于干型维生素 B_1 缺乏症。患者有时会意外发生肢端外伤，这与外周神经病变致感觉缺失有关。毛发脱失也有报道，多认为是烟酸和维生素 B_1 共同缺乏的继发表现。

本病患者经肾排泄的维生素 B_1 显著降低。正常维生素 B_1 为 $70 \sim 150 \mu g/g$，而本病可低至 0。

组织学：皮肤活检常无临床意义。发绀或苍白处皮肤活检无异常；蜡样皮肤活检可见轻度棘层肥厚和角化不全。肌肉活检可见空泡形成和肌纤维玻璃样变，炎性进展可致不同程度的弥漫或局灶肌纤维坏死，以心肌最明显。Wernicke 综合征患者大脑尸检示下丘脑和脑干上端小出血灶。周围神经组织示神经元非炎症性退变，伴萎缩和染色质溶解，这些改变亦可见于中枢神经系统神经元。

发病机制：所有形式的维生素 B_1 缺乏症皆因维生素 B_1 缺乏引起。维生素 B_1 为糖类（碳水化合物）代谢所需，是硫胺素焦磷酸（TPP）的前体。TPP 由维生素 B_1 和一分子 ATP 生成，为许多代谢途径的辅因子，有助于醛基的转移，主要参与调节 3 个能量生成途径：糖酵解、三羧酸循环和戊糖旁路（磷酸己糖旁路），后者对氢的生成起重要作用。细胞内 ATP 产生不足为本病的主要化学改变，可引起相应的临床表现，神经和肌肉组织尤易受损。研究表明，$3 \sim 6$ 周无硫胺素饮食足以使一般人出现本病的初发症状和体征。

治疗：每日肌内注射 50mg 维生素 B_1，直至症状缓解；通常补充维生素 B_1 后，症状迅速好转。同时补充其他 B 族维生素，因为一种 B 族维生素的缺乏常伴其他维生素的不足。患者需咨询营养师，接受合理膳食指导。酗酒者易反复发生本病，应鼓励其戒酒，并每日补充多种维生素。

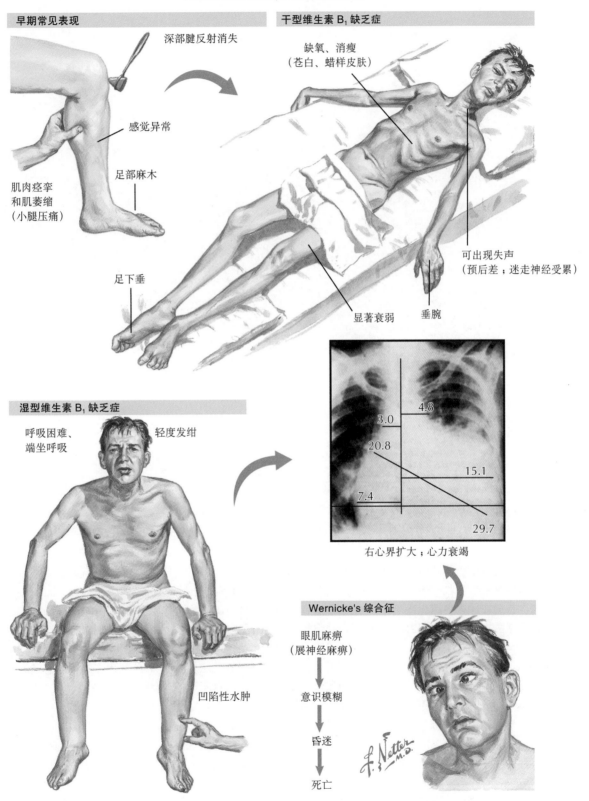

干型和湿型维生素 B₁ 缺乏症的临床表现

早期常见表现

深部腱反射消失

感觉异常

足部麻木

肌肉痉挛
和肌萎缩
（小腿压痛）

足下垂

干型维生素 B₁ 缺乏症

缺氧、消瘦
（苍白、蜡样皮肤）

可出现失声
（预后差；迷走神经受累）

显著衰弱

垂腕

湿型维生素 B₁ 缺乏症

呼吸困难、
端坐呼吸

轻度发绀

凹陷性水肿

右心界扩大；心力衰竭

Wernicke's 综合征

眼肌麻痹
（展神经麻痹）

意识模糊

昏迷

死亡

二、血色病

血色病是一种很常见（国内罕见——译者注）的常染色体隐性遗传病，由铁代谢异常致铁吸收过多和铁超载而发病。铁质在体内各组织逐渐沉积，以肝受累最重。多数病例由血色病 *HFE* 基因突变引起，人群中携带率约为 10%。常于育龄期后发病，多见于 60~70 岁。

临床表现：白种人男性最常受累。各人群携带率不同，如爱尔兰人 *HFE* 基因的 C282Y 纯合突变发生率为 1/85，而总人群约为 1/350。

发生 *HFE* 基因纯合突变的不同个体临床表现不同，典型者有三大改变：肝硬化、糖尿病和全身色素沉着，分别由铁质慢性持续性在肝、胰腺和皮肤沉积所致，铁质沉积可增加皮肤

黑色素的产生。肝硬化是本病导致肝癌发病和死亡的主要原因，并显著增加患肝细胞癌的风险。

全身弥漫青铜色可为首发表现，伴发糖尿病者，称"青铜色糖尿病"。患者指甲脆弱，可有不同程度的反甲；全身毛发稀疏易脱落；关节炎常见，亦见于无症状杂合子携带者。

组织学：皮肤组织学对诊断无帮助。肝活检示纤维化、肝硬化。普鲁士蓝染色能突出显示肝细胞和胆管细胞内的铁。铁质在库普弗细胞内沉积相对要少，这与铁超载截然相反。

发病机制： *HFE* 基因位于 6 号染色体短臂，其突变见于本病，其中 C282Y 突变最常见。正常生理状态下，铁调节依赖于铁吸收和铁丢失间的平衡。*HFE* 缺陷导致对细胞铁摄

取和铁蛋白水平的调节异常。过多的铁质沉积增加氧自由基，破坏多种组织，引起肝纤维化，最终演变为肝硬化。

治疗：需去除过多的铁。常规放血疗法是最佳方法，放血可减少储存铁总量，预防肝硬化，减少发病率和病死率；对多数患者，治疗目标是将血红蛋白控制在 12g/dl 以内。其他方法包括红细胞提取法和铁螯合疗法，前者是将红细胞从全血中去除，而将血清、白细胞和血小板回输至患者体内，后者指通过静脉注射去铁胺去铁，多用于不能耐受红细胞提取法的患者；还可尝试减少胃肠道铁吸收的方法。上述方法在肝硬化发生前实施将取得最佳疗效。另外，需强调遗传咨询的重要性。

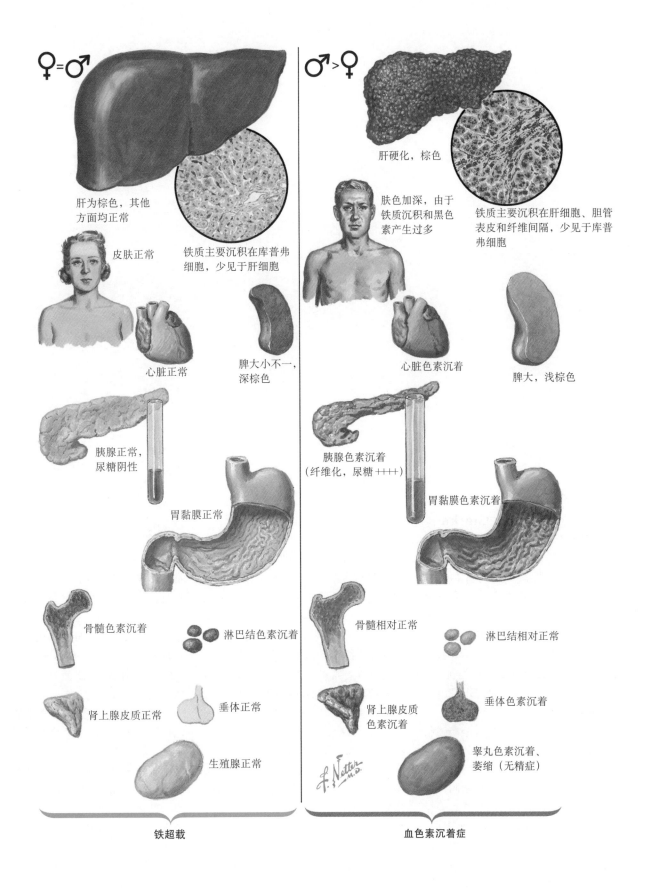

肝为棕色，其他方面均正常

皮肤正常

铁质主要沉积在库普弗细胞，少见于肝细胞

心脏正常

脾大小不一，深棕色

胰腺正常，尿糖阴性

胃黏膜正常

骨髓色素沉着

淋巴结色素沉着

肾上腺皮质正常

垂体正常

生殖腺正常

铁超载

肝硬化，棕色

肤色加深，由于铁质沉积和黑色素产生过多

铁质主要沉积在肝细胞、胆管表皮和纤维间隔，少见于库普弗细胞

心脏色素沉着

脾大，浅棕色

胰腺色素沉着（纤维化，尿糖 ++++）

胃黏膜色素沉着

骨髓相对正常

淋巴结相对正常

肾上腺皮质色素沉着

垂体色素沉着

睾丸色素沉着、萎缩（无精症）

血色素沉着症

三、代谢性疾病：Niemann-Pick 病、von Gierke 病和半乳糖血症

多种代谢性疾病可有各种皮肤表现。该类疾病基本上除了在三级转诊中心外很少见到。然而，对这些罕见疾病的认知却非常重要，及时识别和诊断有助于适当的治疗和更好的转归。下面介绍 3 种该类疾病：Niemann-Pick 病、von Gierke 病和半乳糖血症。

Niemann-Pick 病由神经鞘磷脂代谢障碍引起，系一种溶酶体内蓄积病，其溶酶体脂酶降解系统异常，神经鞘磷脂酶无法降解神经鞘磷脂，使后者沉积于多种组织，引起肝脾大和严重的神经发育迟滞等一系列表现。本病以犹太人患病率最高，常于儿童期死亡，可分为 A、B、C 3 型，均为常染色体隐性遗传。A 型和 B 型都有编码酸性神经鞘磷脂酶的 *ASM* 基因突变，致使溶酶体不能降解神经鞘磷脂，引起鞘磷脂在肝和脾中沉积。婴儿期或幼童期即可发病，皮肤呈蜡样外观，可见黄瘤；眼底检查可见视网膜中央小凹上樱桃红斑点。A 型与 B 型的唯一不同为 A 型可发生严重的神经系统疾病，而 B 型则不会。C 型为 *NPC1* 或 *NPC2* 基因突变，细胞无法处理吞噬的胆固醇；无皮肤表现；治疗方法有限，干细胞移植可能有效。

von Gierke 病，又称糖原贮积症 I 型，为常染色体隐性遗传病。可分为 Ia 型和 Ib 型，分别由葡萄糖 -6- 磷酸酶和葡萄糖 -6- 磷酸转移酶缺陷引起。糖异生受抑制，肝内葡萄糖 -6- 磷酸不能转化为葡萄糖，引起严重的空腹低血糖、脂肪肝和糖原贮积。葡萄糖 -6- 磷酸经糖酵解产生过多的乳酸。

本病皮肤表现为膝、肘关节伸侧黄瘤；面颊脂肪组织堆积过多，面容特殊，呈"娃娃脸"。鼻出血频繁，常有严重的牙龈炎和口腔溃疡。低血糖发作期可见发绀，最终可导致缺氧性脑损伤。另外，由于中性粒细胞对革兰阳性细菌反应异常，皮肤感染风险增加。治疗以含 60% ~ 70% 糖类（碳水化合物）的饮食为主，以避免低血糖发作。

半乳糖血症是一种罕见的常染色体隐性遗传病，9 号染色体短臂上 *GALT* 基因突变，致半乳糖 -1- 磷酸尿苷酰转移酶缺陷，引起组织中半乳糖 -1- 磷酸含量增加，以神经组织、晶状体和肝为主，从而引发智力发育迟滞、白内障和肝疾病。白内障是本病的典型表现，由半乳糖醇积聚于晶状体引起，初为水肿，最终形成白内障。皮肤表现主要为肝性黄疸和凝血功能障碍，如瘀点、出血。本病患者需严格避免半乳糖和乳糖饮食。

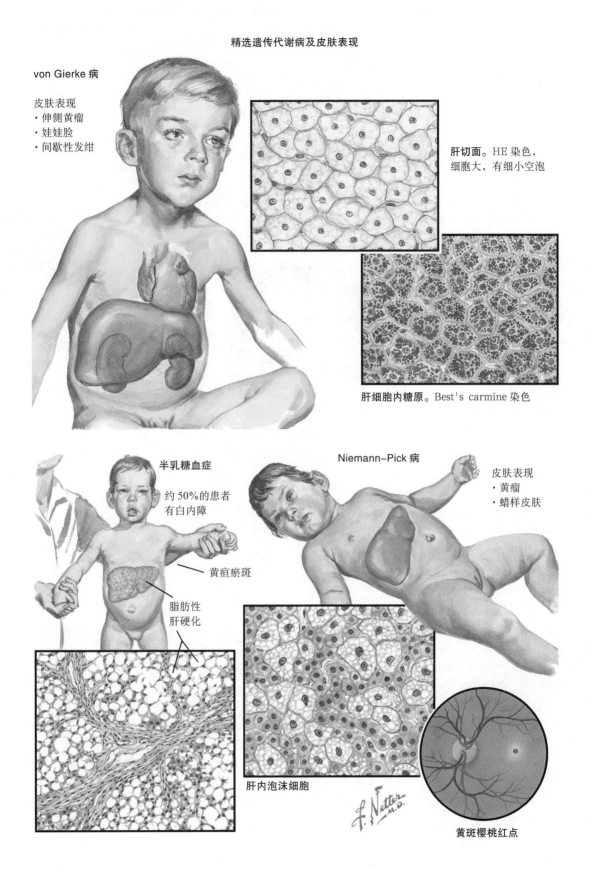

精选遗传代谢病及皮肤表现

von Gierke 病

皮肤表现
· 伸侧黄瘤
· 娃娃脸
· 间歇性发绀

肝切面。HE 染色，
细胞大，有细小空泡

肝细胞内糖原。Best's carmine 染色

半乳糖血症

约 50% 的患者
有白内障

黄疸瘀斑

脂肪性
肝硬化

Niemann-Pick 病

皮肤表现
· 黄瘤
· 蜡样皮肤

肝内泡沫细胞

黄斑樱桃红点

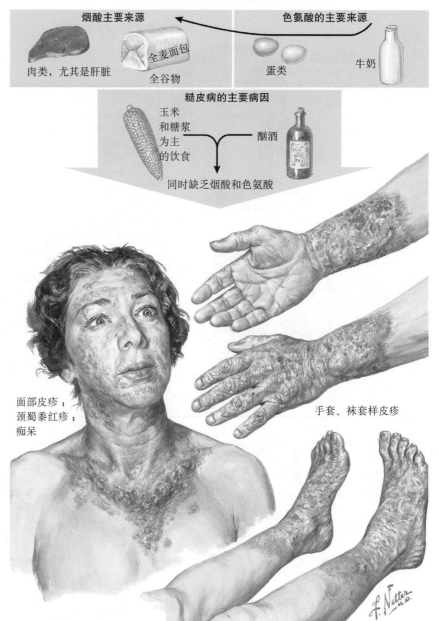

烟酸的主要来源和糙皮病的病因及皮肤表现

烟酸主要来源

肉类，尤其是肝脏　全麦面包　全谷物

色氨酸的主要来源

蛋类　牛奶

糙皮病的主要病因

玉米和糖浆为主的饮食　酗酒

同时缺乏烟酸和色氨酸

面部皮疹；
颈蜀黍红疹；
痴呆

手套、袜套样皮疹

四、糙皮病

糙皮病（pellagra）由饮食中烟酸（维生素 B₃）或其前体色氨酸缺乏引起。偶见于类癌综合征患者，因其体内色氨酸全部用来产生 5-羟色胺，使烟酸合成减少。18 世纪初，本病由西班牙医师 Gaspar Casal 首先发现于以玉米为主食的农民，并以所研究地区将之命名为"奥地利麻风"。意大利医师 Francesco Frapoli 在意大利北部流行区域研究了本病，随后称之为糙皮病。

本病好发于依赖玉米为主食的地区，20 世纪早期曾在美国南部泛滥。医师兼流行病学专家 Joseph Goldberger 发现本病由维生素 B 缺乏直接引起，虽然当时未能分离出该 B 族维生素，但他仍因发现糙皮病病因而值得尊敬。

临床表现：本病无种族或性别差异；北美和欧洲发病率低，主要由异常饮食和酗酒引发。本病在以玉米为主食的区域仍可见到。皮肤表现以严重的皮炎为特征，对光敏感，暴露于日光后常出现皮疹或原有皮损加重，常于初春长时间户外活动后始发，皮损对称，以湿疹样斑和薄的斑块为主，界限清楚，常有触痛，多位于头、颈、上肢等曝光部位。位于颈前和上胸部的皮疹称为玉蜀黍疹，粉红和红色的渗出性斑片及斑块像项链一样环颈部分布。因其光敏感性，鼻部、额部和面颊部常首先受累，而耳后和下颌下皮肤很少发病。非暴露部位也可出现

皮损，间擦部位普遍易受累，如会阴、腋窝和乳房下皮肤皱褶，原因未明，可能和慢性摩擦有关。受累区域因表皮和真皮分离可形成小水疱。

久之，皮损开始脱屑，由中央以离心性方式向外扩展，皮肤剥脱后留有糜烂性红斑、斑块。慢性皮损可遗留局部永久性瘢痕、色素沉着或色素减退。骨突处（如尺骨小头）表皮角化过度明显。

黏膜受累在各种维生素缺乏中常

见，糙皮病也不例外，常见口角炎、舌红肿发亮，伴舌乳头萎缩。口腔和胃肠道黏膜也可受累，口腔溃疡常见，自觉疼痛、吞咽困难，进一步引起营养缺乏、加剧病情。

腹泻为胃肠道黏膜受累的常见症状，为水样便，能进一步引发水、电解质紊乱。如形成溃疡和脓肿，可在水样便的基础上发生脓血便；溃疡和黏液腺囊性扩张可发生于整个胃肠道，小脓肿可见于结肠黏膜下。

糙皮病的黏膜和中枢神经系统表现

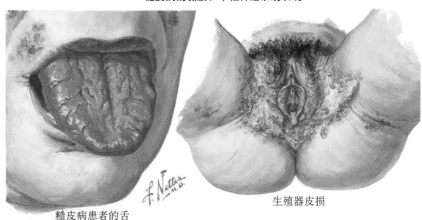

糙皮病患者的舌

生殖器皮损

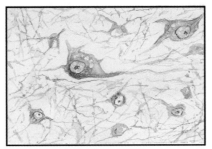

大脑皮质细胞变性

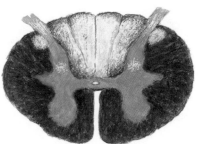

脊髓变性

典型脑病发生前可出现微妙的神经系统变化，如注意力不集中、头痛和情感淡漠。弥漫性脑病最终将导致痴呆，并可出现其他精神神经症状，尤其是抑郁伴自杀倾向，亦可有精神错乱、幻觉、谵妄、失眠、震颤、癫痫和锥体外系性强直。重者整个神经系统可受损。皮质神经细胞退化，脂质增多，胞质内脂褐素增加，贝茨细胞染色质溶解，细胞核移向胞膜。染色质溶解可见于脑桥核、脊髓核和多个脑神经核。脊髓后柱可出现脱髓鞘，导致震颤、步态不稳和行走困难。随着脑病进展，将出现定向力障碍和谵妄，最终陷入昏迷，如不及时诊断和适当治疗，可于短期内死亡。本病的独特临床表现可简化为"4D"来记忆：皮炎（dermatitis）、腹泻（diarrhea）、痴呆（dementia）和死亡（death）。

依据典型临床表现可诊断本病，实验室检查可协助确诊。糙皮病患者应考虑是否合并其他维生素缺乏。测量 24h 尿 N- 甲基烟酰胺简单、无创，正常值为 5 ~ 15mg/d，而本病 < 1.5mg/d。也可直接检测血清烟酸水平，但不如尿液检测精确。

组织学：不特异，表皮苍白，伴血管周围混合炎性细胞浸润，以淋巴细胞为主，表皮内偶见炎性水疱。

发病机制：烟酸是一种必需的维生素，存在于多种食物中，如全麦面包和肉类。烟酸缺乏主要见于以玉米为主食的地区，缺乏程度不一。也可

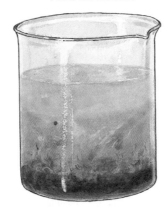

腹泻患者的水样便

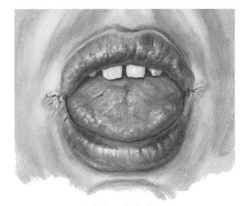

舌炎和口角炎常见

见于酗酒者，其饮食不均衡，能量主要从酒类获得。色氨酸缺乏也可引起本病，色氨酸主要来源于鸡蛋、牛奶，为烟酸的前体，可以转化为烟酸。烟酸为产生烟酰胺腺嘌呤二核苷酸（辅酶Ⅰ，NAD）和烟酰胺腺嘌呤二核苷酸磷酸（辅酶Ⅱ，NADP）所必需，这两者是很多生化反应的辅酶，可获得两个电子，作为氧化还原反应的还原剂。烟酸缺乏时，体内很多生化反应不能正常进行，从而发病。

类癌综合征为本病的一种罕见病因，能分泌过多的 5- 羟色胺，和烟酸同为色氨酸的产物。患者体内全部色氨酸都用来产生 5- 羟色胺，致烟酸合成减少，即可能出现本病临床症状。

治疗：本病对补充烟酸反应良好，每 6 小时口服 1 次烟酸直到症状开始缓解，如患者对治疗无反应，需考虑合并其他维生素缺乏的可能。若条件允许，需咨询营养师制订合理食谱。酗酒者可缺乏多种 B 族维生素，需注意补充。类癌综合征患者需补充烟酸以预防本病，积极治疗潜在肿瘤。

五、苯丙酮尿症

苯丙氨酸是一种必需氨基酸，为体内多条生化反应通路的底物，终产物有黑色素和肾上腺素。在正常生理环境下，苯丙氨酸都在肝内转化为酪氨酸，参与包括蛋白质合成在内的多种生化过程。苯丙酮尿症患者肝内负责转化苯丙氨酸为酪氨酸的酶完全缺失，这种先天缺陷是目前研究最彻底的疾病之一，早期检测和治疗可以避免严重后遗症。在美国及世界上大部分国家，所有孩子出生后都要接受本病的筛查，而在基础医疗设施落后的地区，未接受筛查的儿童则面临发病的风险，一旦出现症状，很难逆转已造成的损害。本病为常染色隐性遗传，有多种基因型和突变，编码苯丙氨酸羟化酶的 *PAH* 基因位于 12 号染色体长臂。

临床表现：本病新生儿患病率在各国有所不同，美国约 1:10 000，高加索人好发；土耳其人患病率最高，为 1:2500；男女患病率相当。婴儿出生时正常，宫内时从母体获得的少量苯丙氨酸不足以引起任何症状，但由于缺少苯丙氨酸羟化酶，苯丙氨酸在血清和组织中积累，出生后很快出现首发症状。机体试图通过其他生化途径清除多余的苯丙氨酸，却适得其反，多种脱氨及氧化代谢修饰反应的降解产物可造成终末器官损伤；主要产物有苯基乳酸、苯丙酮酸和苯乙酸，它们的存在使尿液呈现特征性的"鼠气味"。

患儿有广泛的色素减退，头发金黄色，肤色、毛发和眼睛的颜色比父母任何一方都要浅，眼睛多呈蓝色。早发特应性皮炎。还可见躯干和大腿上部硬皮病样改变。

本病最可怕的并发症为继发于高苯丙氨酸的严重脑损害，新生儿大脑易受该氨基酸损害，可累及全脑，损伤常不可逆，这是新生儿筛查的原因所在。智力发育迟滞、癫痫和震颤常见，癫痫可为大发作或小发作，婴儿或儿童均可发生，给予低苯丙氨酸饮食后，癫痫能好转。患本病的婴儿和儿童脑电图都有异常，随着年龄增长，智力缺陷变得明显，但身体的发育和成熟不受影响。患儿好动并有自残倾向，如咬自己或用头猛烈的撞击墙壁或地面。震颤可作为神经系统的唯一表现。

实验室检查示血清苯丙氨酸水平升高，正常为 $1 \sim 2mg/dl$，未治疗的患者可高达 $20mg/dl$。正常生理状态下尿量正常时尿中无苯丙酮酸，而本病患者尿中苯丙酮酸水平升高；氯化铁可酸化尿液，使尿液即刻变绿。

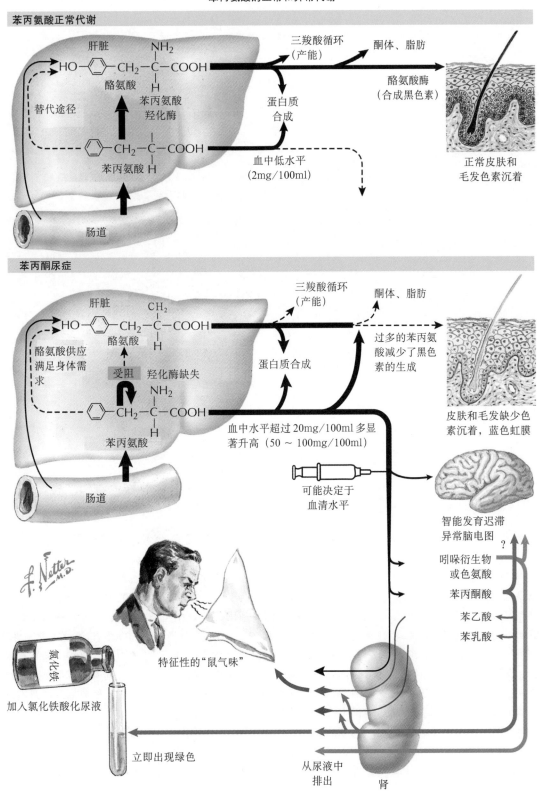

苯丙氨酸的正常和异常代谢

苯丙氨酸正常代谢

肝脏

HO—⬡—CH_2—$\overset{\overset{NH_2}{|}}{\underset{\underset{H}{|}}{C}}$—$COOH$

酪氨酸

苯丙氨酸羟化酶

替代途径

⬡—CH_2—$\overset{|}{\underset{\underset{H}{|}}{C}}$—$COOH$

苯丙氨酸

肠道

三羧酸循环（产能）

酮体、脂肪

酪氨酸酶（合成黑色素）

蛋白质合成

血中低水平（2mg/100ml）

正常皮肤和毛发色素沉着

苯丙酮尿症

肝脏

HO—⬡—CH_2—$\overset{\overset{CH_2}{|}}{\underset{\underset{H}{|}}{C}}$—$COOH$

酪氨酸

酪氨酸供应满足身体需求

受阻　羟化酶缺失

⬡—CH_2—$\overset{\overset{NH_2}{|}}{\underset{\underset{H}{|}}{C}}$—$COOH$

苯丙氨酸

肠道

三羧酸循环（产能）

酮体、脂肪

过多的苯丙氨酸减少了黑色素的生成

蛋白质合成

血中水平超过20mg/100ml多显著升高（50～100mg/100ml）

皮肤和毛发缺少色素沉着，蓝色虹膜

可能决定于血清水平

智能发育迟滞异常脑电图

吲哚衍生物或色氨酸

苯丙酮酸

苯乙酸

苯乳酸

特征性的"鼠气味"

氯化铁

加入氯化铁酸化尿液

立即出现绿色

从尿液中排出

肾

所有新生儿出生后 1 ~ 2d 都需接受本病检测，并作为常规代谢筛查，如初筛在出生后 24h 内进行，如为阳性，应第 7 天随访检测。Guthrie 抑制试验或 McCamon-Robins 荧光测试高度精确，超过正常值 0.5mg/dl 为可疑，大于 2 ~ 4mg/dl 可诊断。

组织学：皮肤活检对本病诊断无帮助，色素减退区皮肤正常。皮炎区表现不特异，棘层水肿伴淋巴细胞浸润。

发病机制：本病为常染色体隐性遗传病，由 12 号染色体长臂基因缺陷致苯丙氨酸羟化酶失去功能，引起苯丙氨酸代谢障碍。苯丙氨酸及其产物通过其他代谢途径引起临床症状和体征，过多的苯丙氨酸直接抑制酪氨酸酶，降低黑色素含量和该酶途径上的其他分子，引起皮肤和毛发色素减

退。一旦苯丙氨酸水平降至抑制阈值以下，酪氨酸酶功能可恢复正常，色素可加深。苯丙氨酸可直接毒害脑细胞，引起严重的中枢神经系统异常。目前已发现多种 *PAH* 基因突变，给产前诊断增加了困难。

治疗：最重要的是低苯丙氨酸饮食，需终身保持，停止低苯丙氨酸饮食者早期即引起中枢神经系统疾病；育龄期女性尤为如此，应严格保持无苯丙氨酸饮食，且需由高危产科团队管理，并常规监测孕妇血清苯丙氨酸水平，确保低于 5 ~ 10mg/dl；如孕期控制不佳，可引起子代不可逆性脑损伤。有妊娠计划的女性需在受孕前继续低苯丙氨酸饮食，并由产科医师照管。食物中有多种氨基酸，需严格限制富含苯丙氨酸的食物，如肉、

蛋、鱼、奶、面包等，但这很难做到。避免摄入含苯丙氨酸的人造甜味剂天冬甜素，因为它是由天冬氨酸盐和苯丙氨酸组成。

四氢生物蝶呤（BH$_4$，沙丙蝶呤）对约 50% 的患者有效，有助于代谢过多的苯丙氨酸，起始剂量和维持剂量需依据患者体重和对治疗的反应制订，用药后数周或数月内需检测苯丙氨酸水平，以判断治疗效果。接受治疗的患者有望增加饮食中蛋白质总量。

治疗期间，皮肤、毛发异色和皮炎将消失，脑电图和尿液异常恢复正常。病程早期的永久性损伤可持续存在，精神症状的恢复可能滞后，目前仅有行为轻微改善的报道。在症状出现前诊断并保持低苯丙氨酸饮食的儿童不会留有任何后遗症。

苯丙酮尿症的临床表现、遗传方式及血和尿水平的影响

苯丙酮尿症的遗传方式

图例

- 正常个体
- 携带者（隐性性状）
- 苯丙酮尿症患者

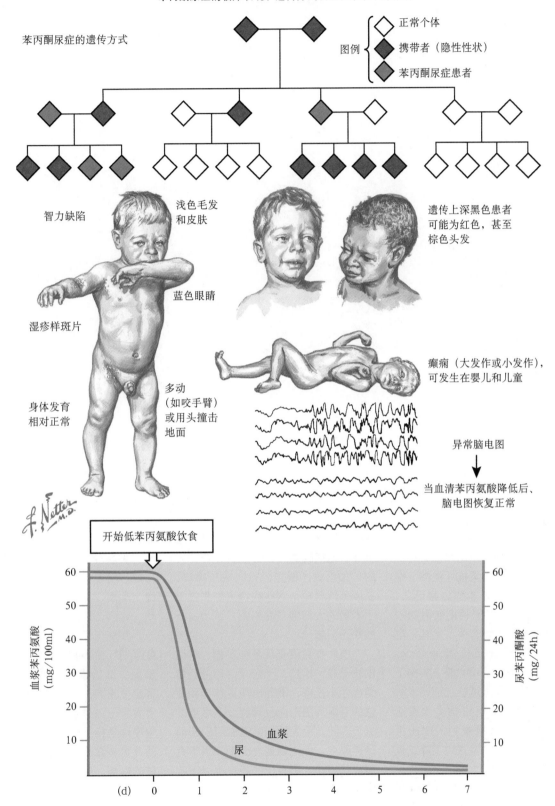

智力缺陷

浅色毛发和皮肤

蓝色眼睛

湿疹样斑片

身体发育相对正常

多动（如咬手臂）或用头撞击地面

遗传上深黑色患者可能为红色，甚至棕色头发

癫痫（大发作或小发作），可发生在婴儿和儿童

异常脑电图

当血清苯丙氨酸降低后、脑电图恢复正常

开始低苯丙氨酸饮食

血浆苯丙氨酸（mg/100ml）

尿苯丙酮酸（mg/24h）

血浆

尿

(d) 0 1 2 3 4 5 6 7

六、坏血病

坏血病是一种众所周知的营养性疾病，由水溶性维生素抗坏血酸（维生素 C）缺乏引起。本病由来已久，最早在 14 世纪发现于长期航海的水手，与缺乏新鲜食物有关，尤其是柑橘类产品。1753 年英国医师 James Lind 在 HMS Salisbury 船上实施了第一个有记载的临床试验，证明本病是由水手饮食中缺乏柑橘类水果造成，随后柑橘类水果被列入船舶供应，水手坏血病发病率直线下降。直到 1928 年，抗坏血酸才被匈牙利化学家 Albert von Szent-Grörgyi 分离出来，他因此获得诺贝尔奖。本病在一些维生素 C 摄入不足的地区仍可见；在北美罕见，主要发生于饮食异常、精神疾病和酗酒的人群中。

临床表现：多器官系统可受累，皮肤和黏膜常受累并可作为首发症状，识别这些症状对诊断和治疗非常重要。起病隐匿，全身症状是非特异的，如乏力、倦怠、肌肉关节疼痛、易疲劳伴气短，这些症状可能和常见于本病的大细胞贫血相关，认为由叶酸缺乏引起。

皮肤和黏膜表现多种多样，早期皮肤干燥、粗糙、无光泽，可见毛囊角化性小丘疹，继而出现更特异和敏感的毛囊周围出血及螺旋发，后者多见于四肢，毛发的异常弯曲可引起鹅颈样改变，但比螺旋发少见。甲下有裂片状出血。所有皮肤表现都以下肢常见，因直立时下肢静水压升高，引起毛囊周围小静脉压力升高，导致出血。也可见于直接受压的部位，如腰线周围。Rumpel-Leede 征阳性：保持血压计压力在舒张压和收缩压之间 1min，袖带下和远端会出现数处点状出血，为静水压诱发毛细血管脆性的表现。

黏膜受累主要表现为牙龈水肿、出血，随着疾病进展，牙龈变脆从牙齿上剥离，可产生牙石，导致牙齿松动、疼痛，最终脱落。

和成人坏血病相比，先天性和儿童早期坏血病有和骨发育相关的独特表现。维生素 C 对胶原和软骨的发育至关重要，含量异常可导致年轻患者发生一系列骨性畸形。坏血病性肋骨串珠是指肋软骨连接处的突起。婴幼儿可有骨膜下出血，为缓解出血带来的疼痛，患儿会自然放松下肢，呈蛙形腿。愈合过程中出血区域常有异常钙化，形成更多棒状骨，可导致行走困难。长骨 X 线显示典型的 Frankel 白线，代表骨骺骨干交界处软骨的异常钙化；骨膜肿胀意味着骨膜下出血。久之，出血区域部分或全部发生钙化。

维生素 C 的食物来源和坏血病的典型皮肤表现

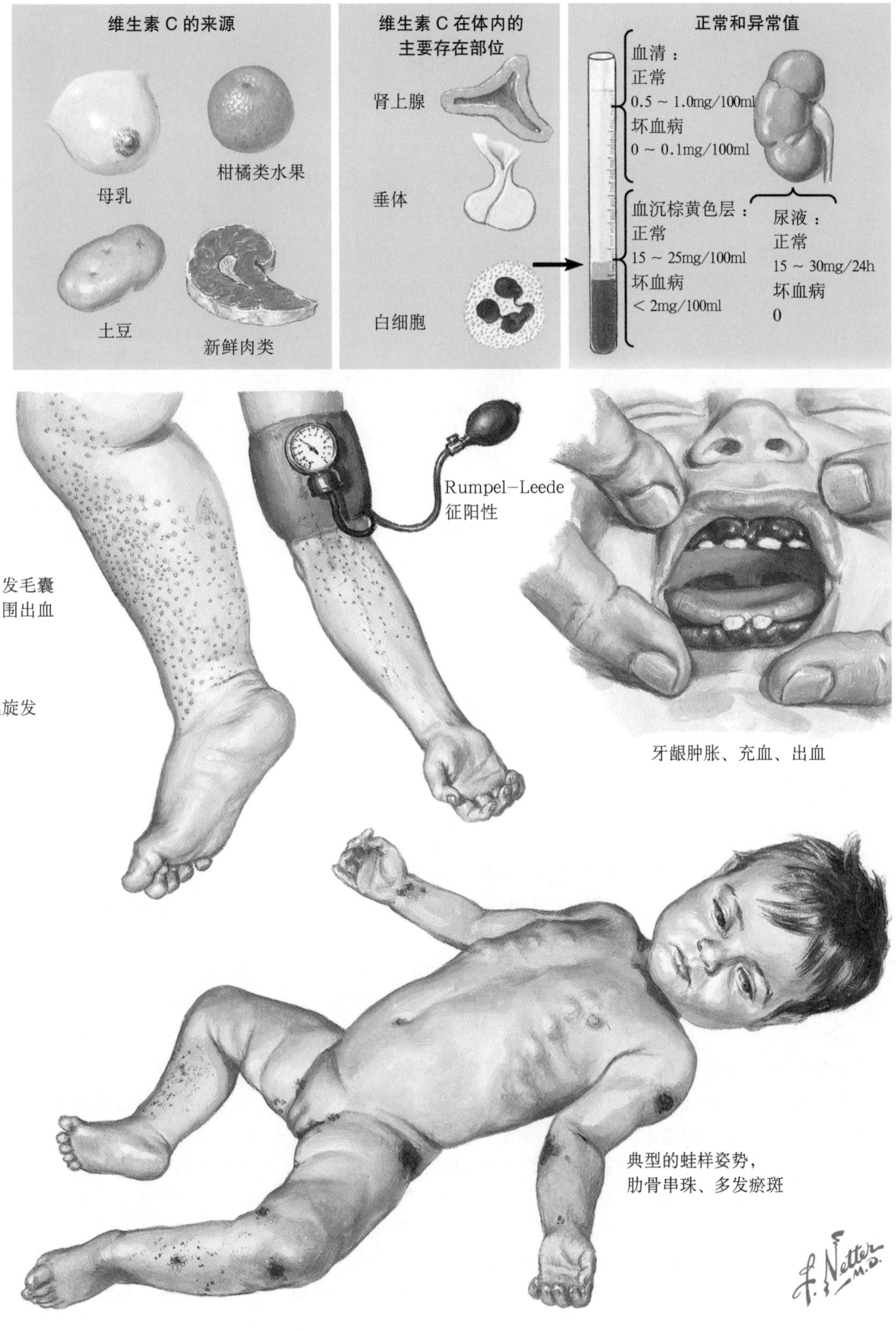

维生素 C 的来源	维生素 C 在体内的主要存在部位	正常和异常值

母乳

柑橘类水果

土豆

新鲜肉类

肾上腺

垂体

白细胞

血清：
正常
0.5 ~ 1.0mg/100ml
坏血病
0 ~ 0.1mg/100ml

血沉棕黄色层：
正常
15 ~ 25mg/100ml
坏血病
< 2mg/100ml

尿液：
正常
15 ~ 30mg/24h
坏血病
0

多发毛囊
周围出血

螺旋发

Rumpel-Leede
征阳性

牙龈肿胀、充血、出血

典型的蛙样姿势，
肋骨串珠、多发瘀斑

婴儿患者还可发生严重的眶周和球后严重瘀斑，重者可有眼球突出，需与虐待儿童相鉴别。

母乳含有充足的维生素 C，婴儿坏血病常发生于非母乳喂养且饮食中维生素 C 不足的孩子。

发病机制：维生素 C 为机体所必需，可从食物中获得，人体缺乏 L- 葡萄糖酸内酯氧化酶，不能将葡萄糖合成 L- 抗坏血酸。维生素 C 主要来源于水果、蔬菜和鲜肉，尤其是柑橘类水果；人体各组织都含有，以肾上腺和垂体含量最高。白细胞中含量可评估，红细胞沉降率棕黄色层浓度有助于诊断，其正常值为 15 ~ 25mg/100ml，降至 4mg/100ml 以下或血清水平小于 20μmol/L（正常值 40 ~ 120μmol/L）时开始出现临床症状。肾能很好地依据血清水平调整维生素 C 的重吸收和分泌，可保留所有维生素 C，使尿液中浓度为 0mg/24h。

维生素 C 是多种酶的辅酶，为多种酶促反应提供电子，如缺乏，将无法生成终产物，引起坏血病。它最重要的作用之一是和亚铁（Fe^{2+}）一起作为脯氨酸羟化酶和赖氨酸羟化酶的辅酶，这两种酶分别和胶原中脯氨酸和赖氨酸残基的羟基化作用有关，如果羟基化比例失调，胶原分子不能形成三螺旋结构，功能受损。胶原是血管壁和真皮的主要结构蛋白，胶原蛋白缺陷是本病皮肤表现的主要原因。此外，维生素 C 也可为其他酶促反应提供电子，如酪氨酸、多巴胺和肉碱的合成。

组织学：诊断无须组织学，瘀斑处活检示毛囊周围有渗出的红细胞和少量淋巴细胞炎性浸润；如在毛囊周围取材，仔细观察可发现毛囊呈卷曲或螺旋状。需注意的是患者愈合能力受损，活检后如不治疗，新伤口需要几周到几个月才能愈合，周围会出现大片瘀斑。

治疗：每日补充维生素 C 300 ~ 500mg，直到症状消失，后按每日推荐量继续服用，用药后症状可迅速改善。如对治疗无反应，需重新测定血清维生素 C 水平，如仍低，需考虑依从性。适当处理潜在的酗酒、饮食障碍或精神疾病；咨询营养师，均衡膳食，了解富含维生素 C 的食物。酗酒者需寻求戒酒专家的治疗。为避免复发，可终身按日推荐量补充维生素 C，多余的部分会从肾排出。

坏血病的骨及皮肤异常

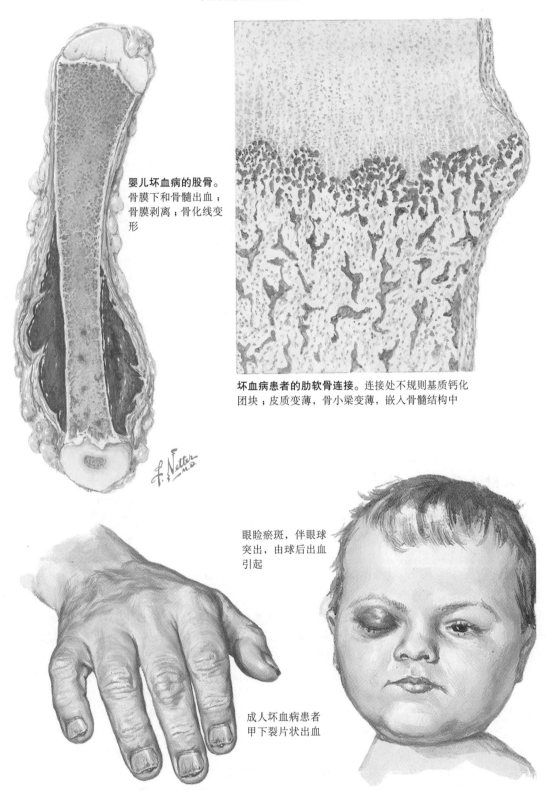

婴儿坏血病的股骨。骨膜下和骨髓出血；骨膜剥离；骨化线变形

坏血病患者的肋软骨连接。连接处不规则基质钙化团块；皮质变薄，骨小梁变薄，嵌入骨髓结构中

眼睑瘀斑，伴眼球突出，由球后出血引起

成人坏血病患者甲下裂片状出血

七、维生素 A 缺乏症

维生素 A 缺乏症即蟾皮病，是一种维生素 A 缺乏导致的多系统疾病，摄入不足或吸收不良均可引起。维生素 A 是一种脂溶性维生素，储存在脂肪组织和肝脏内，需从饮食中获取，在黄色蔬菜（如胡萝卜）、绿叶蔬菜、肝脏、奶、蛋、西红柿和鱼油中含量丰富，在其他多种主食中也存在。希波克拉底可能是描述和治疗本病的第一人，然而，直到 20 世纪早期，科学家才发现维生素 A 的不同存在形式及其前体胡萝卜素。

临床表现：夜盲是本病的早期表现之一。维生素 A 能产生视紫质，后者是视网膜杆状细胞的主要色素，能调节暗适应，对维持视杆细胞的功能十分重要。眼干燥症（干眼病）常先于夜盲症出现，作为本病的首发症状，既不特异又不敏感。病情进展可出现角膜干燥、磨损、溃疡、软化，最终失明。毕脱斑（Bitot spots）高度特异，可见于侧面结膜，由结膜上皮角化异常引起，常表现为泡沫样丘疹、白斑，不易擦除。据估计本病是失明的主要原因之一。还可引起儿童发育障碍。

蟾皮病因皮肤呈蟾蜍样而得名，表现为毛囊性角化过度性丘疹，皮肤干燥、粗糙，可伴唇炎和舌炎，后两者不特异，可见于多种维生素缺乏。

维生素 A 摄入过多可引起维生素 A 过多症，表现为皮肤干燥、毛发脱落、关节痛和头痛，发生在孕期可引起胎儿出生缺陷。

发病机制：本病在美国多因拒食富含维生素 A 的食物引起；也好发于其他易感个体，如囊性纤维化患者，他们难以吸收脂溶性维生素；减肥术后罹患短肠综合征的患者亦可发生。足量的胆汁酸和胰酶为维生素 A 吸收所必需。严重肝病患者无法将胡萝卜素转化为维生素 A，可发生功能性维生素 A 缺乏症。

维生素 A 存在于富含维生素或胡萝卜素的食物，是细胞核信号通路的关键分子，能与核维 A 酸受体（RARs）和维 A 酸样 X 受体（RXRs）结合，一旦结合，所形成的复合物可影响多种基因的转录；维生素 A 还调节表皮细胞的成熟和增殖。

组织学：皮肤活检不特异，仅提示营养缺乏，上部表皮苍白，可见毛囊角栓，伴或不伴少量炎性浸润。

治疗：饮食中需补充维生素 A 及其他必需维生素。皮肤病变对治疗反应良好，而眼睛病变却可为永久性，尽管有些病例可恢复夜视能力，但一旦失明，仅能寄希望于角膜移植。北美和欧洲患者多由基础疾病造成吸收不良，建议咨询相关专家，可能需要长期补充维生素 A 并检测其血清水平。

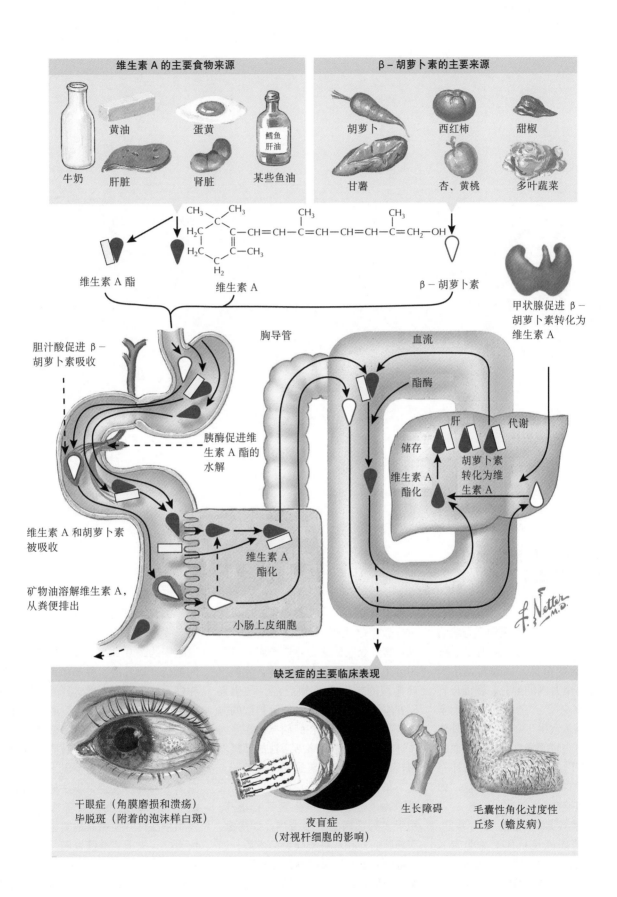

维生素 A 的主要食物来源

黄油　蛋黄

牛奶　肝脏　肾脏　鳕鱼肝油　某些鱼油

β－胡萝卜素的主要来源

胡萝卜　西红柿　甜椒

甘薯　杏、黄桃　多叶蔬菜

维生素 A 酯　维生素 A　β－胡萝卜素

甲状腺促进 β－胡萝卜素转化为维生素 A

胆汁酸促进 β－胡萝卜素吸收

胸导管　血流

酯酶

肝　代谢

储存　胡萝卜素转化为维生素 A

维生素 A 酯化

胰酶促进维生素 A 酯的水解

维生素 A 和胡萝卜素被吸收

维生素 A 酯化

矿物油溶解维生素 A，从粪便排出

小肠上皮细胞

缺乏症的主要临床表现

干眼症（角膜磨损和溃疡）
毕脱斑（附着的泡沫样白斑）

夜盲症
（对视杆细胞的影响）

生长障碍

毛囊性角化过度性丘疹（蟾皮病）

八、维生素 K 缺乏症和维生素 K 拮抗药

维生素 K 是一种必需营养素，为凝血级联反应中一些蛋白质合成的辅因子，脂溶性，能在人体存储。维生素 K 缺乏症罕见，仅短暂发生于新生儿和 6 个月内的婴儿，多因母乳中维生素 K 不足。患者血清维生素 K 和凝血因子水平下降，受轻微外伤后可发生出血时间异常延长，凝血酶原时间（PT）延长。治疗包括补充维生素 K 和寻找潜在的合并症，如肝或胃肠道疾病。

维生素 K 缺乏症在成人罕见，多数食物都能满足机体对维生素 K 的生理需求，好发于患肝病及吸收障碍的成人。维生素 K 有两种存在形式：维生素 K_1（叶绿醌）和维生素 K_2（甲基萘醌），前者存在于植物中，后者由胃肠道正常菌群产生。抗生素可导致产维生素 K_2 的细菌减少，致维生素 K 吸收缺乏，除非患者同时服用维生素 K 拮抗药如华法林，才能出现典型的维生素 K 缺乏症。维生素 K 在空肠远端和回肠以被动扩散的方式被吸收，大部分在肝储存，在肝内由环氧化物还原酶将无活性的环氧氢醌转化为有活性的氢醌型维生素 K。

华法林为一种合成的维生素 K 类似物，是主要的维生素 K 拮抗药，用于多种疾病的抗凝治疗，如房颤、深静脉血栓和心脏瓣膜置换术后，通过抑制谷氨酸残基的羧基化和环氧化酶还原酶，减少凝血因子和维生素 K，维生素 K 缺乏又进一步使凝血因子下降。

临床表现：维生素 K 拮抗药能引起一种特殊的皮损，称华法林坏死，发生率约为 0.05%，好发于脂肪丰富的部位，如乳房、腹部和大腿，双足亦好发。皮肤先有感觉异常，后出现红色至紫罗兰色小瘀点、斑点，进而演变为高度水肿性红斑、瘀斑，最终形成溃疡、血疱，血疱破溃遗留深部溃疡，痛性溃疡可累及皮下组织，如肌肉。溃疡多发生于华法林初始治疗的 5～7d，继发感染者常见，如未停用华法林并换用其他类型抗凝药替代治疗，皮损将继续发展，可形成坏死。足部和下肢可出现紫色网状改变，称紫趾综合征。上述皮肤改变，如在应用华法林前先予肝素或其他抗凝药，将大大减少。

应用华法林可引起的临床表现

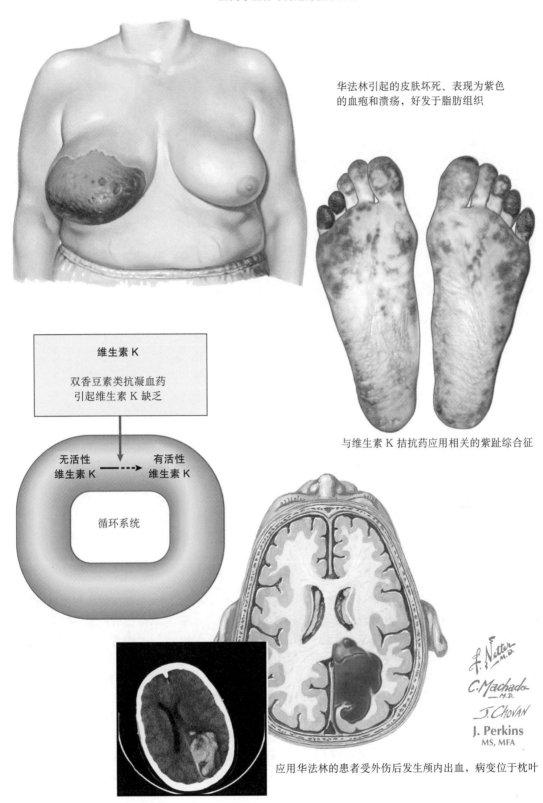

华法林引起的皮肤坏死、表现为紫色的血疱和溃疡，好发于脂肪组织

维生素 K

双香豆素类抗凝血药引起维生素 K 缺乏

无活性维生素 K ——→ 有活性维生素 K

循环系统

与维生素 K 拮抗药应用相关的紫趾综合征

应用华法林的患者受外伤后发生颅内出血，病变位于枕叶

组织学：坏死区皮肤活检示溃疡伴炎性细胞浸润，可见小血管（小静脉、毛细血管）血栓，无或少量炎性浸润，红细胞外渗明显，动脉受累少见，其中微血栓为最主要的表现。下列表现提示非华法林坏死：中性粒细胞浸润、动脉受累、大量淋巴细胞浸润、管壁或周围有细菌。细菌可存在于溃疡表面，多为继发改变。

发病机制：维生素 K 为多种凝血蛋白修饰所需，包括蛋白 C、蛋白 S、凝血因子 II（凝血酶原）、凝血因子 VII、IX 和 X。凝血因子 II、VII、IX 和 X 在血栓形成中不可或缺，是肝内合成的无活性前体，预激活需要维生素 K 对谷氨酸残基的羧基化，一旦预激活，凝血因子将全面活化，当暴露于血小板表面的钙和磷脂后，血栓即形成。蛋白 C 和蛋白 S 能阻断凝血级联反应，调节凝血功能。

维生素 K 拮抗药通过抑制凝血因子发挥抗凝作用，华法林可抑制谷氨酸的羧基化；另一方面，蛋白 C 和蛋白 S 受抑制又可促使凝血反应，产生更多的血栓，由于二者的半衰期比凝血因子 II、VII、IX、X 短，所以初始应用华法林时，蛋白 C 和 S 首先耗尽，引发高凝状态，导致微血管血栓和皮肤坏死。脂肪血管床血流缓慢，易形成血栓。因此，在华法林发挥全部抗凝作用前患者需应用肝素或其他抗凝药物。

治疗：华法林坏死患者需停用华法林，换用肝素，输注新鲜冷冻血浆，补充维生素 K，如合成性维生素 K 甲萘醌，以提高蛋白 C 和 S 含量。局部清创，加强护理，预防继发感染。

依据 PT 延长可诊断新生儿和婴儿维生素 K 缺乏症，可分别检测维生素 K 依赖的各凝血因子水平，如缺乏，需补充维生素 K。母乳含维生素 K 较少，如孕母之前生过本病患儿，新生儿需补充维生素 K，可一次性肌内注射或口服，最佳补充方式尚未明确。

对凝血级联反应的抗凝作用

凝血因子的级联反应及肝素和华法林的作用部位

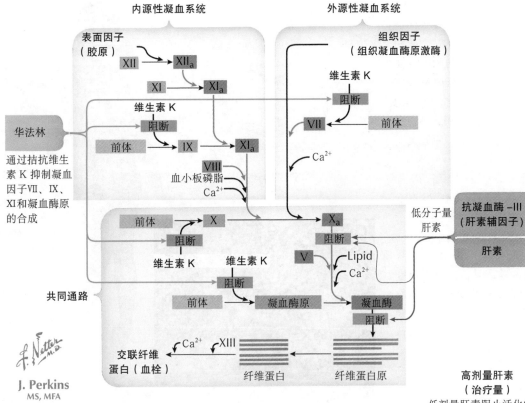

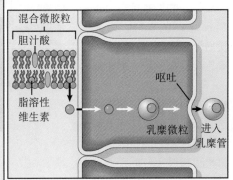

高剂量肝素
（治疗量）

低剂量肝素阻止活化的 X 因子作用于凝血的酶原，而要阻断凝血酶对纤维蛋白原的作用需高剂量的肝素

元素	吸收部位	代谢
Ca²⁺	十二指肠和空肠	主动运输
Fe²⁺	十二指肠和空肠	易化扩散
水溶性维生素		
维生素 C	回肠	Na⁺−Coupled/2° active
硫胺素（维生素 B₁）	回肠	Na⁺−Coupled/2° active
核黄素（维生素 B₂）	回肠	Na⁺−Coupled/2° active
生物素（维生素 H）	回肠	Na⁺−Coupled/2° active
维生素 B₁₂	回肠	易化扩散
吡哆醇（维生素 B₆）	空肠和回肠	被动扩散
脂溶性维生素		
维生素 A	空肠和回肠	被动扩散
维生素 D	空肠和回肠	被动扩散
维生素 E	空肠和回肠	被动扩散
维生素 K	空肠和回肠	被动扩散

九、肝豆状核变性

肝豆状核变性即 Wilson 病，是一种罕见的铜代谢障碍疾病，全球发病率约 1/18 000。为常染色体隐性遗传，由 *ATP7B* 基因缺陷所致，该基因位于 13 号染色体长臂，其产物负责铜的转运。神经系统和肝最易受累，皮肤和眼损害亦常见，不同突变类型可有不同表型。

临床表现： 男女发病相当，不同人群发病率有所差异，多在 20 岁前起病，肝病和中枢神经系统疾病常为首发症状。患者无明显诱因出现肝大、肝硬化和终末期肝病。中枢神经系统（CNS）表现各异，常见轻度至重度精神症状，如抑郁和情绪不稳定；有些患者可被诊断为精神分裂症；认知和记忆障碍可发展为早期痴呆；锥体外系症状亦常见，如震颤和强直，发生于肩带的震颤称扑翼样震颤；运动迟缓几乎见于每一例患者。随着病情进展，运动协调能力受损，共济失调和舞蹈症显著。

结合皮肤改变、肝病和 CNS 疾病可诊断本病。患者胫前有程度不等的色素沉着，原因不明；极少数出现蓝色甲半月。最特异的诊断标志为角膜 Kayser-Fleischer 色素环，由铜盐沉积于角膜后弹力层形成，表现为虹膜周围的黄色至橙褐色环，需在裂隙灯下观察。

实验室检查可协助确诊，标志性改变为血清铜蓝蛋白降低，实际上铜蓝蛋白本身并没有缺陷，而是因尿铜排泄增多，每天可超过 100 μg。

发病机制： *ATP7B* 基因突变引起系统及皮肤病变，该基因编码 P 型腺苷三磷酸酶（ATPase），此酶作为金属结合及运载蛋白，主要负责铜的转运，如缺陷，铜盐将在肝和 CNS 蓄积，少量沉积于角膜。存在多种突变类型及相应的表型，纯合子和杂合子患者表型完全不一，但会有一些特征重叠。某些突变型引起肝和 CNS 疾病或两者之一。不同变异的发生率

Kayser-Fleischer 环

豆状核退行性变

青少年更可能出现颈部和面部肌张力障碍（斜颈、鬼脸），偶为局灶性、肌张力增强和舞蹈手足徐动症可同时出现

成人易出现近端粗大的"扑翼样"或"插胸样"震颤、面具脸和构语障碍

坏死后肝硬化

不同，变异的多样性和基因之大使其难以分析。

组织学： 皮肤活检不特异。肝活检显示不同程度的肝门炎症、纤维化，甚至肝硬化；活检时机不同，可见不同程度的肝细胞水肿变性，特殊染色可证实肝细胞内铜沉积。

治疗： 肝移植为唯一的治愈措施，该方法已较为普及，并有突出的

疗效。移植的肝能产生充足的 P 型 ATP 酶，使铜水平恢复正常。如移植时已有 CNS 受累，通常 CNS 症状难以改善。在等待肝移植时，可联合低铜饮食、口服锌剂和 D- 青霉胺治疗；锌能与铜竞争，减少胃肠道对铜的吸收；D- 青霉胺是一种铜螯合剂，能降低血清和组织中铜含量。

（薛姣龙 译 刘跃华 校）

第 9 章

遗传性皮肤病和综合征

一、艾迪生病

艾迪生病（Addison disease，慢性原发性肾上腺皮质功能不全）是肾上腺大部分功能丧失导致的，病因包括多种抑制肾上腺功能的疾病状态。肾上腺具有庞大的储备能力，双侧腺体丧失至少90%的肾上腺激素生成功能时，才会发生慢性肾上腺功能不全的临床表现。肾上腺的自身免疫性破坏性萎缩是艾迪生病的最常见原因。感染可以引起肾上腺破坏，如结核，是慢性肾上腺功能不全较为常见的病因。大多数急性肾上腺破坏病例是由细菌引起的（如脑膜炎球菌病）。

临床表现：男性、女性患病率均等。首发症状是嗜睡和全身不适。这些症状可能并不明显，直到患者经历严重的应激事件，如感染，可导致病程和恢复期延长。患者有过度紧张感，出现抑郁期重叠情绪不稳定。疲劳和虚弱可能非常严重，以致说话都感疲劳。大多数患者体重减轻和脱水。低血压常见，胸部影像学见心影小。

皮肤表现常见于慢性原发性肾上腺功能不全。身体多个部位色素沉着，好发于易摩擦部位，如腰部或肘部、膝盖。典型的广泛"青铜色色素沉着"，但在腹股沟、乳头和阴囊颜色更深。手掌和足底皱褶色素加深，在原先的瘢痕色素沉着更明显。白癜风可能伴自身免疫性肾上腺功能不全。头发色素加深，但不明显，发生缓慢。牙龈和唇黏膜也可有色素改变。垂体功能不全导致的继发性肾上腺功能不全者无色素异常。

体毛明显减少，腋毛、阴毛几近消失。男性主要由未受影响的睾丸产生雄激素，因而女性的脱发更为明显。血清检测提示高钾血症、低钠血症及低皮质醇水平。确诊通过静脉注射合成的ACTH，测定注射后皮质醇水平来评估肾上腺的反应。艾迪生病患者行激发试验，血清皮质醇水平不升高。

组织学：皮肤活检无助诊断，故很少进行。黑色素细胞数量正常，但表皮的黑色素量增加。

发病机制：肾上腺主要产生皮质醇、醛固酮和17-皮质酮。当肾上腺不再产生这些成分，便会发生艾迪生病。发生循环中低水平的皮质醇时，垂体反应性地增加促肾上腺皮质激素（ACTH，促皮质素）和促黑色素细胞激素（MSH）。ACTH和MSH来自于相同的前体蛋白，亲阿片黑皮素原（POMC）。艾迪生病的色素异常与MSH释放增加直接相关。MSH增加引起皮肤、头发和黏膜黑色素细胞产生色素。阴毛和腋毛脱落与17-皮质酮缺乏有关，低血压由醛固酮缺乏引起。醛固酮缺乏会导致血容量下降、血钠降低；皮质醇缺乏造成虚弱、疲劳、体重下降以及精神状态下降。

艾迪生病常合并其他自身免疫性内分泌疾病，如糖尿病和自身免疫性甲状腺炎。

治疗：治疗需要去除感染，或治疗引起肾上腺功能不全的潜在病因。补充氢化可的松、氟氢可的松可作为肾上腺功能不全的替代疗法。氢化可的松主要用于替代缺乏的皮质醇，氟氢可的松用来代替醛固酮。

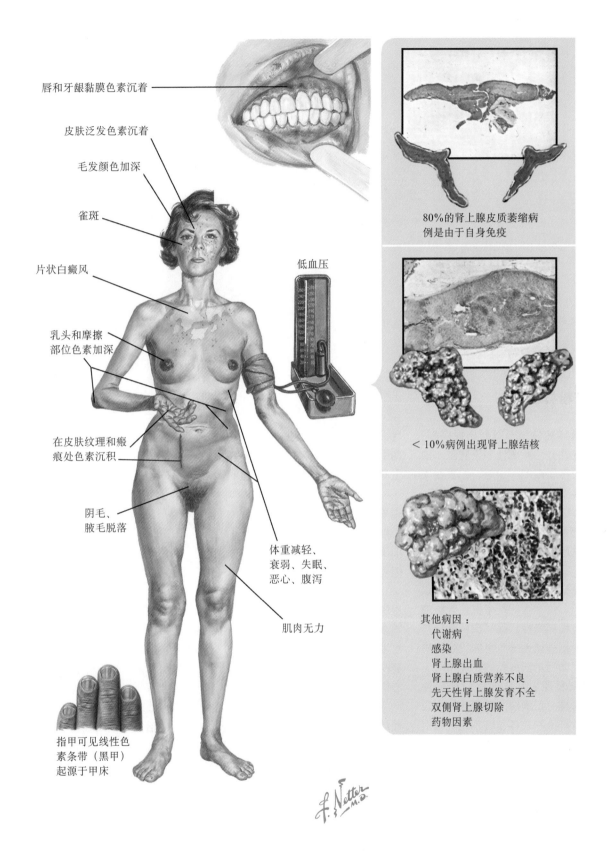

唇和牙龈黏膜色素沉着

皮肤泛发色素沉着

毛发颜色加深

雀斑

片状白癜风

乳头和摩擦
部位色素加深

在皮肤纹理和瘢
痕处色素沉积

阴毛、
腋毛脱落

指甲可见线性色
素条带（黑甲）
起源于甲床

低血压

体重减轻、
衰弱、失眠、
恶心、腹泻

肌肉无力

80%的肾上腺皮质萎缩病
例是由于自身免疫

< 10%病例出现肾上腺结核

其他病因：
　　代谢病
　　感染
　　肾上腺出血
　　肾上腺白质营养不良
　　先天性肾上腺发育不全
　　双侧肾上腺切除
　　药物因素

二、淀粉样变性

淀粉样变性是一组异质性疾病。淀粉样变性分为系统性和皮肤型，由某种淀粉样蛋白沉积引起。原发性皮肤淀粉样变性较为常见，包括结节性、苔藓性和斑疹性淀粉样变性（也称为苔藓或斑疹淀粉样变性）。系统性淀粉样变性则是一个多系统、危及生命的疾病，需要全身治疗。大多数的系统性淀粉样变性是由浆细胞异常导致的；占第二位病因的是多发性骨髓瘤相关的淀粉样变性。除了皮肤淀粉样变性，中枢神经系统也可能发生淀粉样变性，如阿尔茨海默病。

临床表现：系统性淀粉样变性是由淀粉样 AL 蛋白（免疫球蛋白轻链）异常产生和在各器官系统沉积引起的，可见于浆细胞病或多发性骨髓瘤患者。皮肤黏膜受累常是系统性淀粉样变性的部分表现，有时是最初表现。特征性的皮肤表现是伴不同程度的出血性半透明丘疹和斑块，这些丘疹由异常的 AL 蛋白组成。橡胶状软丘疹可发生在口腔黏膜。皮肤拧捏性紫癜是常见表现，是由于 AL 蛋白沉积皮肤浅表血管引起脆性增加所致。眶周瘀斑可环绕眼睛一周，因而称为"浣熊眼"。瘀斑可由咳嗽或表浅的外伤引起。手掌和足底有蜡样外观。由于淀粉样蛋白沉积，舌常明显肥大。

由于 AL 蛋白沉积在真皮弹性纤维周围产生了一个罕见疾病，称作淀粉样蛋白弹性组织变性。临床上，类似皮肤松弛症，皮肤易拉伸，弹性回缩差。

淀粉样蛋白沉积于肾小球、肝或心肌导致明显的靶器官损伤。肾功能不全引起肾衰竭是致死的主要原因。可发生肝大及其引起的肝纤维化、肝衰竭。淀粉样蛋白沉积在心肌可导致心律失常和充血性心力衰竭。

原发性皮肤淀粉样变性中的苔藓性淀粉样变性和斑疹性淀粉样变性，分别位于腿和后背。大多数情况下，是由角质形成细胞产生的淀粉样蛋白直接造成的，无全身症状。表现为瘙痒性色素沉着斑疹、丘疹，可融合成斑块。结节性原发性皮肤淀粉样变性是由局部皮肤的浆细胞产生 AL 蛋白造成的。这种情况非常罕见，可发展为系统性淀粉样变性。

发病机制：系统性 AL 蛋白淀粉样变性是由于浆细胞不良增生性疾病或骨髓瘤相关疾病引起，是由异常浆细胞增殖直接引起的。浆细胞产生过量的免疫球蛋白轻链，主要是 λ 链。过量 AL 蛋白沉积在皮肤血管壁，导致了血管壁脆化，管壁易破裂。AL 蛋白沉积在多个器官系统。浆细胞产生免疫球蛋白重链 AH 蛋白，较罕见。

组织学：淀粉样变性是一种由非固定状态的 AL 蛋白在真皮和皮下组织异常沉积引起的疾病。受累皮肤活检常规染色显示嗜酸性沉积。淀粉样蛋白在特殊染色方法，如刚果红染色中更明显。偏振光显微镜下显示苹果绿色双折光性，常规显微镜下显示红色。

治疗：系统性淀粉样变性最好采用联合化疗。传统上泼尼松和美法仑（马法兰）是首选药物。目前也在应用更新的蛋白体抑制药。有些病例需骨髓移植。

原发性皮肤淀粉样变性主要是控制症状，外用糖皮质激素或口服抗组胺药物可用于控制瘙痒。紫外线物理治疗报道的疗效不一，目前尚无原发性皮肤淀粉样变性治疗的随机前瞻性研究。

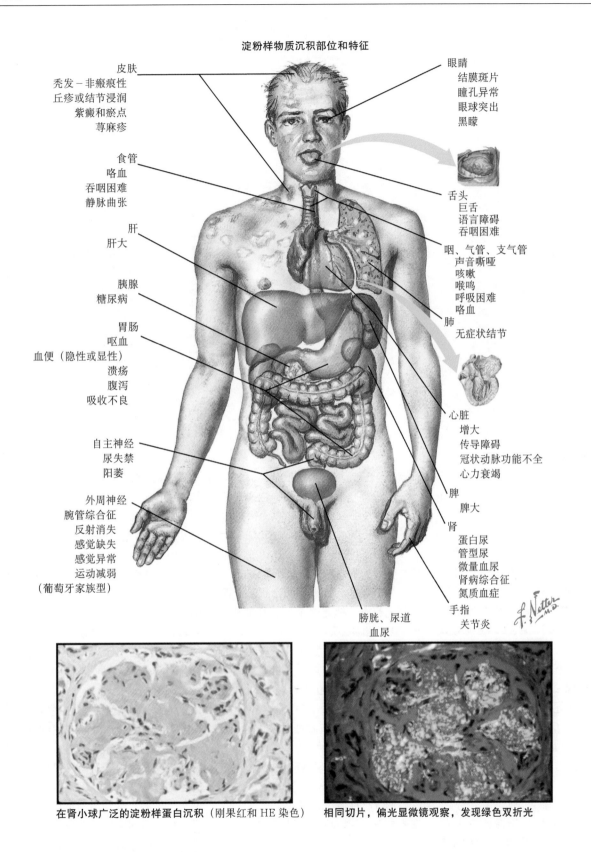

淀粉样物质沉积部位和特征

皮肤
秃发－非瘢痕性
丘疹或结节浸润
紫癜和瘀点
荨麻疹

食管
咯血
吞咽困难
静脉曲张

肝
肝大

胰腺
糖尿病

胃肠
呕血
血便（隐性或显性）
溃疡
腹泻
吸收不良

自主神经
尿失禁
阳萎

外周神经
腕管综合征
反射消失
感觉缺失
感觉异常
运动减弱
（葡萄牙家族型）

眼睛
结膜斑片
瞳孔异常
眼球突出
黑矇

舌头
巨舌
语言障碍
吞咽困难

咽、气管、支气管
声音嘶哑
咳嗽
喉鸣
呼吸困难
咯血

肺
无症状结节

心脏
增大
传导障碍
冠状动脉功能不全
心力衰竭

脾
脾大

肾
蛋白尿
管型尿
微量血尿
肾病综合征
氮质血症

手指
关节炎

膀胱、尿道
血尿

在肾小球广泛的淀粉样蛋白沉积（刚果红和 HE 染色）　　相同切片，偏光显微镜观察，发现绿色双折光

三、基底细胞痣综合征

基底细胞痣综合征（basal cell nevus syndrome，BCNs），又称痣样基底细胞癌综合征或 Gorlin 综合征，是一种罕见的常染色体显性遗传性皮肤病，由位于 9 号染色体的 *PTCH1* 基因突变引起，近 40% 的病例是新的自发性突变。患者易发生多发基底细胞癌（basal cell carcinomas，BCCs），通常一生中出现上百个。该综合征的诊断基于多个既定的标准。

临床表现： 基底细胞痣综合征是一种常染色体显性遗传性疾病，发病率约为 1/100 000，无种族或性别差异。通常，首发症状为颌骨（牙源性）痛性角化囊肿。早期（20 岁前）发生基底细胞癌。

有 4/5 的基底细胞痣综合征患者在牙科检查或牙齿影像检查中发现牙源性颌骨囊肿。儿童基底细胞癌表现类似皮赘。儿童皮赘很少见，儿童出现皮赘应活检评估基底细胞癌。约 90% 患者出现手掌点状凹陷，提示手掌皮肤的角化异常。皮损表现为手掌或足底无毛皮肤上小的（1～

2mm）、粉红至红色浅凹陷。

髓母细胞瘤在基底细胞痣综合征中并不常见，仅占 1%～2%。有趣的是，1%～2% 的髓母细胞瘤儿童同时患有基底细胞痣综合征。这可能是该综合征最严重的后果，病死率较高。

基底细胞痣综合征的诊断基于很成熟的标准，满足 2 个主要标准或 1 个主要标准 +2 个次要标准可以诊断。6 个主要标准：①多于两处基底细胞癌；②手掌和足底点状小凹陷；③牙源性颌骨囊肿；④肋骨畸形，包括分叉或张开的肋骨；⑤大脑镰钙化；⑥一级亲属患有基底细胞痣综合征。次要标准：①先天性畸形（前额突出、眼距过宽、腭裂、虹膜缺损）；②卵巢或心肌纤维瘤；③巨脑畸形；④骨骼畸形（脊柱侧弯，并指畸形，高位肩胛畸形，鸡胸）；⑤髓母细胞瘤；⑥其他影像学异常，包括指骨火焰状透亮区和椎体融合。

发病机制： 基底细胞痣综合征由 9 号染色体长臂的 *PTCH1* 基因缺失所致。该基因负责编码在许多细胞膜上发现的 sonic hedgehog 受体蛋白，在正常的生理状态，由 *PTCH1* 编码的跨膜蛋白结合 smoothened 蛋白，关闭下游细胞信号转导和最终减少细胞增殖。当基因突变或过多的 sonic hedgehog 蛋白存在，对 smoothened 蛋白的抑制作用去除，导致细胞信号失控，肿瘤风险明显增加。基底细胞痣综合征患者比正常人对紫外线和放射线损伤更敏感。

组织学： BCC 在基底细胞痣综合征的病理诊断同其他 BCC 一样，没有明显差别。

治疗： 基底细胞癌往往多发，常规皮肤检查并及时切除基底细胞癌有助于减少瘢痕和手术畸形。早期教育患者避免过度日光照射、日光浴及不必要的放射线检查，因为这些因素可增加发生基底细胞癌的可能性。正在进行的多项研究旨在寻找能够降低异常 hedgehog 信号通路的口服药物，这些研究可能找到新的治疗方案。为缓解疼痛，可选择颌骨囊肿切除。髓母细胞瘤是一种严重的、致命的肿瘤，4 岁前的幼儿最常见，可选择手术及化疗。

基底细胞痣综合征的特征

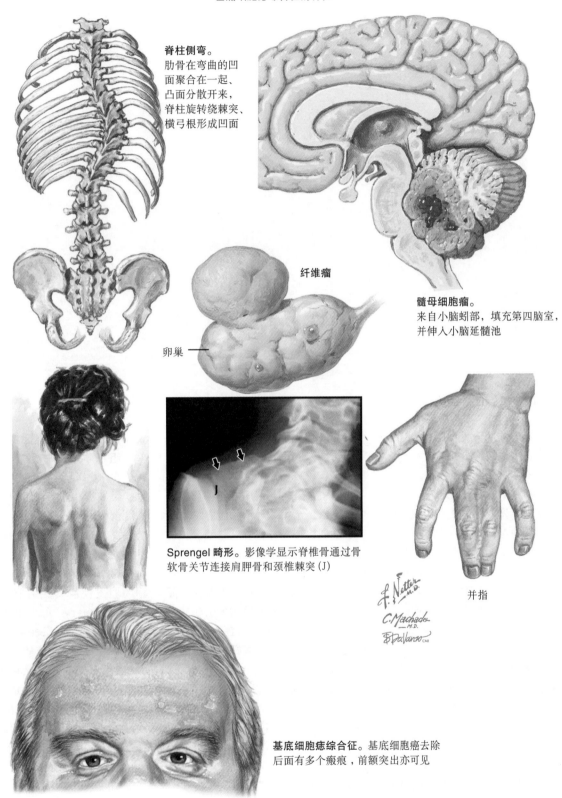

脊柱侧弯。肋骨在弯曲的凹面聚合在一起、凸面分散开来，脊柱旋转绕棘突、横弓根形成凹面

纤维瘤

髓母细胞瘤。来自小脑蚓部，填充第四脑室，并伸入小脑延髓池

卵巢

Sprengel 畸形。影像学显示脊椎骨通过骨软骨关节连接肩胛骨和颈椎棘突 (J)

并指

基底细胞痣综合征。基底细胞癌去除后面有多个瘢痕，前额突出亦可见

四、卡尼综合征

卡尼综合征，又名 NAME 综合征（痣、心房黏液瘤、黏液性神经纤维瘤、雀斑）或 LAMB 综合征（雀斑、心房黏液瘤、皮肤黏液瘤、蓝痣），是一种常染色体显性遗传病，累及皮肤、内分泌器官、心血管和中枢神经系统。这种罕见疾病主要由抑癌基因 PRKAR1A 突变引起。约 20% 的患者位于染色体 2p16 的基因有缺陷。该病存在不同基因型和表型，其诊断基于一系列主要标准、补充标准和次要标准。

临床表现：该病表型多样，研究显示表型与基因具有相关性。皮肤表现常为首发症状，典型者在出生后最初几个月即被发现。5 种突出的皮肤表现可单独出现，通常几种表现一起出现。多发性雀斑样痣和普通获得性痣是两种最常见的皮肤表现，也可见多发蓝痣。蓝痣、雀斑样痣、痣成簇聚集于头、颈部、嘴唇和巩膜。皮肤黏液瘤可发生于任何部位，肤色到轻度半透明、带蒂的丘疹，质软、易挤破，数量不等，从几个到上百个。皮下黏液瘤常位于睑板边缘，浅粉红色到半透明。皮下黏液瘤较皮肤黏液瘤质硬。雀斑较多，主要位于头、颈部。

心脏黏液瘤是疾病发作和死亡的主要原因，卡尼综合征患者需常规超声心动图检查，并在心脏科随诊。男性患者应通过体检和超声筛查睾丸肿瘤。垂体腺瘤可引起生长激素增多症，并继发肢端肥大症表现。库欣综合征由肾上腺来源的皮质醇增多引起。这是一个多系统疾病，器官受累程度差别很大。卡尼综合征最好由多科治疗和监测。

发病机制：PRKAR1A 基因编码蛋白激酶 A 的调节亚基，蛋白激酶属于调节蛋白家族，在环磷酸腺苷（cAMP）信号传导通路中起重要作用。已发现许多不同的 PRKAR1A 突变，包括错义突变、移码突变和无义突变，导致编码蛋白的缺陷。因为该基因有许多独特的突变，研究者已发现基因突变型与疾病表型具有相关性。例如，该基因外显子突变（与内含子部分相比）临床上更可能表现为雀斑样痣及心脏黏液瘤。

组织学：皮肤活检本身并非诊断性的，卡尼综合征患者的雀斑样痣、黏液瘤和蓝痣在组织学上较非卡尼综合征患者并无不同。睾丸肿瘤常为睾丸间质细胞或支持细胞肿瘤，伴不同程度钙化。肾上腺活检组织学显示数量不等的结节性色素区，被称为原发性色素性结节性肾上腺皮质病（primary pigmented nodular adrenocortical disease，PPNAD）。肾上腺疾病可导致皮质醇增多，最终引起库欣综合征的症状和体征。沙砾体型黑色素性神经鞘瘤是一种独特的肿瘤，几乎总是在卡尼综合征中见到。沙砾体型黑色素性神经鞘瘤并非皮肤肿瘤，但最可能沿椎旁交感神经链分布。

治疗：皮肤黏液瘤的治疗包括观察或切除个别皮损。为美容目的，可以去除雀斑样痣和蓝痣。心房黏液瘤是疾病发作和死亡的主要原因，需心胸外科手术切除。患者需要长期在心脏科和内分泌科监测，并进行心脏、垂体、肾上腺和睾丸的常规筛查评估。

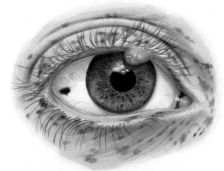

卡尼综合征的皮肤黏膜表现以雀斑样痣、蓝痣、黏膜瘤，普通获得性痣，皮下黏液瘤为特征

其他特征表现包括：

▶ 黏液瘤：心房、皮肤黏膜黏液瘤

▶ 睾丸大细胞钙化性 Sertoli 细胞瘤

▶ 分泌生长激素垂体腺瘤

▶ 沙砾体性黑色素神经鞘瘤（沿交感神经节分布）

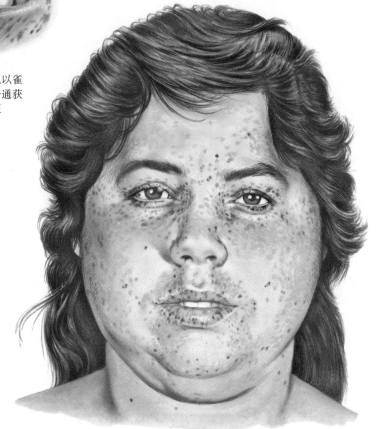

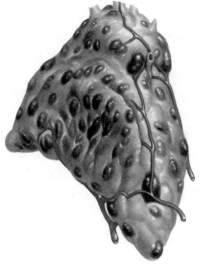

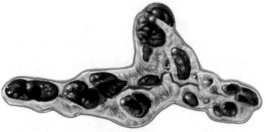

原发性色素结节性肾上腺皮质病（ PPNAD ）。肾上腺正常大小，散布黑色、棕色、红色结节，大多数色素结节直径＜ 4mm，散布在邻近的萎缩的皮质中

五、库欣综合征和库欣病

库欣综合征是由内源性糖皮质激素分泌过多引起，或更常见的是由于摄入过多的外源性糖皮质激素造成的。后者本质上是典型的医源性原因。过多的糖皮质激素水平导致许多库欣综合征和库欣病的皮肤与全身症状及体征。内源性糖皮质激素是由肾上腺合成和分泌的，良性肾上腺腺瘤是最常见的引起库欣综合征的肾上腺肿瘤。库欣病是由垂体前叶嗜碱性或嫌色细胞腺瘤分泌过多促肾上腺皮质激素（ACTH）引起的结果。过多的ACTH导致肾上腺肥大、皮质醇产生增多，最终导致皮质醇增多状态。促肾上腺皮质激素释放激素（CRH）从下丘脑室旁核过度释放也可导致该综合征。任何能产生ACTH的肿瘤，也都有可能导致库欣综合征。最常见的肿瘤是小细胞肺癌，能够产生大量包括ACTH在内的神经内分泌激素。

临床表现：库欣病在女性更常见，但无种族倾向。本病最常见的起病年龄在20-30岁。库欣综合征，特别是外源性引起的，见于任何年龄，分泌ACTH的肿瘤，特别是小细胞肺癌引起的库欣综合征，通常发生在50-70岁。

库欣综合征和库欣病的皮肤表现几乎相同。过多的皮质醇影响皮肤，包括皮下脂肪组织。不知不觉发生脂肪重新分布，导致上肢和下肢变细，腹部和颈后脂肪垫脂肪沉积（"水牛背"）。脂肪重新分布也会导致圆脸外观（"满月脸"）。锁骨上脂肪垫常在查体时发现。在腹部和臀部脂肪重新分布区出现宽大的紫红色膨胀纹，女性患者乳房也可出现。膨胀纹是由脂肪增多和真皮弹性组织分解增加引起的。皮质醇分解代谢的作用引起肌肉萎缩和四肢进一步变细，也导致虚弱和易疲劳感。皮质醇直接引起皮肤变薄，表现为半透明并几乎像纸一样。皮肤变薄可使面部发红，其他受累部位血管更明显。皮肤容易撕破或擦伤，伤口愈合不良。

皮质醇减少了皮肤血管内的弹性组织，易出现明显的青肿和瘀斑。有些患者过多的皮质醇也可导致丘疹性、脓疱性、结节性痤疮增加，非常严重者伴有囊肿、结节和瘢痕。罕见面部多毛。库欣病中，ACTH产生增加，伴黑色素细胞刺激激素（MSH）增加，继之色素沉着。在未治疗过的库欣综合征中无此症状。

库欣综合征和库欣病也可出现多种系统症状。皮质醇增多导致情绪变化，包括抑郁症、躁狂症、精神病。高血压病常见，也可见血糖升高且难以控制。骨骼系统常受累，骨质疏松发生在病程早期；不经干预会导致椎体压缩性骨折和其他骨折（如股骨颈骨折）。

治疗：外源性库欣综合征需去除致病药物。多数情况下，非常困难，因为患者往往需要挽救生命的外源性糖皮质激素（例如移植后）。在这种情况下，医师应减少剂量至可能的最小剂量或尝试换一种不同的免疫抑制药。肾上腺腺瘤或双侧肾上腺增生引起的库欣综合征需要手术切除。双侧肾上腺切除后，需要替代治疗。如果综合征是由恶性肿瘤如小细胞肺癌异常分泌ACTH引起的，应治疗潜在的肿瘤。库欣病最好由神经外科切除肿瘤，并考虑术后放疗。

库欣综合征的临床表现

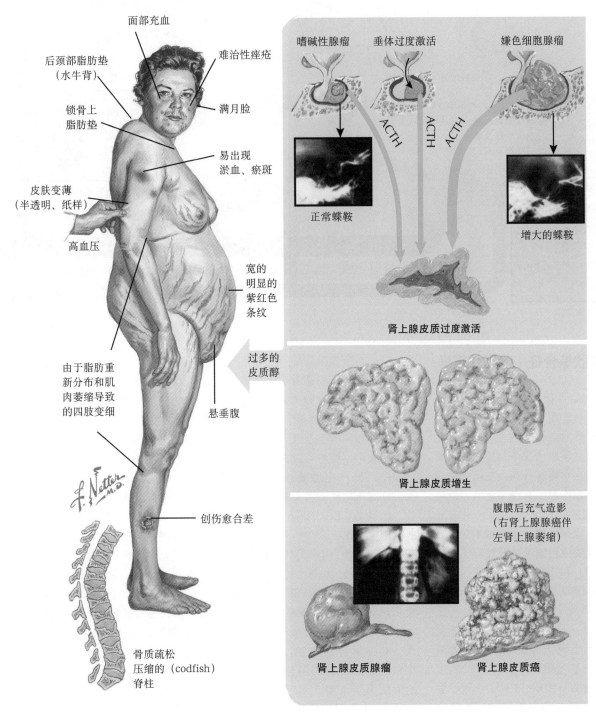

面部充血

后颈部脂肪垫
(水牛背)

难治性痤疮

锁骨上
脂肪垫

满月脸

易出现
淤血、瘀斑

皮肤变薄
(半透明、纸样)

高血压

宽的
明显的
紫红色
条纹

由于脂肪重
新分布和肌
肉萎缩导致
的四肢变细

过多的
皮质醇

悬垂腹

创伤愈合差

骨质疏松
压缩的 (codfish)
脊柱

嗜碱性腺瘤

垂体过度激活

嫌色细胞腺瘤

ACTH　ACTH　ACTH

正常蝶鞍

增大的蝶鞍

肾上腺皮质过度激活

肾上腺皮质增生

腹膜后充气造影
(右肾上腺腺癌伴
左肾上腺萎缩)

肾上腺皮质腺瘤

肾上腺皮质癌

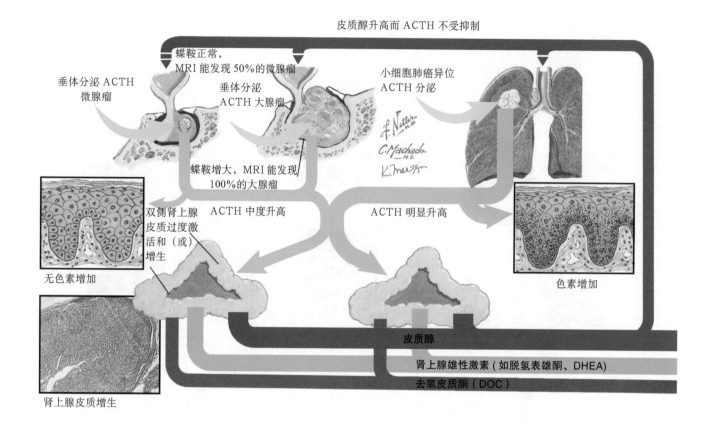

皮质醇升高而 ACTH 不受抑制

蝶鞍正常，MRI 能发现 50% 的微腺瘤

垂体分泌 ACTH 微腺瘤

垂体分泌 ACTH 大腺瘤

小细胞肺癌异位 ACTH 分泌

蝶鞍增大，MRI 能发现 100% 的大腺瘤

双侧肾上腺皮质过度激活和（或）增生

ACTH 中度升高

ACTH 明显升高

无色素增加

色素增加

皮质醇

肾上腺雄性激素（如脱氢表雄酮、DHEA）

去氧皮质酮（DOC）

肾上腺皮质增生

六、库欣综合征：病理生理学

库欣综合征直接由过量的糖皮质激素和其作用于多个器官系统造成的。所有库欣综合征患者皮质醇水平明显升高。某些情况下，17-皮质酮和醛固酮水平略有升高，在疾病的临床表现中起作用。有许多疾病可引起皮质醇增多症，包括 ACTH 分泌过多、肾上腺腺瘤和肾上腺增生、肾上腺癌，原发性色素性结节性肾上腺病（PPNAD）和使用外源性激素。所有病例，皮质醇明显升高并最终导致本病。

正常情况下，ACTH 由下丘脑-垂体-肾上腺（HPA）轴产生和调控。促肾上腺皮质激素释放激素（CRH）是垂体产生 ACTH 的主要下丘脑调节物质。CRH 作用于垂体前叶促肾上腺皮质细胞，使其分泌阿黑皮素原（POMC），后者被修饰成 ACTH，ACTH 作用于肾上腺产生皮质醇。正常情况下，皮质醇和 ACTH 均能通过负反馈回路抑制 CRH 分泌过多。

过多的 ACTH 可能通过几种方式产生。最常见的是由垂体前茎的嗜碱性腺瘤产生。库欣病应该称为垂体前茎 ACTH 分泌肿瘤。其他所有类型应该称作库欣综合征。在垂体的嗜碱性腺瘤中，蝶鞍可以正常或明显增大。ACTH 产生增多且不被皮质醇水平升高所抑制。可见双侧肾上腺增生，因为 ACTH 作用于肾上腺使皮质醇产生增加。

ACTH 是由 POMC 蛋白在垂体经翻译后修饰产生的。POMC 经多种酶修饰生成 ACTH、β-促脂素和黑色素细胞刺激激素（MSH）。ACTH 可进一步分解产生 MSH。β-促脂素分解产生 β-内啡肽。库欣病伴随广泛的黑色素增多引起的皮肤色素沉着，黑色素的产生是 MSH 直接作用于皮肤黑色素细胞的结果。皮肤色素沉着仅在 ACTH 异常分泌增多的患者见到。

过多的 ACTH 也可由异位 ACTH 分泌肿瘤产生，最常见的是支气管源性小细胞肿瘤。大多数患者在肿瘤诊断之前即出现库欣综合征的

症状和体征。这种库欣综合征与库欣病的早期很难鉴别，临床医师需要熟悉与 ACTH 产生过多相关的各种病理生理机制。面对 ACTH 产生过多的患者，临床医师必须进行全面评估，包括病史、体格检查、实验室和影像学检查，以查明病因。

皮质醇增多也见于良性双侧肾上腺增生、皮质醇分泌瘤，极少数的肾上腺癌等原发性肾上腺疾病。这些情况下，血浆 ACTH 水平几乎降至零，这是由于对 HPA 轴的负反馈作用，通常健侧肾上腺萎缩。外源性类固醇激素的使用也会导致库欣综合征，这些情况下，ACTH 降低、肾上腺萎缩。

无论库欣病或库欣综合征的病因是什么，临床表现几乎完全是由肾上腺束状带皮质醇产生过多引起的。皮质醇是一种分解代谢类固醇，持续下去将导致明显的肌肉无力，脂肪重新分布。常见中心性肥胖，四肢变细，常出现锁骨上和颈后（"水牛背"）脂肪垫。皮质醇对皮肤结缔组织有不利

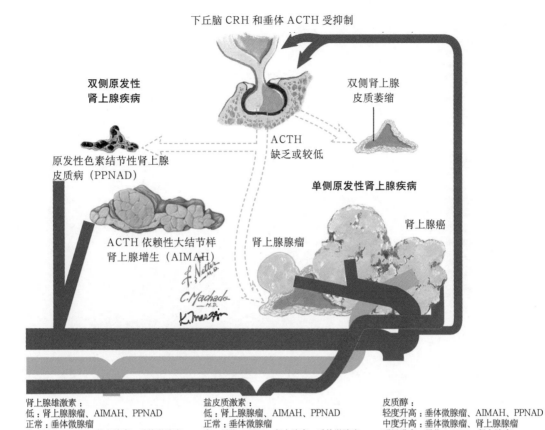

肾上腺雄激素：	盐皮质激素：	皮质醇：
低：肾上腺腺瘤、AIMAH、PPNAD	低：肾上腺腺瘤、AIMAH、PPNAD	轻度升高：垂体微腺瘤、AIMAH、PPNAD
正常：垂体微腺瘤	正常：垂体微腺瘤	中度升高：垂体微腺瘤、肾上腺腺瘤
高：异位 ACTH、肾上腺癌、垂体微腺瘤	高：异位 ACTH、肾上腺癌、垂体微腺瘤	明显升高：异位 ACTH、肾上腺癌

临床特征	痤疮 多毛症 头发停止生长 / 雄激素性秃发 阴茎增大（罕见） 乳房萎缩 性欲降低 抑郁	中度高血压 水肿	体重增加伴中心性肥胖和脂肪重分布 脸圆，充血 锁骨上和颈后脂肪垫 青肿，皮肤菲薄，伤口不易愈合 紫纹 ≥1cm 宽 近端肌无力 骨质疏松 胃溃疡，胃酸过多
血液	DHEAS：增加 雄甾烯二酮：增加 睾酮：增加	低钠血症 低钾血症 血浆肾素活性：低 DOC 或醛固酮：高 碱中毒	中性粒细胞增多症 相对淋巴细胞减少症（＜20%） 相对嗜酸性粒细胞减少症 高血糖 皮质醇，升高，失去每日正常节律
唾液腺			午夜唾液皮质醇增加
尿液	17- 皮质酮增加	24h 尿醛固酮升高	24h 尿皮质醇增加 尿钙增多

影响，导致胶原蛋白减少，反过来又导致毛细血管脆性增加，青肿，瘀斑，皮肤菲薄或半透明。明显的紫色至红色膨胀纹是丧失皮肤结缔组织正常功能所致，在肥胖部位最突出，中心脂肪再分布使其更加明显。面部充血常见，可能由于皮肤变薄和潜在的真性红细胞增多症引起。过多的皮质醇会导致血糖升高；反过来导致伤口愈合

不良和感染增加。高血糖可引起多尿和多饮。

大多数皮质醇增多患者有一定程度的中枢神经系统受累。患者可能出现疲劳、嗜睡、情绪异常、抑郁症、偶有其他精神疾病。皮质醇增多可能导致胃酸增多，导致严重的胃溃疡。库欣综合征患者可能比一般胃溃疡患者具有更严重顽固性胃溃疡。

有些患者的 17- 皮质酮和醛固酮水平中度升高，导致痤疮，常为结节囊肿性且对治疗反应差。也可见多毛、早熟和雄激素性脱发。极少数患者罕见出现阴蒂肥大、乳房萎缩。性欲减退非常普遍。过量的醛固酮可导致高血压、低血钠和代谢性低钾性碱中毒。17- 皮质酮和醛固酮增加通常与肾上腺癌有关。

七、唐氏综合征

唐氏综合征是由 21 号染色体三体引起的遗传性疾病。21 三体综合征发生率约占出生儿的 1/1000。21 号染色体为近端着丝粒染色体，21 三体综合征是最常见的染色体三体疾病。21 三体综合征最常发生于减数分裂不分离，导致 21 号染色体的额外拷贝。在有些唐氏综合征患者中，存在 14 号或 22 号染色体罗伯逊移位，这是另两条近端着丝粒染色体。这种情况下，总染色体数目是正常的 46 条，但额外的 21 号染色体物质移位到另一染色体上。其结果是，产生一条额外的 21 号染色体。全部或部分 21 号染色体可能发生移位，导致表型不同。极少数 21 三体综合征患儿部分细胞株嵌合体是致病原因，临床表型取决于胚胎期遗传缺陷发生的时间。

临床表现：唐氏综合征无种族差异，男性发病率略高。唐氏综合征发病率随产妇年龄的增加而增加。母亲 45 岁，估计孩子患唐氏综合征的概率为 1/50。唐氏综合征的临床表现广泛，影响所有器官系统。尽管现代医学不断改善唐氏综合征患者的生活质量，但这些患者的寿命仍较短。先天性心脏病是最常见的疾病，导致多种并发症，发病率和病死率增加。心内膜垫缺损是唐氏综合征最常见的心脏异常。中枢神经系统受累导致患者精神和身体发育迟滞。儿童白血病发病率增加，最常见的类型是急性巨核细胞白血病。

唐氏综合征的皮肤表现非常广泛。所有唐氏综合征患者均有皮肤疾病，但由于表型多样，表现并不都一样。唐氏综合征患者更易患特应性皮炎，轻重不一。患儿多有全身干燥症，颈部皮肤褶皱数量增加以及特征性面容。常见内眦赘皮、外耳小、鼻根低平和扁平脸。眼科表现包括布鲁什菲尔德斑和斜视。

汗管瘤常见于眼睑和上颊部。匐行性穿通性弹性纤维病（EPS）是一种罕见疾病，由通过表皮清除碎裂的弹性组织引起的，而 EPS 在唐氏综合征中发病率较高。表现为薄斑片，周围隆起边界，多环状或匐行性。约 50% 的唐氏综合征患者出现黑棘皮病，位于任何皱褶部位，原因不明。大多数唐氏综合征患者外耳道狭窄，外耳和中耳感染概率增加。常见阴囊舌样巨舌症。

通贯掌（猿掌纹）是唐氏综合征的特征表型。掌骨短导致手小于正常大小，第 1、第 2 足趾间宽沟通常较明显。斑秃发病率增加。

治疗：唐氏综合征患者需要一个多学科的治疗方案。心脏缺损最容易导致发病和死亡，常需要手术治疗心脏缺损。患儿应由儿科医师定期监测，内科医师或家庭医师需要很好地了解唐氏综合征患者的并发症及护理。对于皮肤疾病和其他患者一样接受治疗，无特殊考虑。应进行良好的日常皮肤护理以改善干燥症。临床医师识别唐氏综合征常见的皮肤表现非常重要，注意临床教育患者及其父母。

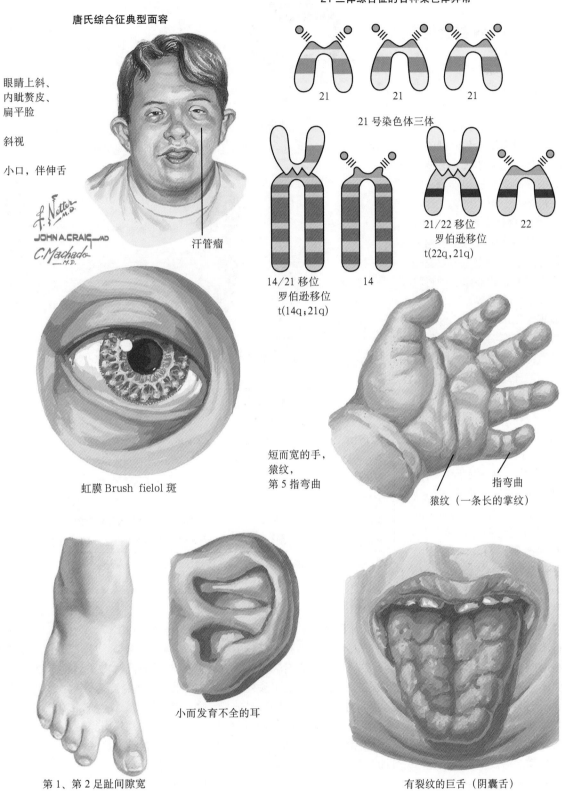

唐氏综合征典型面容

21 三体综合征的各种染色体异常

眼睛上斜、
内眦赘皮、
扁平脸

斜视

小口，伴伸舌

汗管瘤

21 号染色体三体

14/21 移位
罗伯逊移位
t(14q;21q)

14

21/22 移位
罗伯逊移位
t(22q;21q)

22

虹膜 Brush fielol 斑

短而宽的手，
猿纹，
第 5 指弯曲

指弯曲

猿纹（一条长的掌纹）

第 1、第 2 足趾间隙宽

小而发育不全的耳

有裂纹的巨舌（阴囊舌）

八、Ehlers-Danlos 综合征

Ehlers-Danlos 综合征（先天性纤维组织发育不良综合征——译者注）是一组结缔组织缺陷的异质性疾病，具有许多亚型，大多数由于胶原蛋白形成缺陷或翻译后修饰缺陷导致。由于各亚型的本质不同和普遍适用的分类系统的缺乏，这组疾病一直较易混淆。最新的分类系统有 7 种不同的亚型，过去的分类系统有 11 种亚型。新的分类系统还没有被普遍采用，因而容易混淆。确定了各亚型的遗传缺陷后，研究者和临床医师将对这一综合征有更好的理解。

临床表现：Ehlers-Danlos 综合征是一组结缔组织疾病。每个亚型具有不同的、独特的遗传缺陷。将其看做一个整体，估计约 1/400 000 人患 Ehlers-Danlos 综合征。由于表型的表现差异，该综合征的患病率可能被低估。多数病例称为经典型 Ehlers-Danlos 综合征（以前命名为 I 型和 II 型）。症状和体征通常发生在幼儿期，甚至可以在出生时。每个亚型具有不同的遗传模式，大多数为常染色体显性遗传，常染色体隐性遗传次之，也有 X 连锁遗传。Ehlers-Danlos 综合征无性别差异。

皮肤表现见于该综合征的大多数亚型。皮肤拉伸时具有过度延展性，释放后迅速完全恢复其静止状态。患儿开始爬行不久会发现其皮肤易发生青肿和过多瘢痕。瘢痕呈典型的"鱼嘴"状，原本正常的细线状瘢痕异常延伸，留下比预计明显增宽的瘢痕。瘢痕组织非常薄，可能为半透明。瘢痕下方血管非常明显，进一步恶化了瘢痕组织的外观。沿反复创伤部位出现软疣样假瘤和钙化的皮下结节（球形）。内眦赘皮和匐行性穿通性弹性纤维病是该综合征的两种皮肤表现。蓝色巩膜罕见报道。

血管亚型（IV 型）是 Ehlers-Danlos 综合征发生和死亡的主要类型。血管型 Ehlers-Danlos 综合征

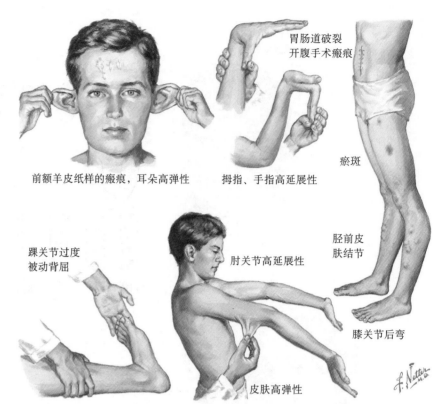

前额羊皮纸样的瘢痕，耳朵高弹性

胃肠道破裂
开腹手术瘢痕

拇指、手指高延展性

瘀斑

踝关节过度被动背屈

肘关节高延展性

胫前皮肤结节

膝关节后弯

皮肤高弹性

类型	遗传方式	基因缺陷（蛋白）
经型	AD, AR	*COL5A1*, *COL5A2*（V 型胶原）
运动过度	AD	未知，一小部分亚型为 *TNXB*（腱糖蛋白 XB）
血管型	AD, AR	*COL3A1*（III 型胶原）
脊柱后侧凸	AR	*PLOD1*（赖氨酰羟化酶）
关节松弛	AD	*COL1A1*, *COL1A2*（I 型胶原）
皮肤脆裂症	AR	*ADAMTS2*（前胶原前肽酶）
其他	AR, AD, X	*FN1*（纤维连接蛋白），一些未知

AD. 常染色体显性遗传；AR. 常染色体隐性遗传；X.X- 连锁

由 *COL3A1* 基因缺陷引起，有 3 种变异。该亚型的皮肤无过度延展，但半透明程度高。关节松弛极少出现或者无。这个亚型的患者较其他亚型易患动脉瘤，动脉瘤破裂可致死亡。大中型血管均可受累。结肠壁易破裂，腹痛是患者即将发生结肠破裂的表现。

发病机制：多数形式的 Ehlers-Danlos 综合征是直接由于胶原蛋白合成过程的基因缺陷，或间接由于胶原蛋白的翻译后修饰缺陷造成的。这些缺陷导致胶原纤维的数目及功能异常。血管型由于 *COL3A1* 基因缺陷导致，产生极少或无功能的 III 型胶原。因为 III 型胶原是血管壁和结肠壁的重要成分，这些结构被削弱，容易膨胀

和破裂。经典型 Ehlers-Danlos 综合征是由 *COL5A1* 和 *COL5A2* 基因缺陷，导致 V 型胶原缺陷引起的。脊柱后侧凸和皮肤脆裂症亚型 Ehlers-Danlos 综合征分别由参与胶原蛋白翻译后修饰的赖氨酰羟化酶和前胶原肽酶的缺陷引起。

治疗：Ehlers-Danlos 综合征患儿需要有一位了解该病的儿科医师监护。最好转入专门的看护中心。患者应避免不必要的创伤，避免接触性运动。骨科并发症可由经验丰富的骨科医师进行治疗。血管型 Ehlers-Danlos 综合征患者需要心脏科和胸外科常规监测，由于它的不可预知性，这种亚型最难管理。

九、马方综合征

马方综合征是一种常染色体显性遗传病，是由位于 15 号染色体上的 *FBN1* 基因缺陷造成的结缔组织疾病。该病导致肌原纤维蛋白 1 缺陷，肌原纤维蛋白 1 是结缔组织的细胞外基质成分，这种缺陷导致心血管、眼、骨骼、皮肤及呼吸系统多种临床表现。诊断基于多个指标，包括该综合征的主要和次要特征。心血管疾病是该综合征发病和死亡的主要原因。

临床表现：马方综合征的发病率约为 1/7500。各人群均可患病，且无性别差异。多种表现出生时即有，随着孩子的成长，这些表现愈发明显和严重。由于马方综合征有一系列的临床表现，其诊断并不代表特定的预后。在马方综合征病谱的一端是危及生命的疾病，而另一端仅有该综合征肌肉骨骼的临床特征。

常见多种骨骼异常，包括四肢细长、漏斗胸、脊柱侧弯、扁平足、高腭和人体下部与上部比例增加。最突出的特点是高个儿、瘦体型、长手臂和不相称的下部与上部的身体比。

马方综合征的皮肤表现很轻微。几乎全身出现膨胀纹。由于脂肪组织减少，患者常表现为极度消瘦。匐行性穿通性弹性纤维病在马方综合征发生率高，是由于异常弹性组织通过表皮排出所致。眼受累常导致晶状体上移（晶状体异位）。通常近视，瞳孔收缩能力下降。

呼吸系统和心血管系统常常受累。肺尖处可见肺大疱，大疱可自行破裂，导致气胸。心血管系统受累的严重程度是马方综合征最准确的预后指标，表现包括二尖瓣脱垂、主动脉根部扩张与早发性二尖瓣环钙化。主动脉瘤破裂或主动脉夹层分离是导致死亡的主要原因。

发病机制：肌原纤维蛋白 1 是一种广泛存在于结缔组织中的糖蛋白，肌原纤维蛋白 1 是保持细胞外基质适当的弹性和强度所必需的。已报道数百种编码该蛋白基因的突变。马方综

合征具有多种表型变异，部分由于基因的不同突变，也有其他未知的因素，导致了具有相同基因突变的个体间的表型差异较大。

肌原纤维蛋白 1 缺陷导致结合钙离子能力下降，最终表现在整个结缔组织微纤维的异常。这些异常的微纤维更易被基质金属蛋白酶降解，当发生在血管壁的结缔组织内层，内层的弹性和强度减弱，导致血管扩张、韧度增加、动脉瘤，最终导致脉壁夹层分离，而最常受累的血管是主动脉。

治疗：马方综合征患者应直接由心脏病专家监测，必要时还需心胸外

科医师参与。应行常规超声心动图检查以及对主动脉瘤评估。β 受体抑制药有助于降低平均动脉压，可降低对脆弱血管壁的压力，从而降低动脉扩张、夹层和动脉瘤形成的可能性。钙通道阻滞药和血管紧张素转化酶（ACE）抑制药是二线药物。马方综合征患者经密切随访及及时治疗可达正常人寿命。教育患者避免剧烈体力活动和接触性运动。一旦主动脉口径达 5cm 或每年增长速度大于 0.5cm，需外科手术修复主动脉扩张和动脉瘤。眼部疾病应由眼科医师评估并及时治疗。

高瘦伴有骨骼比例失调上半身（头顶至耻骨）比下半身（耻骨至足跖）短，指尖接近膝盖（两臂伸展距离与身高比> 1.05），手指细长（蜘蛛脚样指／趾），脊柱侧弯，胸骨畸形，腹股沟疝，扁平足

上半身

下半身

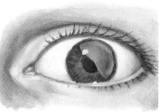

晶体异位（目镜向上和向颞侧移位）可能发生视网膜脱离、近视和其他眼部并发症

Walker-Murdoch 手腕征由于手指较长，手腕较细，患者握住腕部时拇指与小指重叠

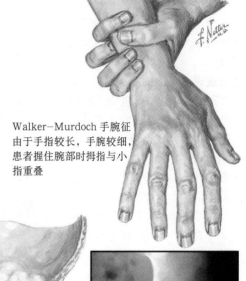

由于主动脉囊性中膜坏死导致的主动脉瓣环扩张和升主动脉动脉瘤引起主动脉闭锁不全，二尖瓣脱垂引起反流，常见心力衰竭

X 线片显示髋臼突出（单侧或双侧）

十、神经纤维瘤病

神经纤维瘤病有 8 种不同的临床类型。研究最多和临床上最重要的类型是 I 型（von Recklinghausen 病）和 II 型神经纤维瘤病，I 型和 II 型是常染色体显性遗传病，累及皮肤、中枢神经系统以及其他各器官系统。II 型有许多与 I 型重叠的特征。I 型和 II 型神经纤维瘤病的遗传基础已经明确，且已分离出了各型特定的基因。皮肤表现可作为诊断 I 型神经纤维瘤病的工具。

临床表现： I 型神经纤维瘤病通常在幼儿期即被诊断，新生儿发病率约为 1/3000，全球范围发病率基本一致，无性别或种族差异。I 型占全部神经纤维瘤病的 85%～90%。神经纤维瘤病临床表现差异很大。诊断标准是由美国国立卫生研究院（NIH）制定。诊断需满足以下 7 个标准中 2 个或 2 个以上：① 6 个或 6 个以上皮肤牛奶咖啡斑（青春期前患者，最大直径 ≥ 5mm，青春期后患者 > 1.5cm）；② 2 个或 2 个以上神经纤维瘤或丛状神经纤维瘤；③腋窝或腹股沟雀斑；④视神经胶质瘤；⑤ 2 个或 2 个以上虹膜 Lisch 结节；⑥蝶窦发育不良或其他特殊骨骼异常，如长骨假关节；⑦一级亲属患神经纤维瘤。

皮肤表现中牛奶咖啡斑常是该病的体征。单发的牛奶咖啡斑可见于大部分正常人，而诊断神经纤维瘤病至少需要 6 个这样的皮损。如果脊柱部位皮肤有牛奶咖啡斑，可能出现脊柱裂。腋窝和腹股沟雀斑通常发生在青春期。腋窝雀斑也称为 Crowe 征。神经纤维瘤病患者中皮肤神经纤维瘤是最常见的良性肿瘤，肿瘤一般数量巨多，数量和大小随时间逐渐增加；质软，按压时常出现"锁眼"征，其上粉红色到浅紫色。丛状神经纤维瘤是 I 型神经纤维瘤病特征性肿瘤，体积较大，位于真皮和皮下组织，挤压其下面的结构，并包绕神经。与典型的神经纤维瘤相比，质硬，体积大，边界不清楚。这两种神经纤维瘤可有

不同程度的瘙痒。丛状神经纤维瘤患者有多毛症，伴或不伴色素沉着。多发神经纤维瘤可引起心理疾病。

Lisch 结节是虹膜错构瘤。裂隙灯检查时可观察到，见于 6 岁左右儿童。约 1/8 的神经纤维瘤病患者发生视神经胶质瘤。视神经胶质瘤可无症状，也可导致垂体受压，引起性早熟。还会导致视力障碍、眼球突出。视神经胶质瘤的最佳检查方法是脑磁共振成像（MRI）。其他眼科表现包括眼距过宽和先天性青光眼。

II 型神经纤维瘤病与 I 型的表型完全不同，两者也有重叠。常常 10-30 岁才发病。主要表现是双侧听神经瘤（前庭神经鞘瘤）导致头痛、眩晕以及不同程度的听力损伤。神经鞘瘤可以发生于任何脑神经。诊断标准如下：①双侧神经鞘瘤；②单侧前庭神经鞘瘤，且一级亲属患 II 型神经纤维瘤病；③一级亲属患 II 型神经纤维瘤病并有以下任意两个肿瘤，神经纤维瘤、胶质瘤、神经鞘瘤、脑膜瘤，或青少年后囊晶状体混浊。

神经纤维瘤病的皮肤表现

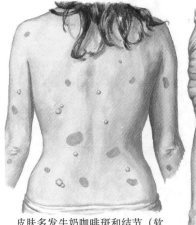

皮肤多发牛奶咖啡斑和结节（软疣性纤维瘤）是最常见的表现

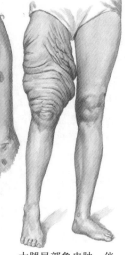

大腿局部象皮肿，伴丛状神经纤维瘤上覆多余皮褶

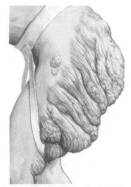

疣状增生。 在一个丛状神经纤维瘤上方，浸渍的天鹅绒般柔软皮肤可能引起皱褶渗出和感染

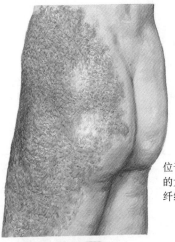

位于躯干和臀部的大的丛状神经纤维瘤

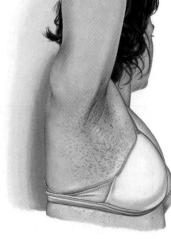

致密的腋窝和腹股沟雀斑在 NF1 缺失患者罕见

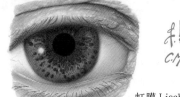

虹膜 Lisch 结节是错构瘤，隆起并常有色素

神经纤维瘤病的皮肤和骨骼表现

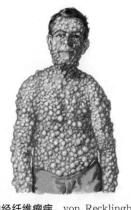

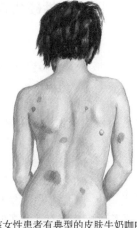

II型神经纤维瘤病的皮肤表现包括神经纤维瘤和牛奶咖啡斑。然而此两种皮损的数目比 I 型少，大多数患者只有 1 个或 2 个牛奶咖啡斑。皮肤神经鞘瘤在 II 型常见，但一般不出现在 I 型。II型神经纤维瘤病可见特殊形式的白内障，称为青少年后囊晶状体白内障。

组织学： 牛奶咖啡斑皮肤活检显示表皮色素沉着，黑色素细胞数目无增加，无痣细胞，可见大的黑色素小体。神经纤维瘤位于真皮或皮下组织，组织学显示肿瘤边界清楚，由神经源性单一形态梭形细胞构成。免疫组织化学染色能够确认神经分化肿瘤。许多肥大细胞混在梭形细胞肿瘤内。

发病机制： I 型神经纤维瘤病由 *NF1* 基因突变引起，该基因位于 17 号染色体长臂，编码神经纤维瘤蛋白。*NF1* 缺陷导致大多数神经纤维瘤病，使 I 型神经纤维瘤病成为神经纤维瘤病最常见的类型。由于 *NF1* 基因较大，可发生多种自发突变，导致神经纤维瘤病。神经纤维瘤蛋白被证实为一种肿瘤抑制蛋白，调节原癌基因 *ras* 家族。神经纤维瘤蛋白存在缺陷时，*ras* 原癌基因失去了它的负调控蛋白，并且能持续发信号。

II 型神经纤维瘤病是由位于 22 号染色体长臂的 *SCH (NF2)* 基因缺陷引起的。*NF2* 基因约为 *NF1* 基因长度的 1/3，编码神经鞘蛋白 (Merlin)，一种肿瘤抑制蛋白，作为细胞骨架／膜和细胞外基质相互作用的中间介质。此蛋白失去功能导致异常细胞信号，引起各种组织中细胞不停地生长。

治疗： 一旦诊断确立后，患者需要终身监测与本病有关的各种并发

神经纤维瘤病。 von Recklinghausen 的最初患者之一，表现为广泛的皮下结节，但无神经系统症状，这种广泛分布的皮肤受累并不常见

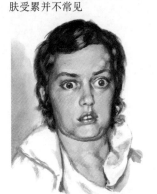

双侧面部麻痹的年轻女性患者。 由于听神经瘤压迫双侧面神经（VII）造成颊部下垂，也可导致听力受损，由双侧视神经（II）肿瘤导致的突眼。前额皮下结节，颈部团块压迫气管。疾病在该患者是致死的

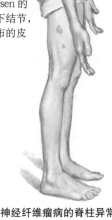

神经纤维瘤病的脊柱异常。 脊柱后侧凸的男孩，驼背造成躯干短缩，导致看似上肢较长

该女性患者有典型的皮肤牛奶咖啡斑，但仅有少量皮肤结节，相对较轻的神经纤维瘤相关的脊柱侧弯

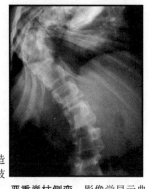

严重脊柱侧弯。 影像学显示典型的尖锐成角，纠正手段无效，这在神经纤维瘤病较常见

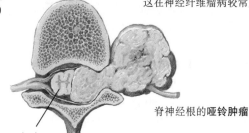

脊神经根的哑铃肿瘤

脊髓

症。家庭成员应筛查本病，应向患者提供遗传咨询。青少年和青年人应每年体检，建议行常规眼科检查。建议对儿童脊柱侧弯进行筛查。由于嗜铬细胞瘤的发病率增加，患者应在每次就诊时筛查高血压。患者存在神经纤维瘤恶变为神经纤维肉瘤的高风险，此肉瘤可位于任何部位，疼痛或原先的神经纤维瘤增大时，临床医师需考虑活检，以排除恶变。如有指征，视

神经胶质瘤最好手术切除，尽管切视神经胶质瘤通常会导致失明。

II 型患者需行 MRI 检查脑及其他中枢神经系统器官筛查神经鞘瘤。由于双侧神经鞘瘤的存在，II 型较 I 型更严重、影响生活。II 型的随诊管理需要多科协作。眼科、耳鼻咽喉科、神经外科、内科医师需要配合起来对这些患者进行治疗。神经外科手术和局部放疗已用于治疗脑肿瘤。

十一 、结节性硬化症

结节性硬化症（Bourneville 综合征）是一个多系统疾病，以皮肤表现为主。该病是常染色体显性遗传病，通常由于 TSC1 或 TSC2 这 2 个基因自发突变造成缺陷直接引起的。TSC1 基因编码错构素蛋白，TSC2 基因编码硬化蛋白。受累器官组织包括皮肤、中枢神经系统（CNS）、心血管、呼吸系统、视力和肌肉骨骼系统。这一遗传性疾病具有非常多的表型。疾病谱一端是严重残疾、精神迟滞与严重癫痫；疾病谱另一端则是轻度皮肤病和中枢神经系统疾病。

临床表现：结节性硬化症的发病率约为 1/15 000，无种族或性别差异。婴儿和幼儿可出现原发性中枢神经系统疾病，伴癫痫发作。所有新发癫痫儿童都应评估是否有结节性硬化症的皮肤表现；如果存在，应进一步评估结节性硬化症的可能性。精神迟滞可较明显，患儿可能达不到正常发育水平。也可发生其他脑异常，包括星形细胞瘤、脑积水、皮质结节和室管膜下肿瘤。心脏横纹肌瘤可有杂音，最好用超声心动图评估。肺淋巴管肌瘤病罕见。

皮肤表现通常是疾病的最早表现，甚至出现在中枢神经系统疾病起病之前。"白蜡树叶"斑是第一个皮肤表现，它是白蜡树叶状的色素减退至色素缺失斑。其他色素减退斑包括"糖果"斑和多角形色素减退斑。婴儿单个色素减退斑要考虑和评估结节性硬化症的诊断。近 0.25% 的正常新生儿有色素减退斑，而无其他结节性硬化症的证据。

结缔组织痣常见于本病，表现为小斑片或真皮结节，称为"鲨鱼皮斑"，需要通过皮肤活检来诊断。Koenen 肿瘤，一种甲周纤维瘤，是本病的特征性表现，发生于单个或多个指（趾）。偶尔可见 Café 斑。在青春期或稍前，面部纤维血管瘤可能会被关注。这些面部肿瘤往往随着时间增加，规模扩大和数量增加，导致

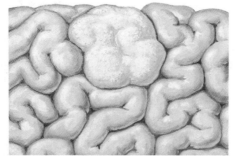
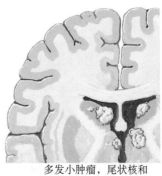

脑皮质结节，由许多星形胶质细胞、稀疏的神经细胞和一些异常组织构成

多发小肿瘤，尾状核和下丘脑伸入脑室

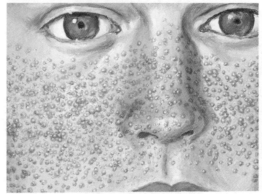
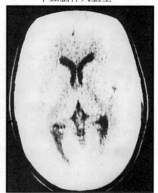

皮脂腺腺瘤（纤维血管瘤），位于双侧颊部和鼻背

CT 扫描，可见室周区域许多钙化病灶

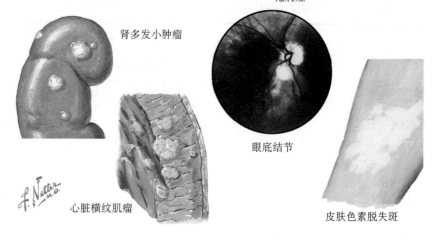

肾多发小肿瘤

眼底结节

心脏横纹肌瘤

皮肤色素脱失斑

患者心理伤害。纤维血管瘤以前称为皮脂腺瘤，在有些患者，纤维血管瘤是疾病的最初表现。它们常被误诊为早期的痤疮，只有经过治疗反应或转到皮肤科医师后才能准确地诊断。这些面部肿瘤导致明显的毁容，多数患者寻求治疗改善容貌。

发病机制：错构素蛋白和硬化蛋白发生缺陷时导致结节性硬化症。两者是肿瘤抑制蛋白，通过与 G 蛋白相互作用发挥功能。这种相互作用抑制哺乳动物的西罗莫司（雷帕霉素）（mTOR）信号通路靶点。这些蛋白突变后，抑制作用被删除，mTOR

通路的信号不受控制，导致细胞分裂失控并产生各种肿瘤。

治疗：患者需个性化治疗方案。有癫痫发作和中枢神经系统肿瘤者需要神经科医师或神经外科医师或两者同时治疗。应长期服用抗癫痫药物。应常规眼科检查评估视网膜星形胶质细胞错构瘤的可能性。面部血管纤维瘤可以采用多种方式去除。可用激光和更传统的外科方法消除或减少这些肿瘤。色素减退斑或结缔组织痣无须治疗。所有患儿应由儿科医师常规监测评价生长发育和体格检查。

（张念慧 译 刘跃华 校）